"十四五"时期国家重点出版物出版专项规划项目

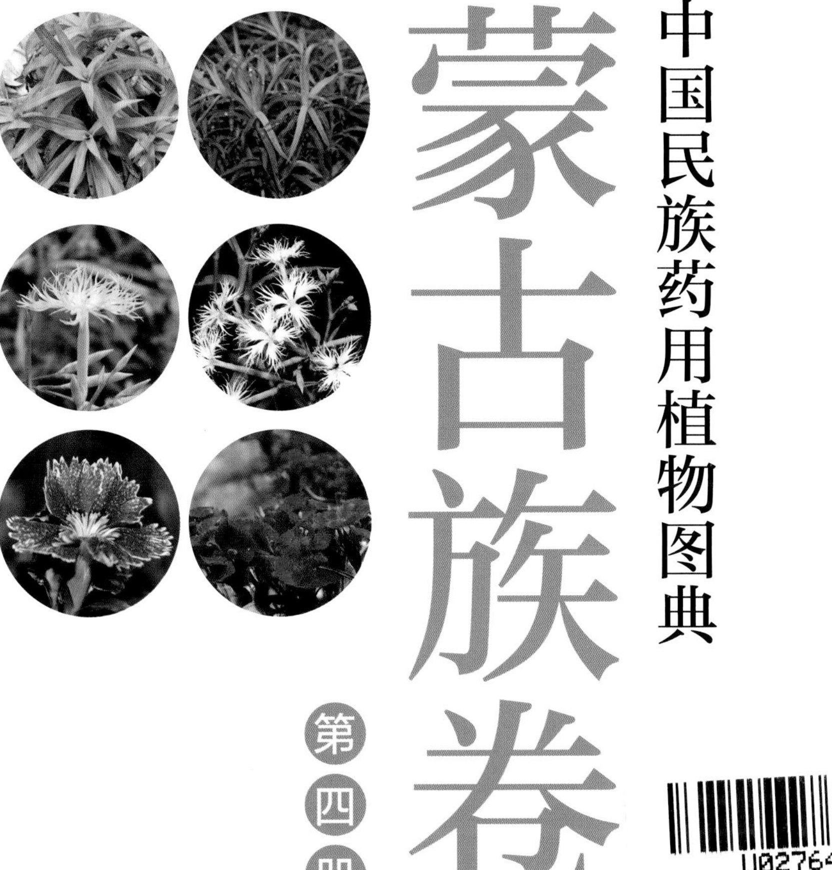

中国民族药用植物图典 蒙古族卷

第四册

U0276469

总主编：肖培根　诸国本

主　编：李其信　谢　宇　周重建

副主编：齐　菲　杨　芳　马　华　刘士勋　高楠楠　项　红　孙　玉　薛晓月

编　委：马　楠　王　俊　王忆萍　王丽梅　王郁松　王梅红　卢　军　卢立东　田大虎　冯　倩　吕凤涛　刘　芳　刘　艳　刘士勋　刘卫华　刘立文　孙　宇　孙瑗琨　严　洁　李　惠　李远清　李俊勇　杨　帆　杨冬华　余海文　邹智峰　宋　伟　张　坤　张印辉　陈艳蕊　陈朝霞　罗建锋　郑小玲　赵白宇　赵卓君　段艳梅　饶　佳　秦　臻　耿赫兵　莫　愚　贾政芳　翁广云　郭春芳　黄　红　蒋思琪　程宜康　翟文慧　戴　峰　鞠玲霞　魏献波

图片摄影：周重建　谢　宇　裴　华　邬坤乾　袁井泉　孙骏威　谢　言　钟炯平　李　萍　夏云海

CNS K 湖南科学技术出版社·长沙

国家一级出版社　全国百佳图书出版单位

“十四五”时期国家重点出版物出版专项规划项目

《中国民族药用植物图典》
丛书编委会

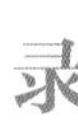

目录

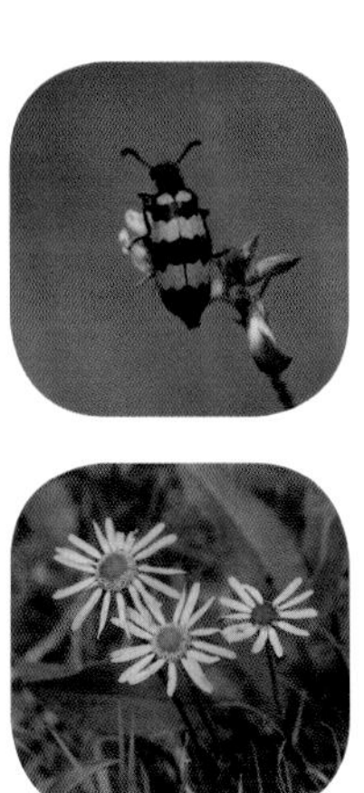

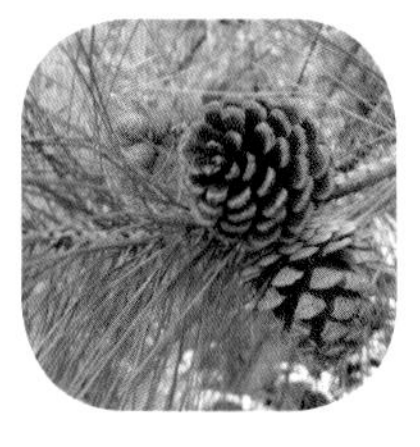

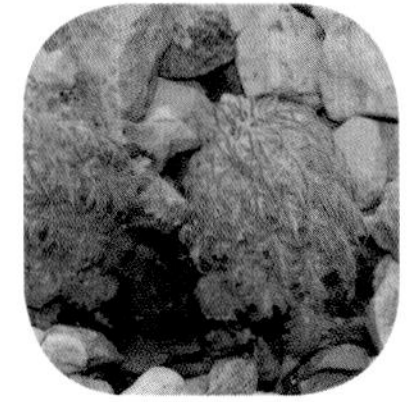

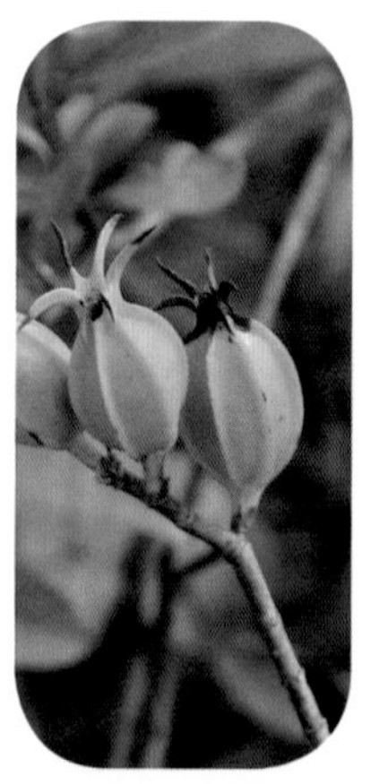

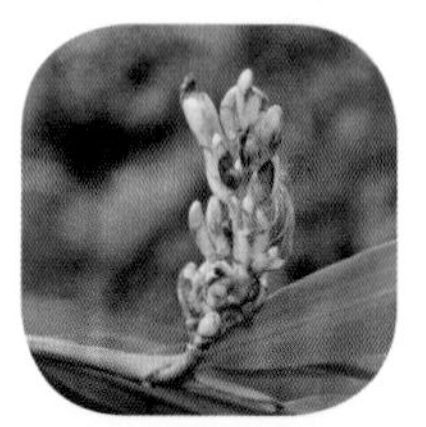

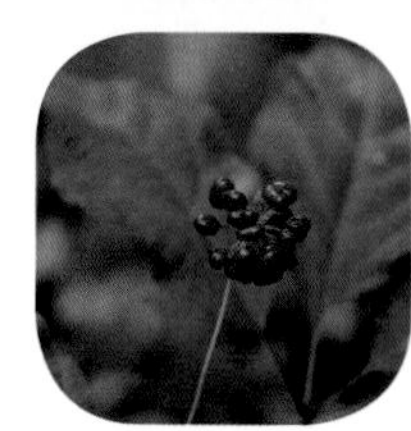

中国民族药用植物图典（第一辑）

蒙古族卷（第四册）

中国民族药用植物图典·苗族卷
中国民族药用植物图典·壮族卷
中国民族药用植物图典·藏族卷
中国民族药用植物图典·蒙古族卷
中国民族药用植物图典·水族卷
中国民族药用植物图典·维吾尔族卷

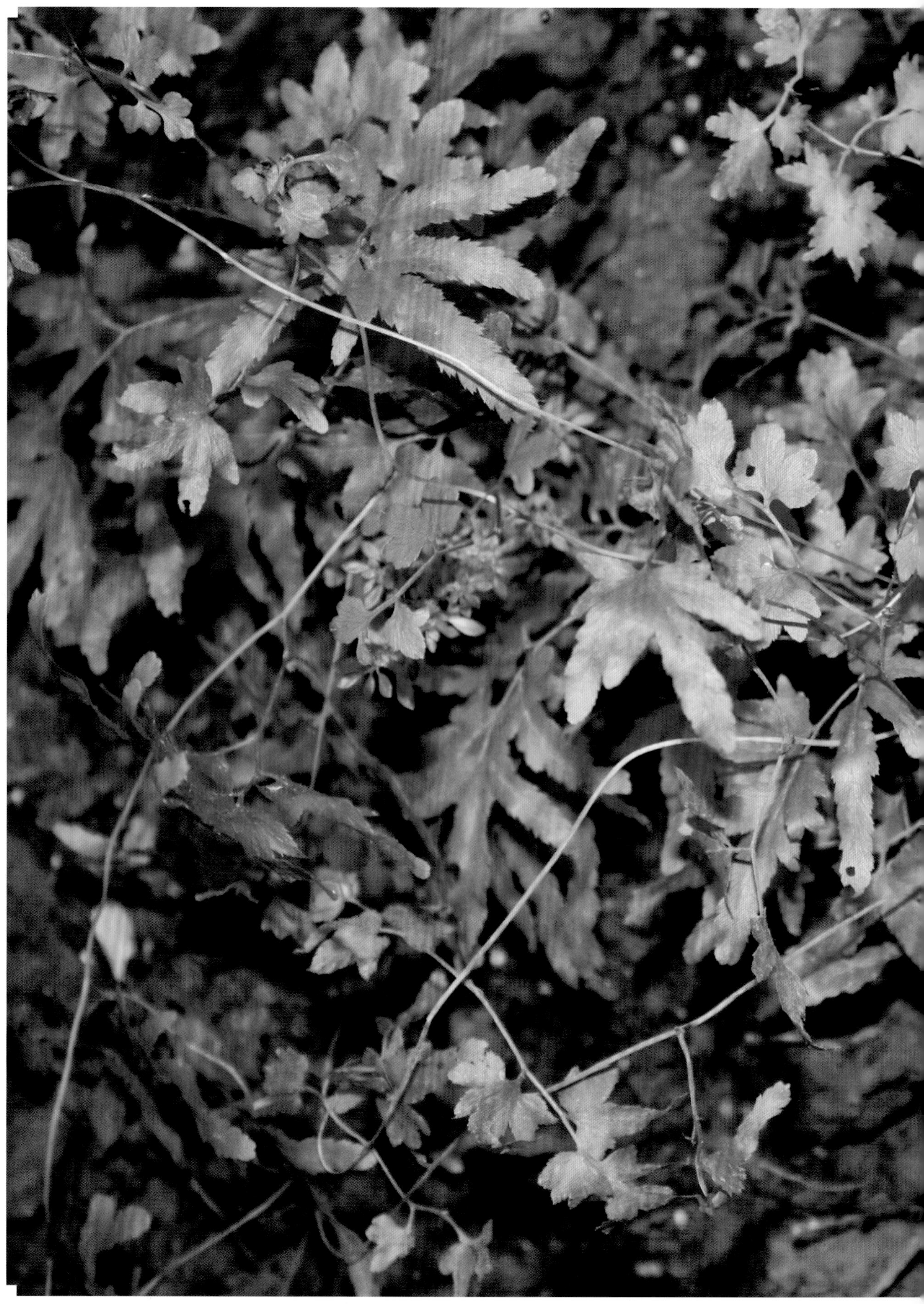

海金沙

【蒙药名】阿拉坦。

【别　名】金沙藤、左转藤、竹园荽、斯日吉哲玛。

【来　源】本品为海金沙科多年生攀缘蕨类植物海金沙 *Lygodium japonicum*（Thunb.）Sw. 的干燥成熟孢子。

【性味归经】味甘，性寒。归膀胱、小肠经。

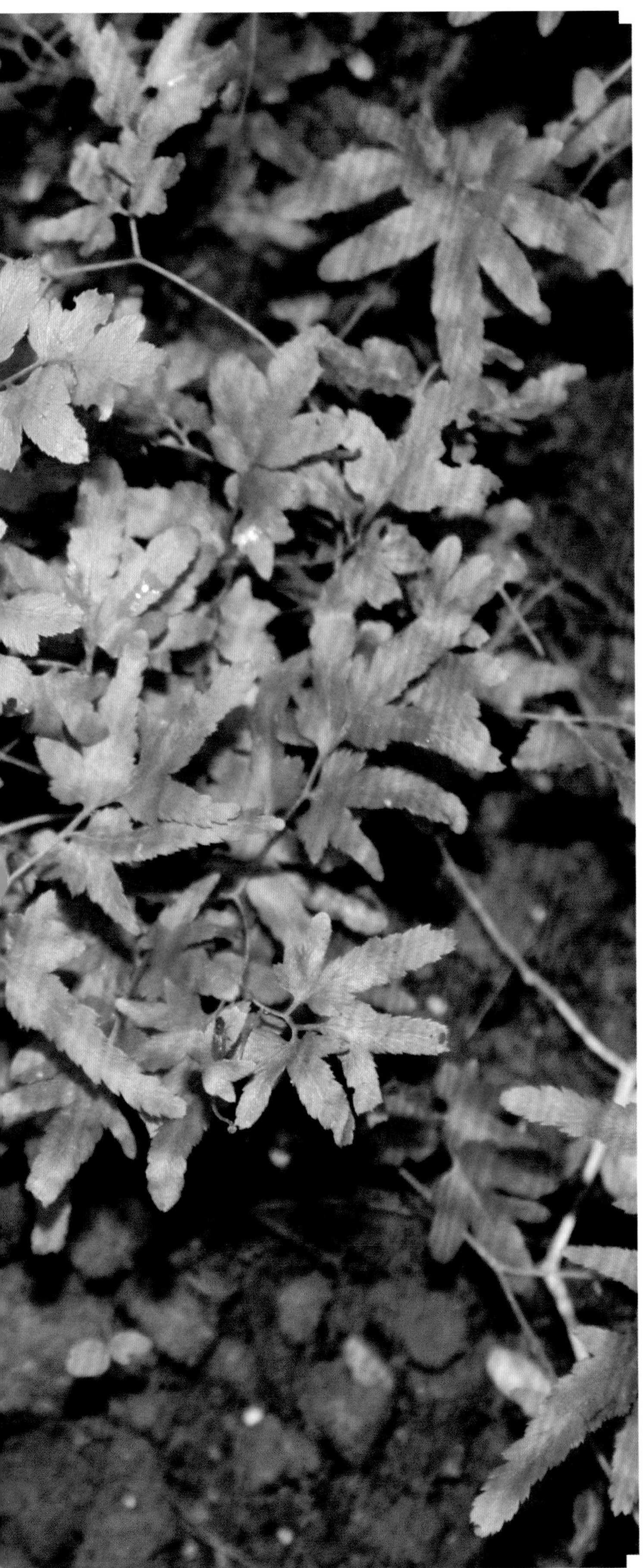

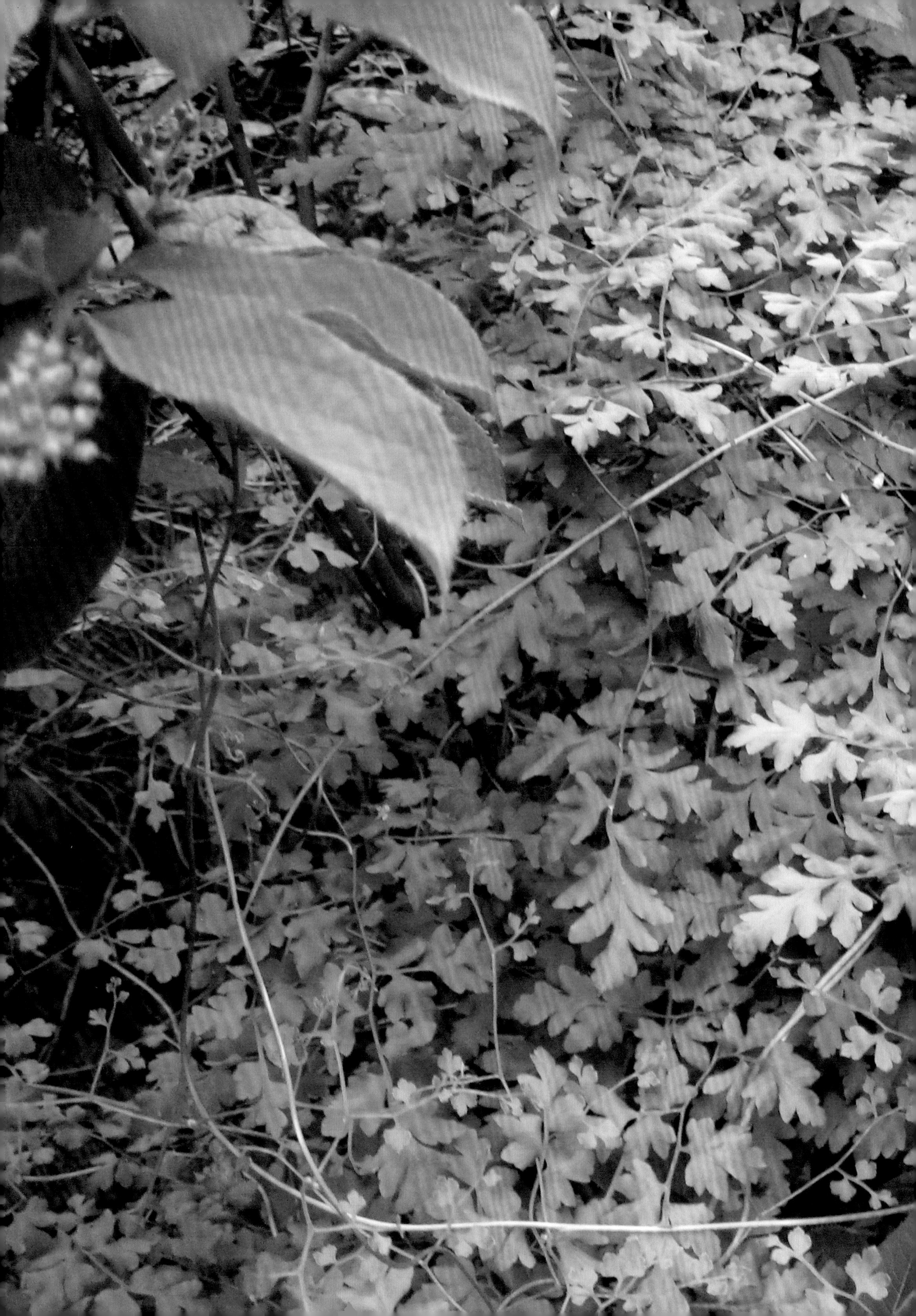

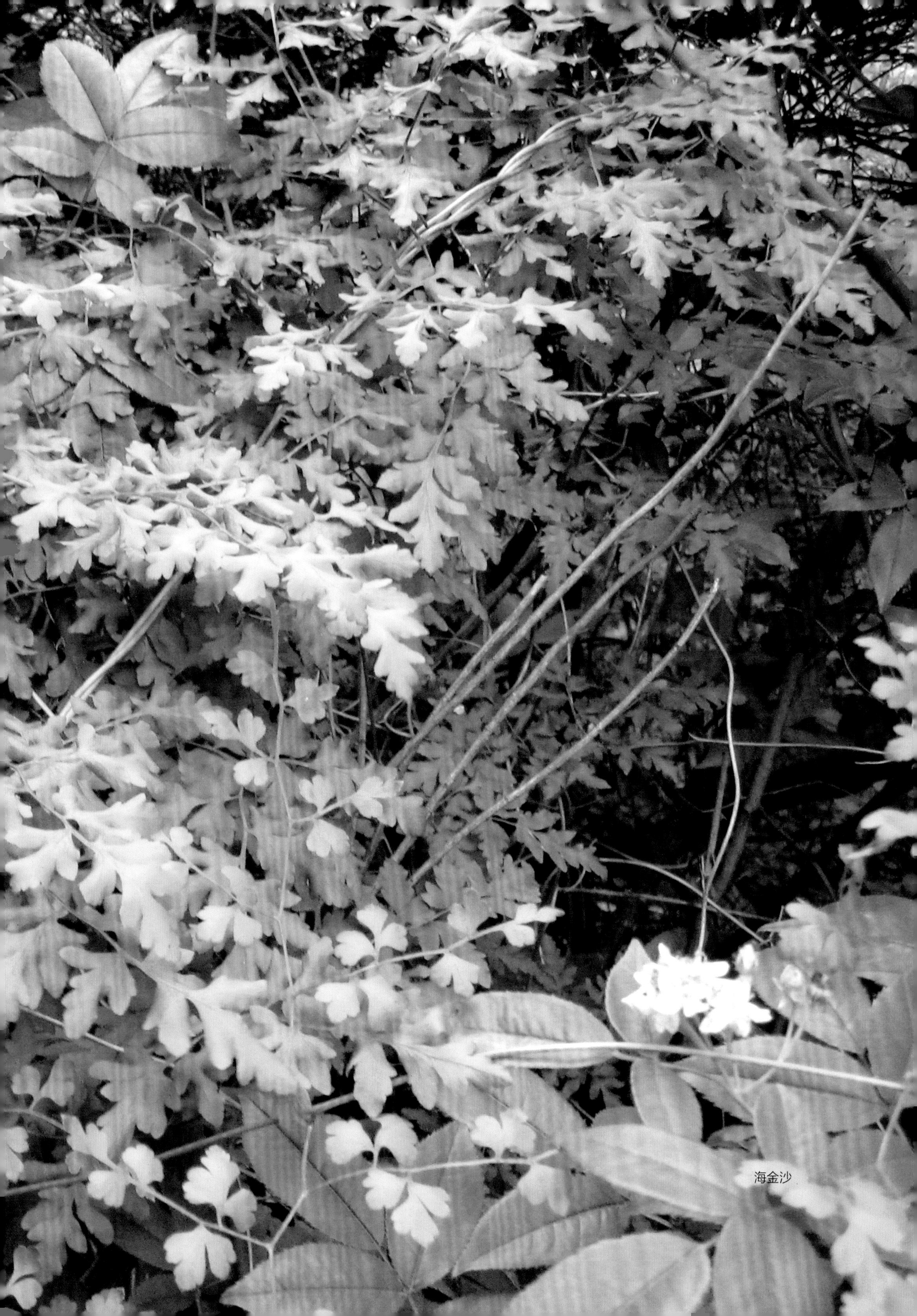
海金沙

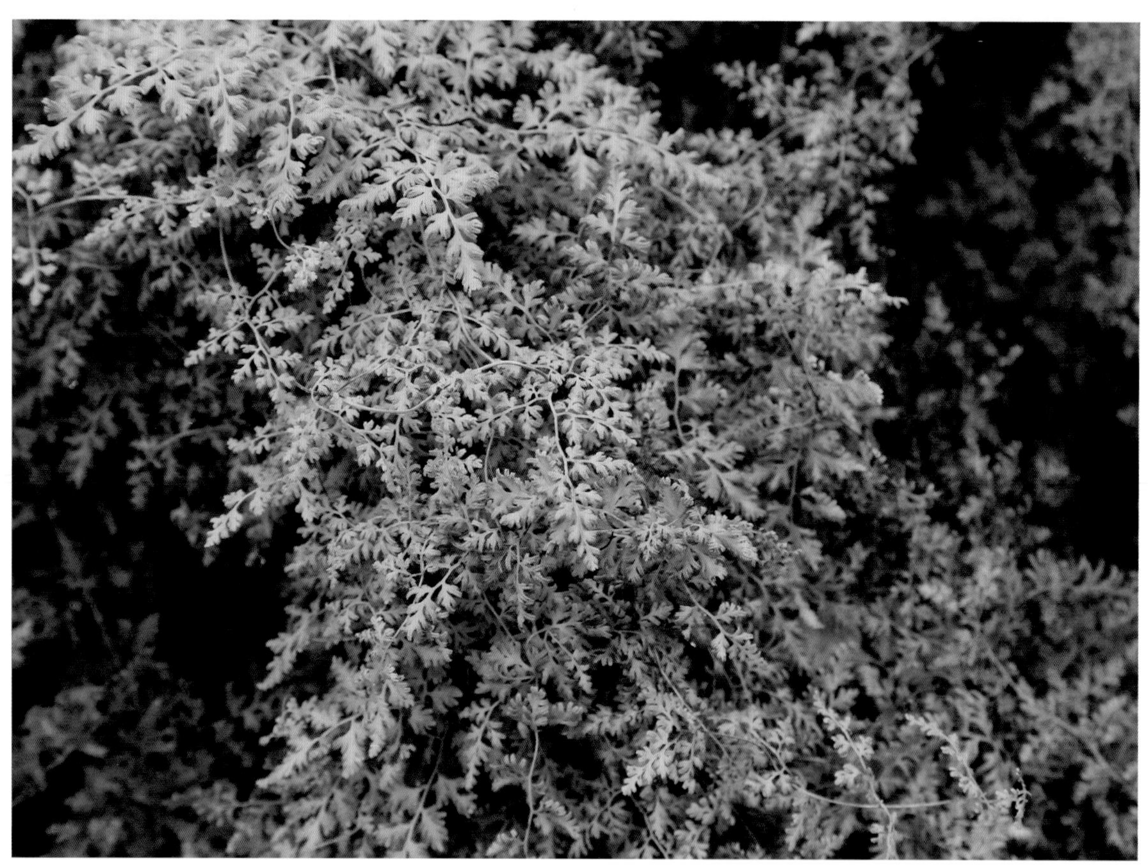

海金沙

识别特征

多年生攀缘草本。根茎细长，横走，黑褐色或栗褐色，密生有节的毛。茎无限生长；海金沙叶多数生于短枝两侧，短枝长 3 ~ 8 mm，顶端有被毛茸的休眠小芽。叶二型，纸质，营养叶尖三角形，2 回羽状，小羽片宽 3 ~ 8 mm，边缘有浅钝齿；孢子叶卵状三角形，羽片边缘有流苏状孢子囊穗。孢子囊梨形，环带位于小头。孢子期 5—11 月。

生境分布

生长于阴湿山坡灌木丛中或路边林缘。分布于广东、浙江等省区。

采收加工

立秋前后孢子成熟时采收，过早过迟均易脱落。选晴天清晨露水未干时，割下茎叶，放在衬有纸或布的筐内，于避风处晒干。然后用手搓揉、抖动，使叶背之孢子脱落，再用细筛筛去茎叶即可。

药材鉴别

本品呈浅棕黄色或棕黄色粉末状。体轻，用手捻之有光滑感，置手中容易从指缝滑落。气微，味淡。

功效主治

利水通淋。主治热淋，石淋，血淋，尿道涩痛。

用法用量

内服：6 ~ 12 g，煎服；宜布包。

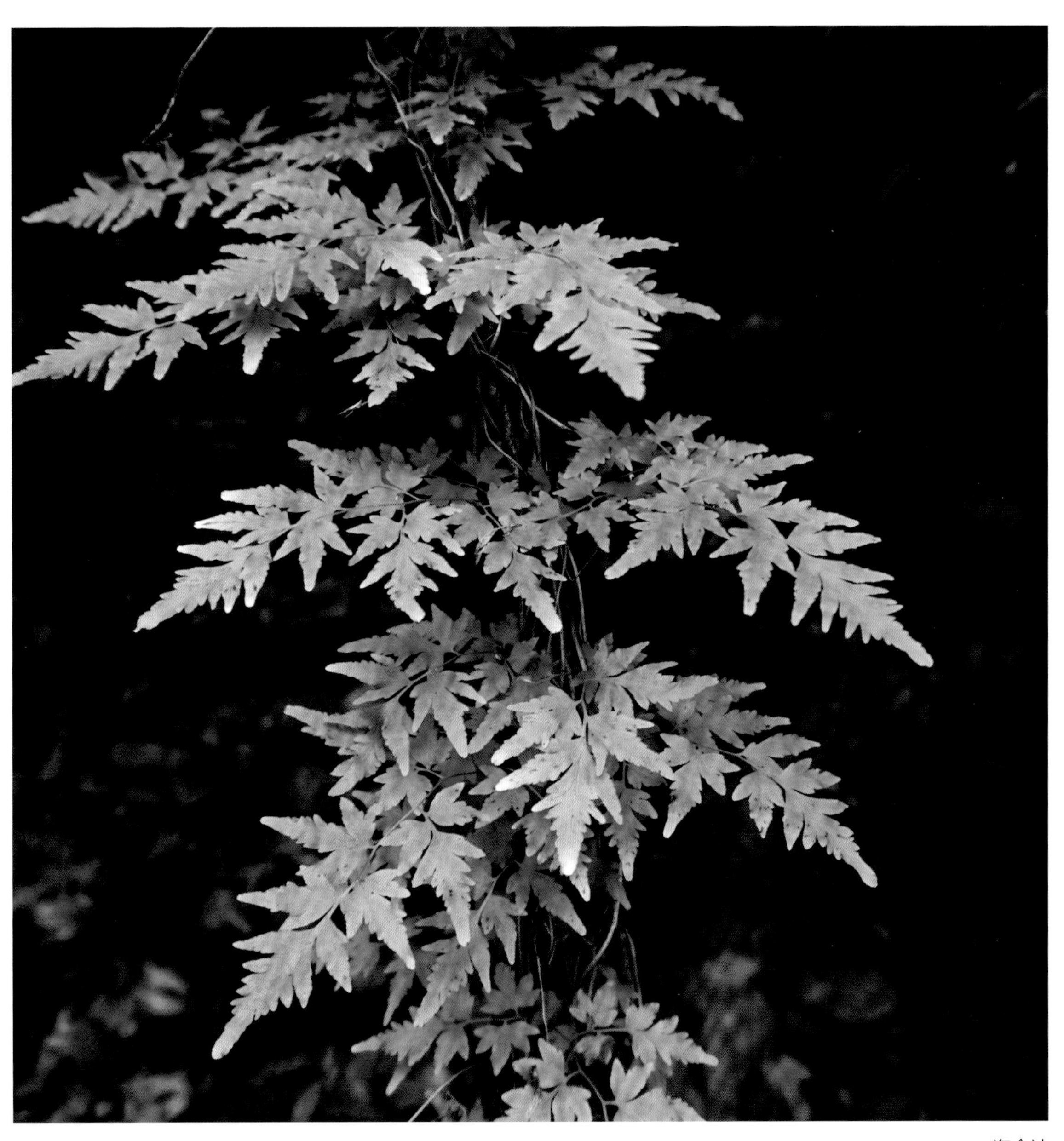

海金沙

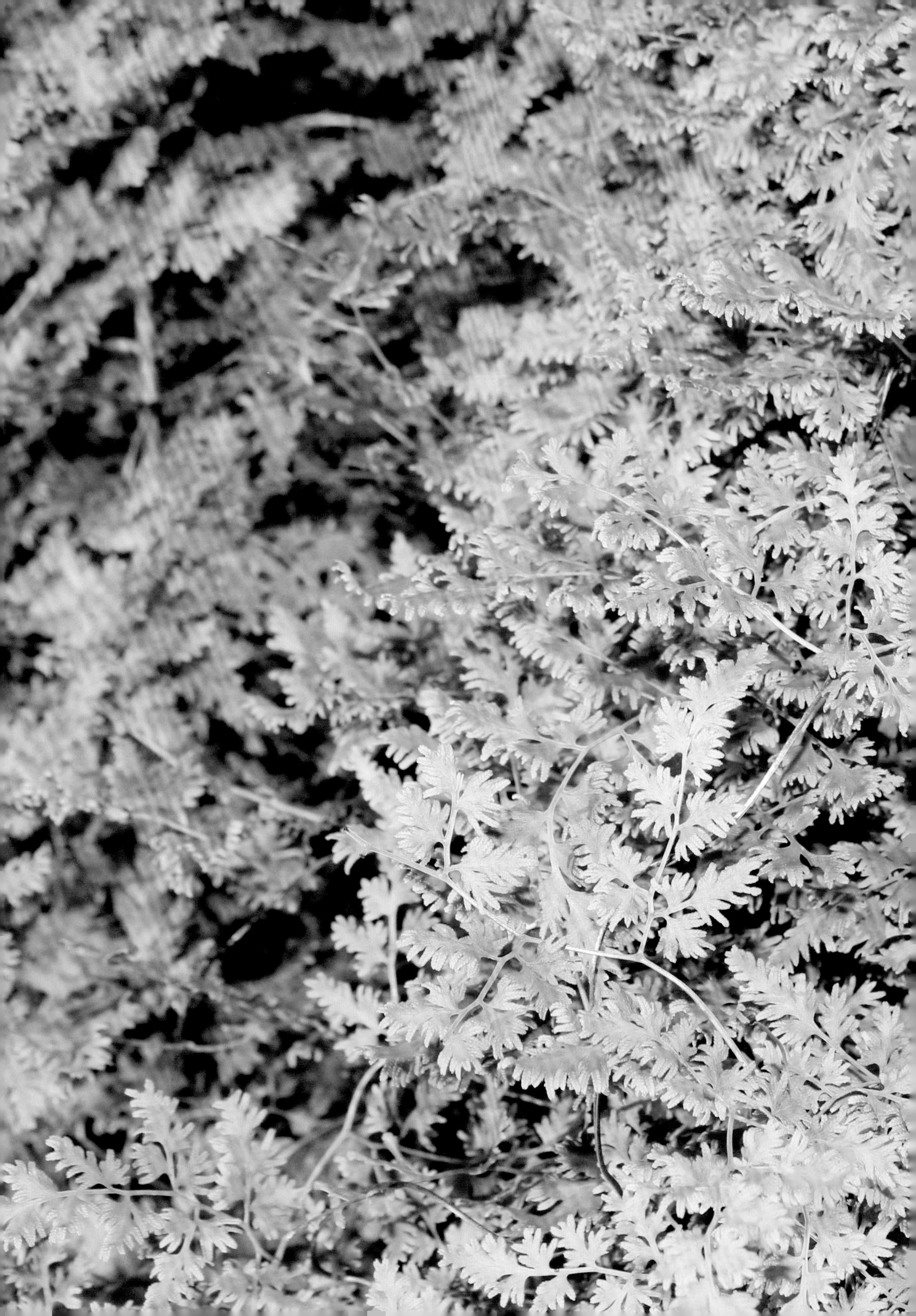

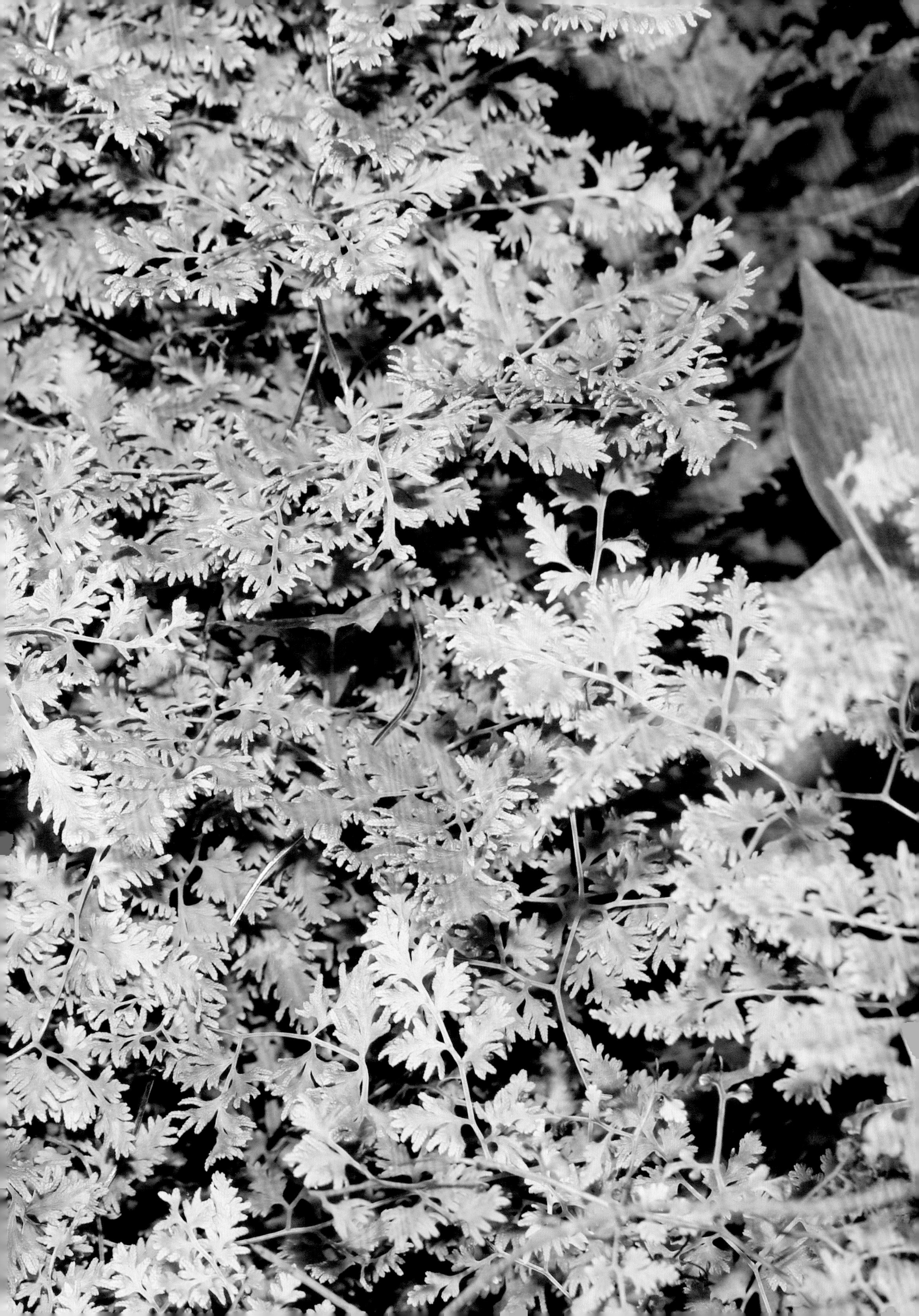

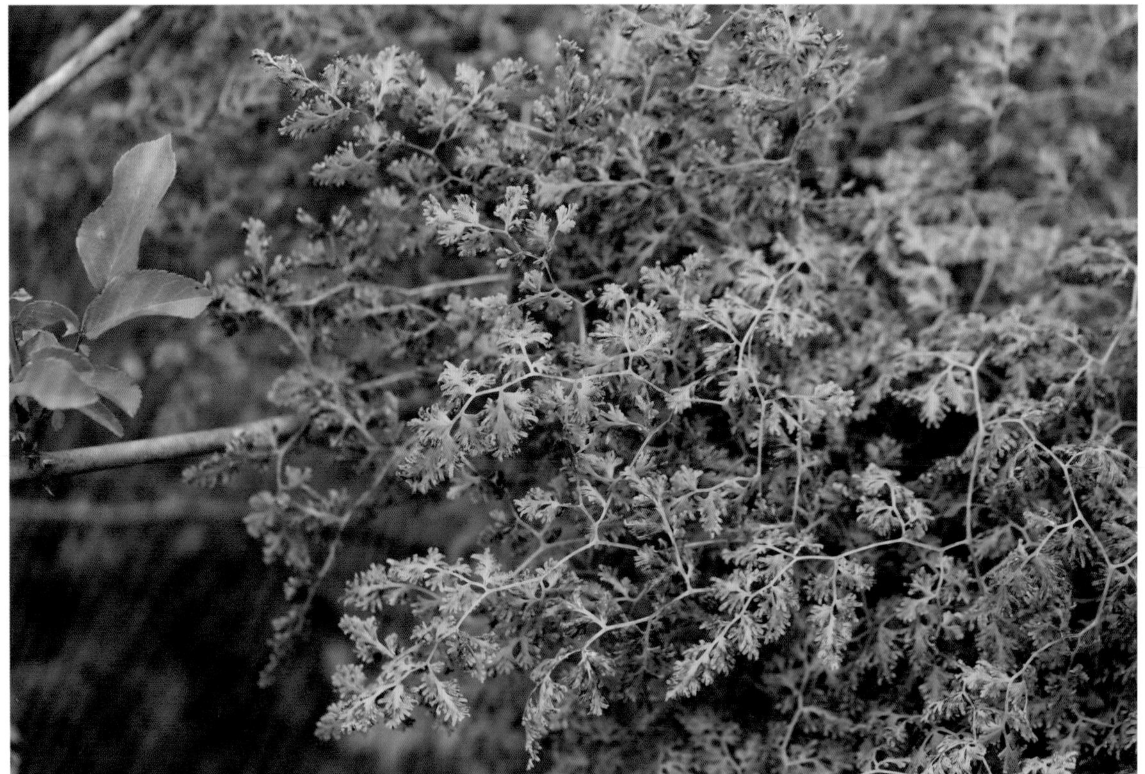

海金沙

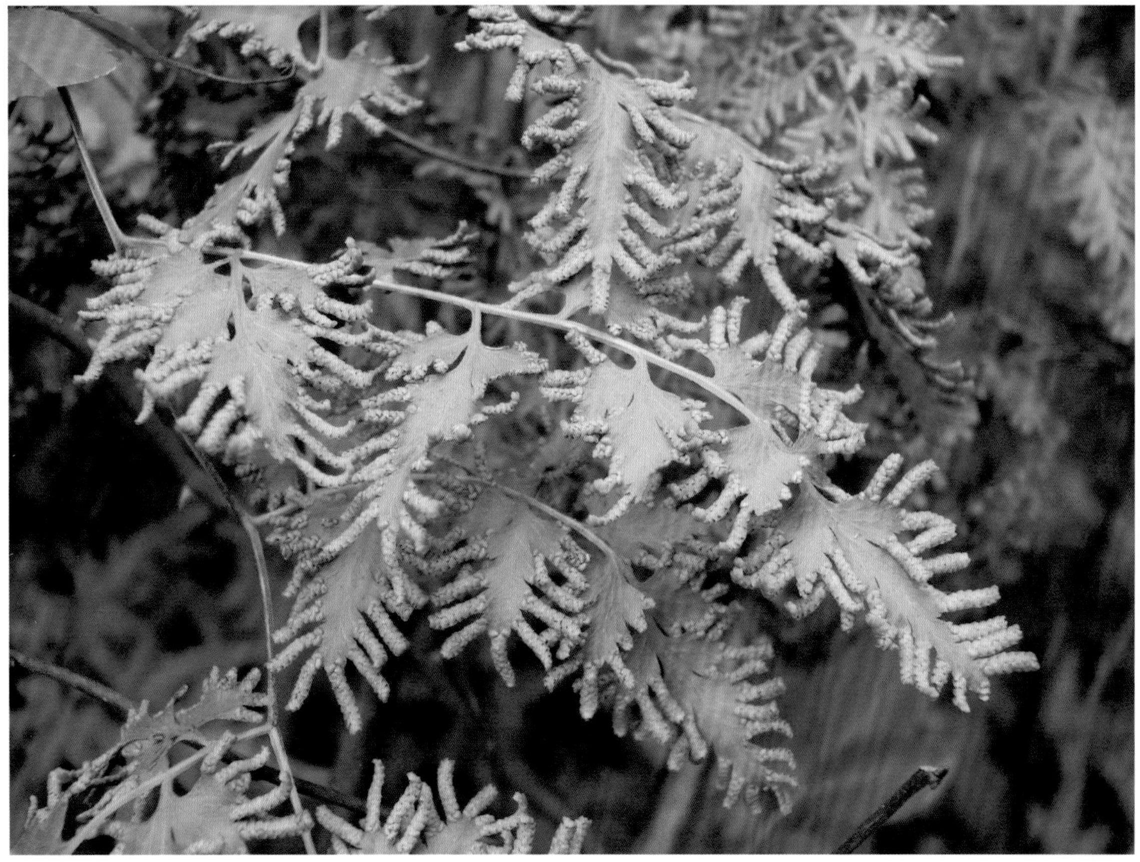

海金沙药材

民族药方

1．胆石症　海金沙、金钱草各 30 g，柴胡、枳实、法半夏、陈皮各 10 g，鸡内金、郁金、姜黄、莪术各 15 g。水煎服，晨起空腹服用 300 ml，午饭后服用 300 ml。

2．沙石淋　海金沙 10 g，琥珀 40 g，芒硝 100 g，硼砂 20 g。共研细末，每次 5 ~ 10 g，每日 3 次。

3．肾盂肾炎　海金沙、穿心莲各 15 g，车前草、马兰根、蒲公英、金钱草、萹蓄各 6 g，生甘草 3 g。水煎服。

4．泌尿系感染　海金沙、车前草、金银花各 15 g，广金钱草 24 g。水煎服，每日 1 剂。

5．麻疹并发肺炎　海金沙、大青木叶、地锦草（或金银花）、野菊花各 15 g。水煎服，每日 1 剂。

6．尿路结石　海金沙、天胡荽、石韦、半边莲各 50 g。水煎服。

使用注意

气阴两虚、内无湿热者及孕妇慎用。

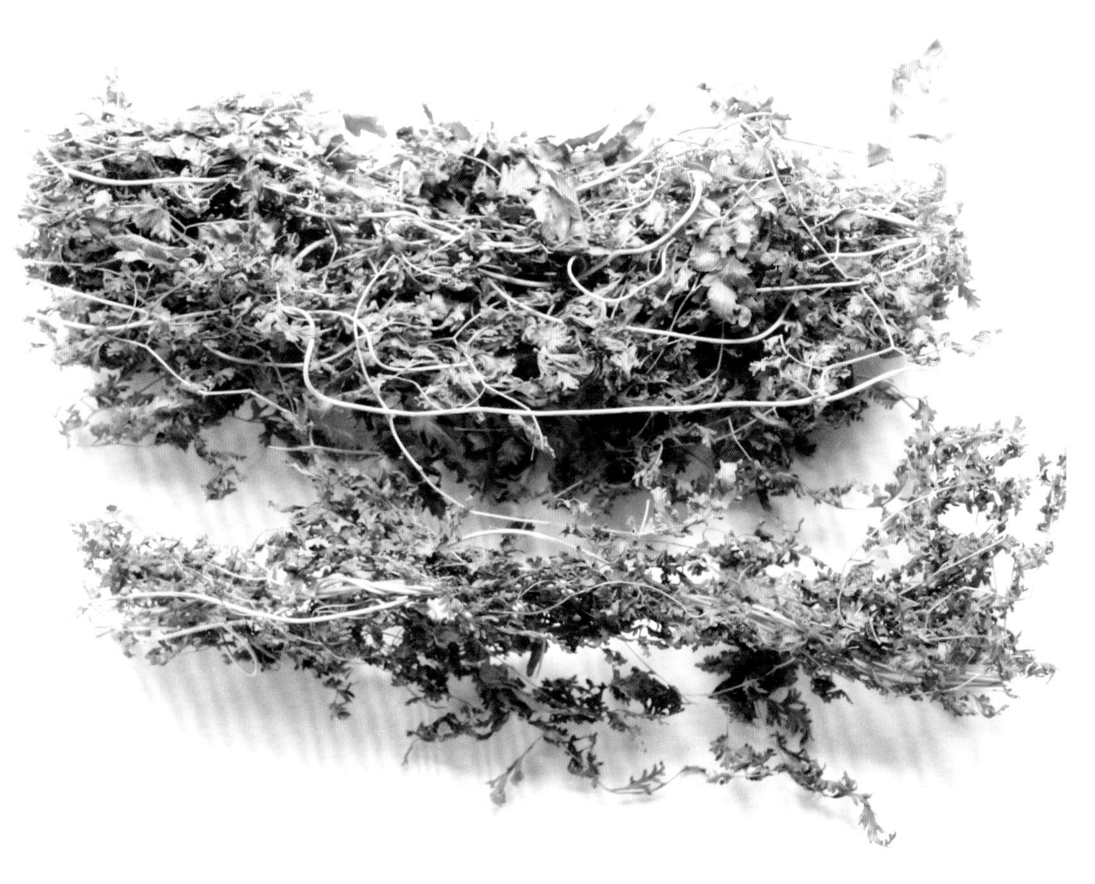

海金沙药材

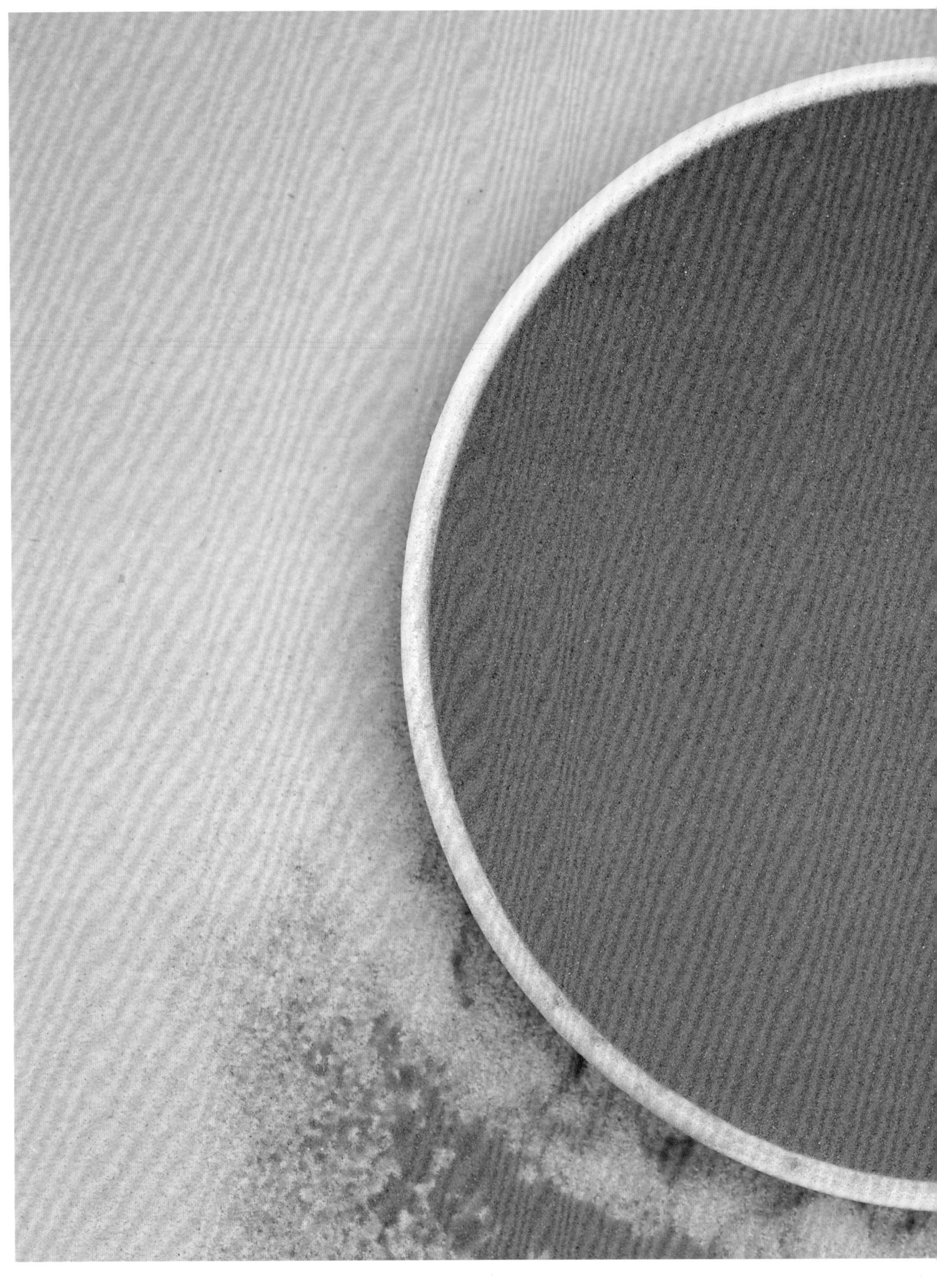

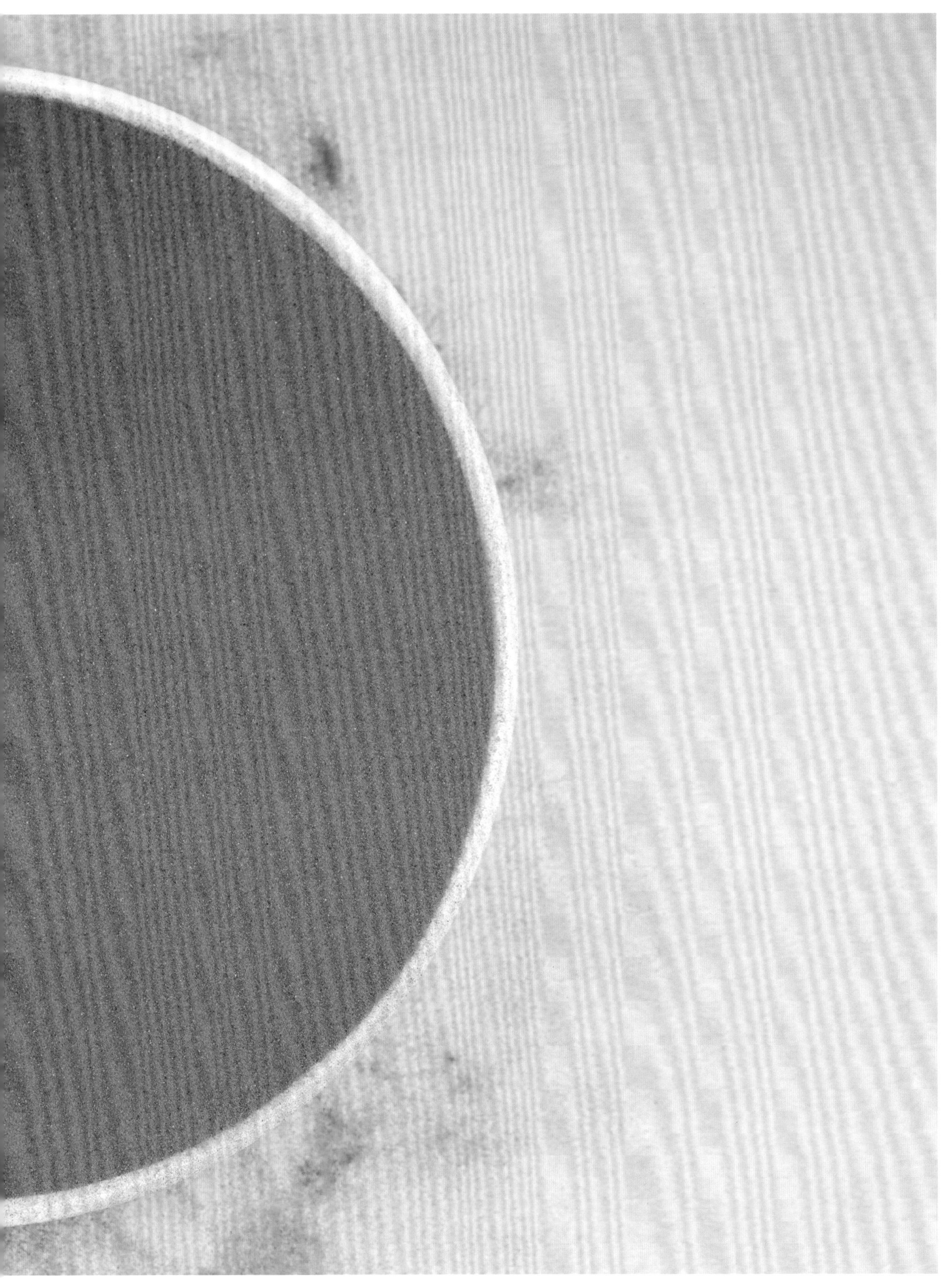

海金沙饮片

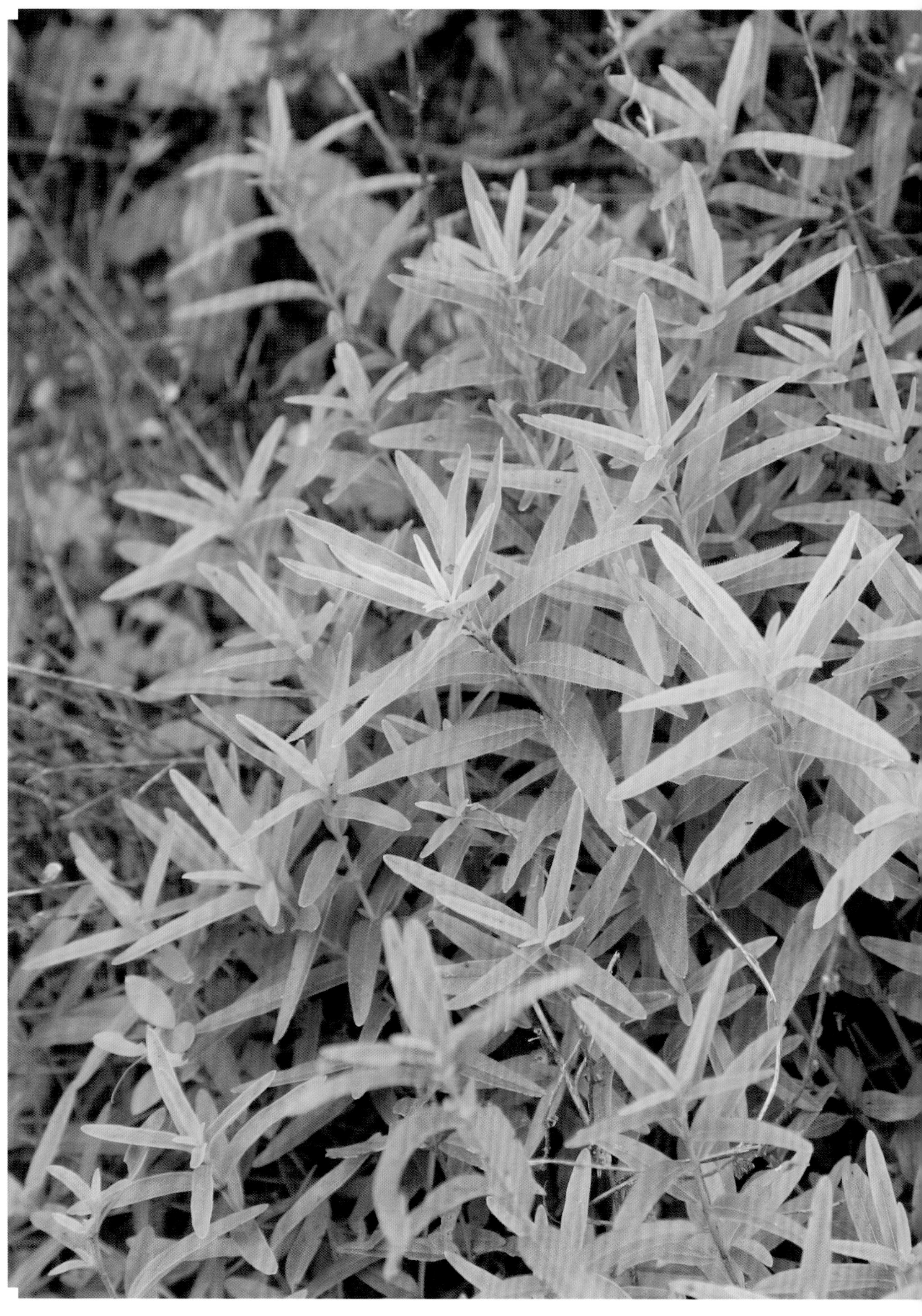

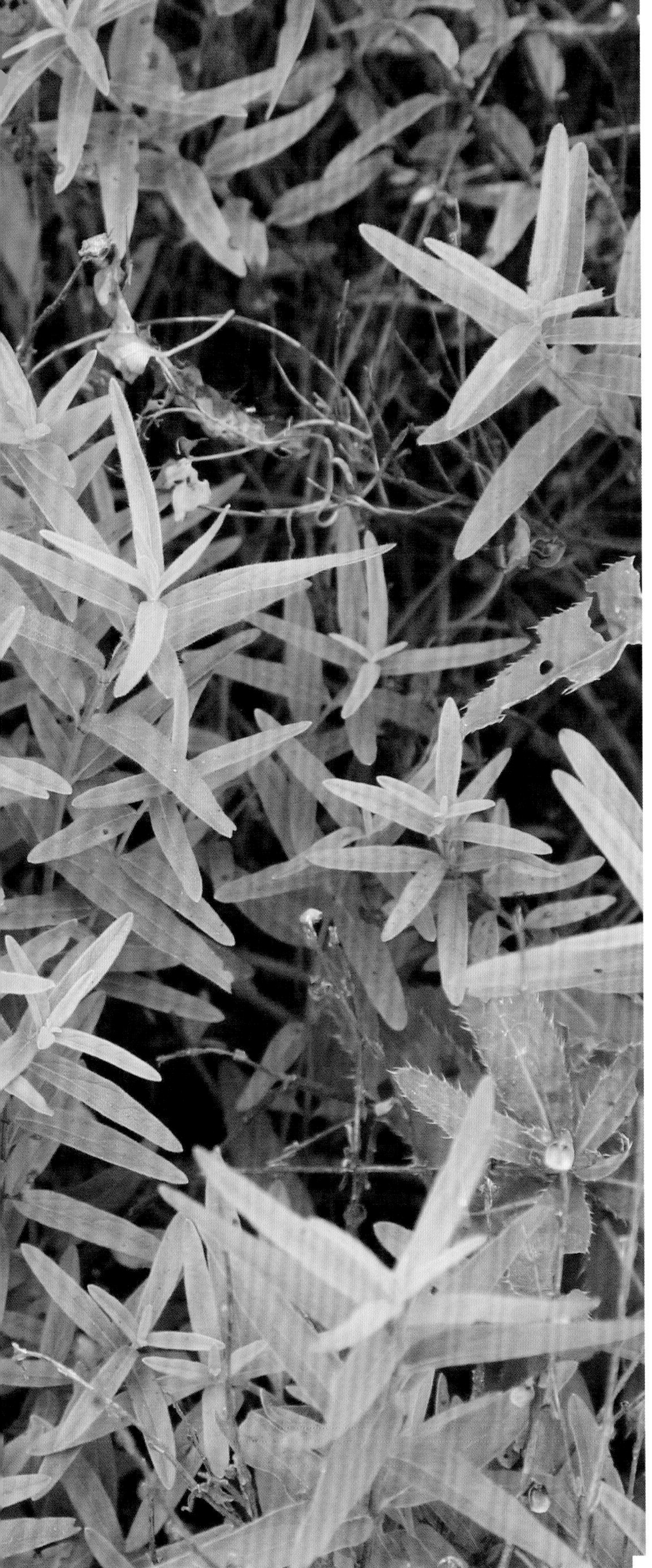

黄芩

【蒙药名】浑钦。

【别　名】协日、滇黄芩、土黄芩、巴布斯日布。

【来　源】本品为唇形科植物黄芩 *Scutellaria baicalensis* Georgi 或滇黄芩 *Scutellaria amoena* C. H. Wright 的根。

【性味归经】味苦，性寒。归热经。

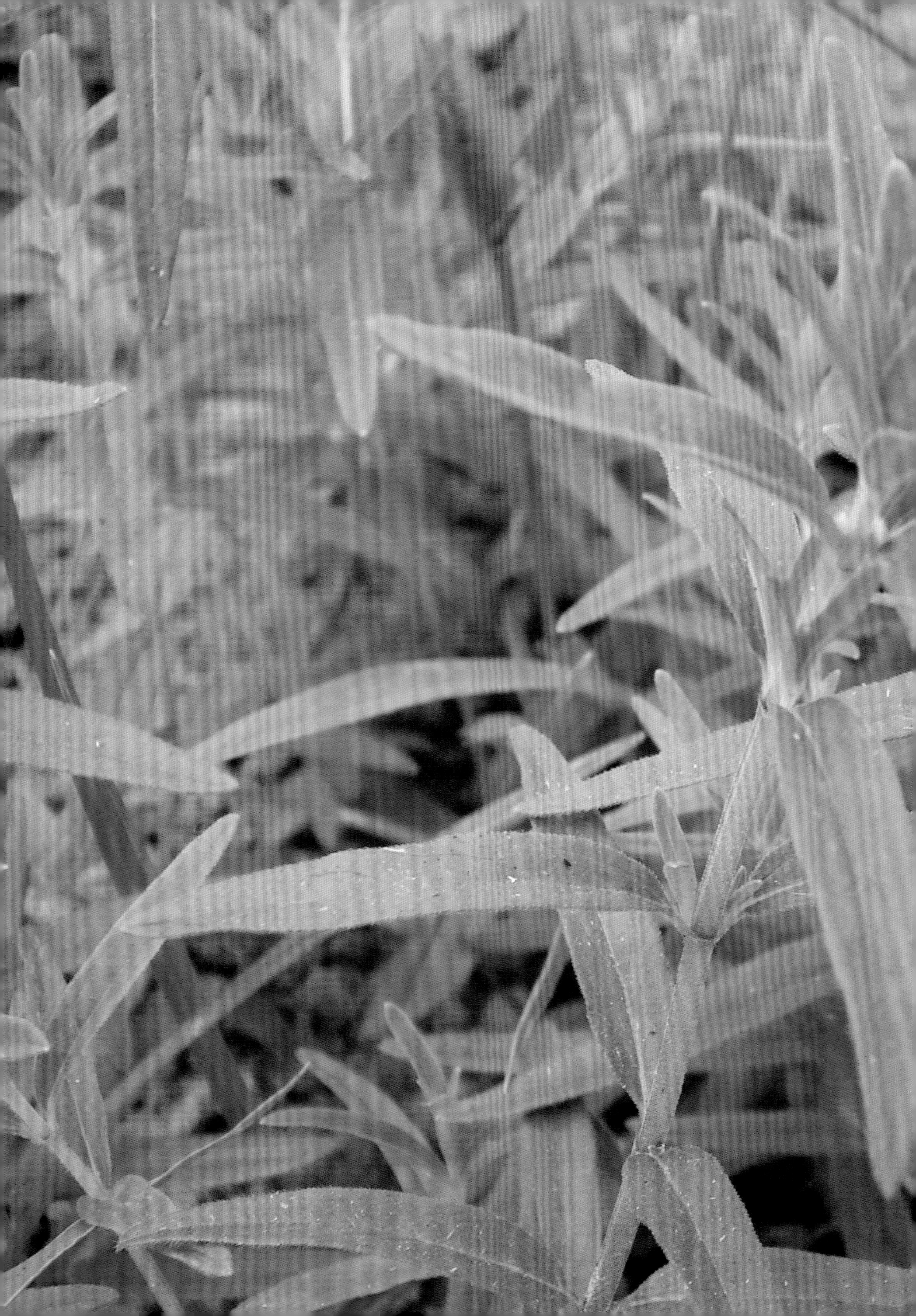

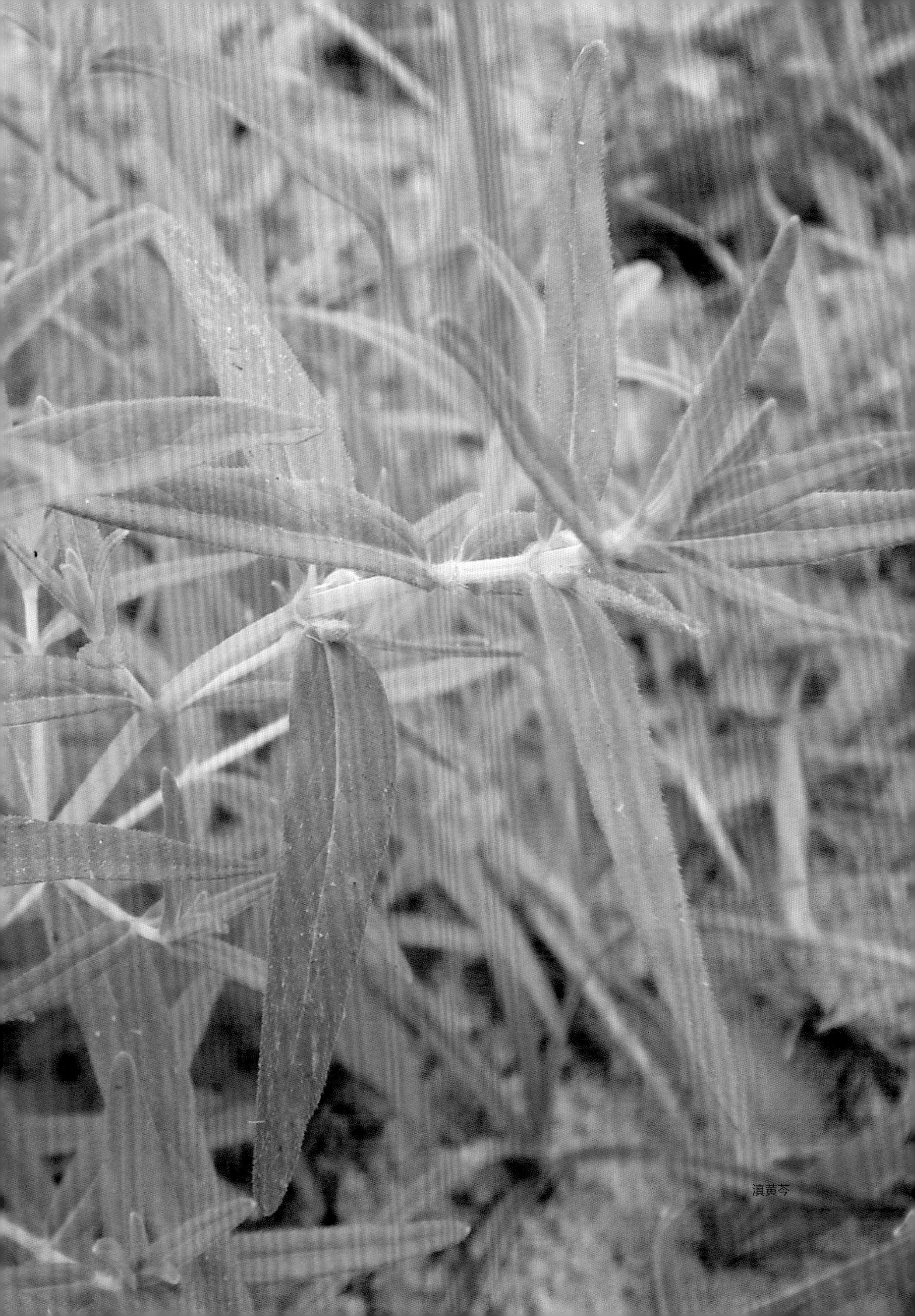

滇黄芩

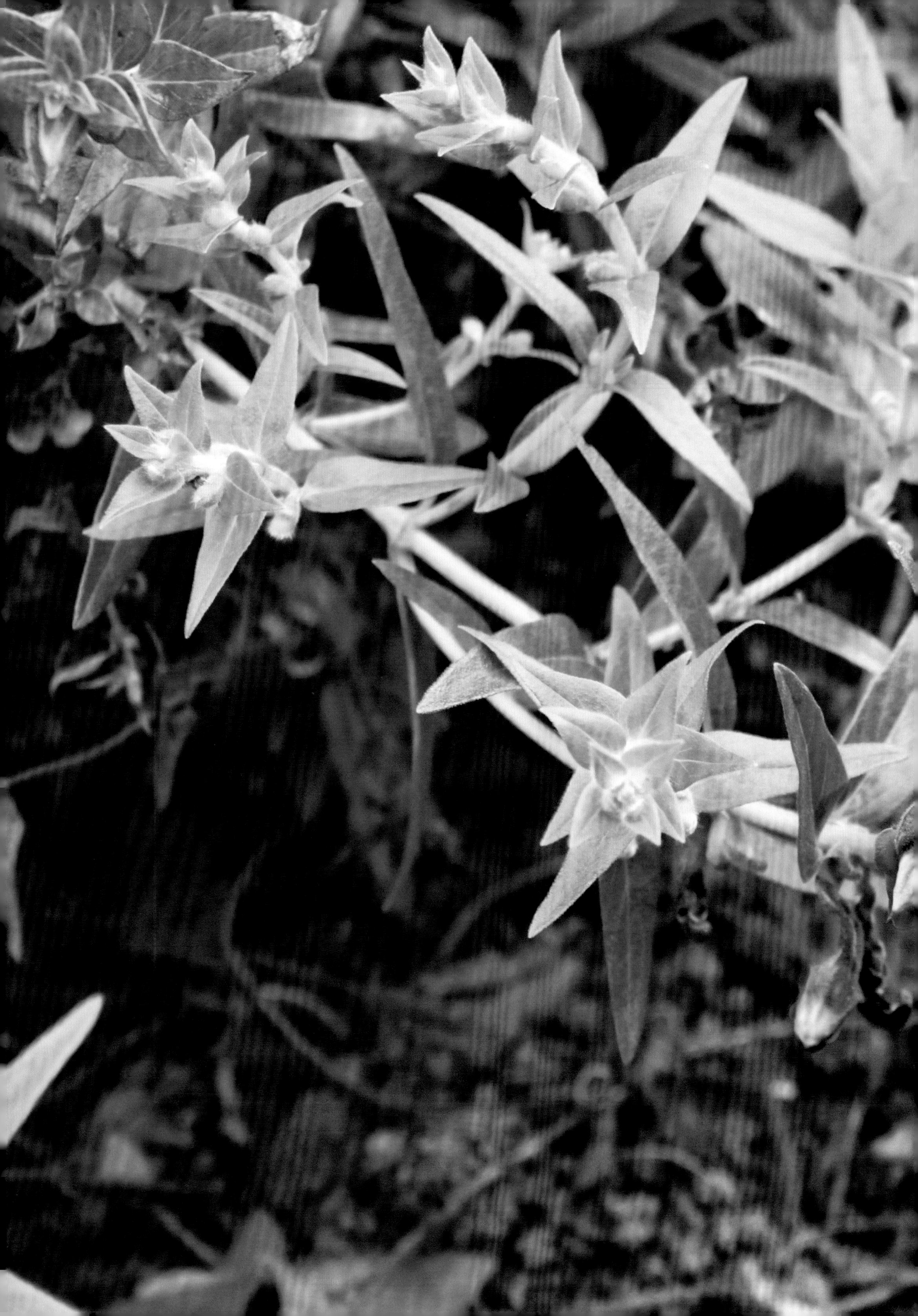

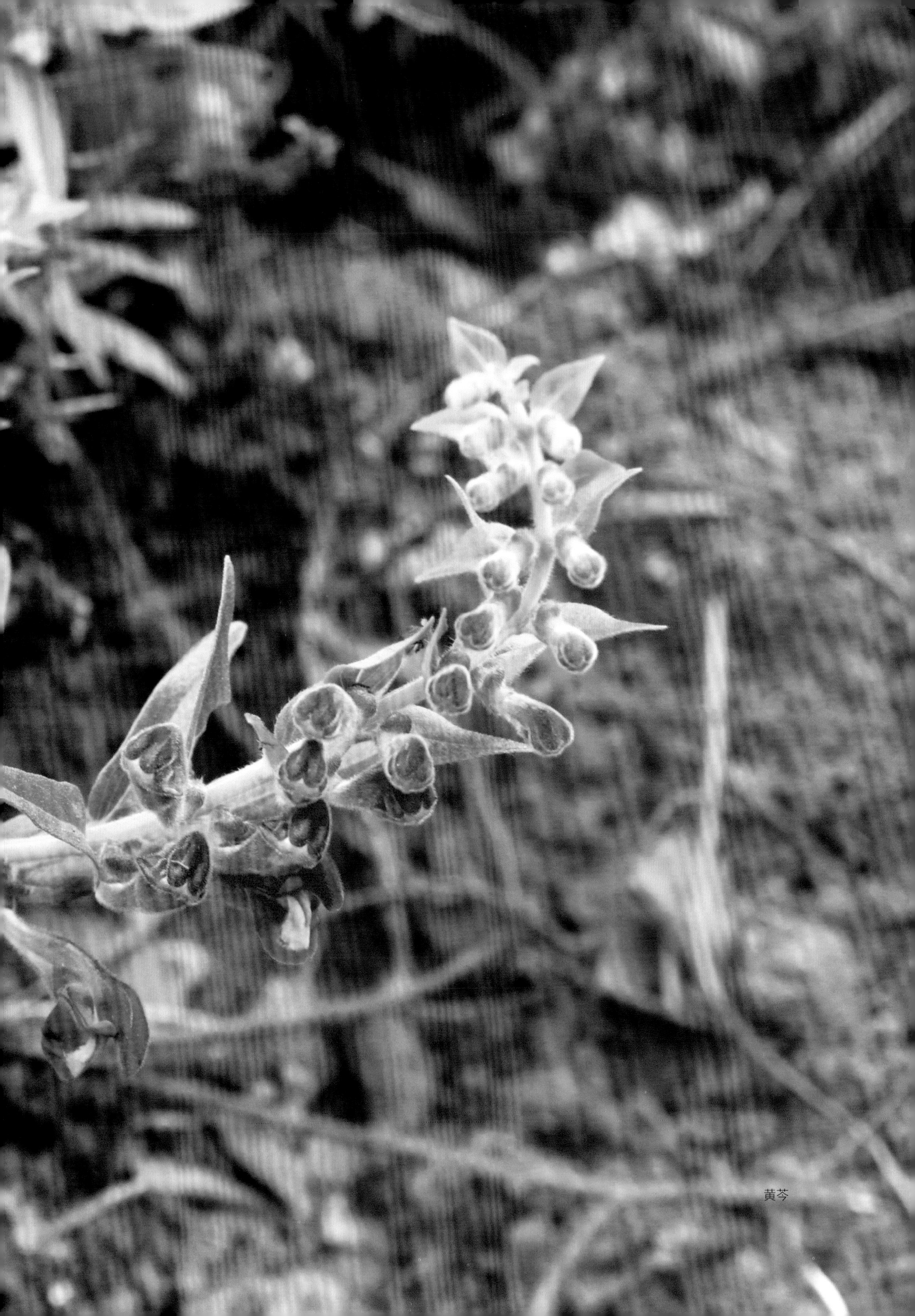
黄芩

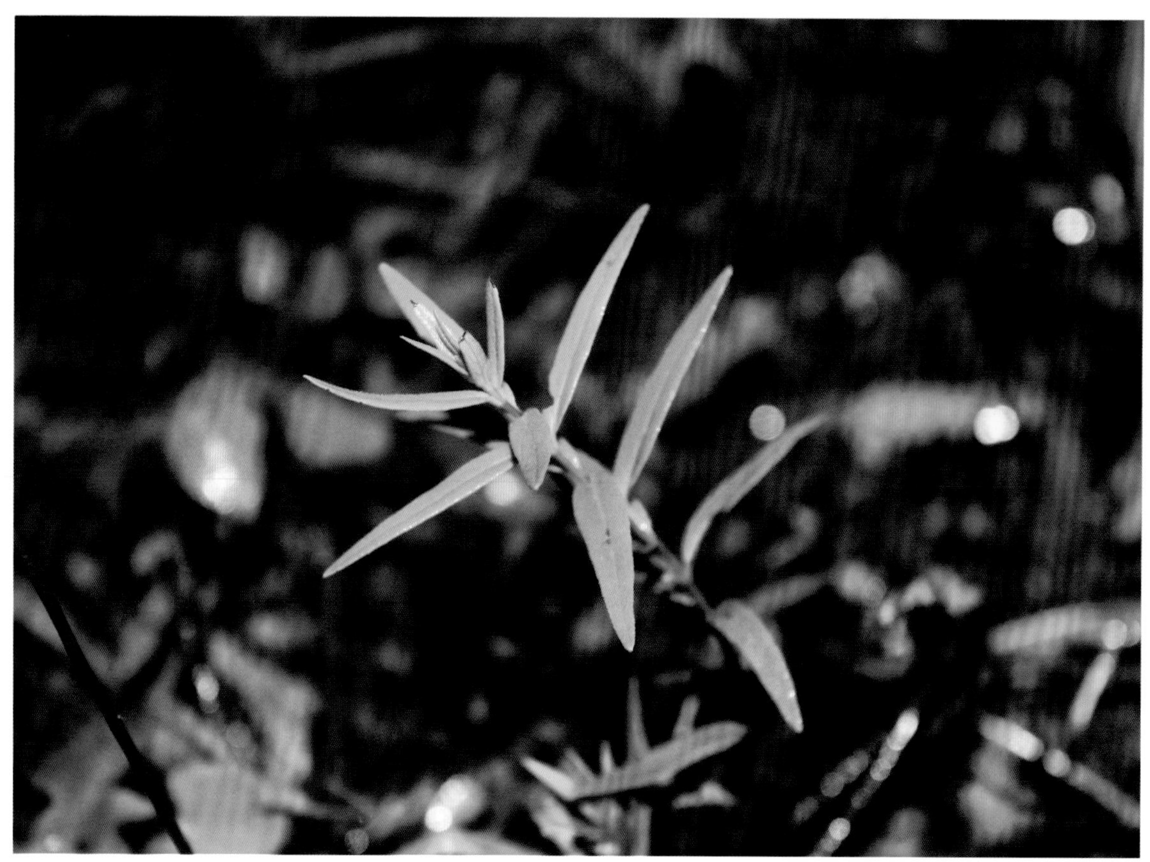

滇黄芩

识别特征

多年生草本植物。根状茎肥厚，斜行，下部分叉，上部分枝生茎，茎高 20 ~ 35 cm，锐四棱形，略具槽，沿棱角被疏毛，分枝或不分枝，常带紫色。叶对生；叶柄短，长 1 ~ 2 mm；叶片草质，长圆状卵形，常对折，长 1.4 ~ 3.5 cm，宽 7 ~ 14 mm，先端钝，基部圆形或楔形至浅心形，边缘有不明显的圆齿至全缘，上面暗绿色，无毛或被疏柔毛，下面淡绿色，密被下陷的腺点，沿中脉被柔毛。花对生，排列成顶生长 5 ~ 14 cm 的总状花序；苞片叶状，披针状长圆形，长 5 ~ 10 mm；花萼二唇形，常带紫色，背部盾片膜质，果时增大；花冠 2 唇形，紫色或蓝紫色，长 2.4 ~ 3.0 cm，外被腺毛，雄蕊 4，花丝扁平；子房无毛，花柱细长，柱头微裂。小坚果卵球形，棕褐色，具瘤。花期 5—9 月，果期 7—10 月。

生境分布

生长于海拔 1300 ~ 3000 m 的草地或松林下。分布于贵州、四川、云南等省区。

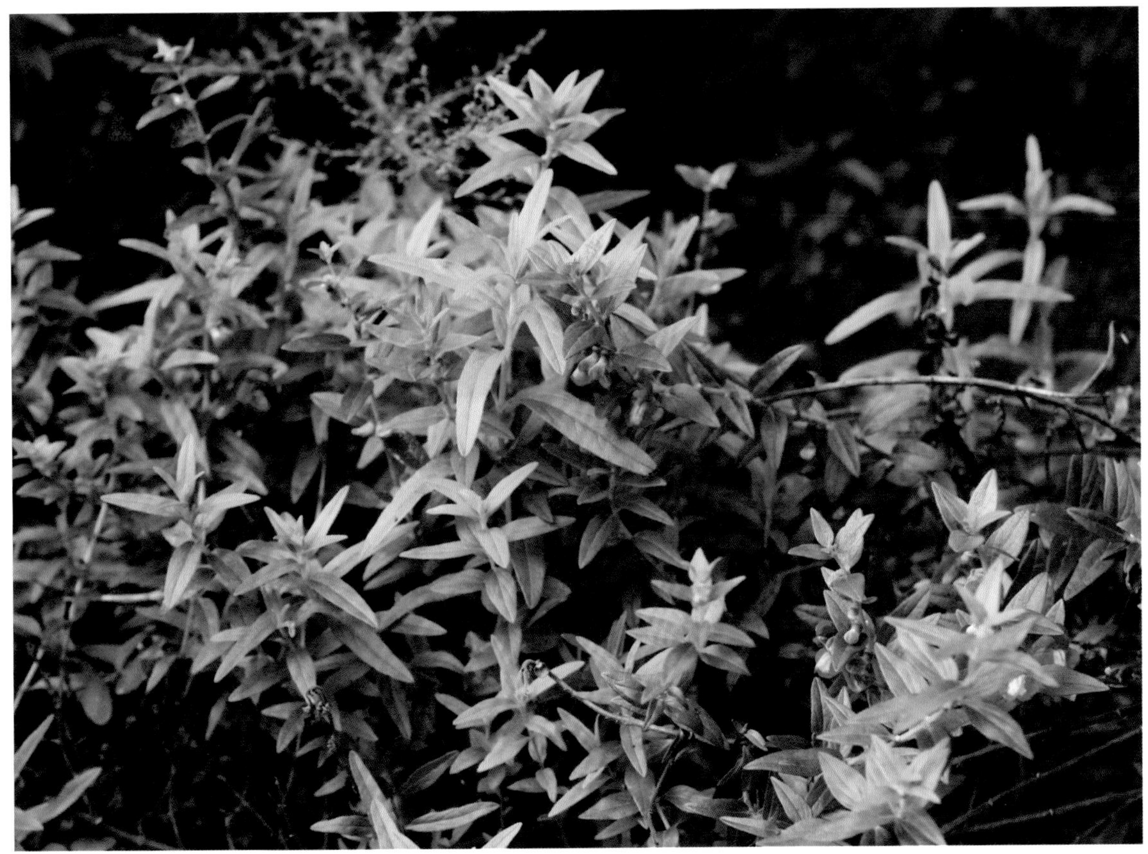

滇黄芩

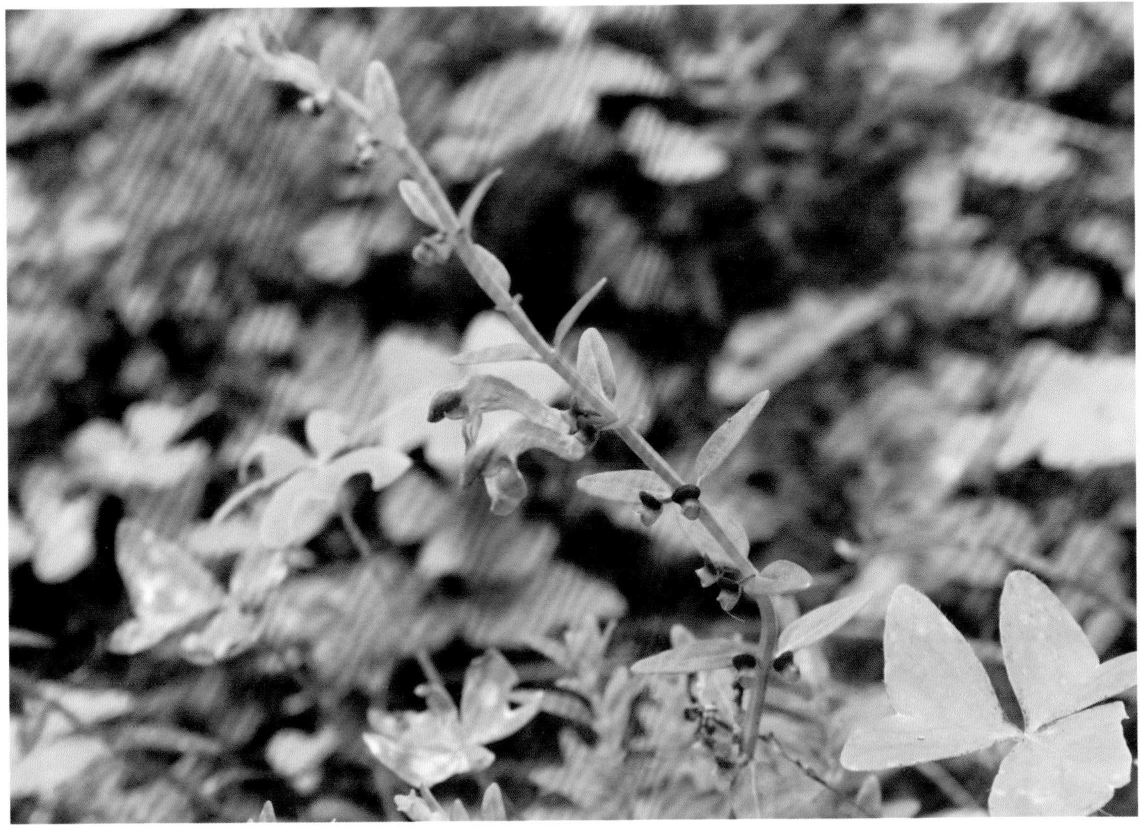

滇黄芩

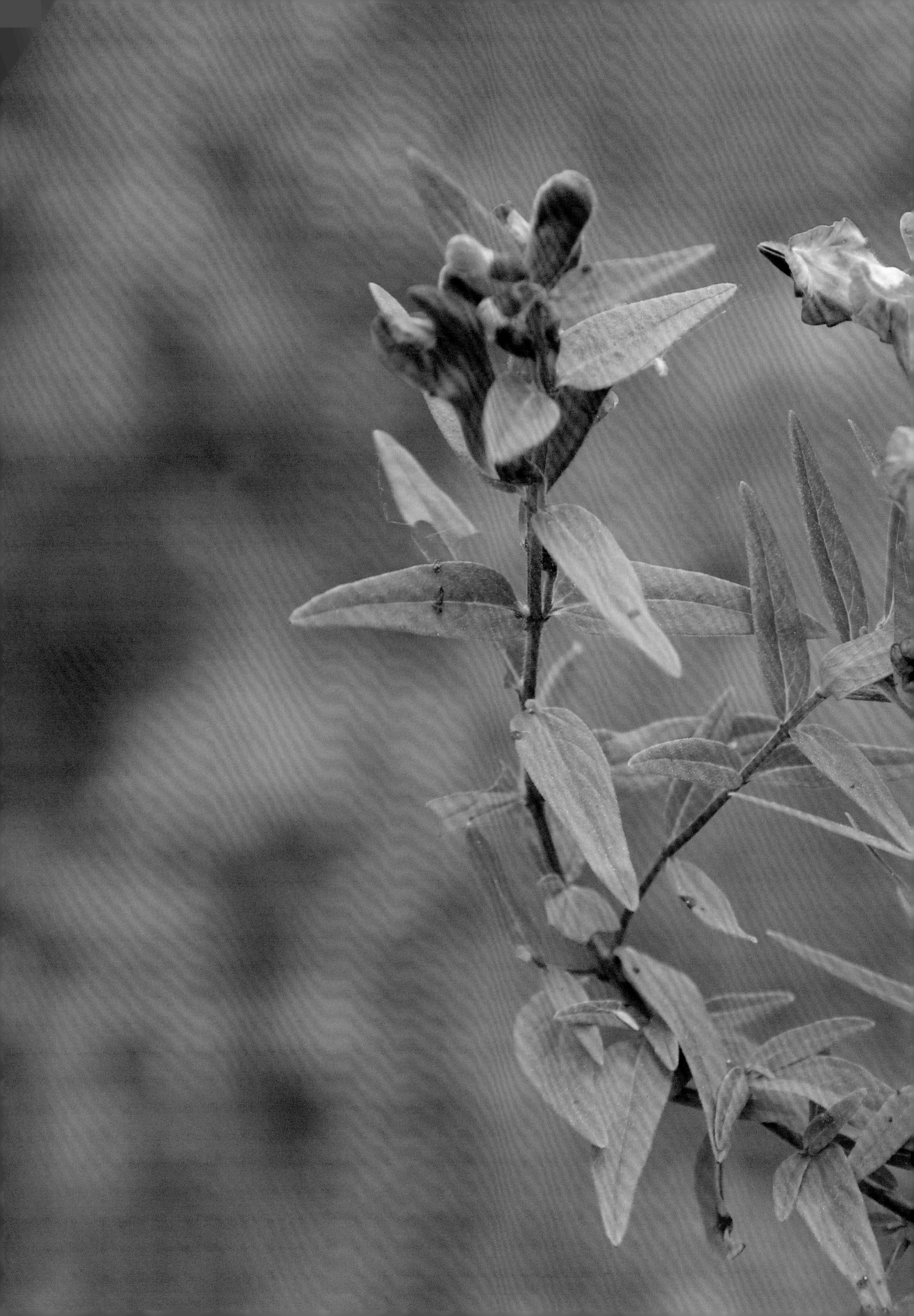

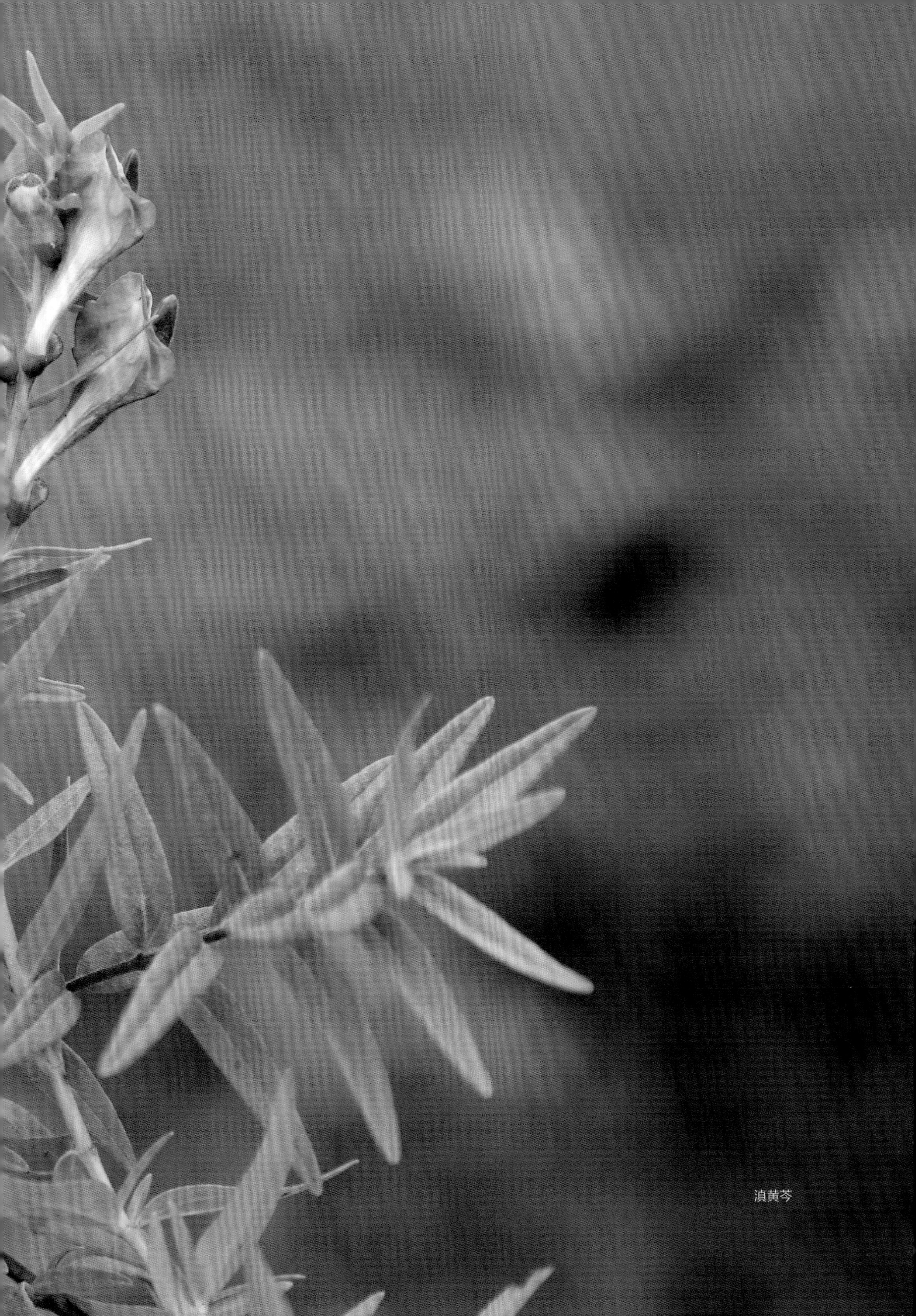

滇黄芩

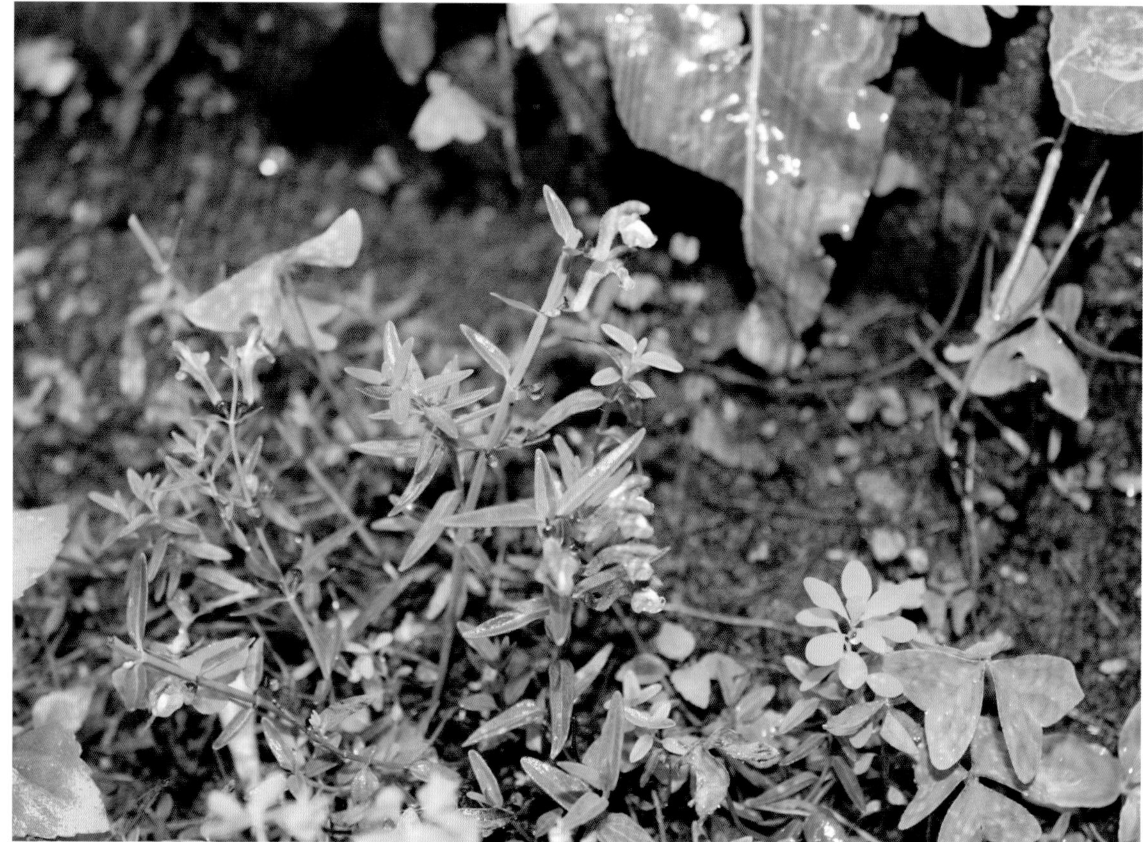

滇黄芩

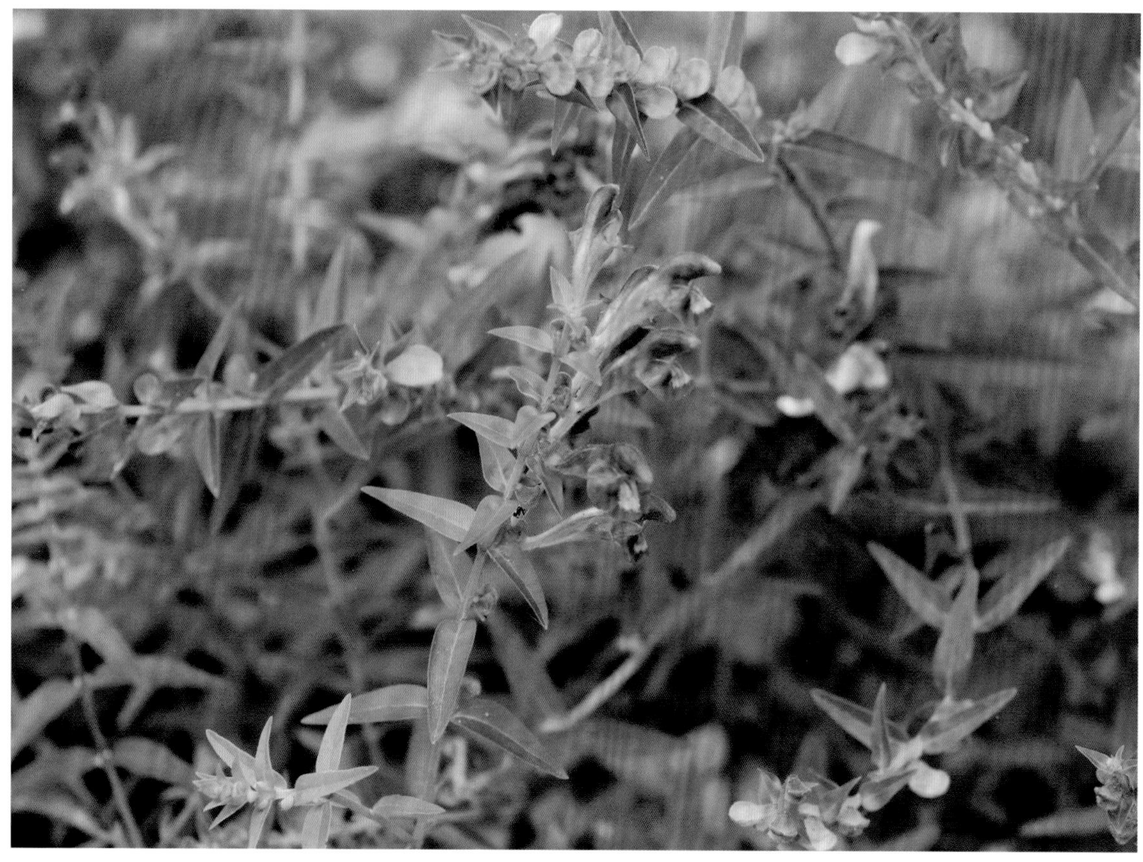

滇黄芩

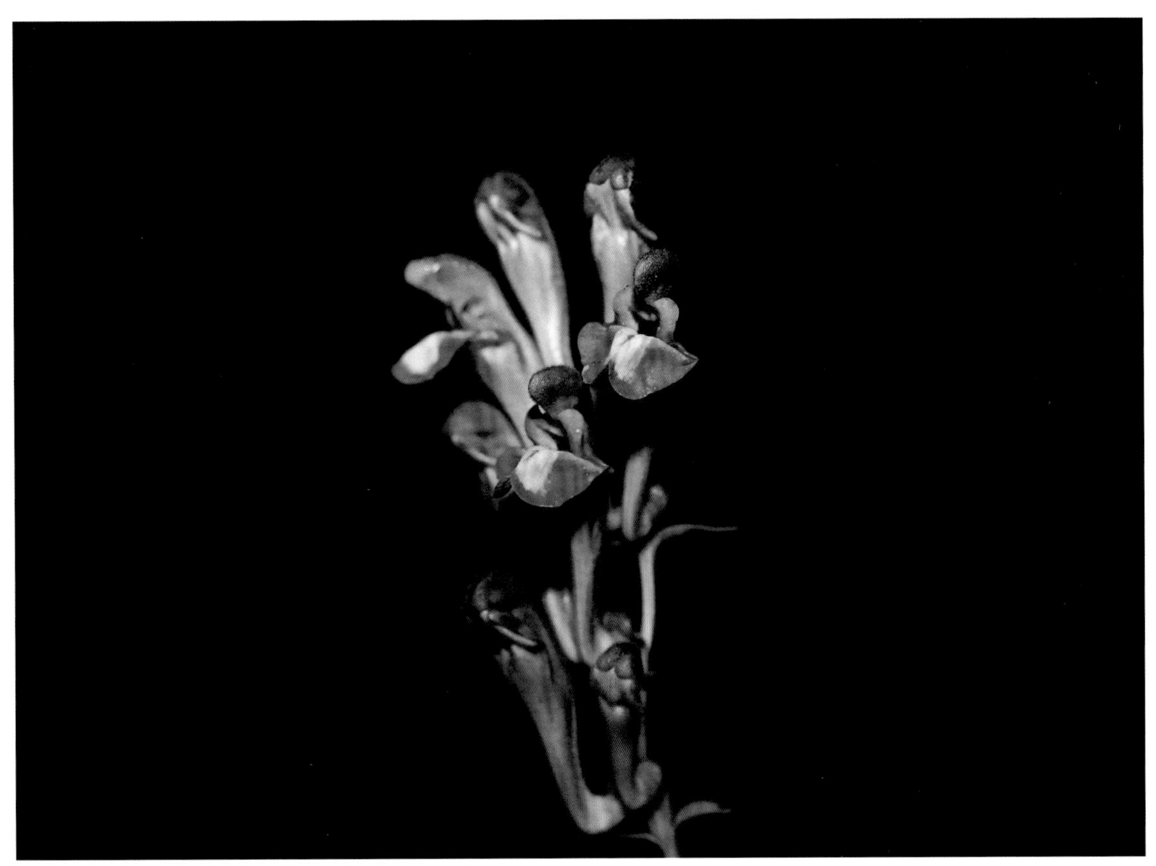

滇黄芩

采收加工

栽培 2 ~ 3 年收获，于秋后茎叶枯黄时，选晴天挖取。将根部附着的茎叶去掉，抖落泥土，晒至半干，撞去外皮，晒干或烘干。

药材鉴别

根茎横生或斜生，粗 1 cm 以上。根呈圆锥形的不规则条状，带有分枝，长 5 ~ 20 cm，直径 1.0 ~ 1.6 cm。表面黄棕色或棕黄色，常有粗糙的栓皮，有皱纹。下端有支根痕，断面纤维状，鲜黄色或微带绿色。

功效主治

清热泻火，燥湿解毒，止血，安胎。主治肺热咳嗽、热病高热神昏、肝火头痛、目赤肿痛、湿热黄疸、泻痢、热淋、崩漏、胎热不安、痈肿疔疮。

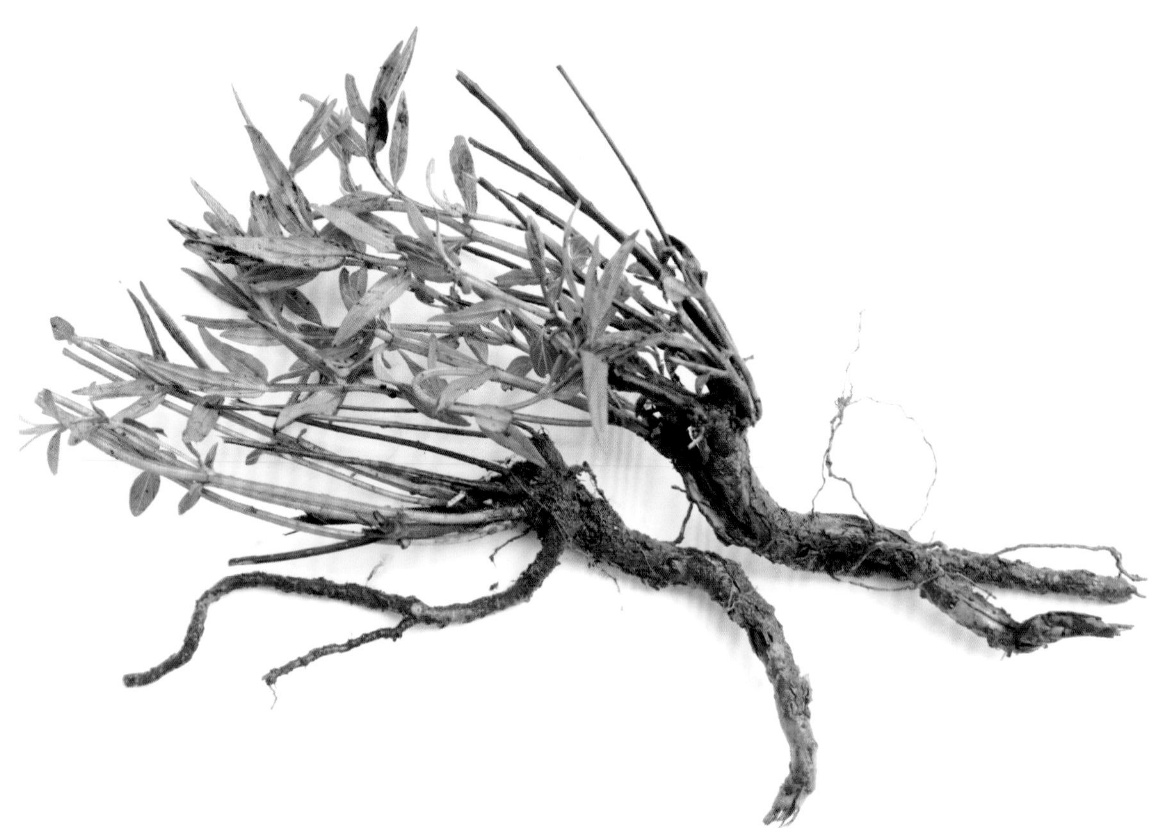

滇黄芩

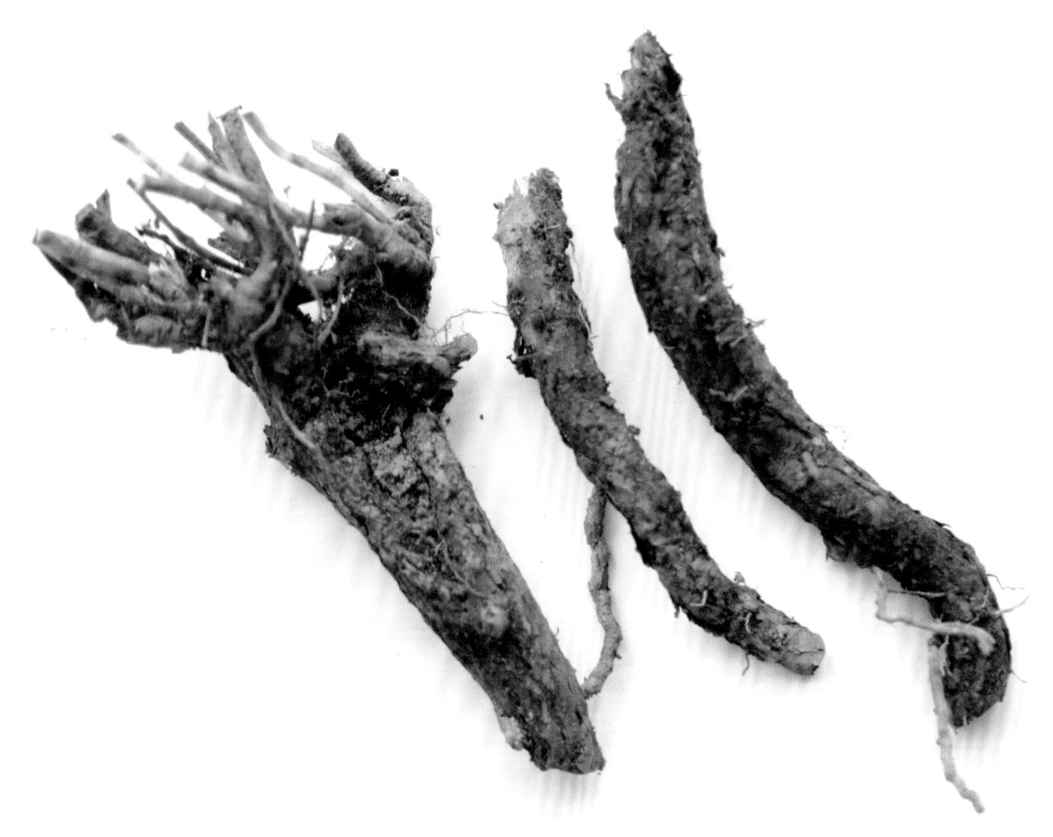

滇黄芩

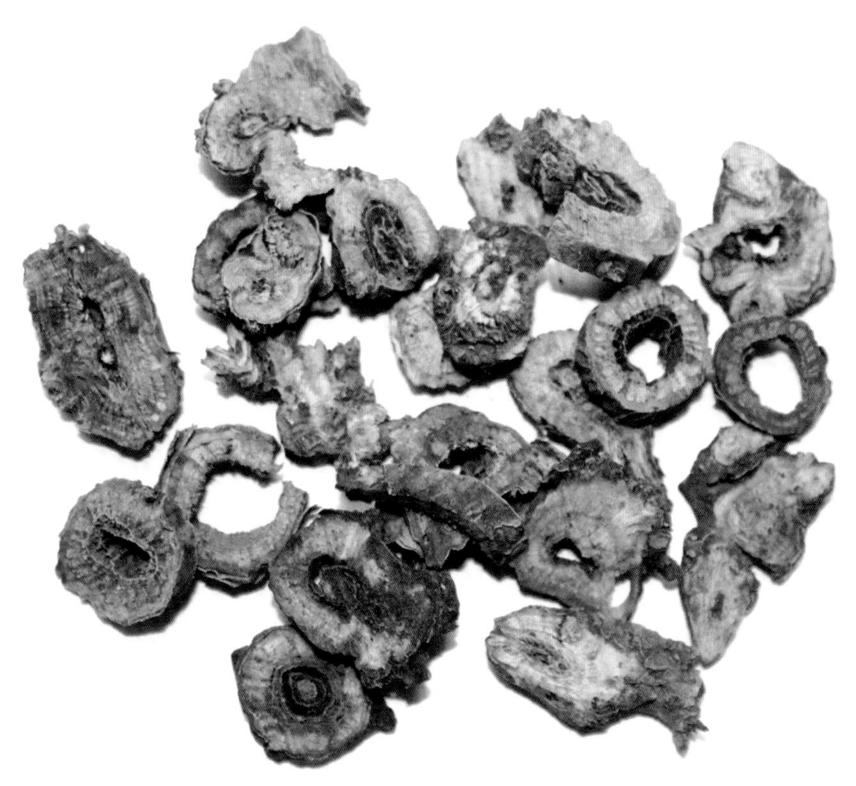

滇黄芩

用法用量

内服：煎汤，3 ~ 9 g；或入丸、散。外用：适量，煎水洗；或研末调敷。

民族药方

1. 妇女月水过多，将成暴崩 黄芩（酒炒）、黄柏（炒黑色）、土艾叶（炒）、白芍各 3 g，香附 4.5 g（童便浸），龟甲（酥炙）、臭椿皮各 6 g。水煎服。

2. 吐血，血痢 黄芩、鸢头鸡各 15 g。煨水服。

使用注意

脾胃虚寒，少食便溏者禁服。

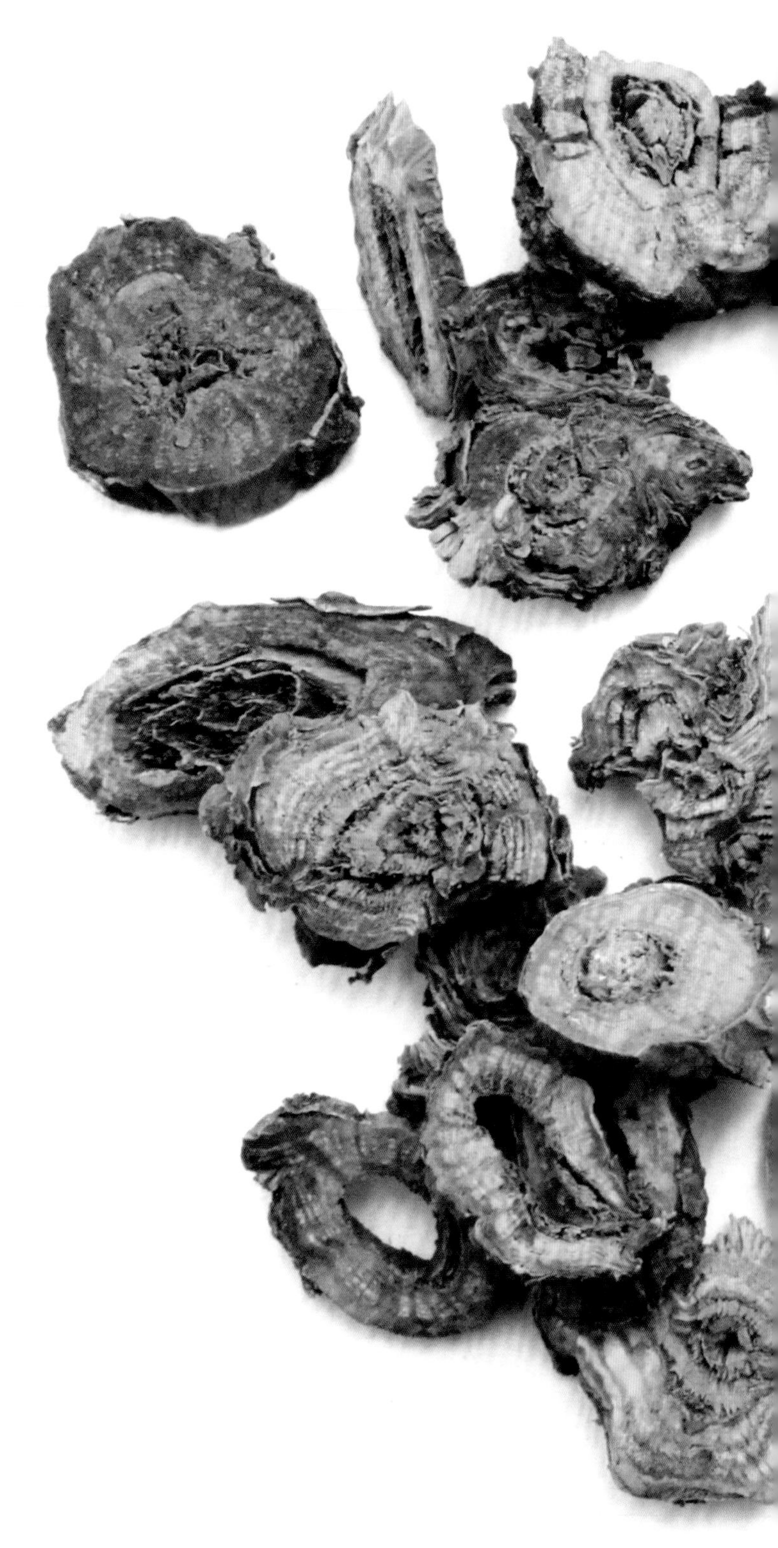

黄芩

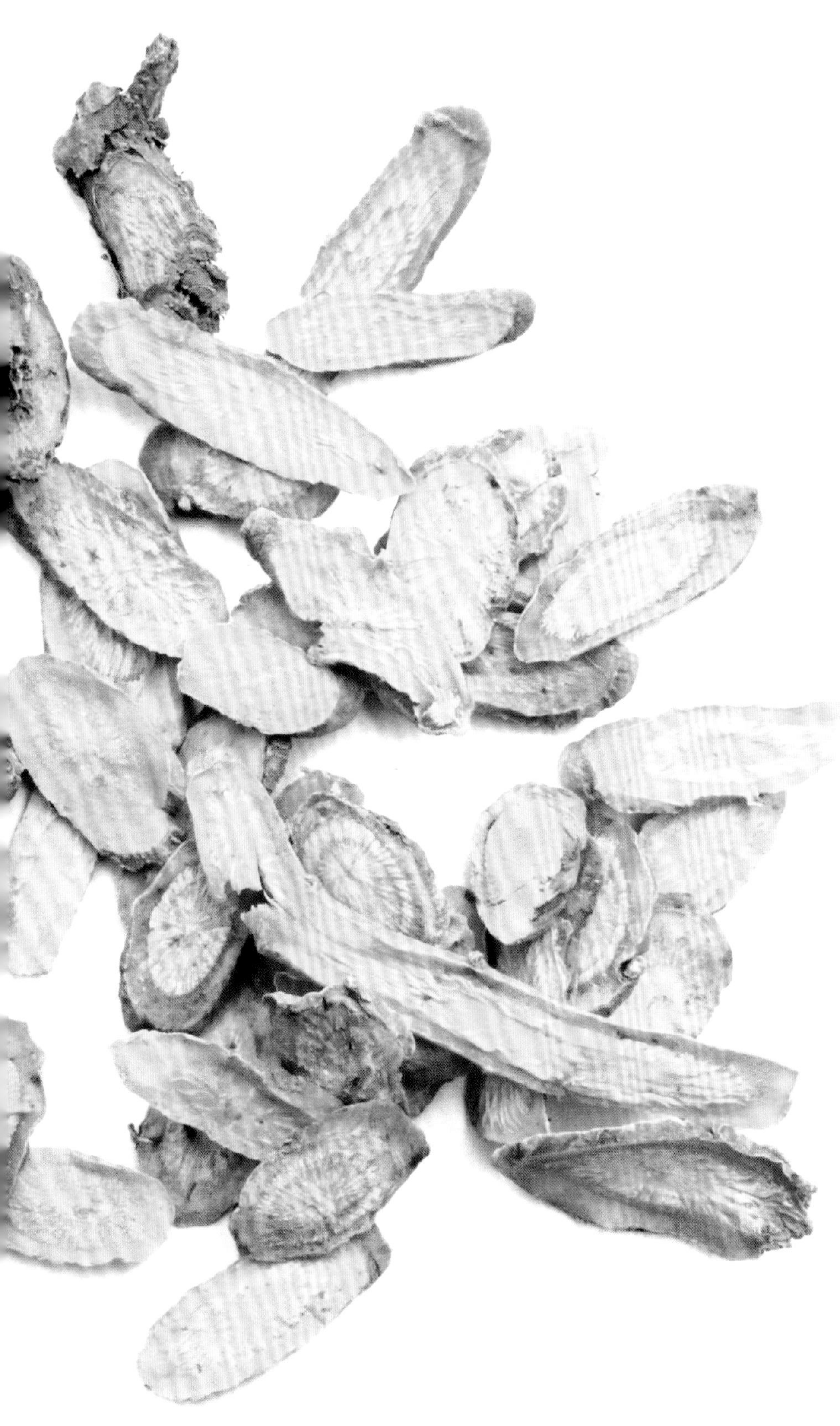

黄芩饮片

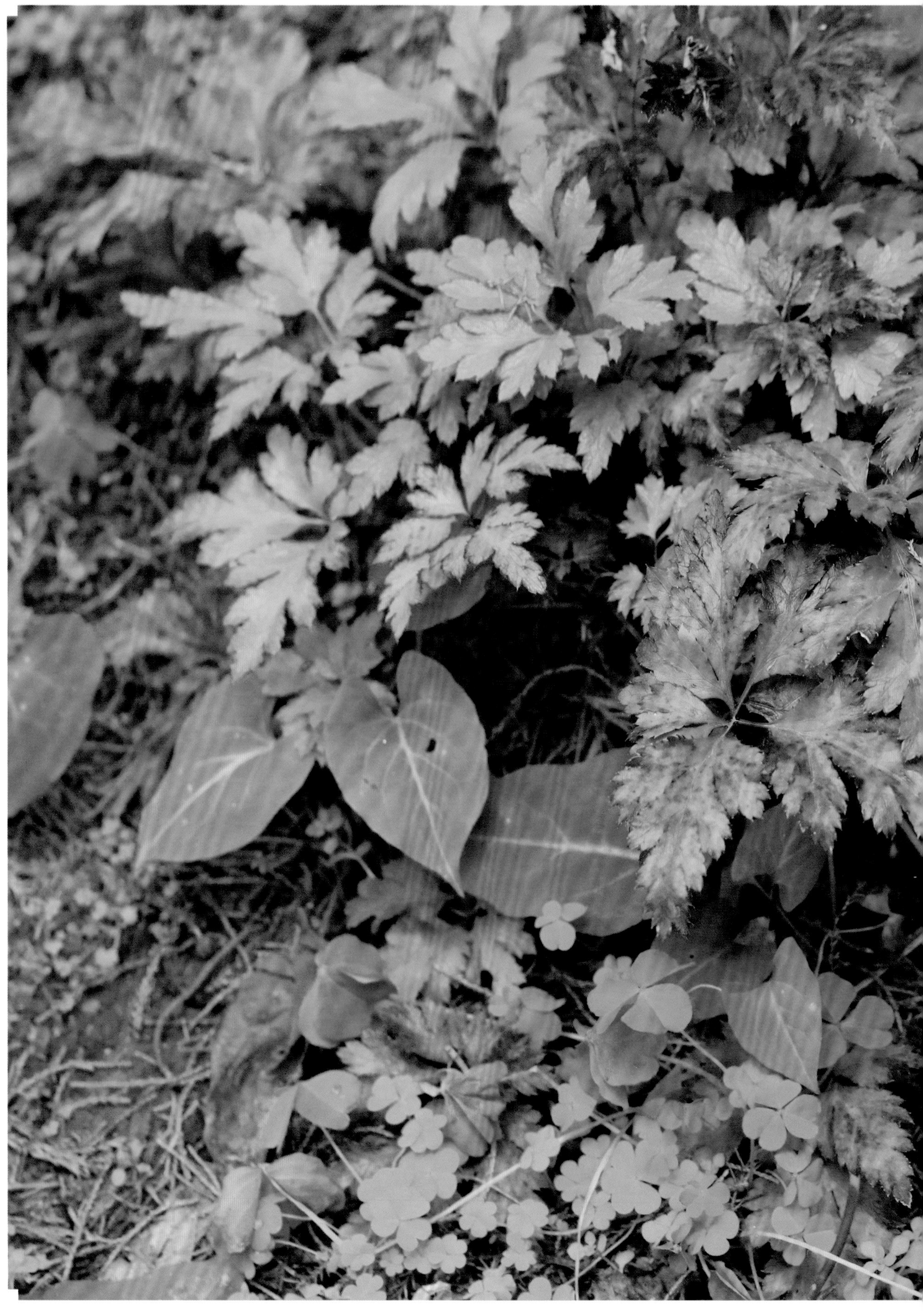

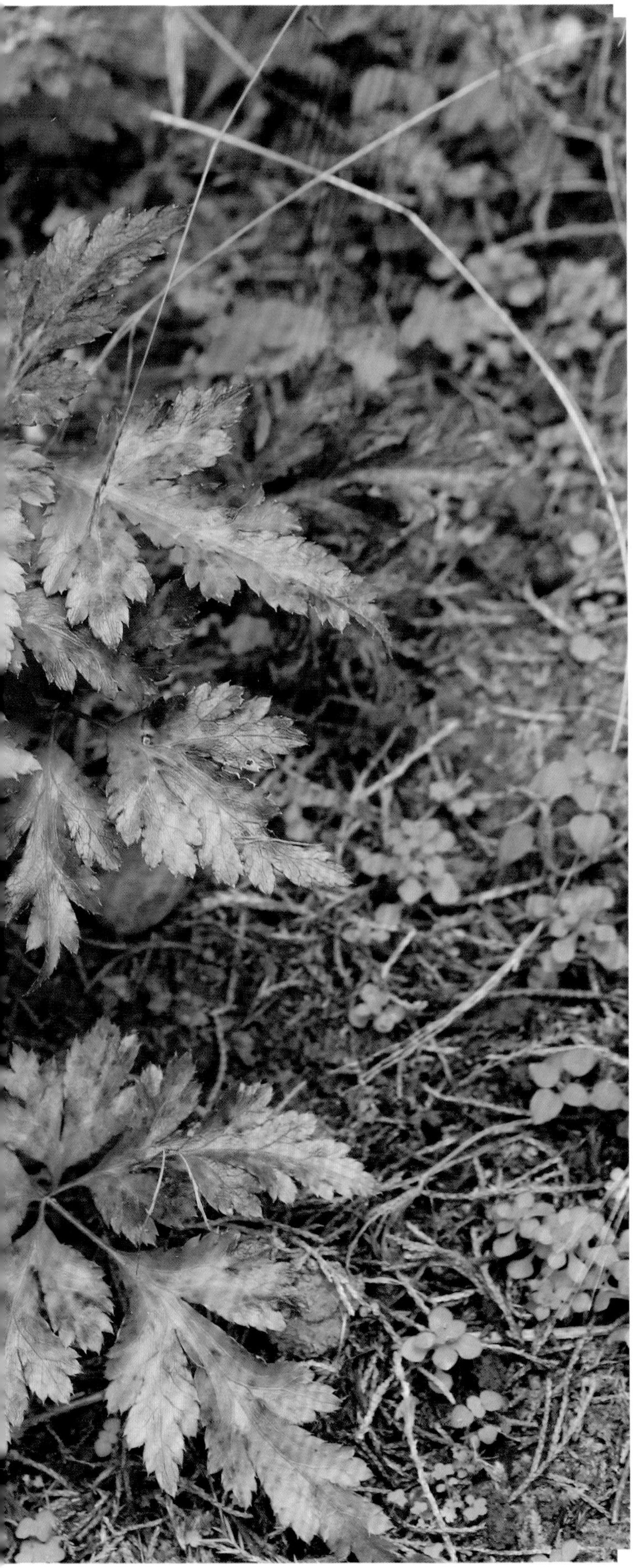

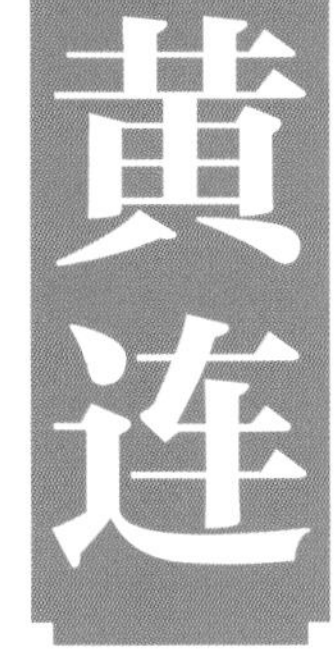

【蒙药名】协日。

【别　名】乌苏、额日、王连、云连、协日拉哈刚。

【来　源】本品为毛茛科多年生草本植物黄连 *Coptis chinensis* Franch. 和三角叶黄连 *Coptis deltoidea* C. Y. Cheng et Hsiao 的根茎。

【性味归经】味苦，性寒。归心、肝、胃、大肠经。

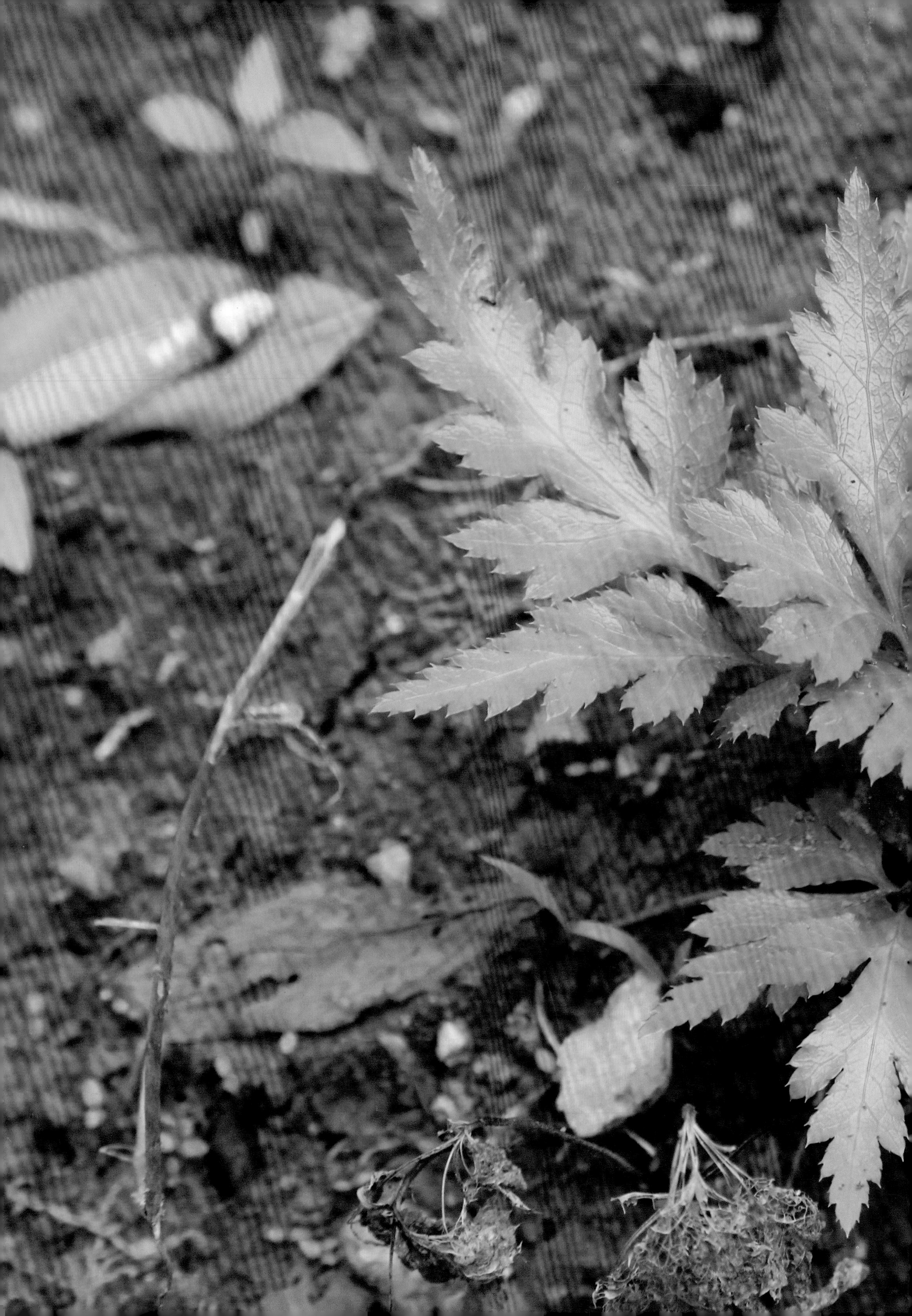

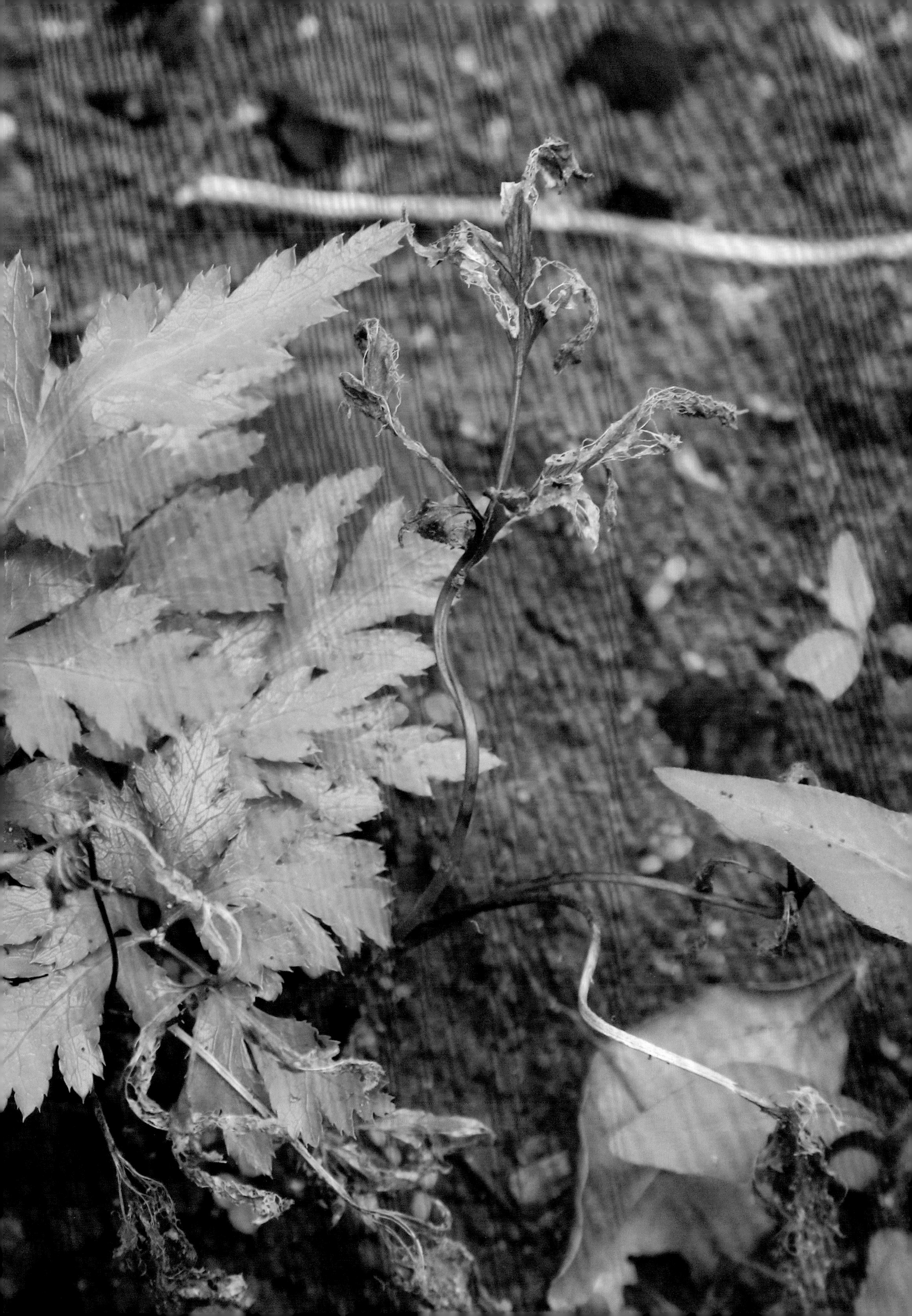

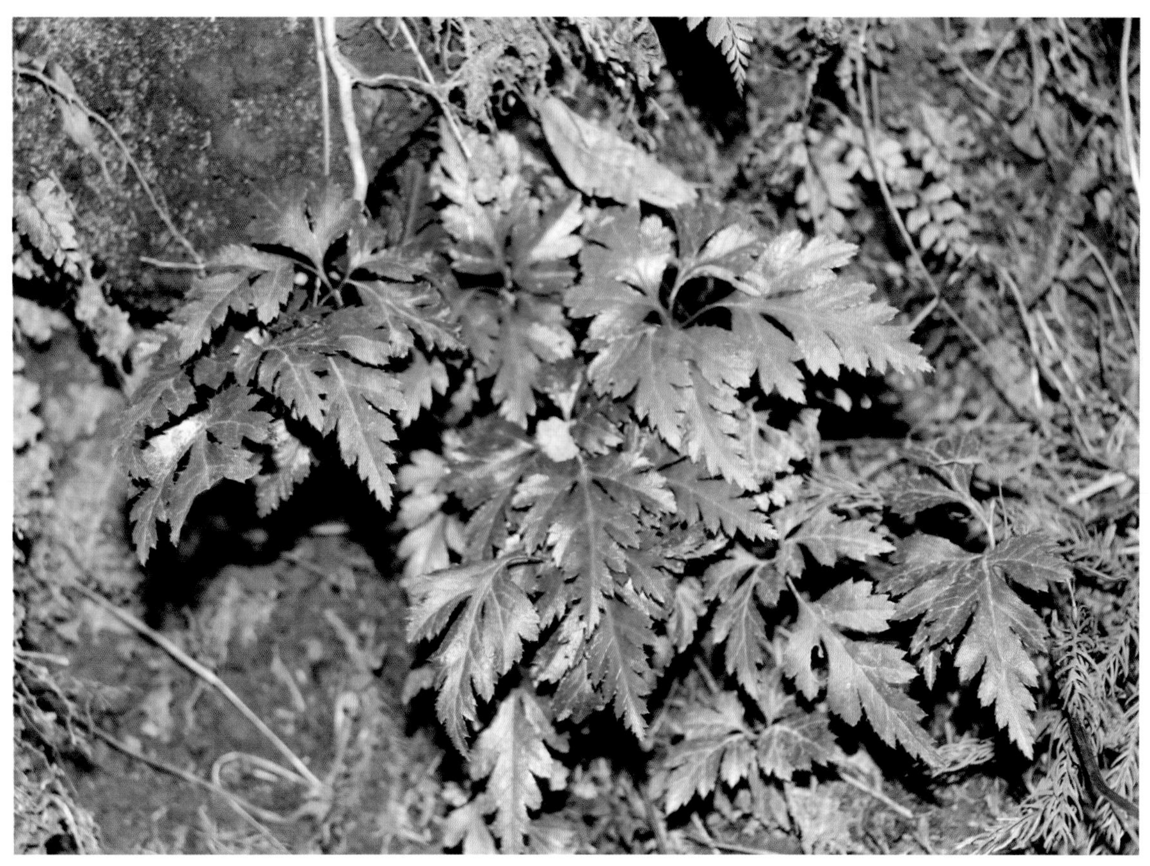
黄连

识别特征

多年生草本，高 15 ~ 25 cm。根茎黄色，成簇生长。叶基生，具长柄，叶片稍带革质，卵状三角形，3 全裂，中央裂片稍呈菱形，具柄，长为宽的 1.5 ~ 2.0 倍，羽状深裂，边缘具锐锯齿；侧生裂片斜卵形，比中央裂片短，叶面沿脉被短柔毛。花葶 1 ~ 2，二歧或多歧聚伞花序，有花 3 ~ 8 朵，萼片 5，黄绿色，长椭圆状卵形至披针形，长 9.0 ~ 12.5 mm；花瓣线形或线状披针形，长 5 ~ 7 mm，中央有蜜槽；雄蕊多数，外轮比花瓣略短；心皮 8 ~ 12。蓇葖果具柄。三角叶黄连，与上种不同点为：叶的裂片均具十分明显的小柄，中央裂片三角状卵形，4 ~ 6 对羽状深裂，2 回裂片彼此密接；雄蕊长为花瓣之半，种子不育。花期 2—4 月，果期 3—6 月。

生境分布

生长于海拔 1000 ~ 1900 m 的山谷、凉湿荫蔽密林中。黄连多系栽培。分布于我国中部及南部，四川、云南产量较大。

采收加工

秋季采挖，除去苗叶、须根及泥沙，干燥，撞去残留须根。生用或炒用。

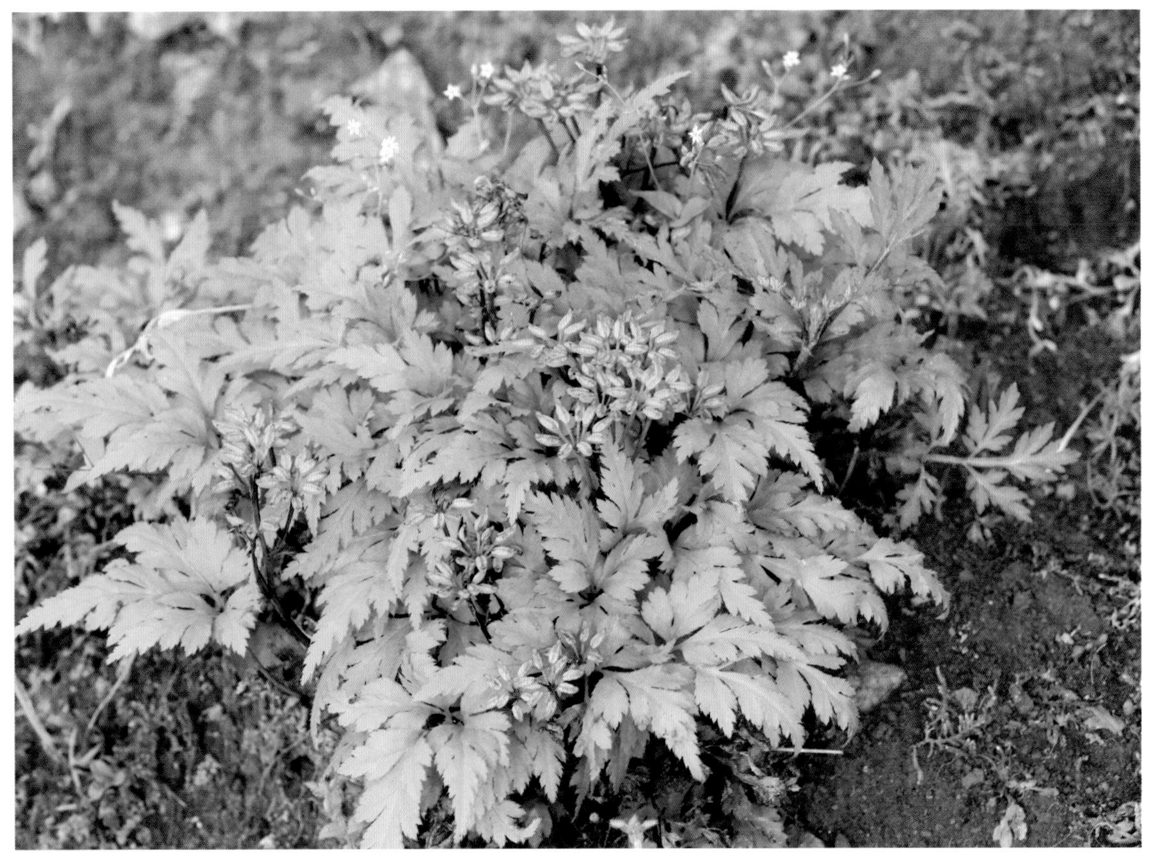

黄连

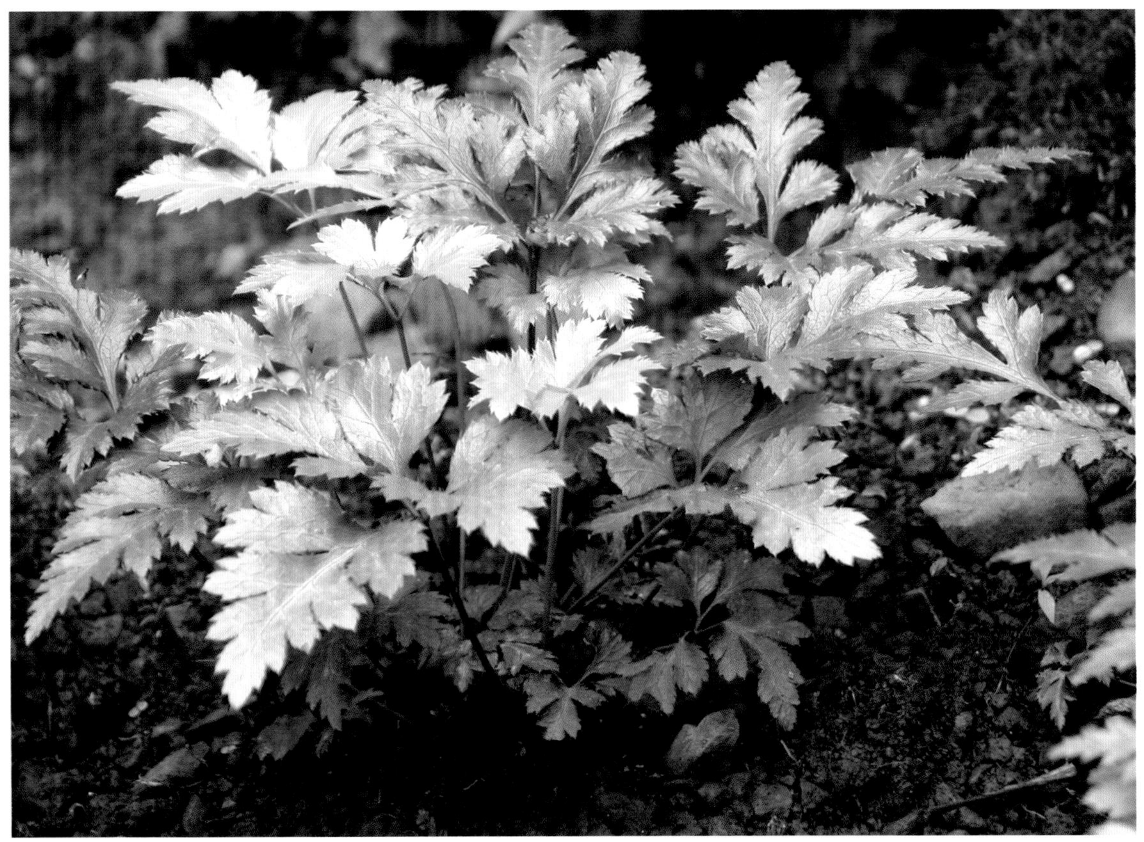

黄连

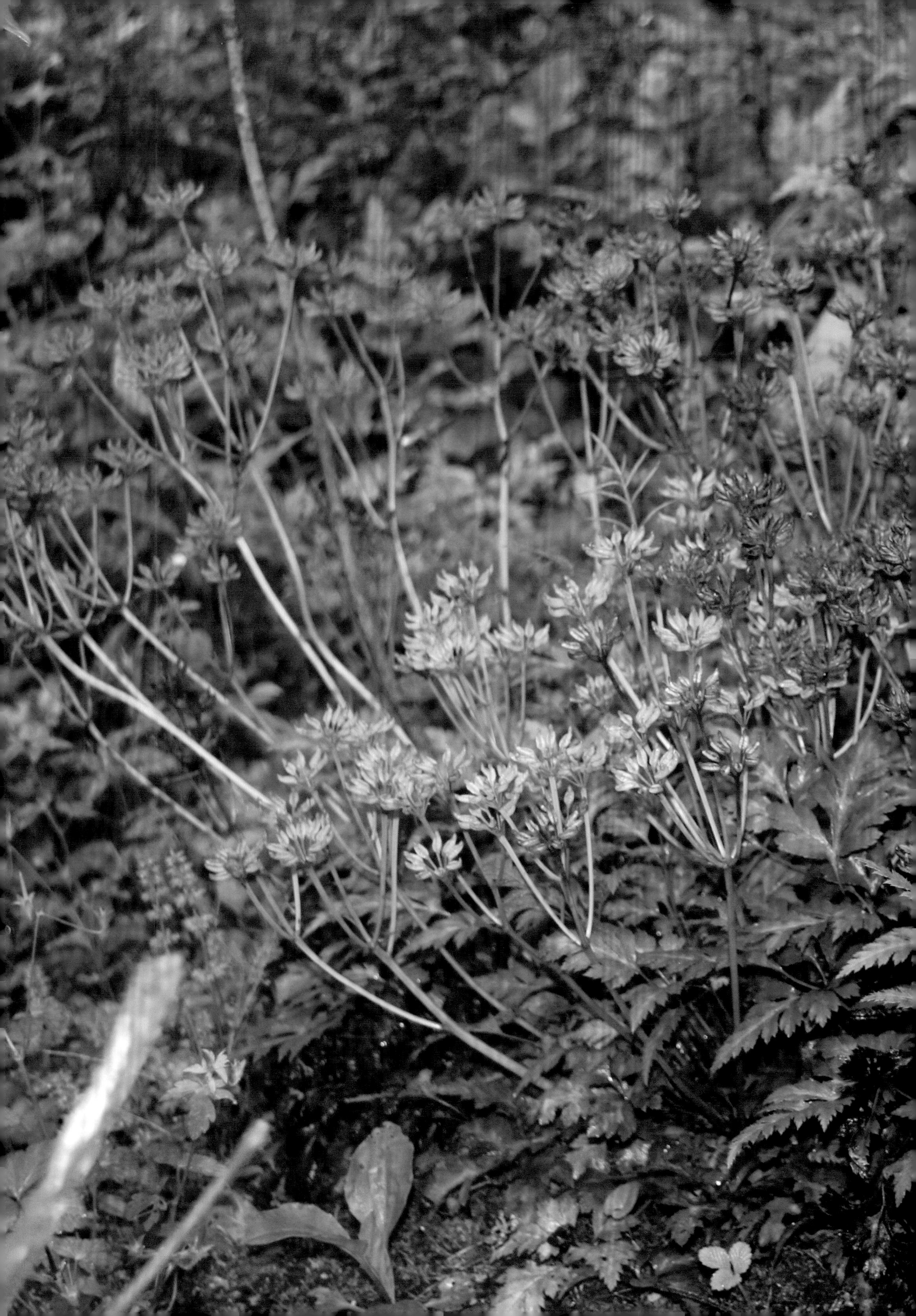

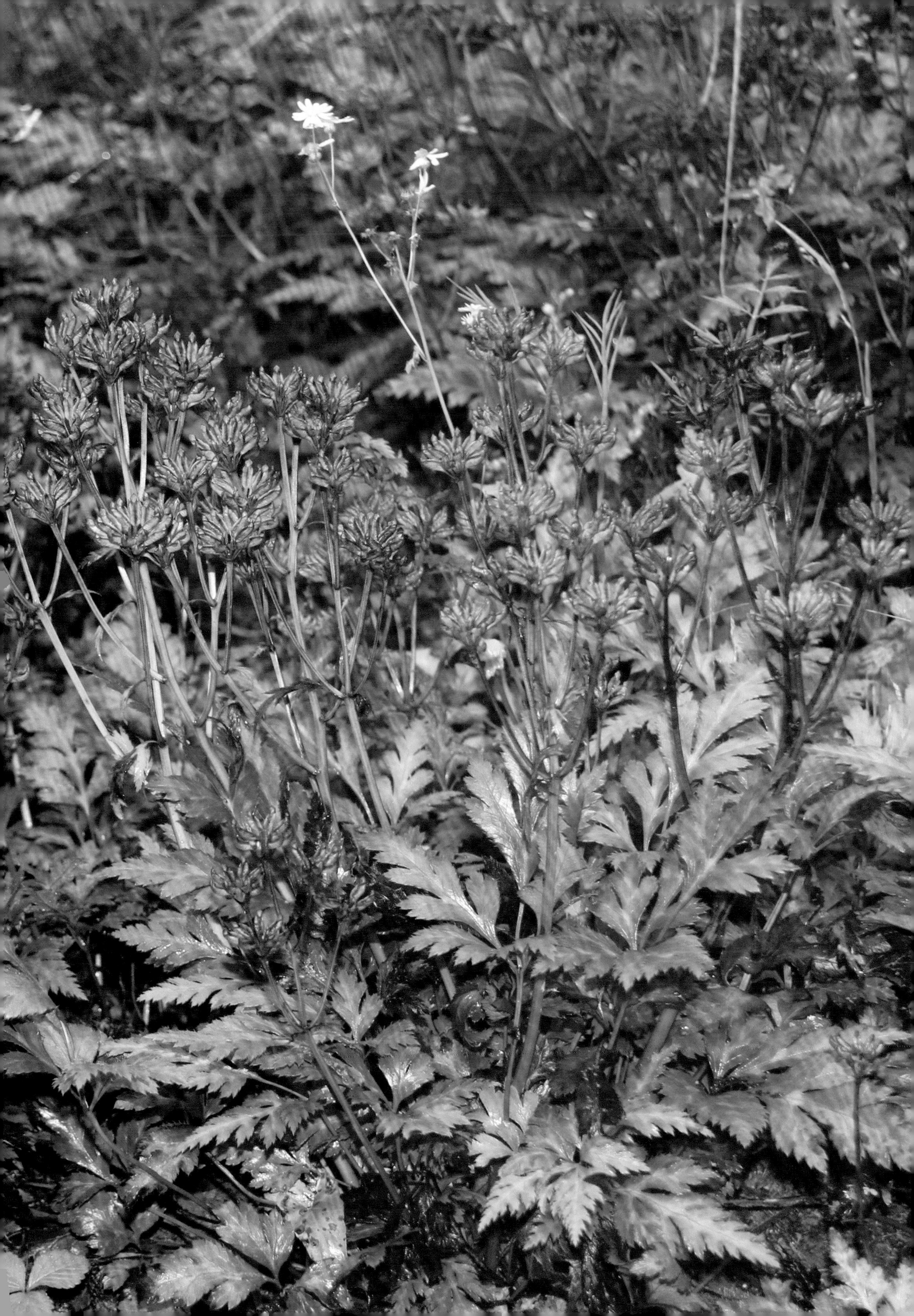

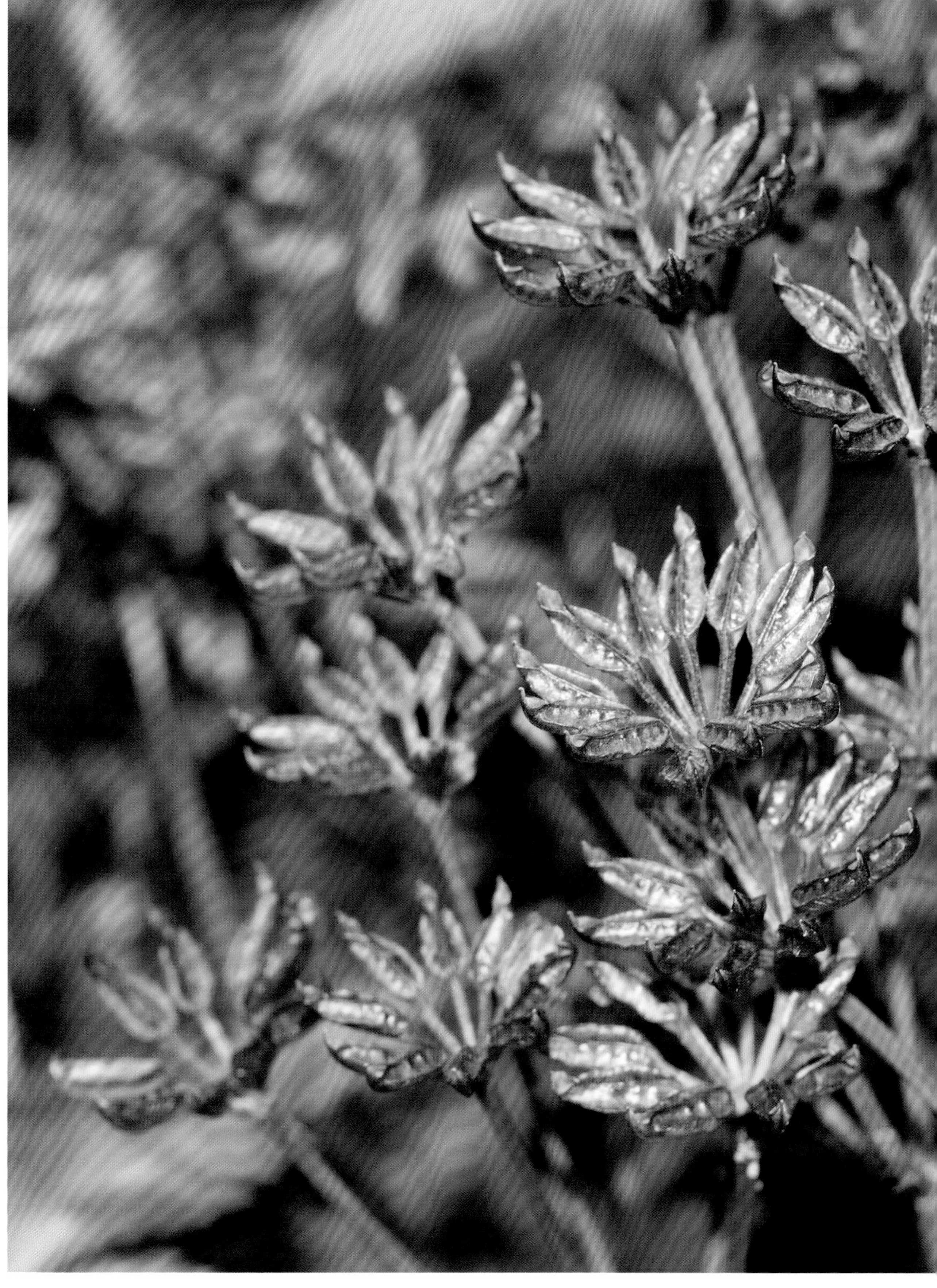

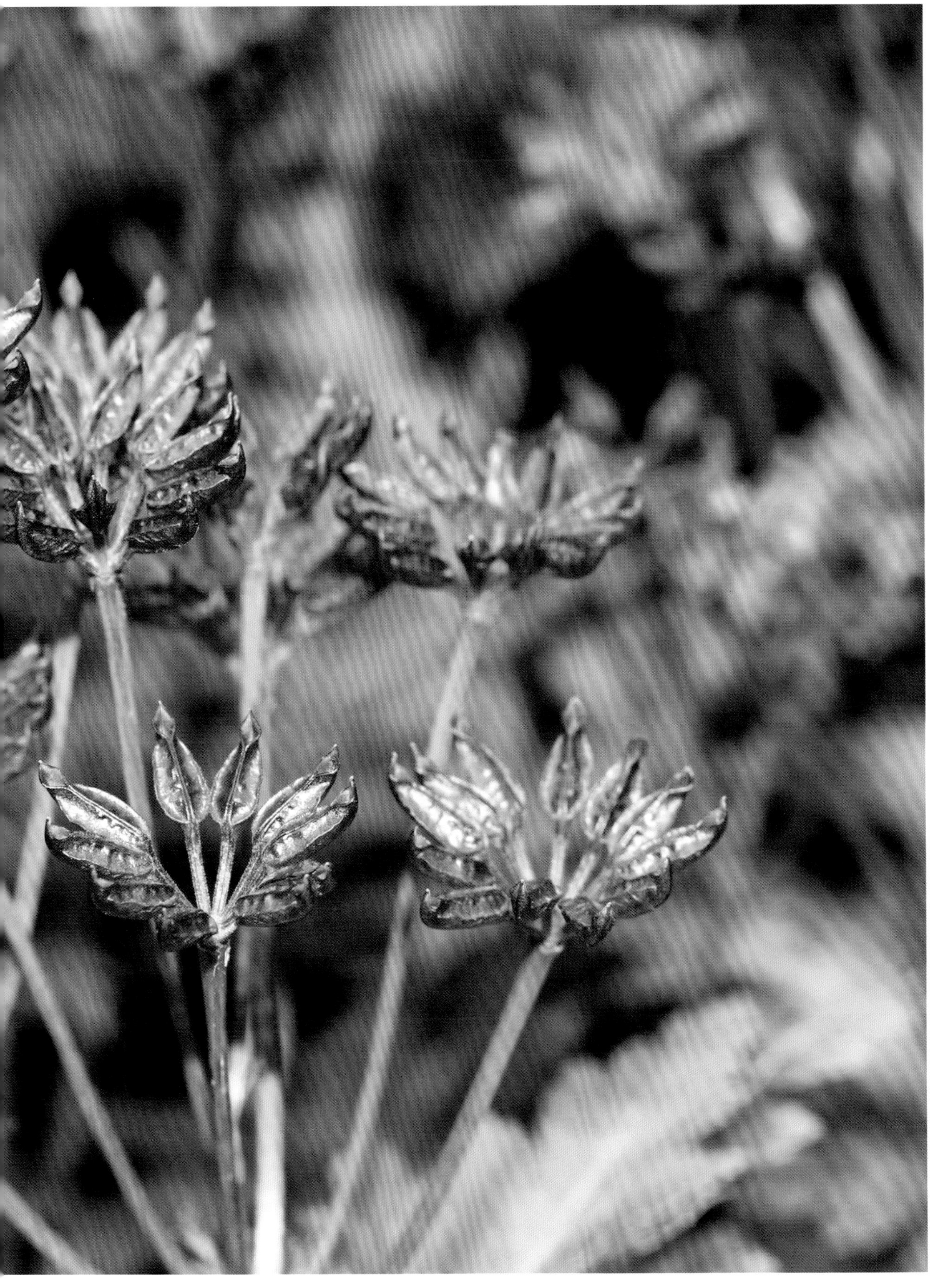

黄连

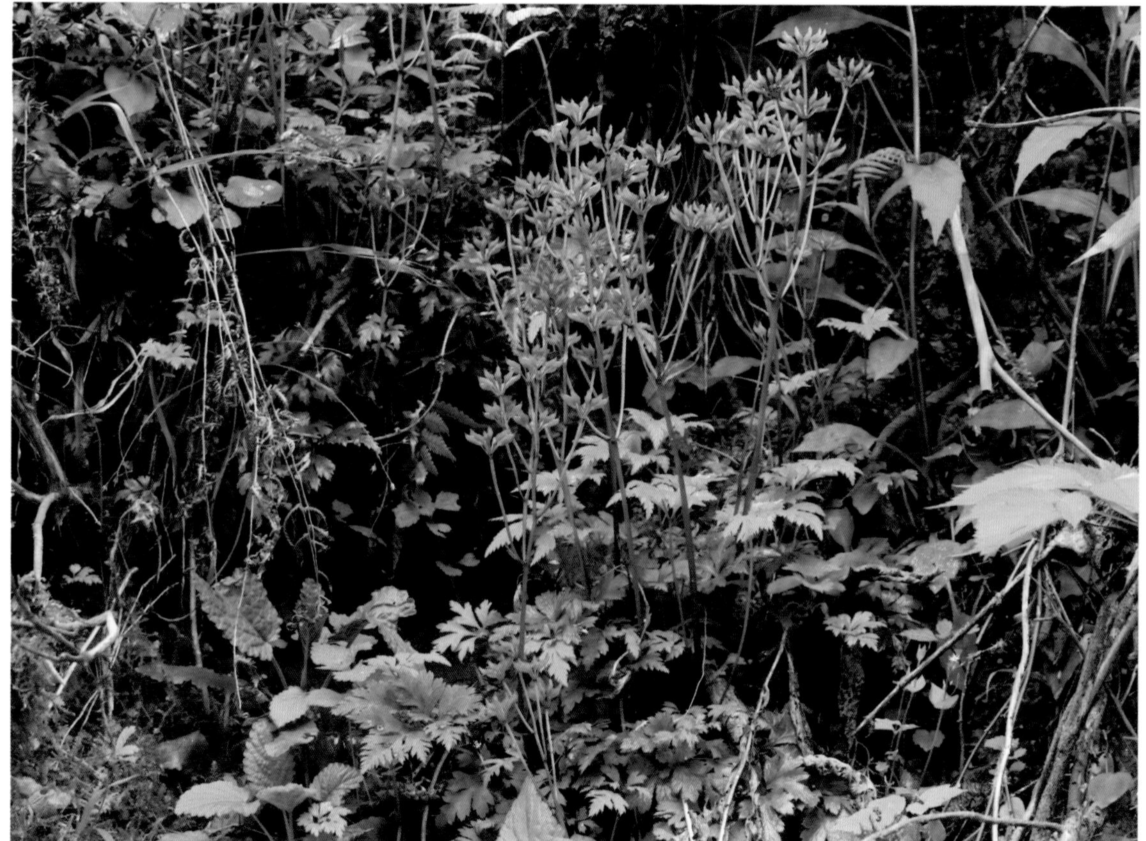

黄连

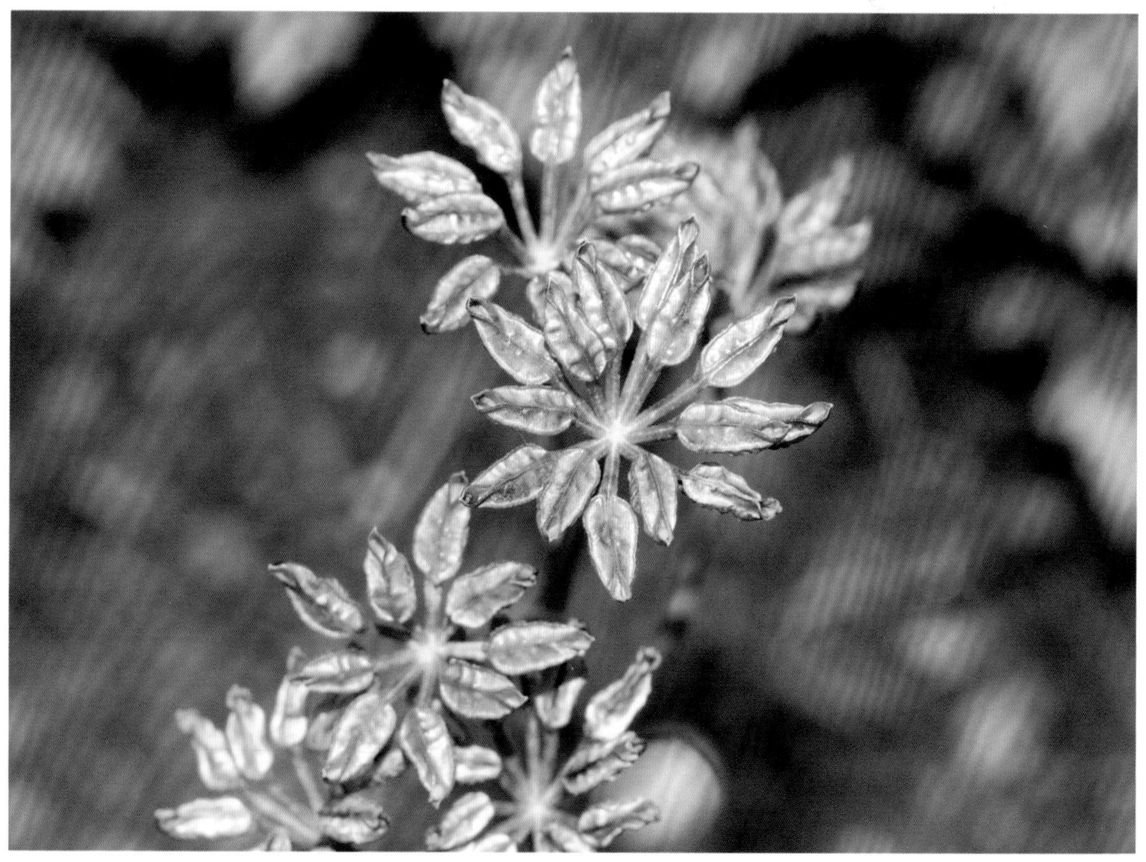

黄连

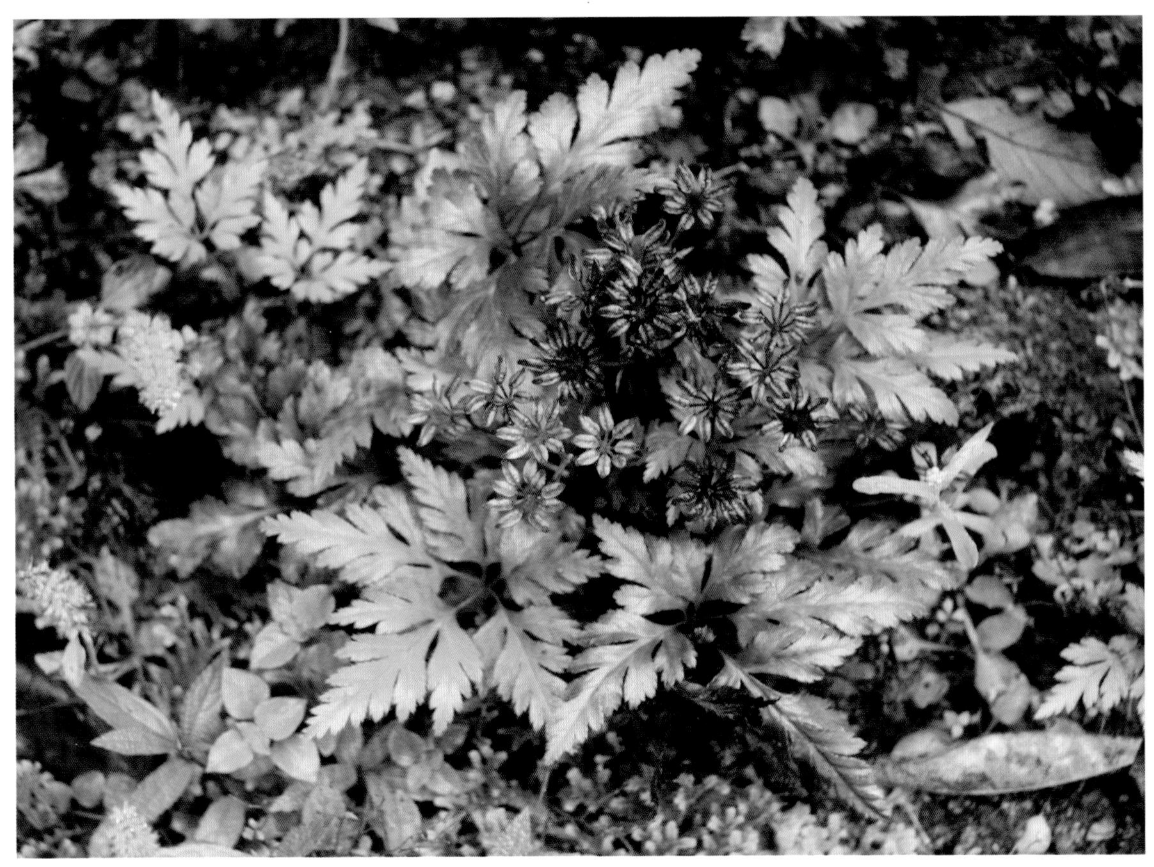

黄连

药材鉴别

本品呈不规则的薄片。外表皮暗黄色，粗糙，有细小的须根。切面或碎断面皮部棕色至暗棕色，木部鲜黄色或红黄色，具放射状纹理，髓部红棕色，有时中央有空隙。质地坚实，不易折。气微，味极苦。

功效主治

清热燥湿，泻火解毒。主治湿热痞满、呕吐吞酸、泻痢、黄疸、高热神昏、心火亢盛、心烦不寐、血热吐衄、目赤、牙痛、消渴、痈肿疔疮。外治湿疹、湿疮、耳道流脓。酒黄连善清上焦火热，主治目赤、口疮。姜黄连清胃、和胃、止呕，主治寒热互结、湿热中阻、痞满呕吐。萸黄连疏肝、和胃、止呕，主治肝胃不和、呕吐吞酸。

药理作用

本品具广谱抗菌作用，并能抑制钩端螺旋体、阿米巴原虫、流行性感冒病毒及各种致病性真菌。本品所含的小檗碱在体内可增强白细胞的吞噬功能，具扩张末梢血管、降低血压、利胆、解热、利尿、局部麻醉、镇静、镇痛及抗肿瘤作用。

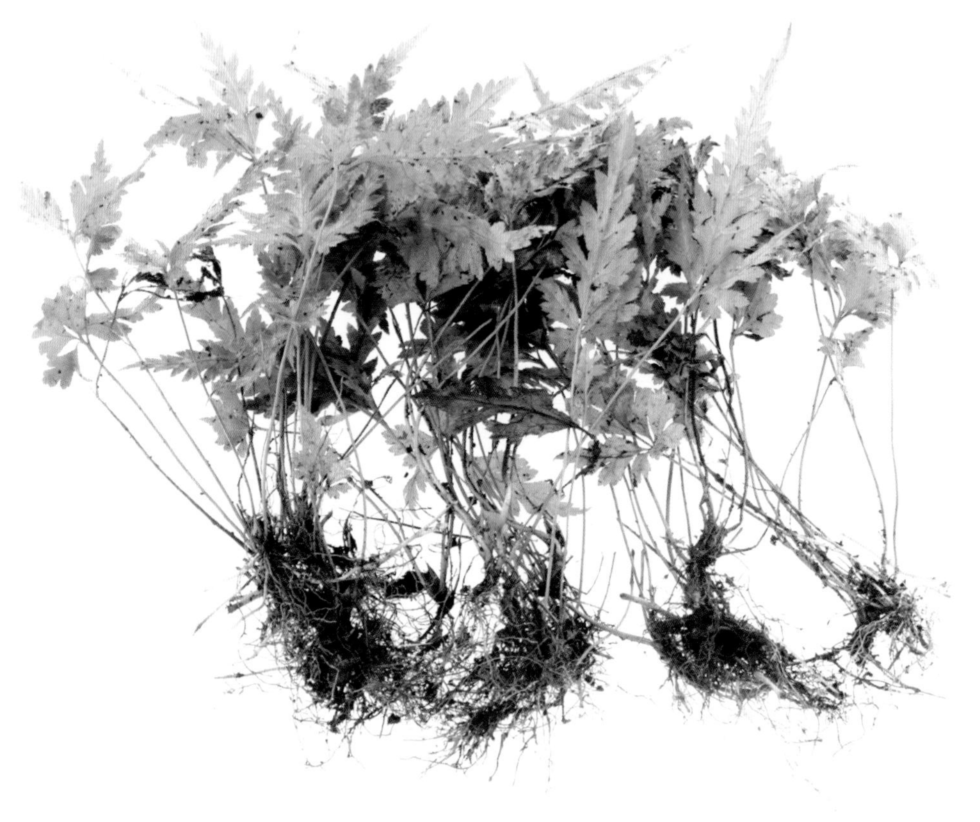

黄连药材

用法用量

内服：煎服，2 ~ 10 g；或 1.0 ~ 1.5 g，入丸、散。外用：适量。炒用制其寒性，姜汁炒清胃止呕，酒炒清上焦火，吴茱萸炒清肝胆火。

民族药方

1. 痔疮　黄连 100 g。煎膏，加入等份芒硝、冰片 5 g，痔疮敷上即消。

2. 黄疸　黄连 5 g，茵陈 15 g，栀子 10 g。水煎服。

3. 痈疮，湿疮，耳道流脓　黄连适量。研细末，茶油调涂患处。

4. 颈痈，背痈　黄连、黄芩、炙甘草各 6 g，栀子、枳实、柴胡、赤芍、金银花各 9 g。水煎取药汁。

5. 心肾不交，失眠　黄连、肉桂各 5 g，半夏、炙甘草各 20 g。水煎服。

6. 肺炎咳喘　黄连、甘草各 6 g，金银花、沙参、芦根、枇杷叶、薏苡仁各 30 g，天冬、百合各 12 g，橘皮 10 g，焦三仙各 9 g，三七粉 3 g。水煎取药汁，每日 1 剂，分 2 次服。

7．浸润型肺结核 黄连 19 g，蛤蚧 13 g，白及 40 g，百部 10 g，枯矾 8 g。共研细末，水泛为丸，阴干后备用，温开水送服，每次 10 g，每日 3 次，儿童量酌减。

8．目赤肿痛，流泪 黄连、红花、熊胆、鱼胆、雁胆、兔胆各等份。制成眼药水，滴眼用。

9．脓肿，溃烂 黄连、甘草、杜仲各 15 g，香附 10 g，文冠木 20 g。制成煮散剂，水煎服，每次 3 ~ 5 g，每日 2 ~ 3 次。

使用注意

苦寒易伤脾胃，故脾胃虚寒者慎用。

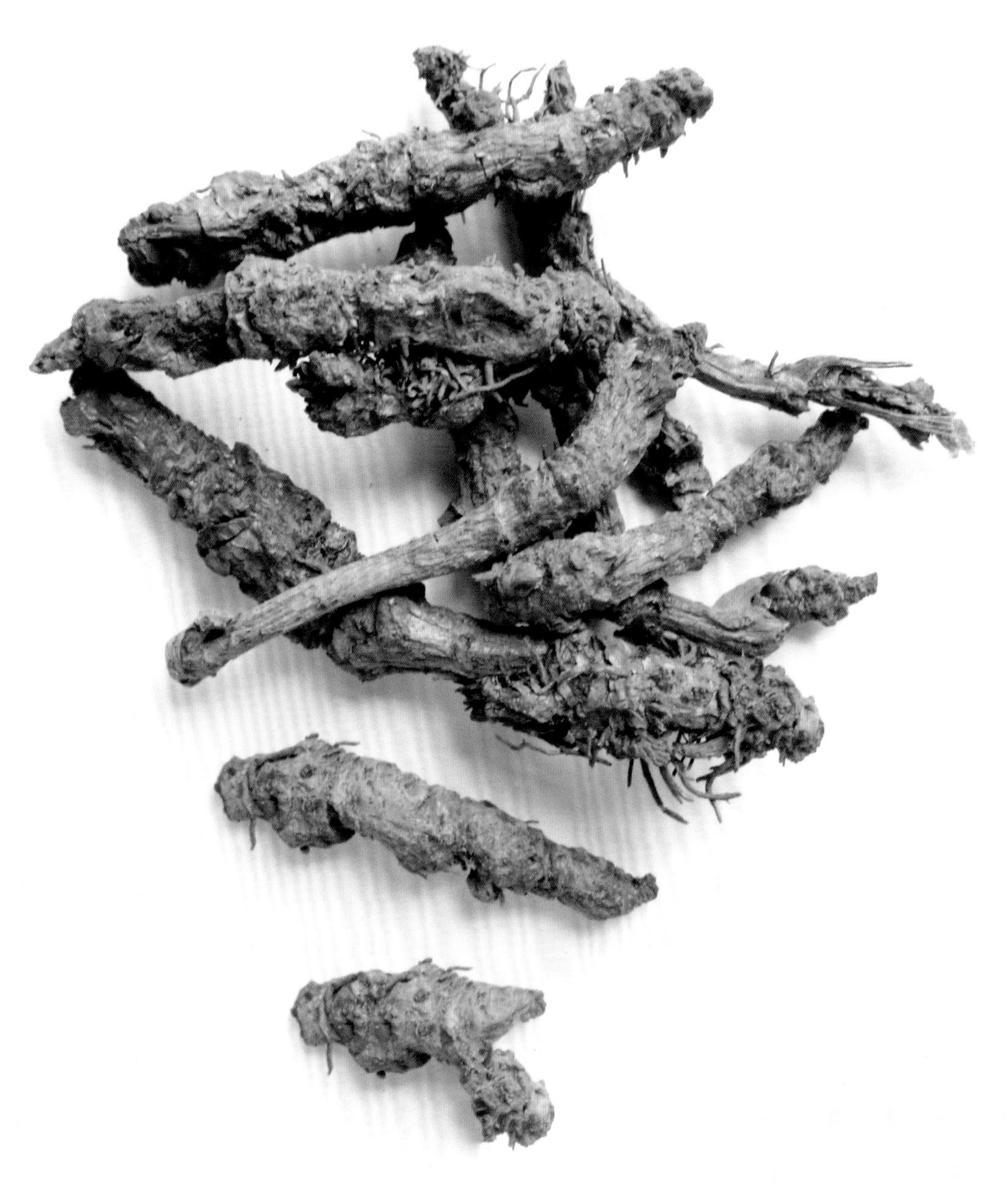

黄连药材

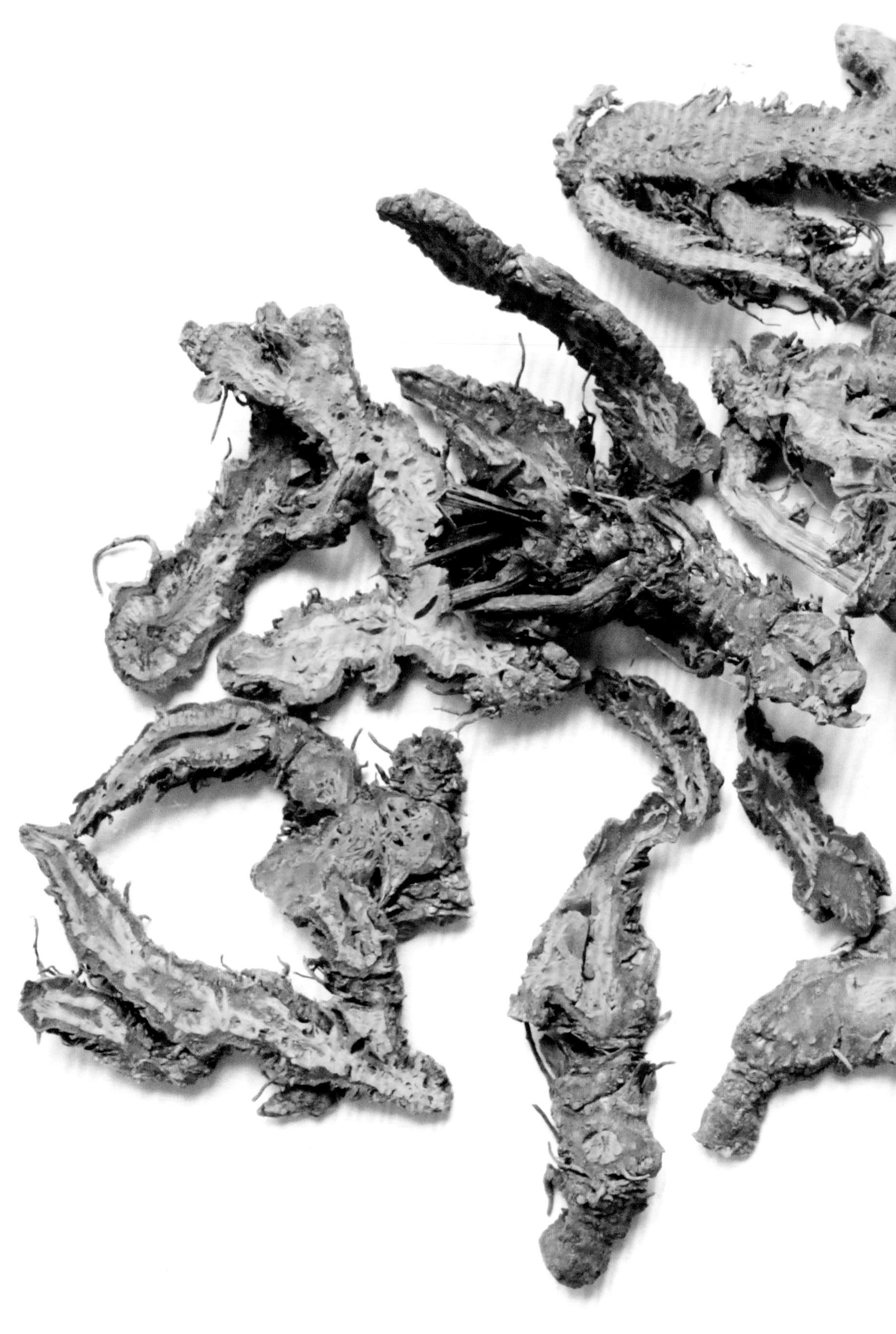

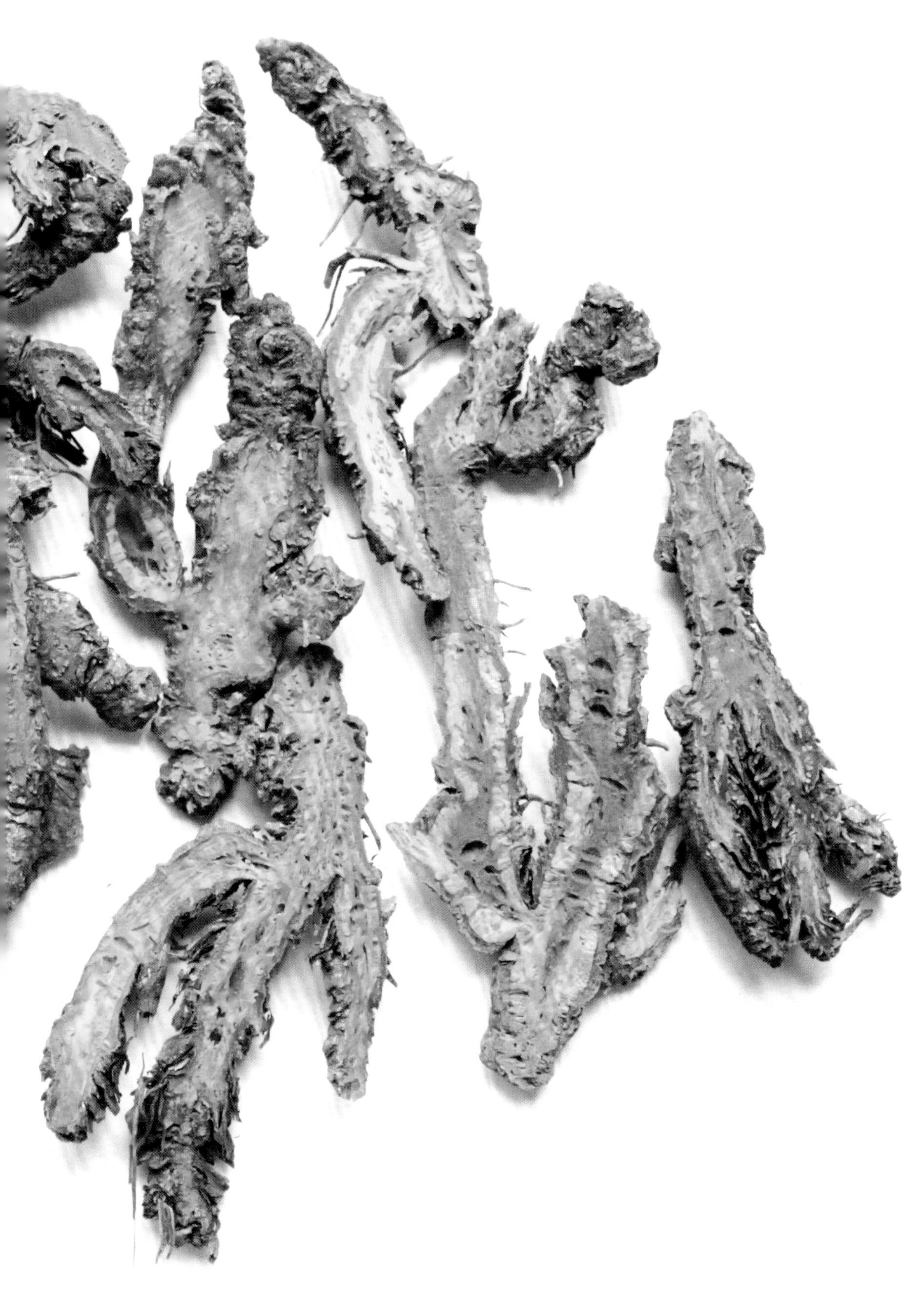

黄连饮片

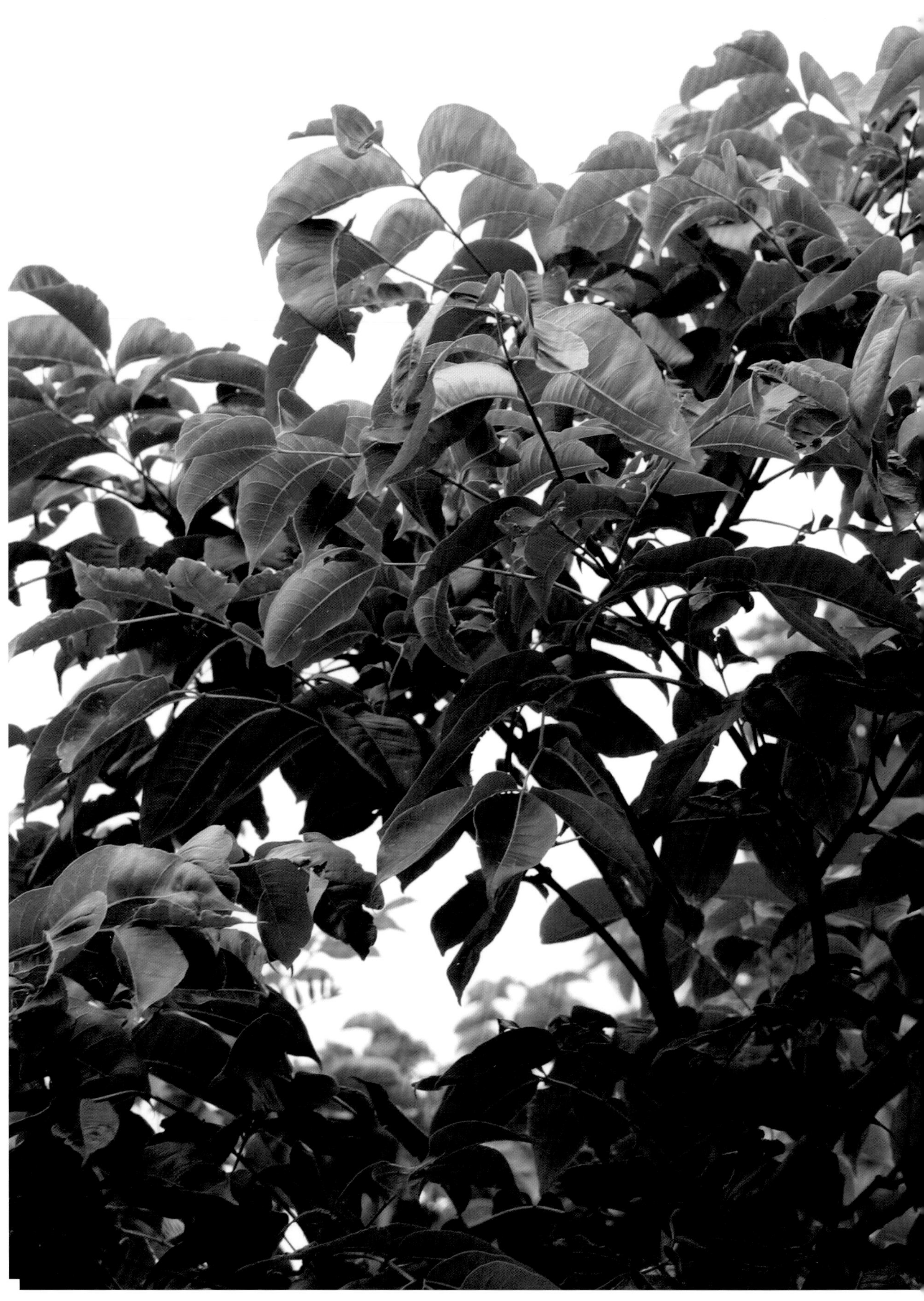

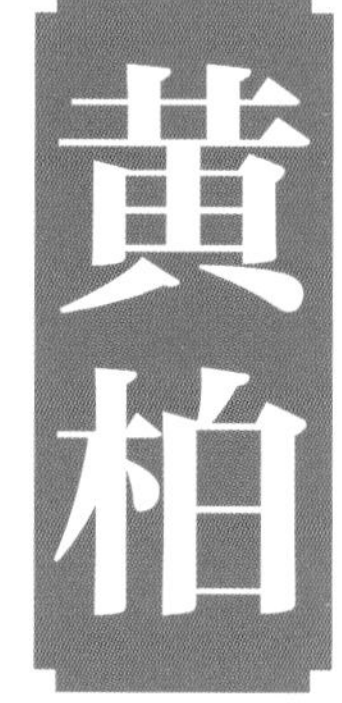

【蒙药名】协日。

【别　名】黄檗、哲日瓦、黄皮树、哲日顺。

【来　源】本品为芸香科黄檗属植物黄皮树 *Phellodendron chinese* Schneid. var. *glabriusculum* Schneid. 的树皮。

【性味归经】味苦，性寒。归热经。

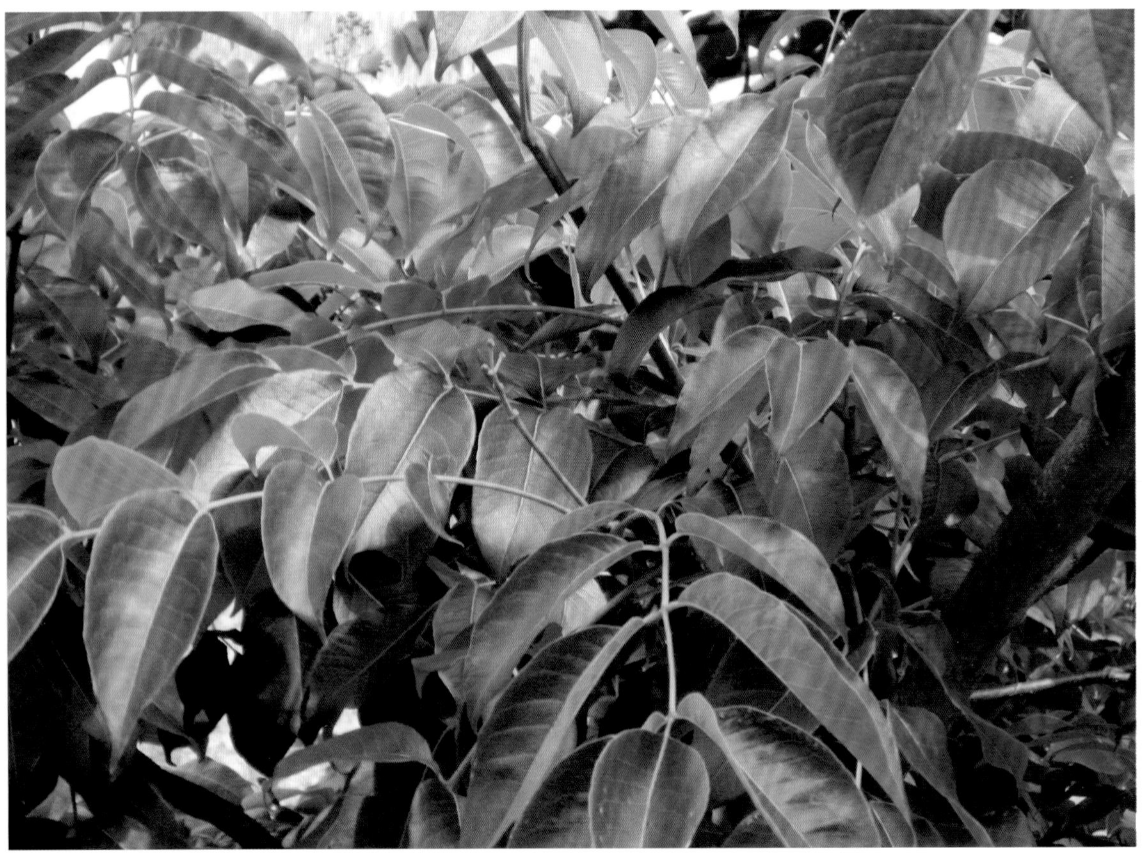

黄皮树

识别特征

落叶乔木，高 10 ~ 12 m。树皮外观棕褐色，可见唇形皮孔，外层木栓较薄。奇数羽状复叶对生；小叶 7 ~ 15，披针形至长圆状卵形，长 9 ~ 15 cm，宽 3 ~ 5 cm，先端长渐尖，基部宽楔形或圆形，不对称，近全缘，上面中脉上具有锈色短毛，下面密被锈色长柔毛，小叶厚纸质。雌雄异株，排成顶生圆锥花序，花序轴密被短毛，花紫色；雄花有雄蕊 5 ~ 6，长于花瓣，退化雌蕊钻形；雌花有退化雄蕊 5 ~ 6，子房上位，有短柄，5 室，花柱短，柱头 5 浅裂。果轴及果皮粗大，常密被短毛；浆果状核果呈球形，直径 1.0 ~ 1.5 cm，密集成团，熟后黑色，内有种子 5 ~ 6 粒。花期 5—6 月，果期 10—11 月。

生境分布

生长于杂木林中。分布于陕西、浙江、江西、湖北、四川、贵州、云南、广西等省区。

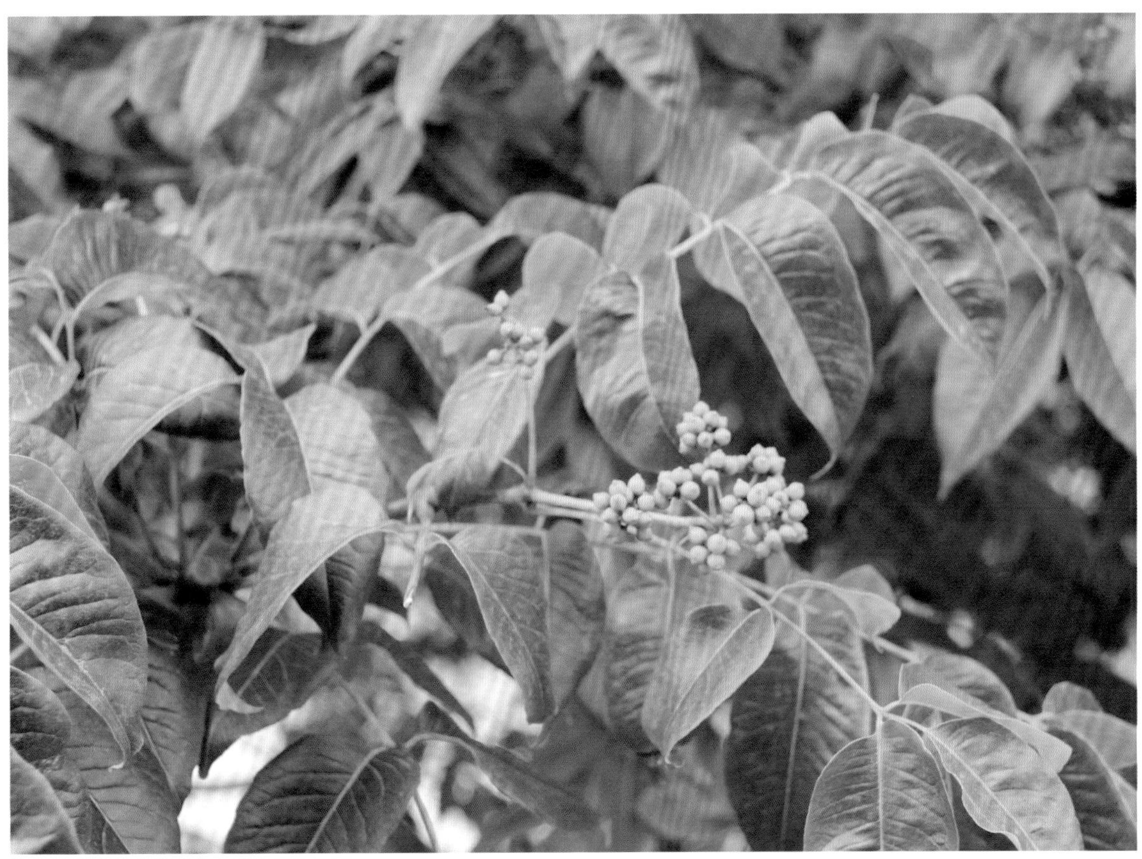

黄皮树

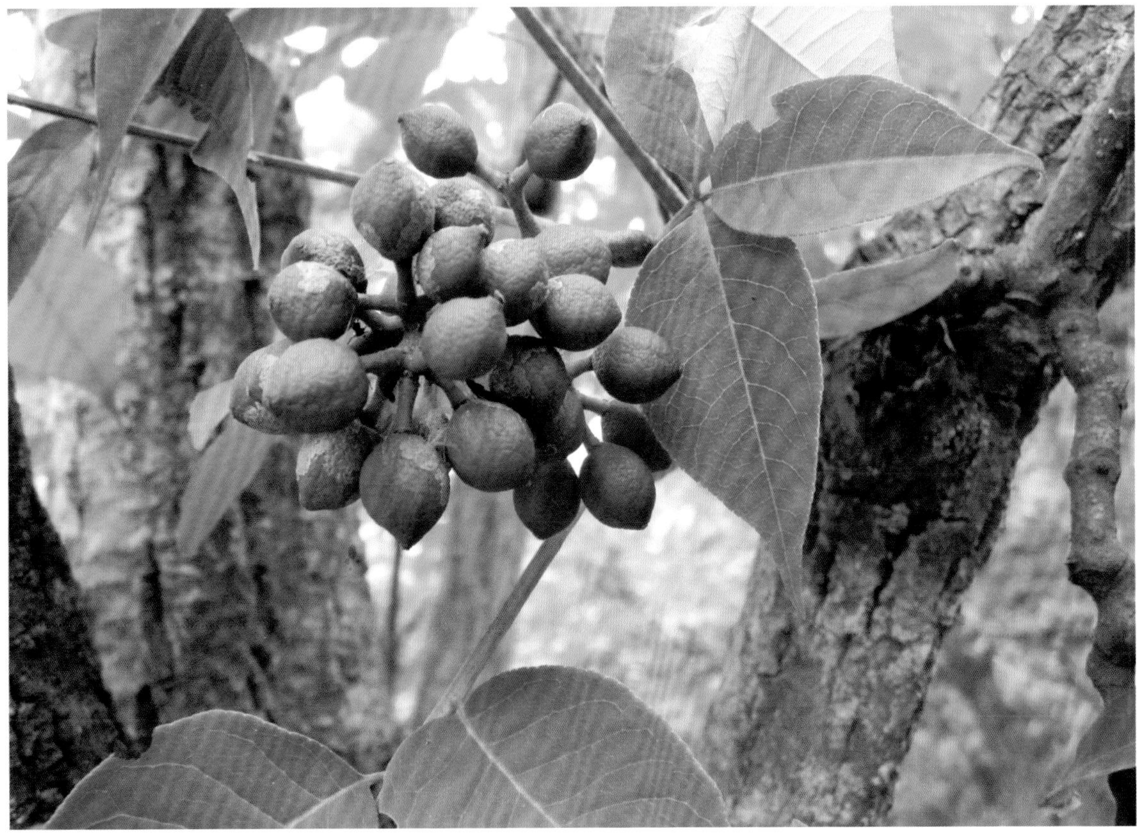

黄皮树

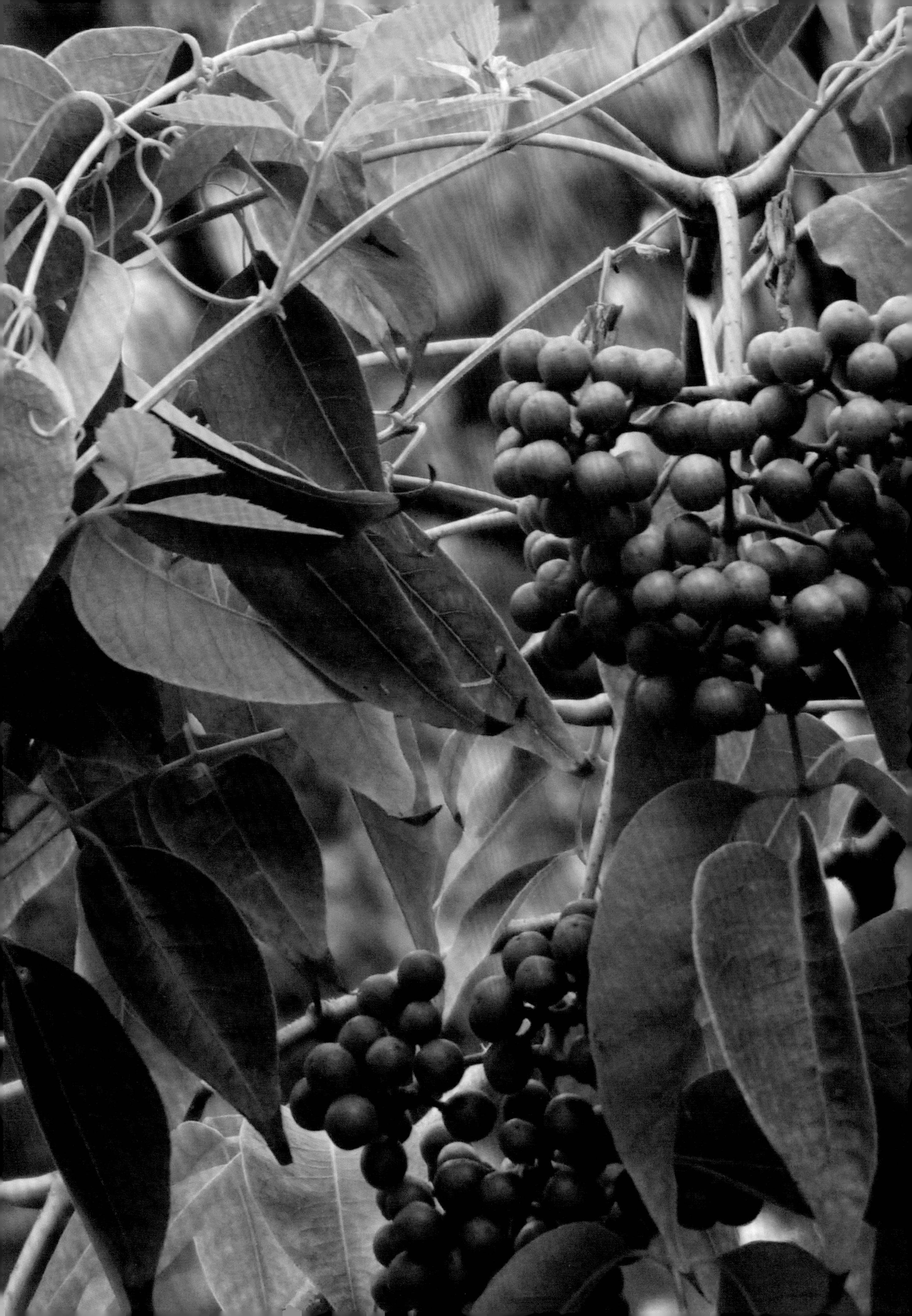

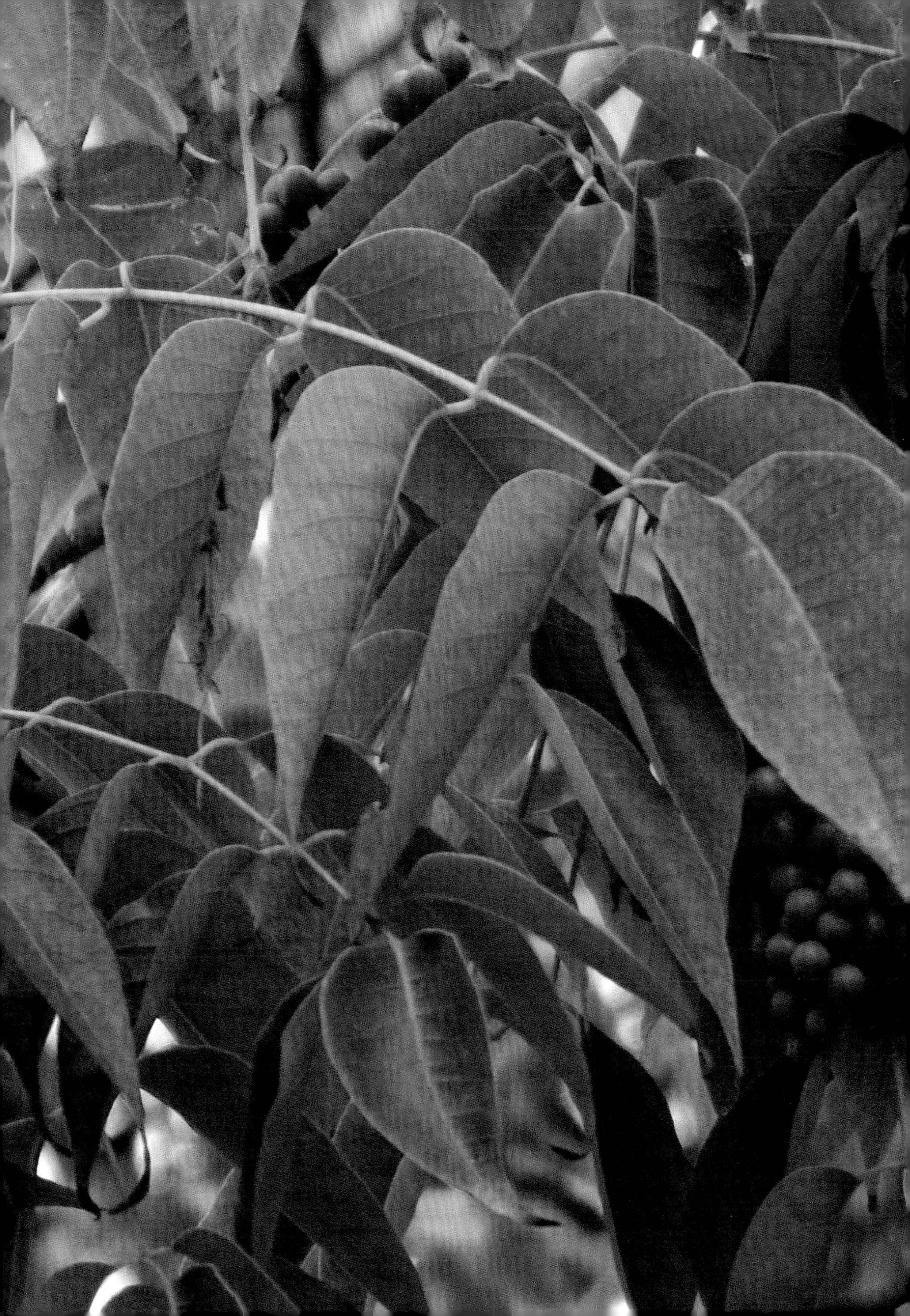

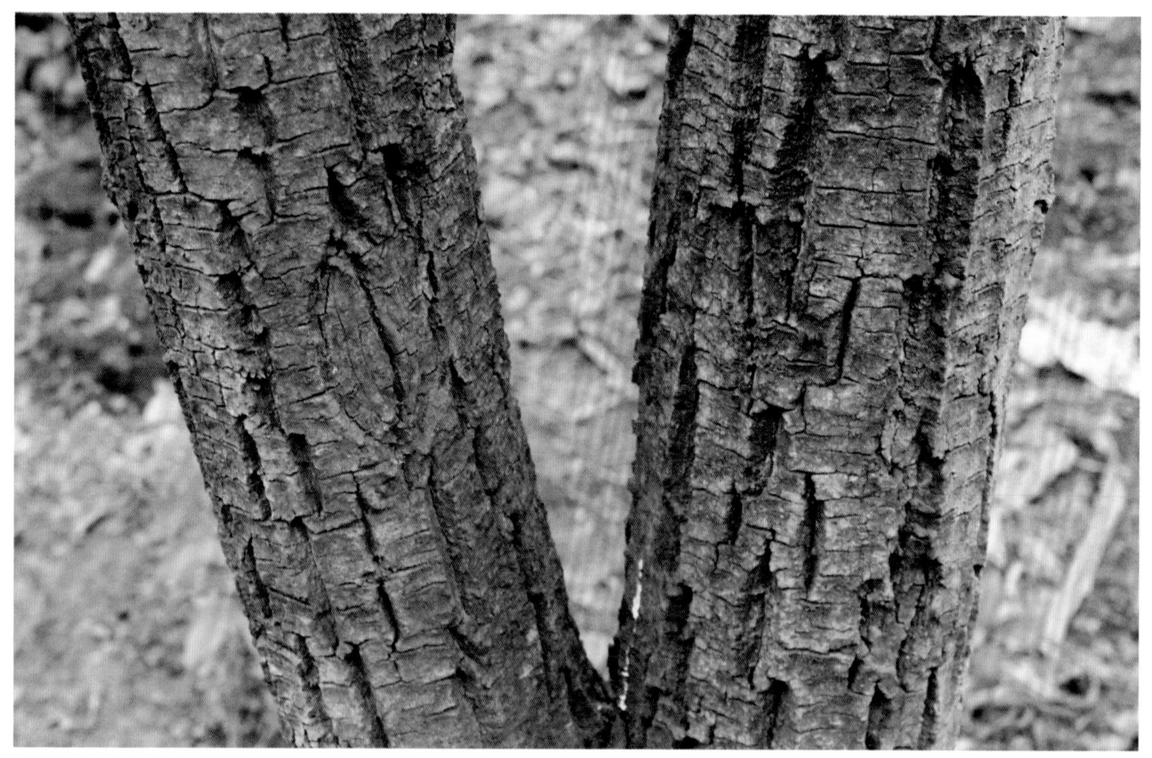

黄皮树

采收加工

定植 15 ~ 20 年采收，5 月上旬至 6 月上旬，用半环剥或环剥、砍树剥皮等方法剥皮。目前多用环剥，可在夏初的阴天日平均温度在 22 ℃ ~ 26 ℃时环剥，此时形成层活动旺盛，再生树皮容易。选健壮无病虫害的植株，用刀在树段的上下两端分别围绕树干环割一圈，再纵割一刀，切割深度以不损伤形成层为度，然后将树皮剥下，喷 10 μg/ml 吲哚乙酸，再把略长于树段的小竹竿缚在树段上，以免塑料薄膜接触形成层，外面再包塑料薄膜 2 层，可促使再生新树皮。第 2、第 3 年连续剥皮，但产量略低于第 1 年。注意剥皮后一定要加强培育管理，使树势很快复壮，否则会出现衰退现象。剥下的皮，趁鲜刮掉粗皮，晒至半干，再叠成堆，用石板压平，再晒至全干。

药材鉴别

树皮呈浅槽状或板片状，略弯曲，长宽不一，厚 1 ~ 6 mm。外表面黄褐色或黄棕色，平坦，具纵沟纹，残存栓皮厚约 0.2 mm，灰褐色，无弹性，有唇形横生皮孔，内表皮暗黄色或淡棕色，具细密的纵棱纹。体轻、质硬，断面皮层略成粒状，韧皮部纤维状，呈裂片状分层，鲜黄色。气微，味极苦，嚼之有黏性。以皮厚、断面色黄者为佳。

功效主治

清热燥湿，泻火解毒。主治湿热痢疾、泄泻、黄疸、梦遗、淋虫、带下、骨蒸劳热、口舌生疮、目赤肿痛、痈疖疮毒、皮肤湿疹。

用法用量

内服：煎汤，3 ~ 9 g；或入丸、散。外用：适量，研末调敷；或煎水浸洗。

民族药方

1．肉毒入脉 黄柏、马先蒿、白芥各 15 g，红牛血根 25 g。制成散剂，温开水送服，每次 1.5 ~ 3.0 g，每日 1 ~ 2 次。

2．呕血，上冲包如溃破，鼻衄 黄柏、小白蒿各 25 g，熊胆 5 g。制成汤剂，水煎服，每次 3 ~ 5 g，每日 1 ~ 3 次。

3．热盛，出血，遗精 黄柏 100 g，熊胆、香墨各 75 g，西红花 25 g，荜茇、甘草、麝香各 40 g。制成散剂，温开水送服，每次 1.5 ~ 3.0 g，每日 1 ~ 2 次。

4．烧伤 黄柏、榆树皮内皮各适量。分别研粉，按 1 ：2 混合，以 80% 乙醇浸泡 48 小时以上，滤取浸液备用。将浸液喷或涂于创面，2 ~ 4 小时涂 1 次。

5．脸部隐翅虫皮炎 黄柏 3 ~ 5 g，玄明粉 3 g。水煎，冷后湿敷局部，每日 4 ~ 6 次，每日 1 剂。

6．闭合性软组织损伤 黄柏、生半夏、五倍子、面粉各等份。先将面粉、五倍子共炒至熟，冷却后与余药共研细末，瓶储备用。使用时加食醋调成糊状，武火熬熟成膏，涂于损伤的皮肤上，范围略大于损伤面积，上盖白麻纸 4 ~ 5 层，再用胶布或绷带固定，1 ~ 2 日换药 1 次。

使用注意

脾虚泄泻、胃弱食少者禁服。

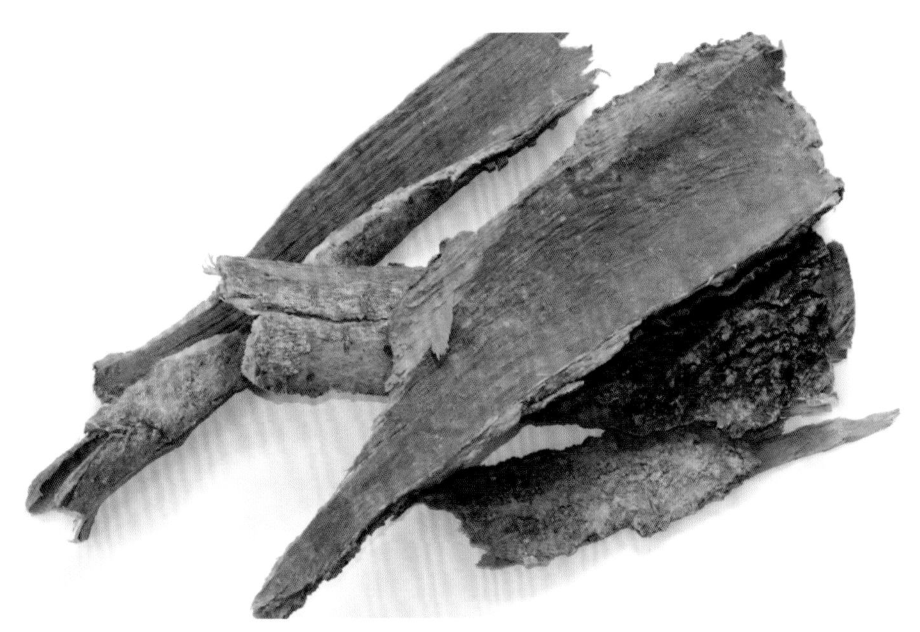

黄柏药材

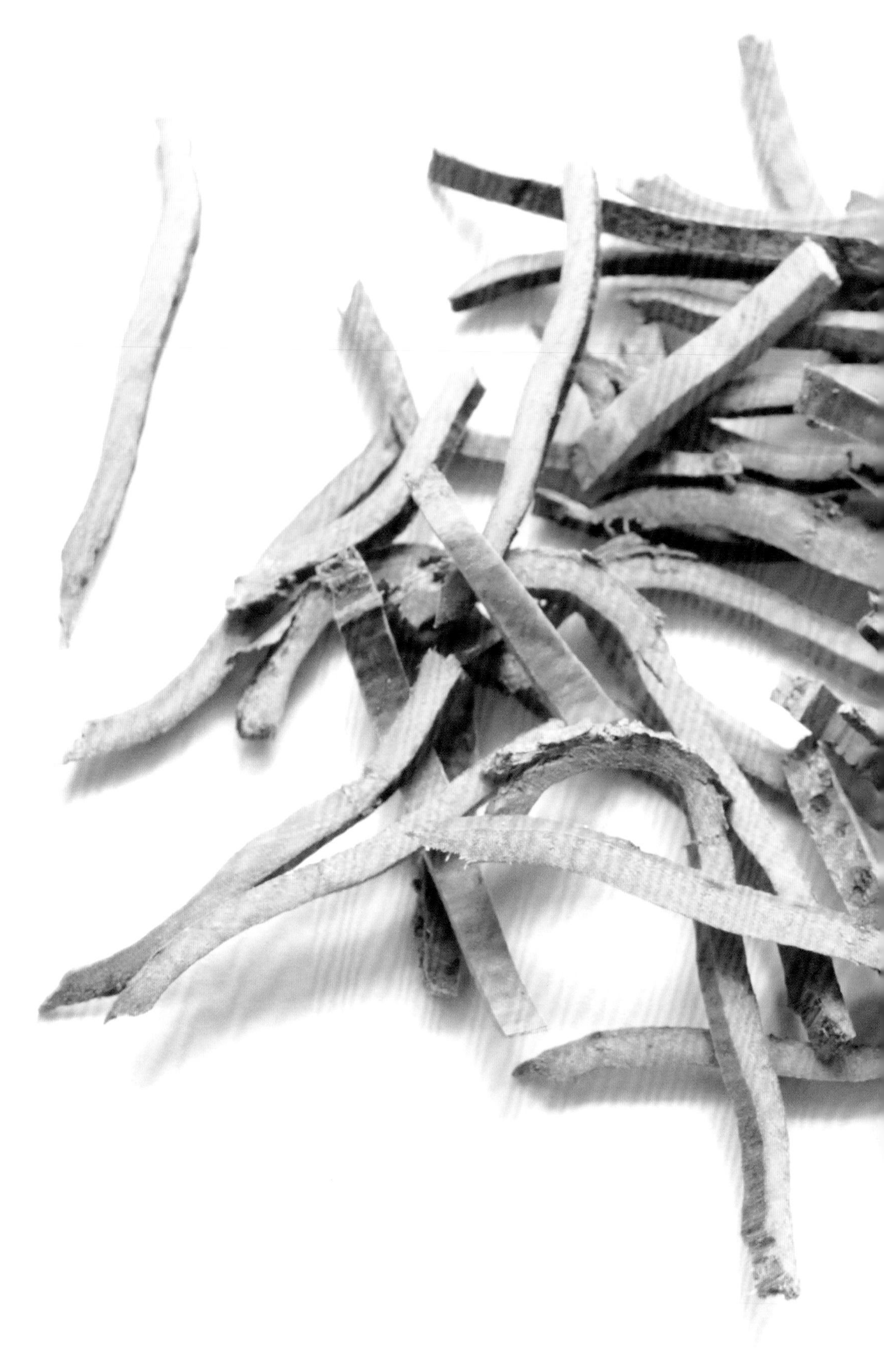

黄柏

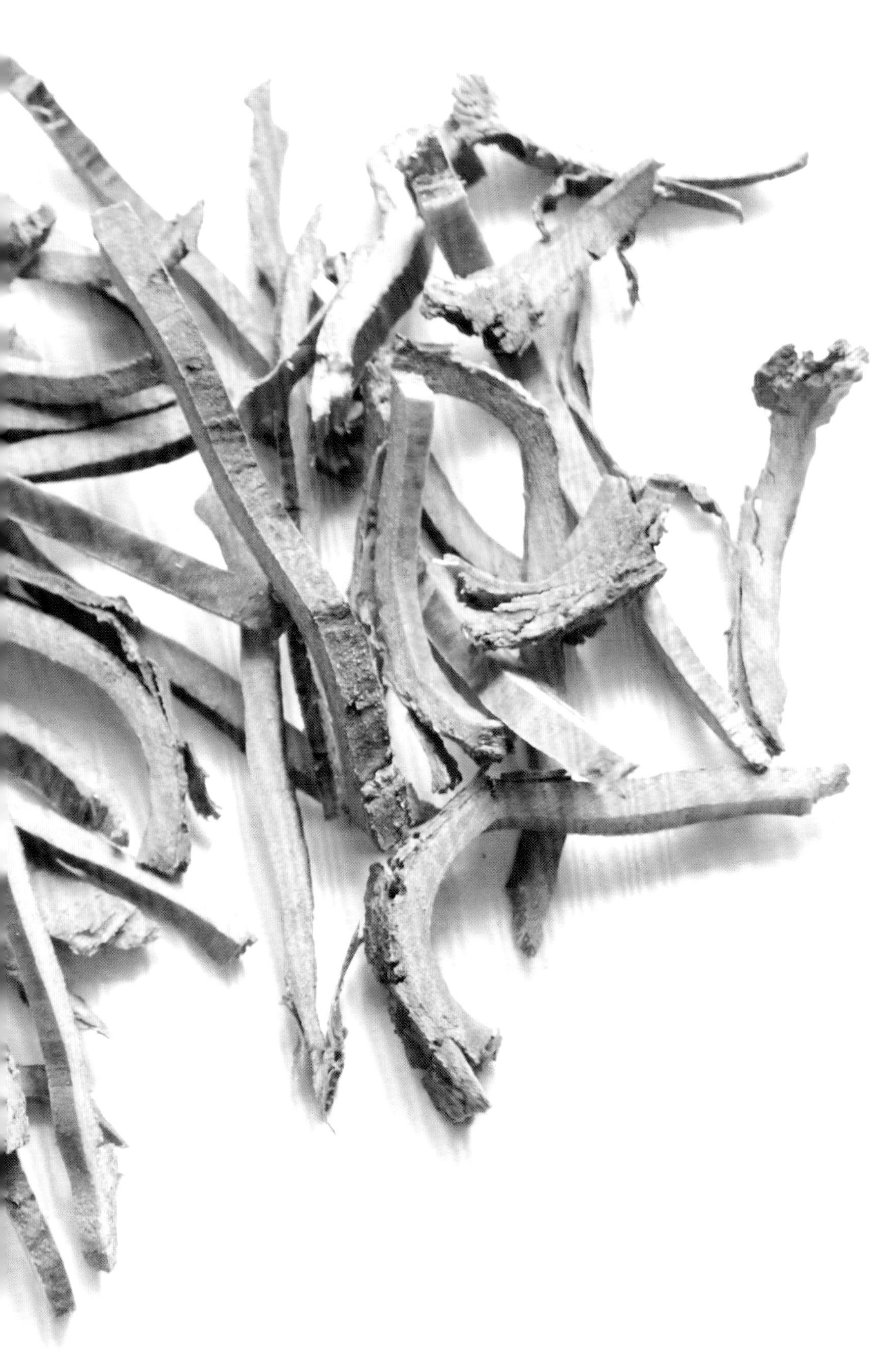

黄柏饮片

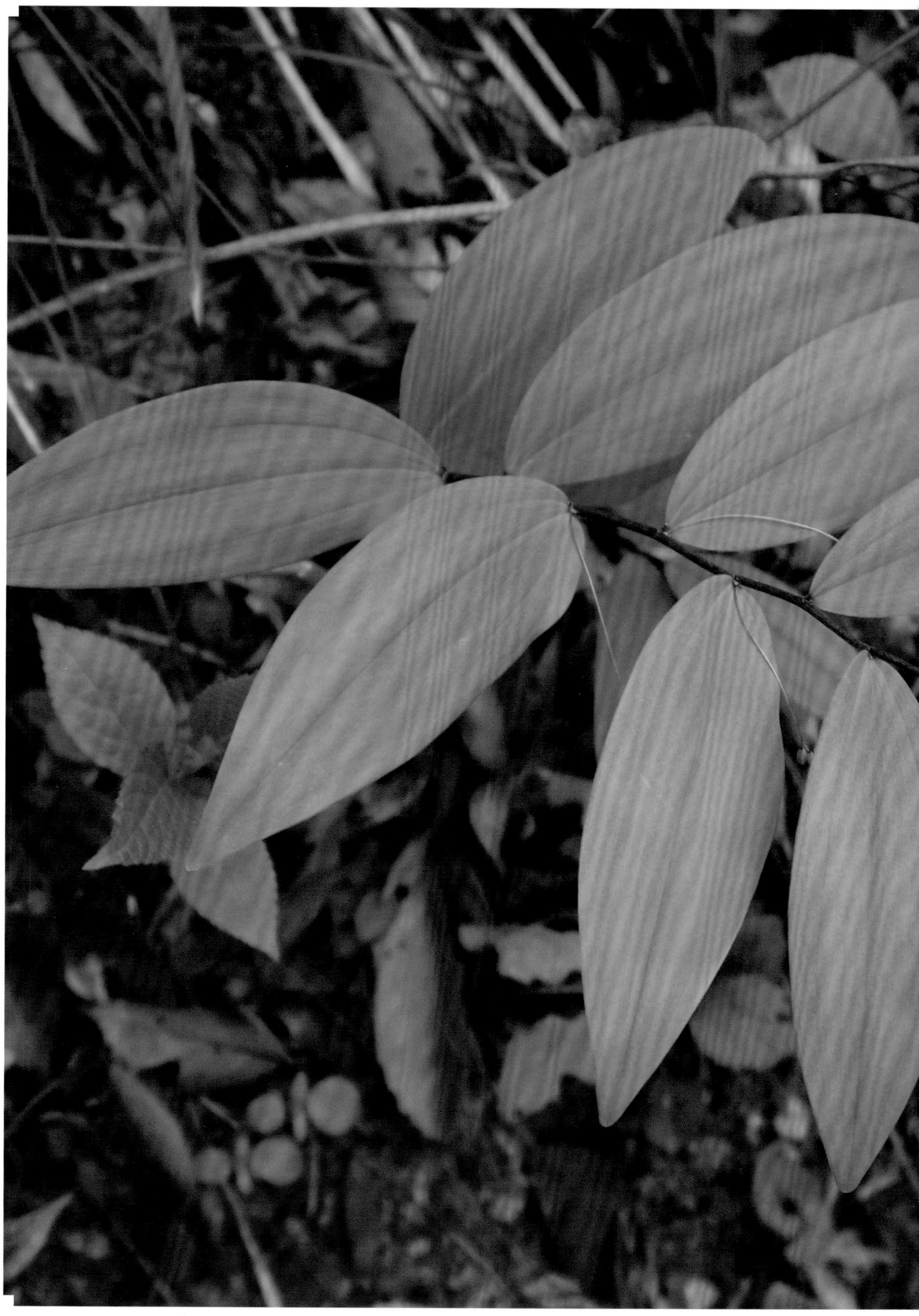

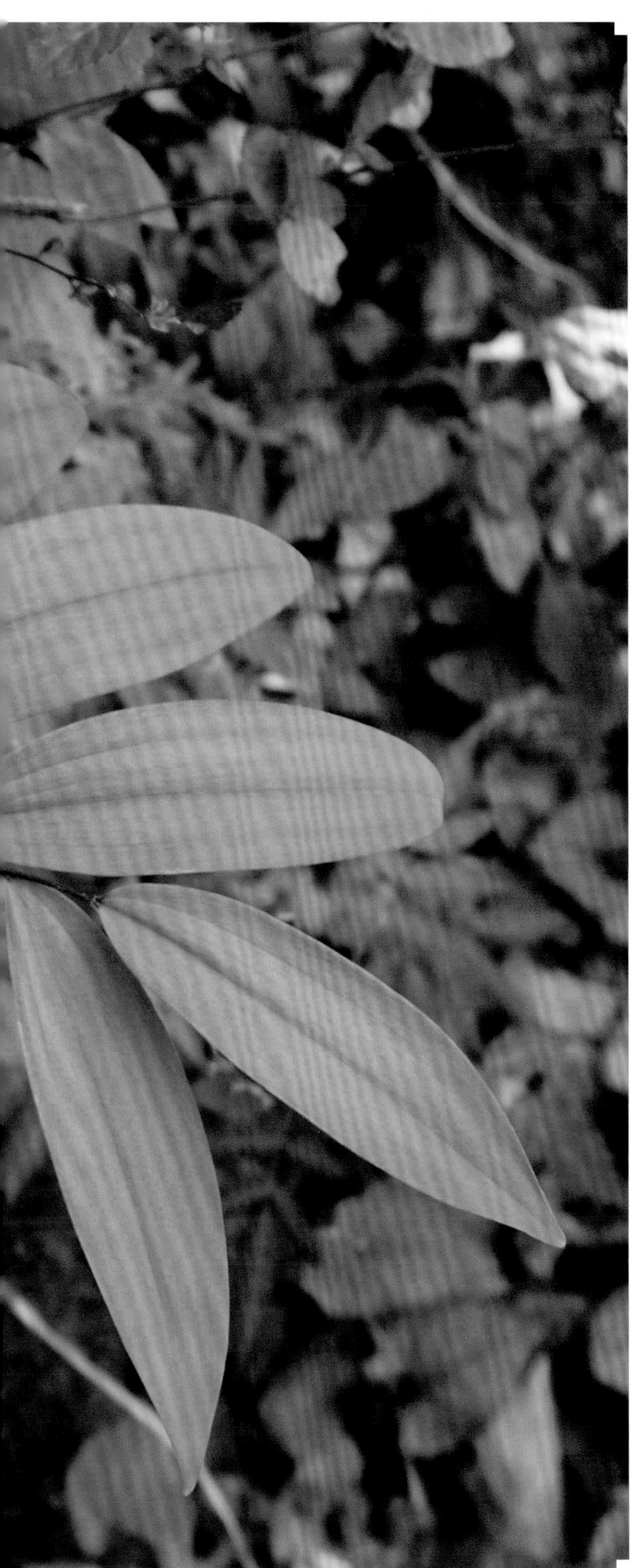

黄精

【蒙药名】查干。

【别　名】日阿尼、日阿毛沙格。

【来　源】本品为百合科植物黄精 *Polygonatum sibiricum* Delar. ex Redoute 的根茎。

【性味归经】味甘、涩、苦，性温。归脾、肺、肾经。

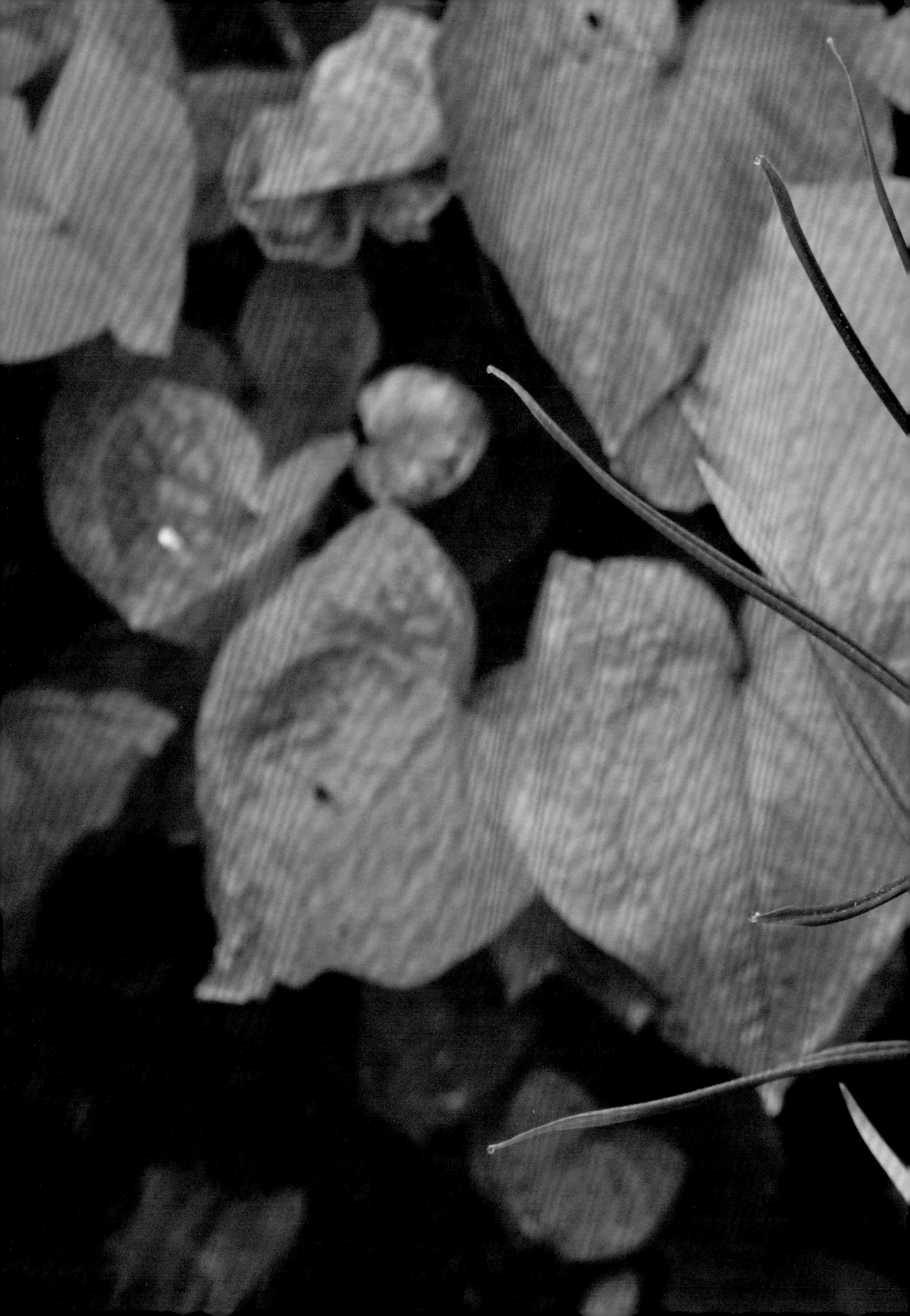

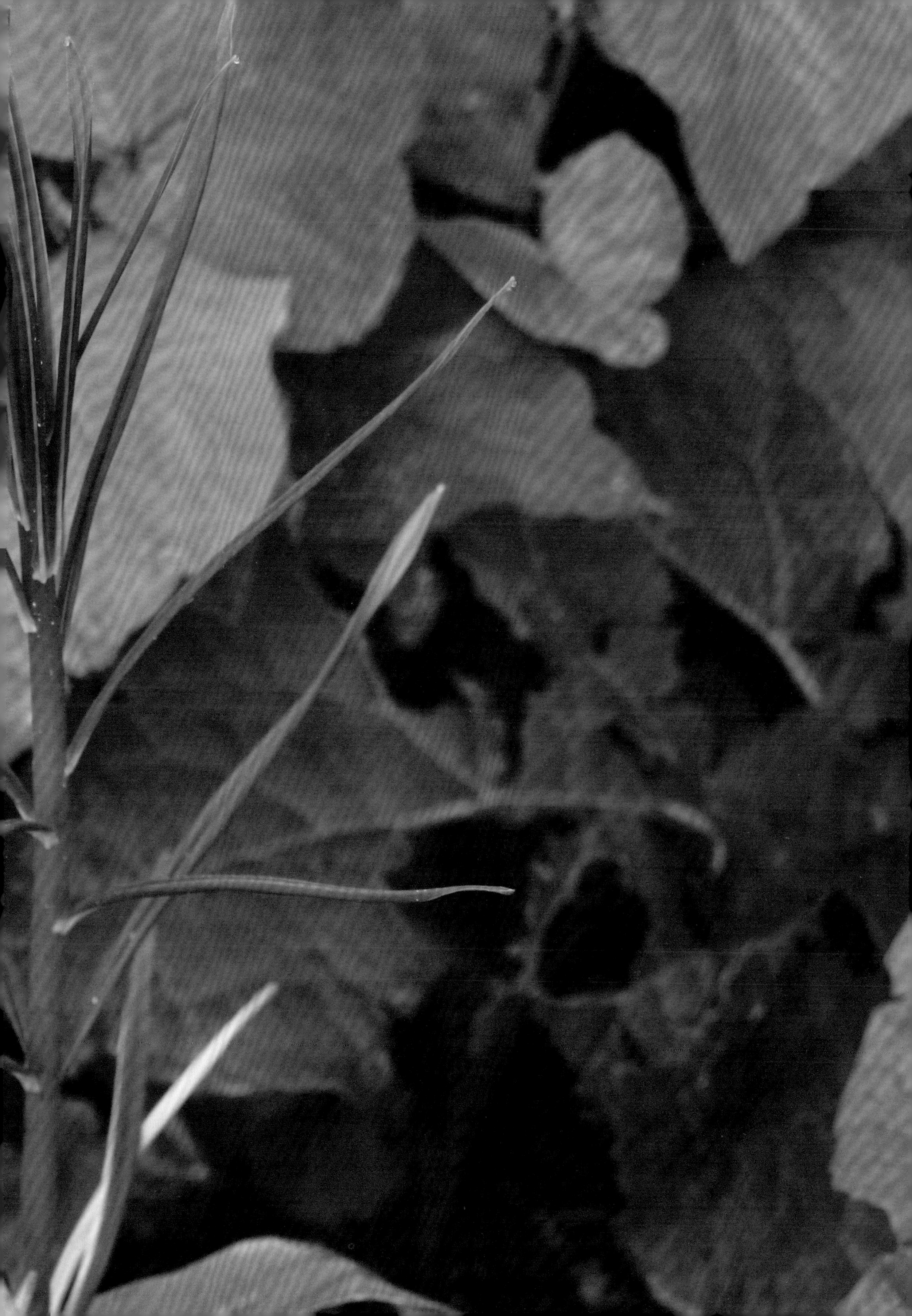

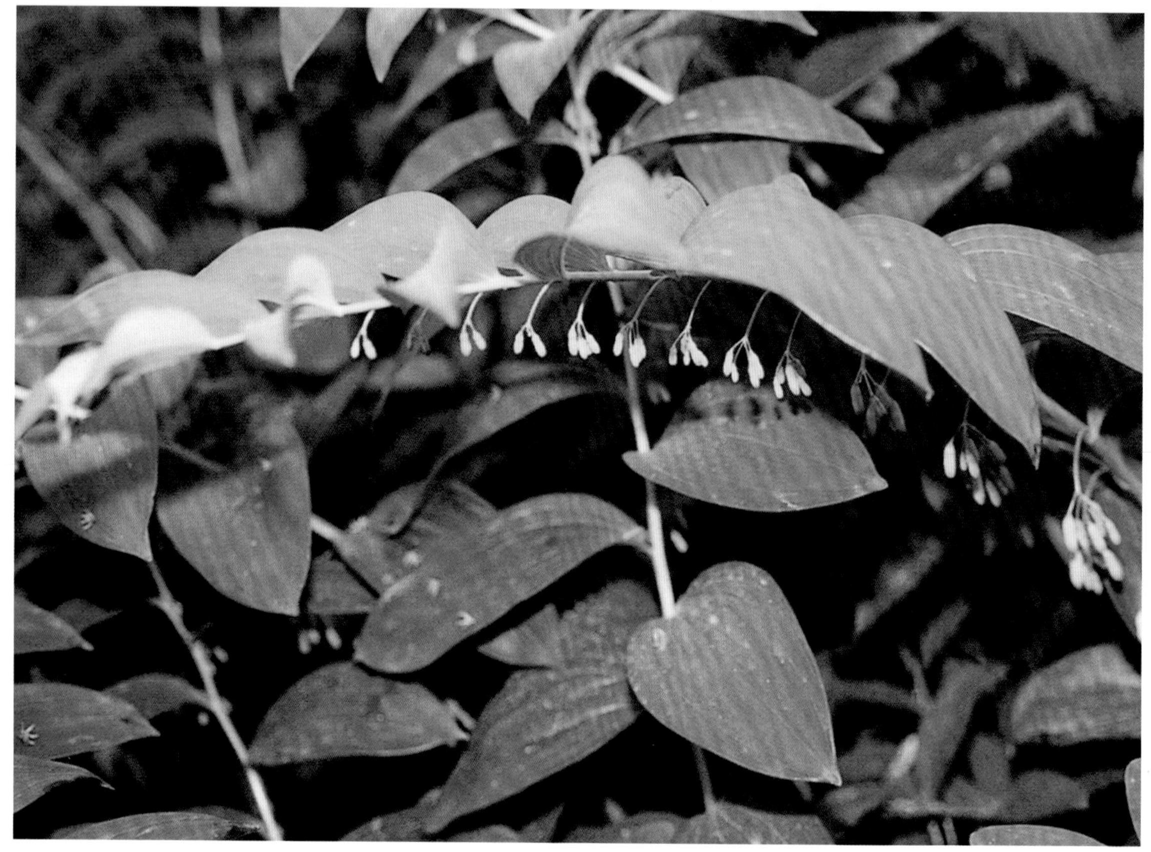

黄精

识别特征

多年生草本，高 50 ~ 120 cm，全株无毛。根茎黄白色，味稍甜，肥厚而横走，直径达 3 cm，由数个或多个形如鸡头的部分连接而成为大头小尾状，生茎的一端较肥大，且向一侧分叉，茎枯后留下圆形茎痕如鸡眼，节明显，节部生少根。茎单一，稍弯曲，圆柱形。叶通常 5 枚轮生，无柄，叶片条状披针形，长 7 ~ 11 cm，宽 5 ~ 12 mm，先端卷曲，下面有灰粉，主脉平行，中央脉粗壮在下面隆起。5—6 月开白绿色花，花腋生，下垂，总花梗长 1 ~ 2 cm，其顶端通常 2 分叉，各生花 1 朵，苞片小且比花梗短或几等长。花被筒状，6 裂，雄蕊 6，花丝短，着生花被上部，浆果球形，熟时紫黑色。花期 5—6 月，果期 6—7 月。

生境分布

生长于海拔 2300 ~ 4200 m 的田野、山坡、林区、灌丛中及河谷、溪边上。分布于西藏、青海、四川、云南、甘肃等省区。

采收加工

8—10 月挖取根茎，除去地上部分及须根，洗去泥土。切片，晒干。

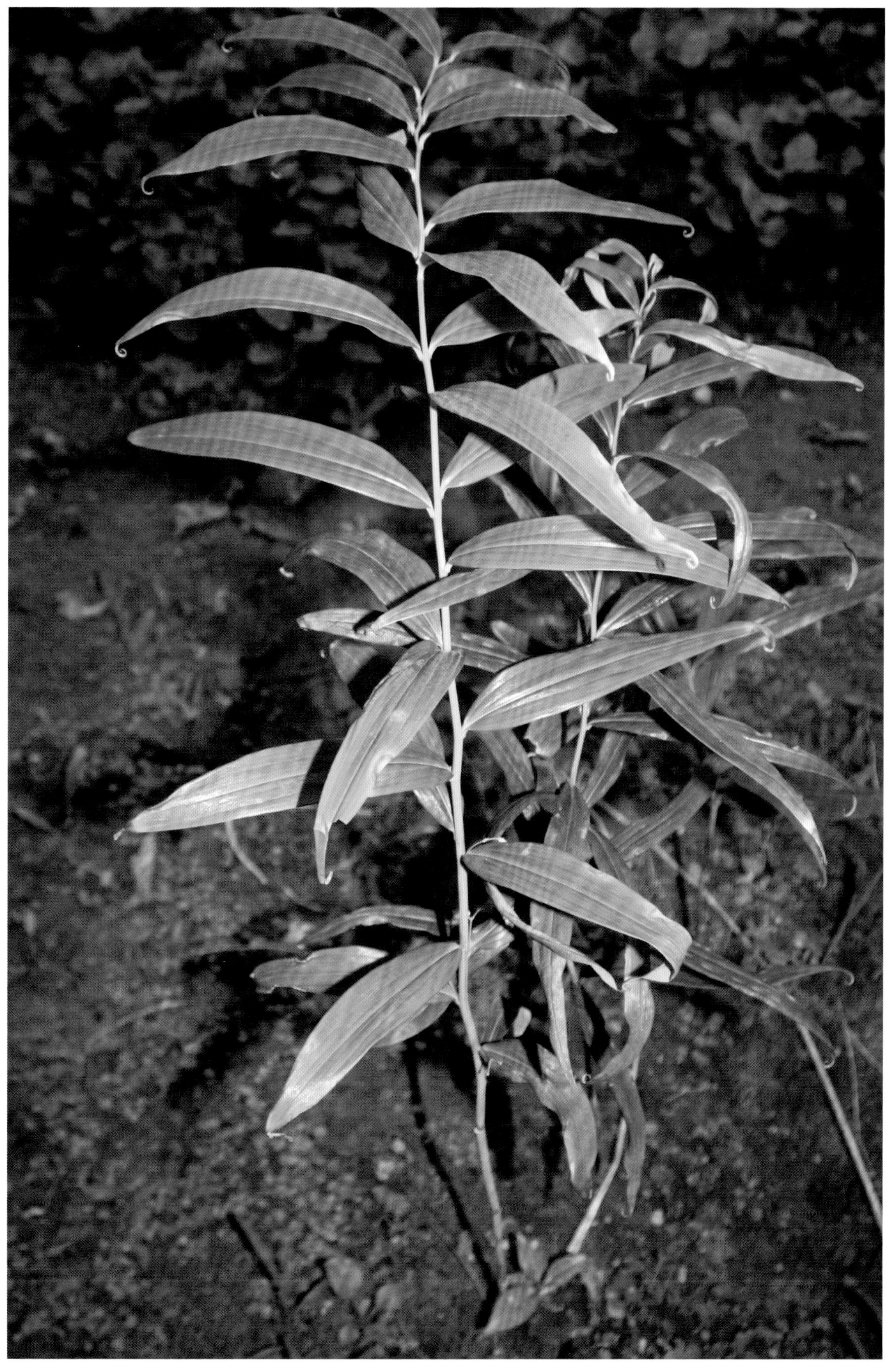

黄精

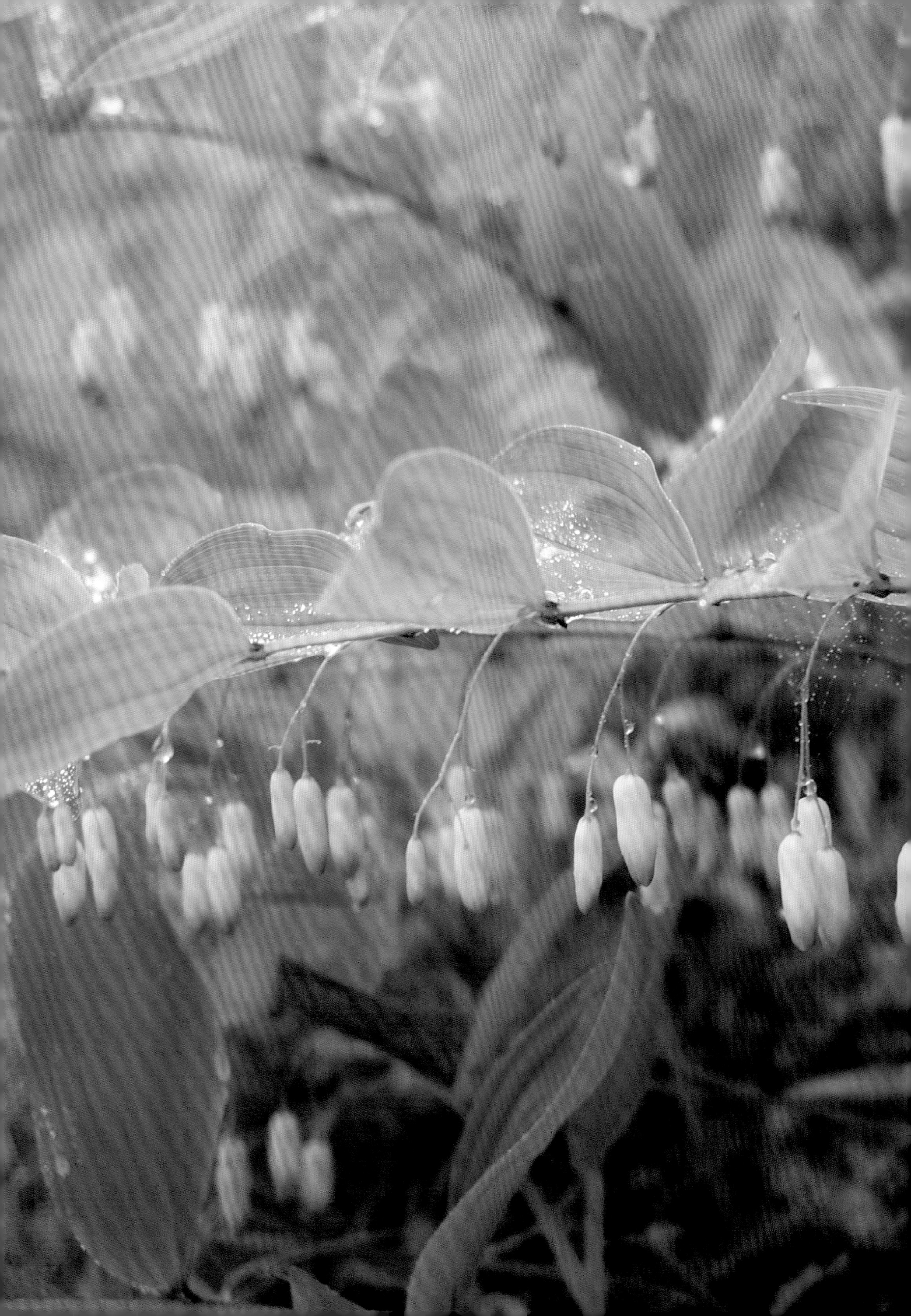

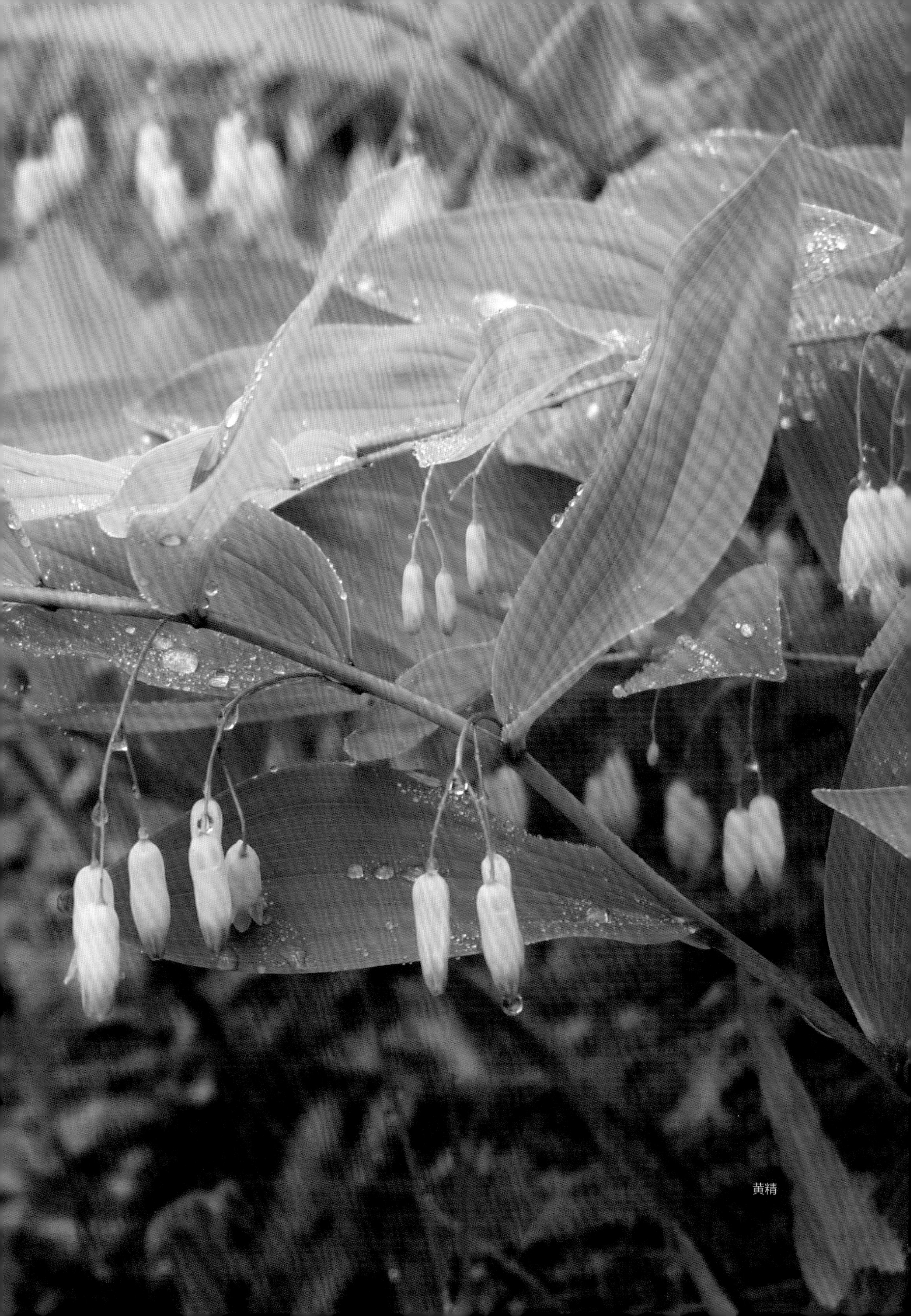

黄精

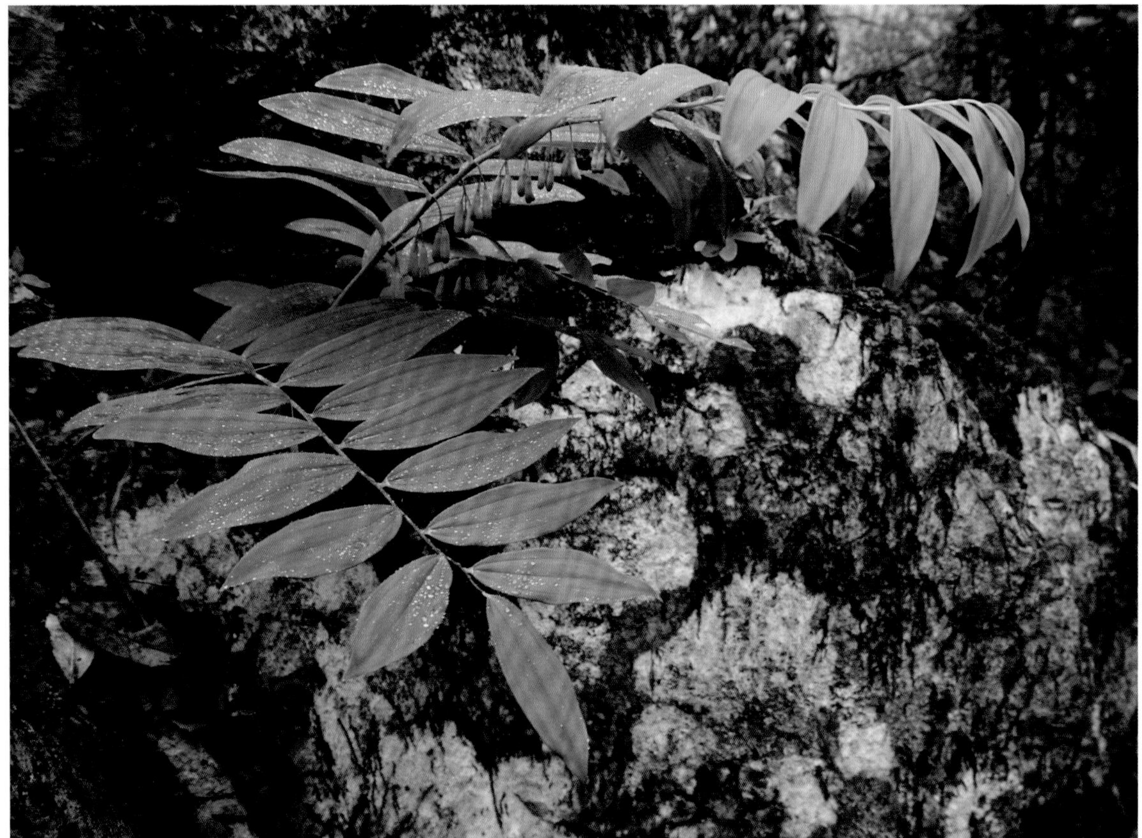

黄精

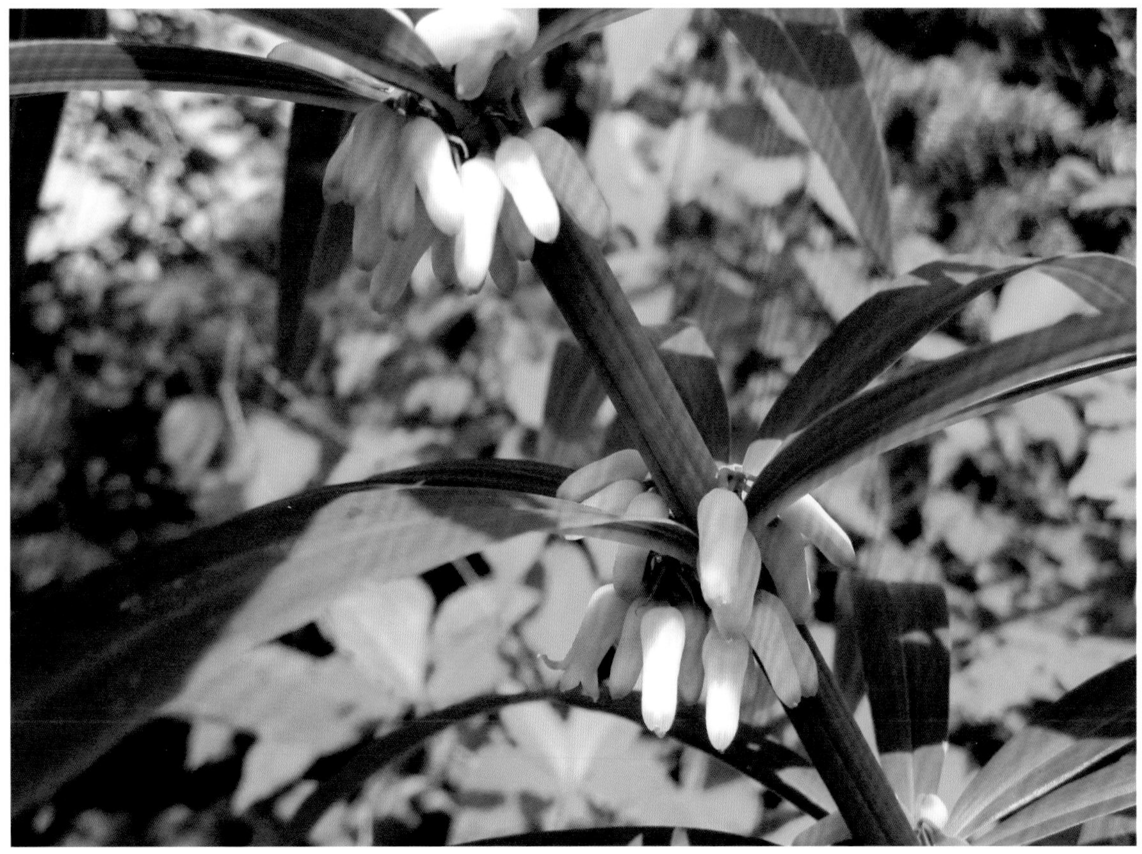

黄精

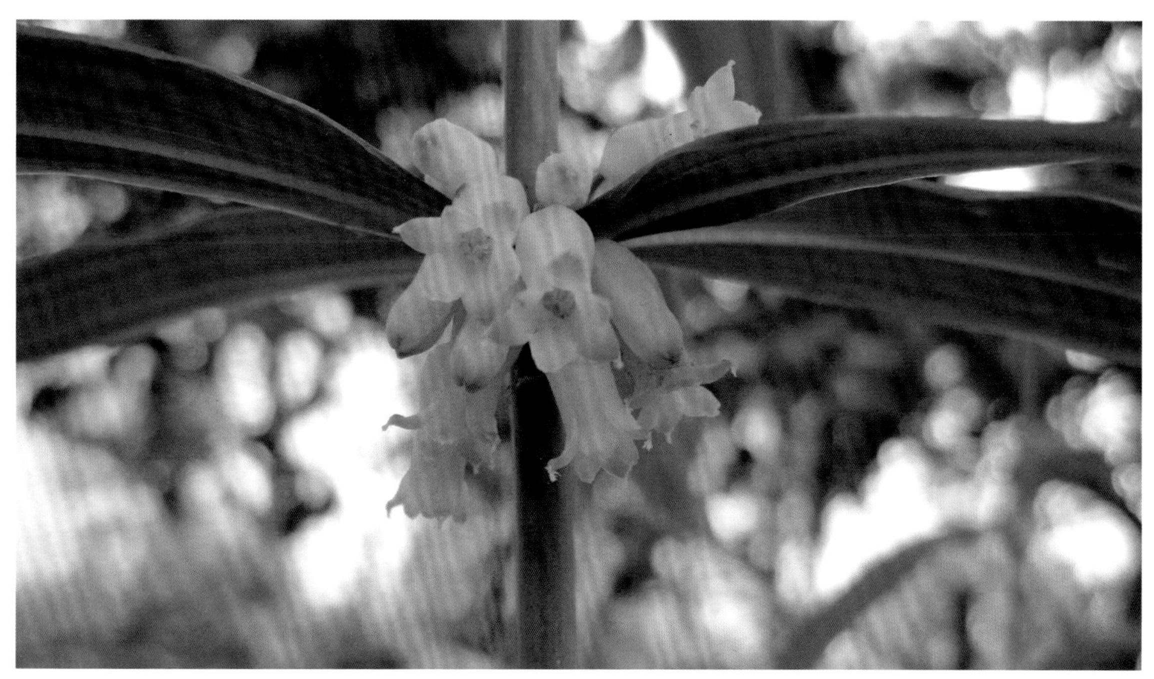

黄精

药材鉴别

根茎呈肥厚肉质的结节块状，结节长可达 10 cm 以上，宽 3 ~ 6 cm，厚 2 ~ 3 cm，常数个块状结节相连。表面灰黄色或黄褐色，粗糙，结节上侧有突出的圆盘状茎痕，直径 0.8 ~ 1.5 cm。

功效主治

滋补强身，延年益寿，益肾补精，润肺。主治寒热引起的水肿、精髓内亏、衰弱无力、虚劳咳嗽。

用法用量

内服：煎汤，6 ~ 9 g；或入丸、散。

民族药方

1．下寒　黄精、紫茉莉、蒺藜（制）各等份。制成煮散剂，水煎服，每次 3 ~ 5 g，每日 1 ~ 2 次。

2．排寒性脓　黄精、细叶铁线莲、沙棘、寒水石（制）、照山白、天冬、鹿角（制）各等量。制成水丸，白糖水送服，每次 1.5 ~ 3.0 g，每日 1 ~ 2 次。

3．胃寒，消化不良，浮肿，肾寒腰痛，宫寒带多　黄精、冬葵果、天冬、天花粉、蒺藜（制）、红花各 30 g，全石榴 100 g，苏格木勒 50 g，荜茇、玉竹各 40 g，肉桂 10 g。制成水丸，红糖水送服，每次 11 ~ 13 粒，每日 1 ~ 2 次。

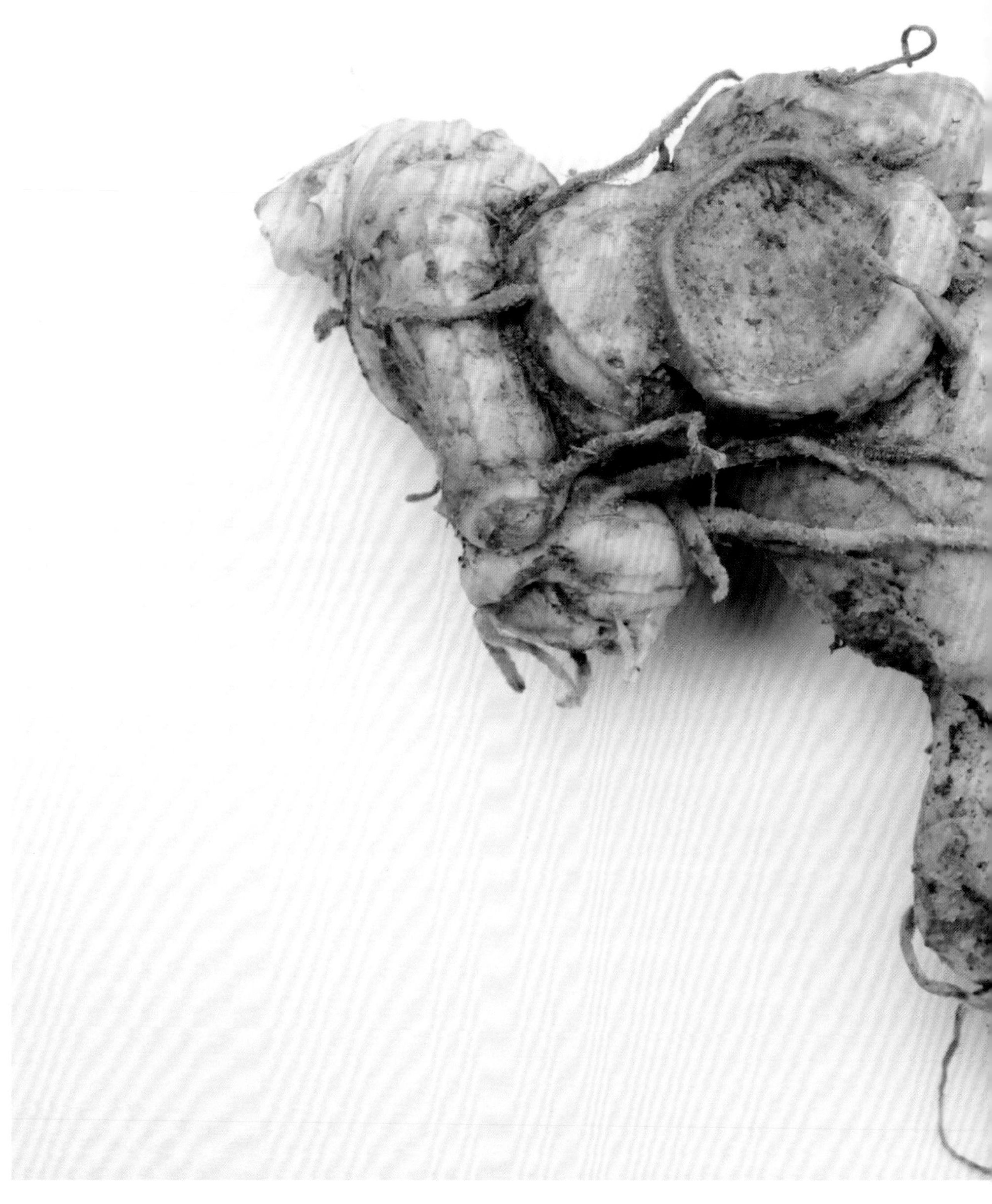

黄精

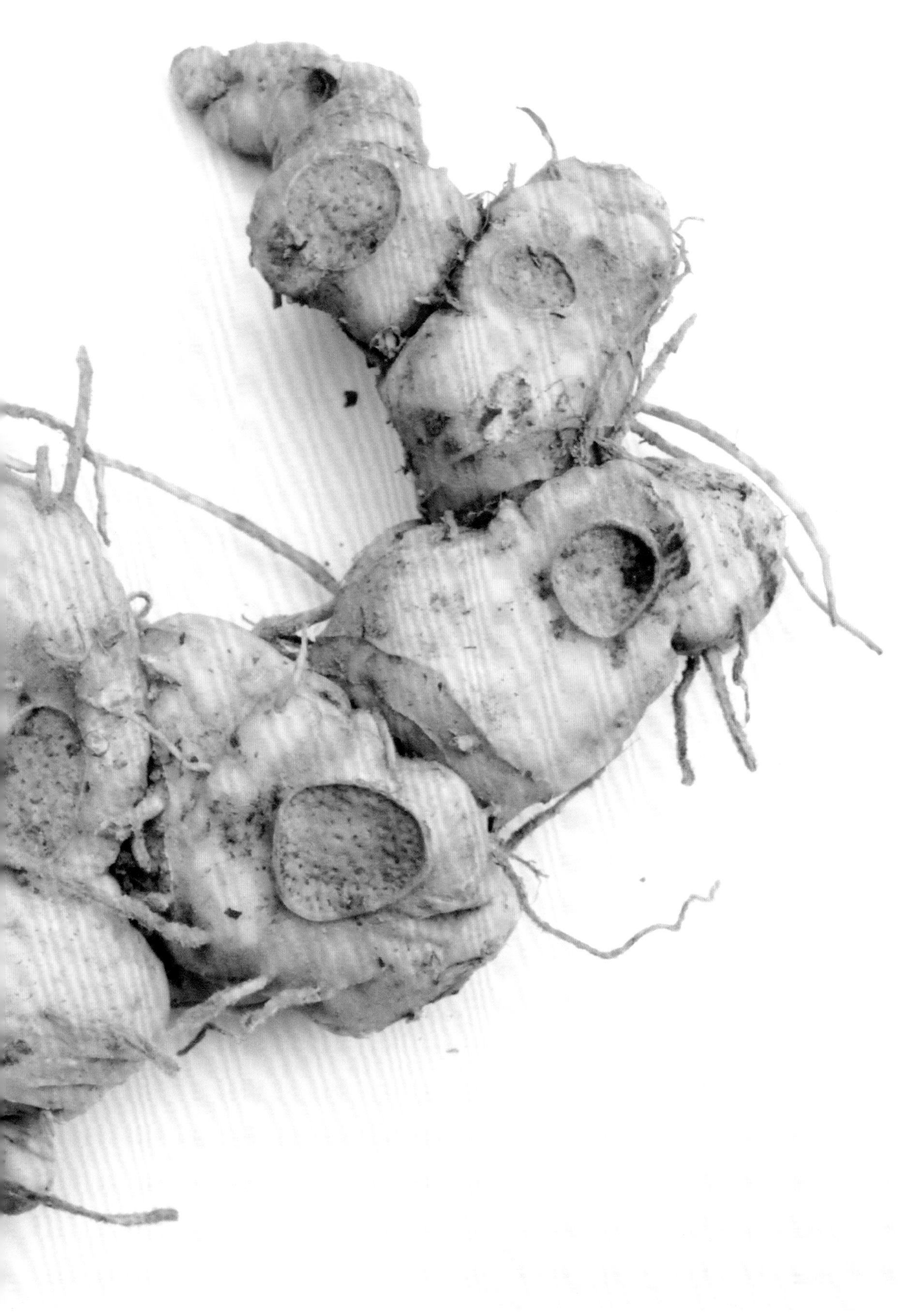

黄精药材

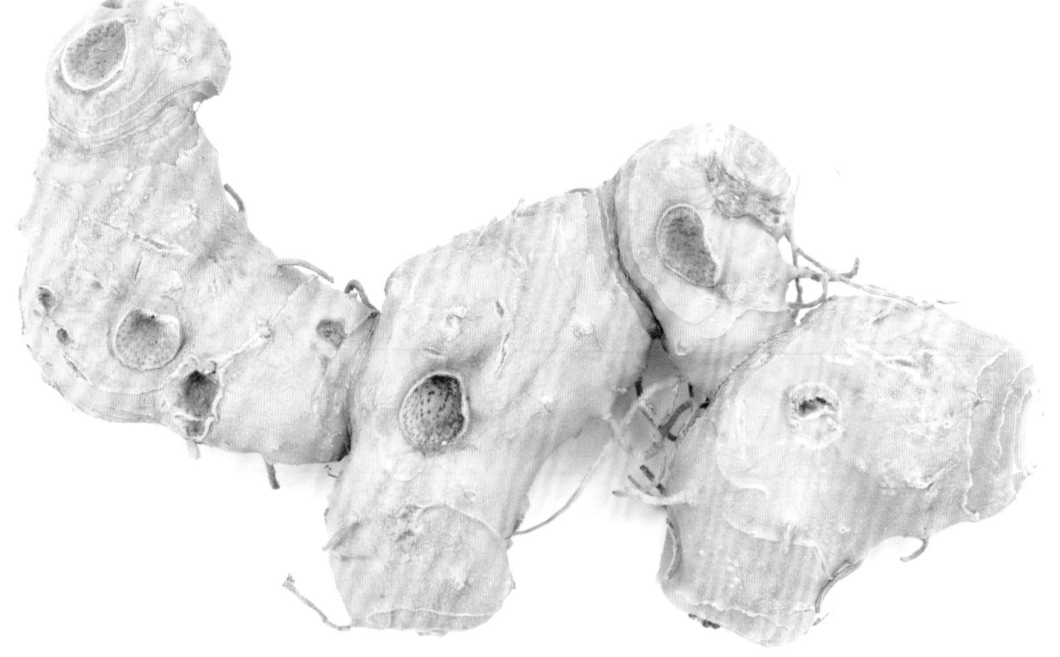

黄精药材

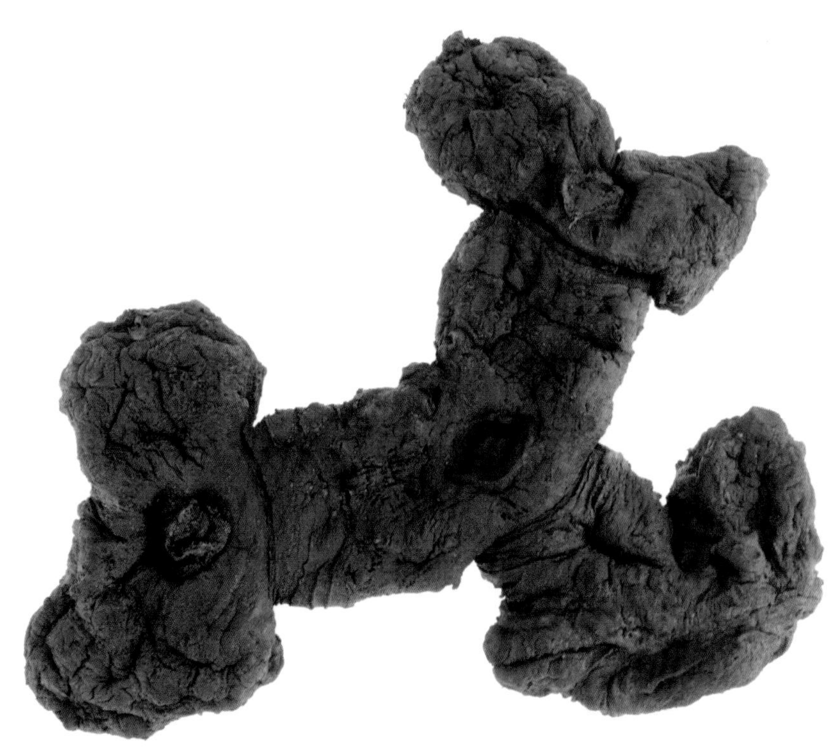

黄精药材

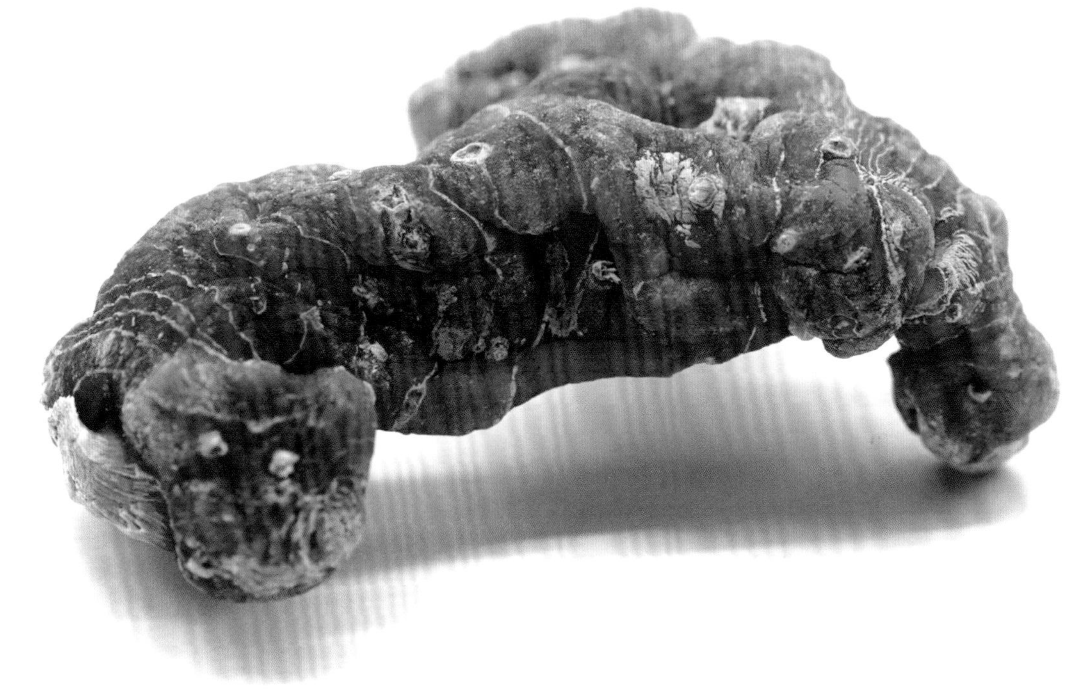

黄精药材

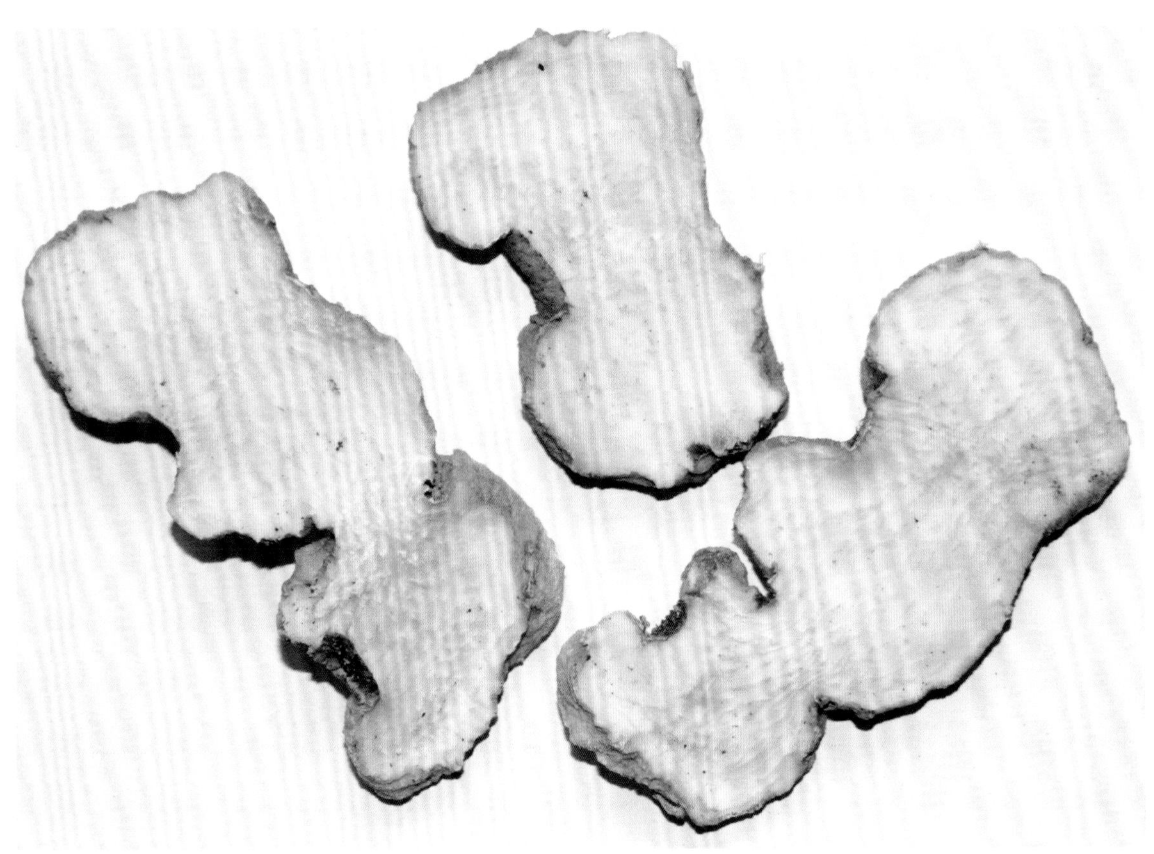

黄精（蒸制）饮片

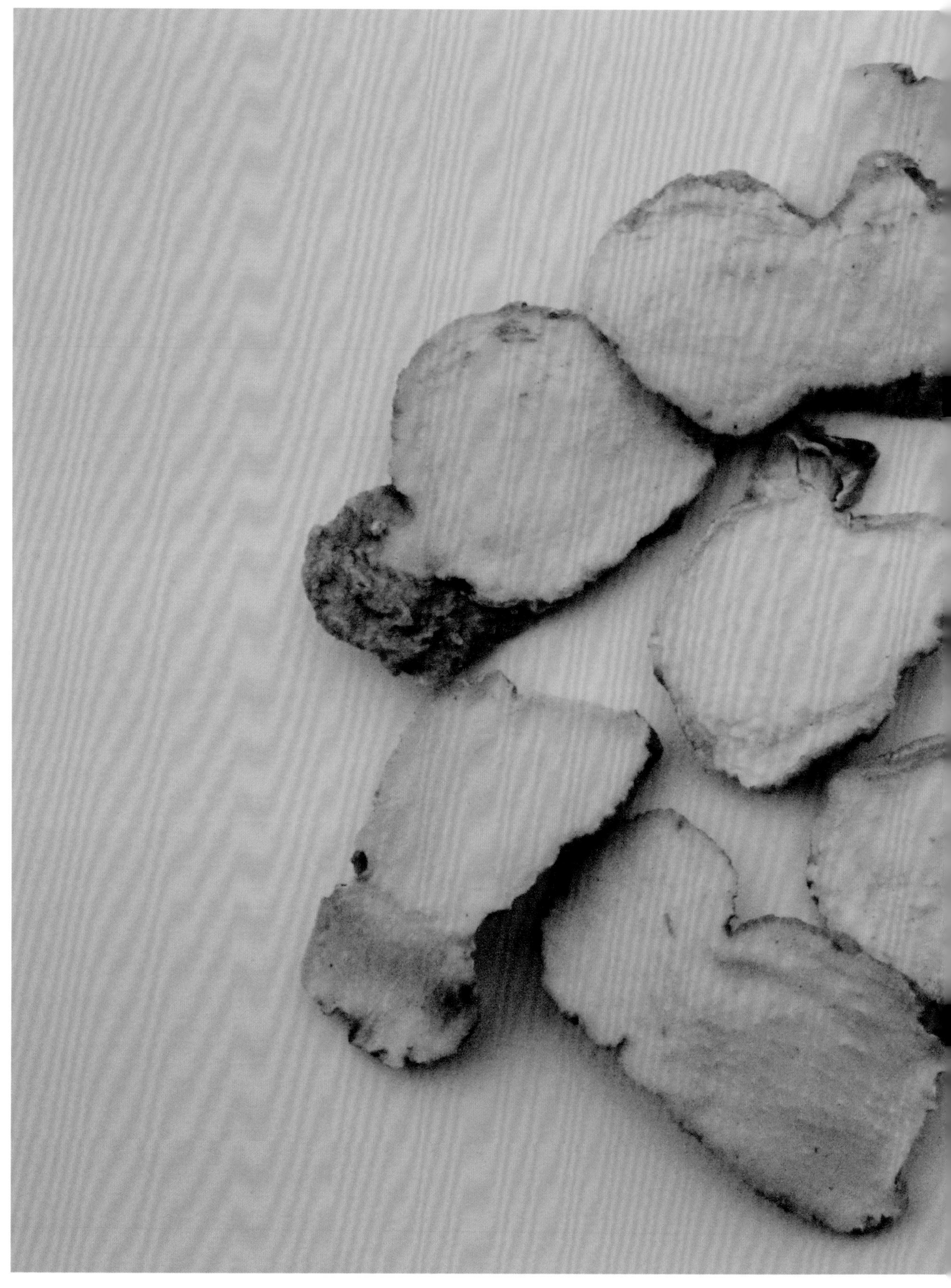

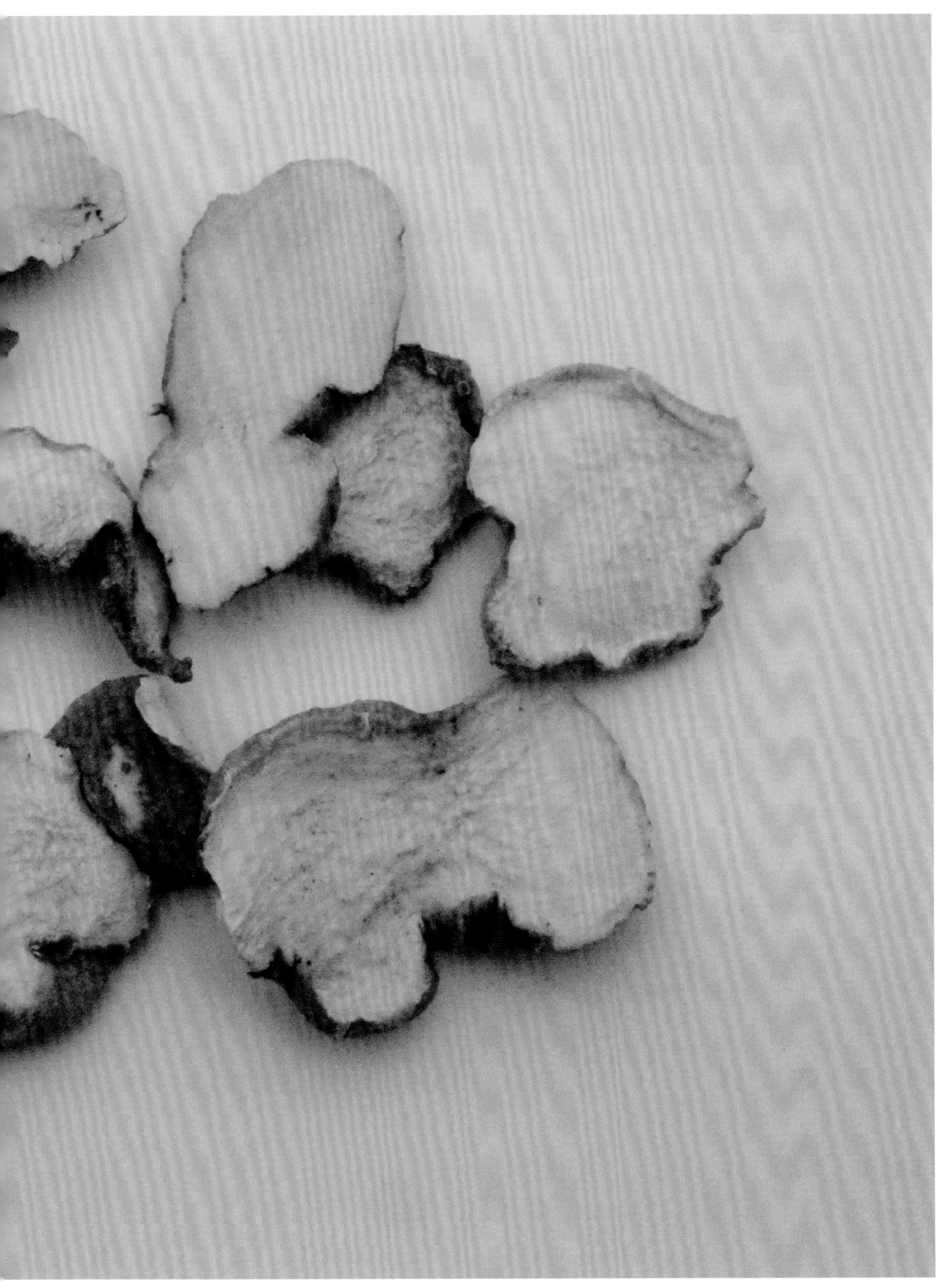

黄精饮片

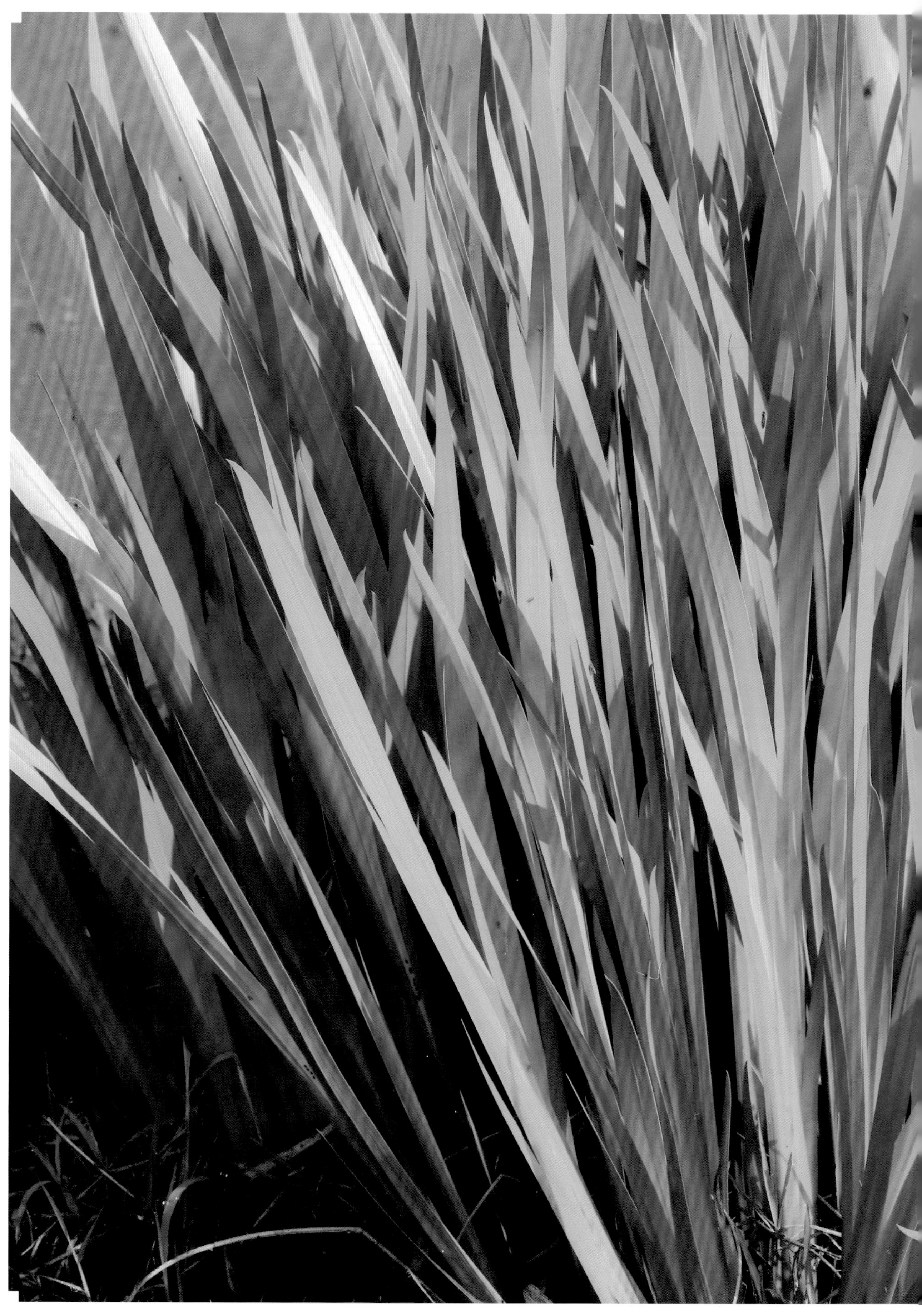

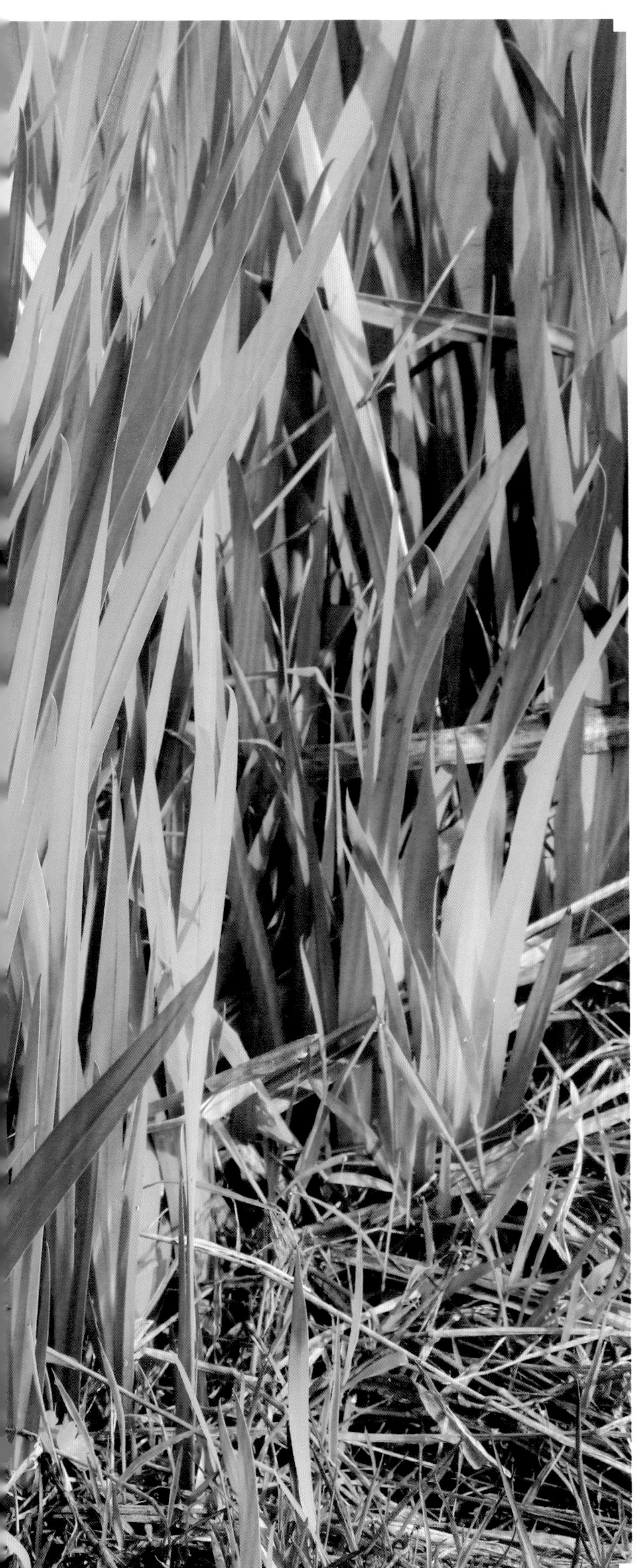

菖蒲

【蒙药名】乌莫黑。

【别　名】扎贡、树达格、臭菖蒲、水菖蒲、泥菖蒲、大叶菖蒲。

【来　源】本品为天南星科植物水菖蒲 *Acorus calamus* L. 的干燥根茎。

【性味归经】味辛、苦，性温。归心、肝、胃经。

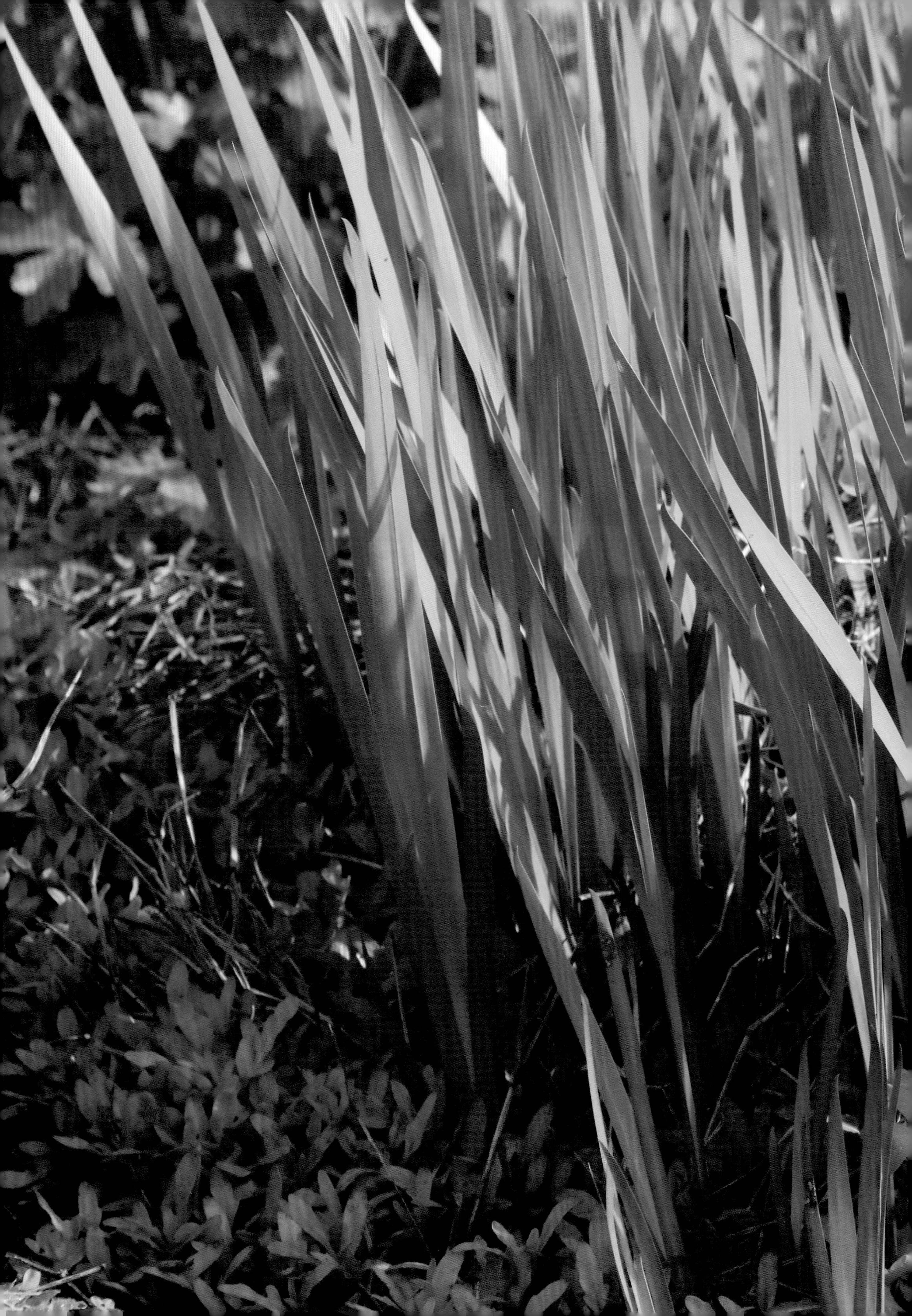

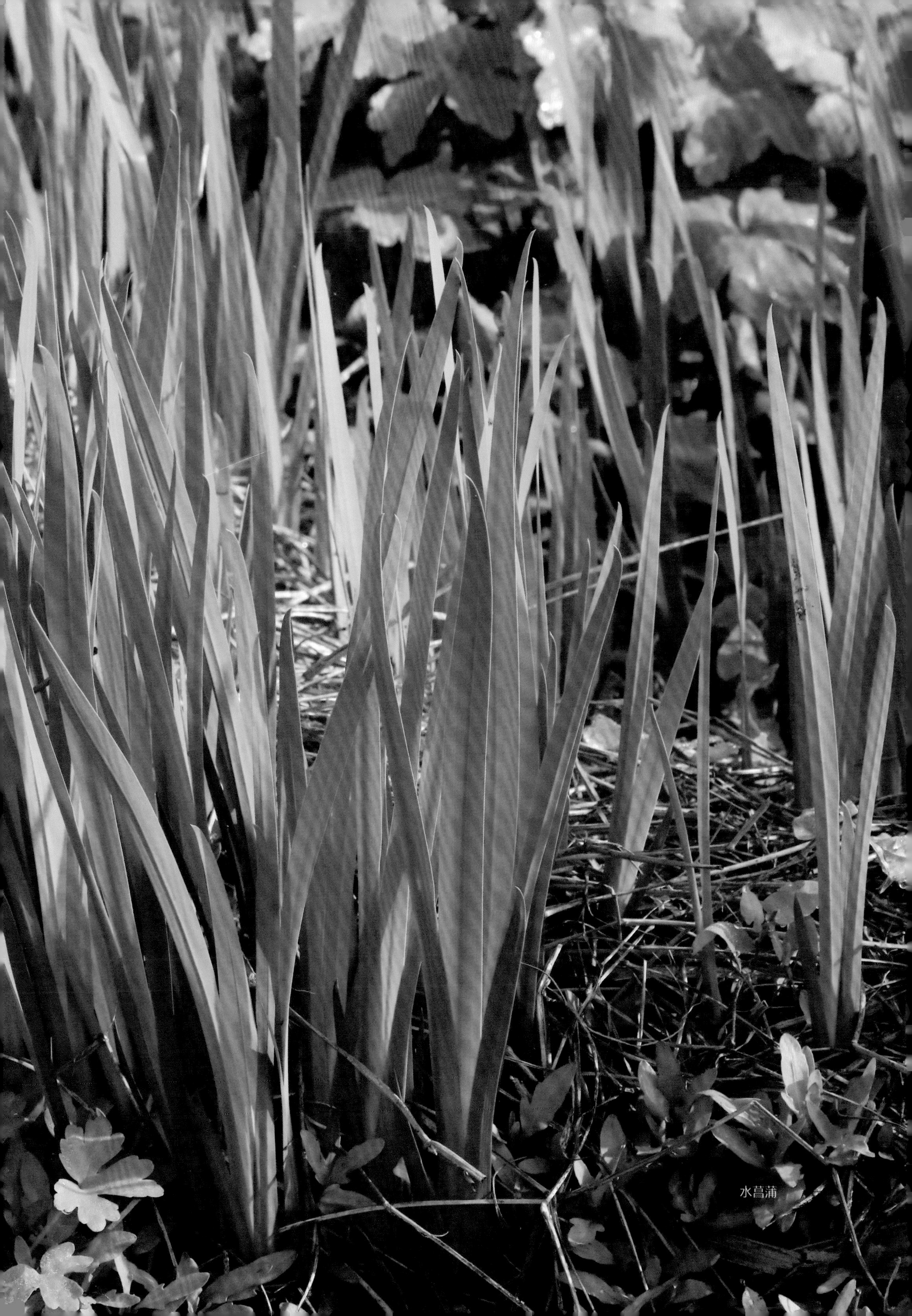

水菖蒲

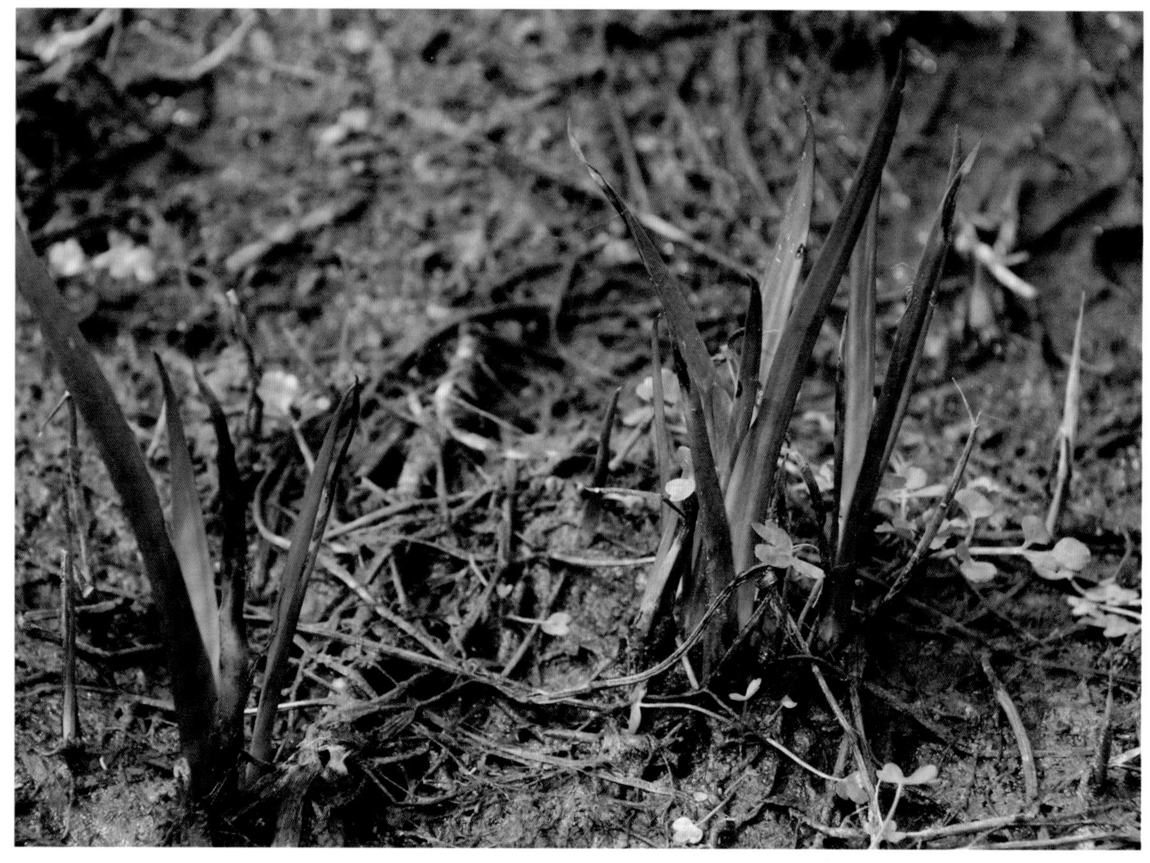

水菖蒲

识别特征

多年水生草本植物。有香气，根状茎横走，粗壮，稍扁，直径 0.5 ~ 2.0 cm，有多数不定根（须根）。叶基生，叶片剑状线形，长 50 ~ 120 cm，或更长，中部宽 1 ~ 3 cm，叶基部呈鞘状，生抱茎，中部以下渐尖，中肋脉明显，两侧均隆起，每侧有 3 ~ 5 条平行脉；叶基部有膜质叶鞘，后脱落。花茎基生出，扁三棱形，长 20 ~ 50 cm，叶状佛焰苞长 20 ~ 40 cm。肉穗花序直立或斜向上生长，圆柱形，黄绿色，长 4 ~ 9 mm，直径 6 ~ 12 cm；花两性，密集生长，花被片 6 枚，条形，长 2.5 mm，宽 1 mm；雄蕊 6 枚，稍长于花被，花丝扁平，花药淡黄色；子房长圆柱形，长 3 mm，直径 1.2 mm，顶端圆锥状，花柱短，胚珠多数。浆果红色，长圆形，有种子 1 ~ 4 粒。花期 6—9 月，果期 8—10 月。

生境分布

生长于海拔 2600 m 以下的水边、沼泽湿地或湖泊浮岛上。南北两半球的温带、亚热带都有分布。原产于中国、日本，北美也有分布。

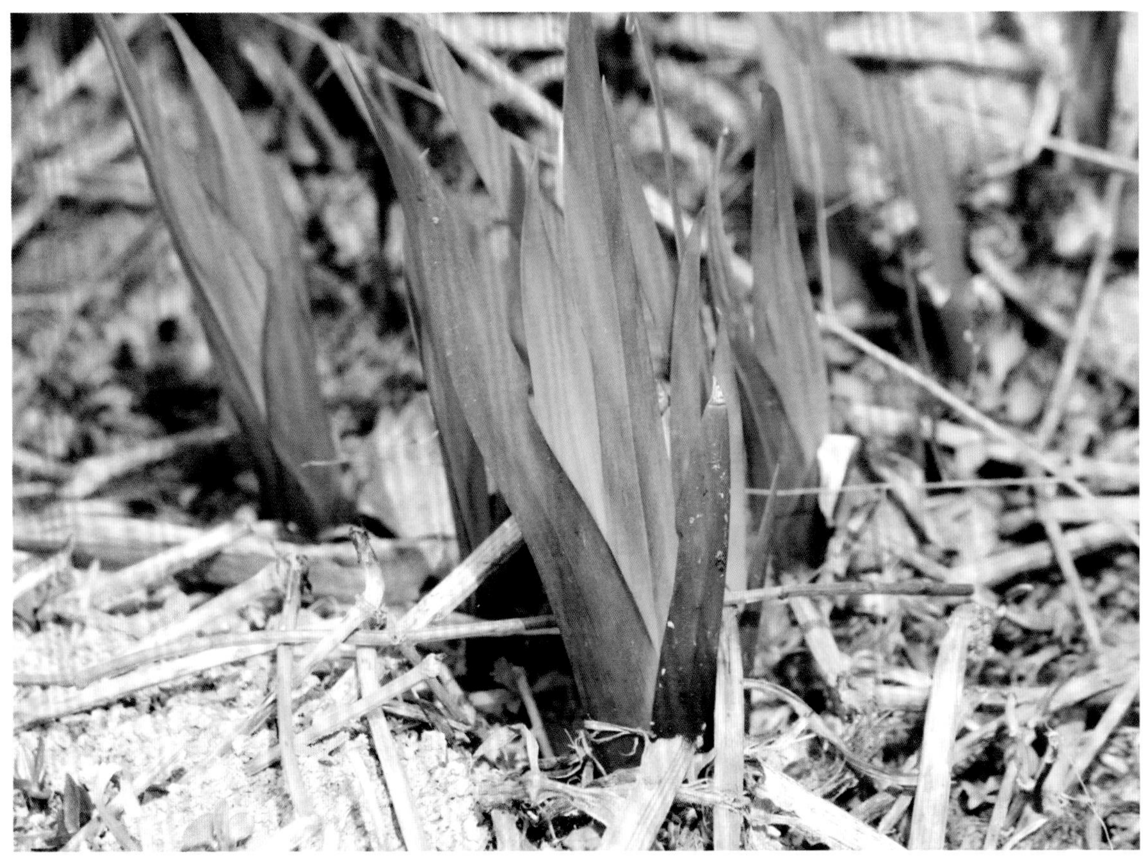

水菖蒲

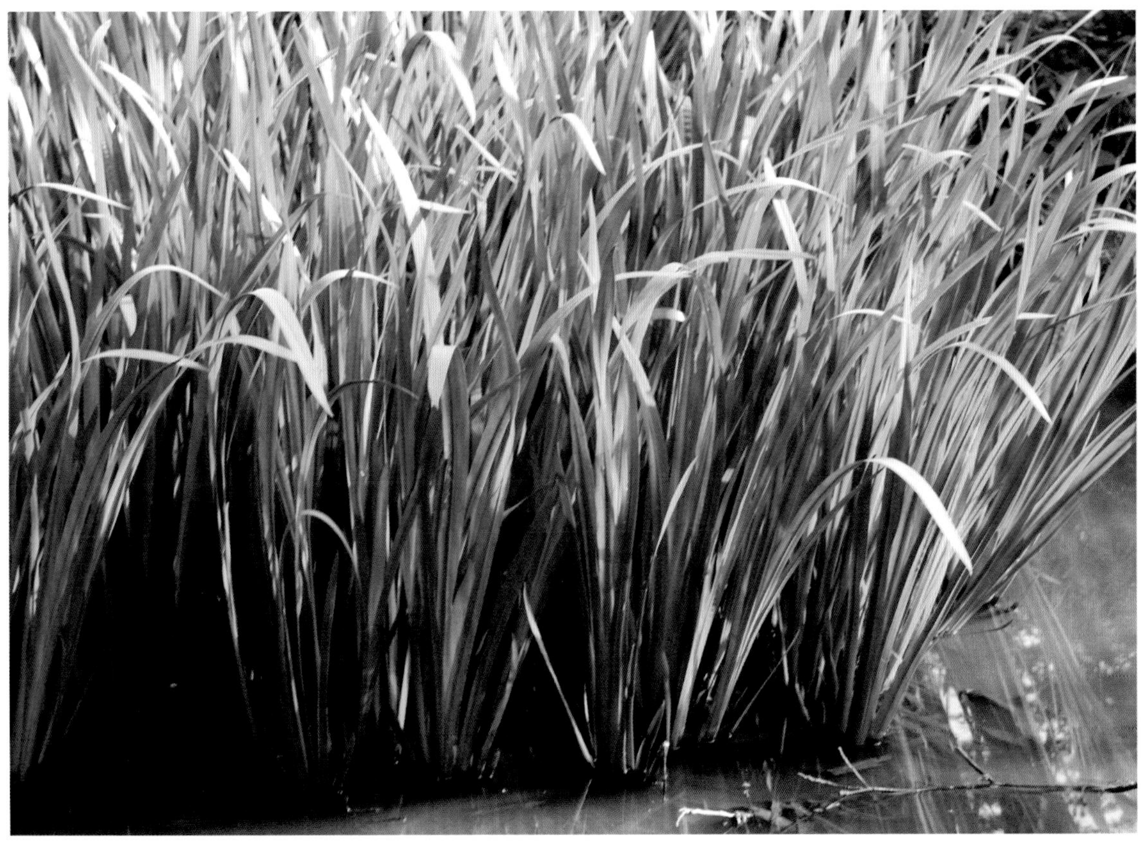

水菖蒲

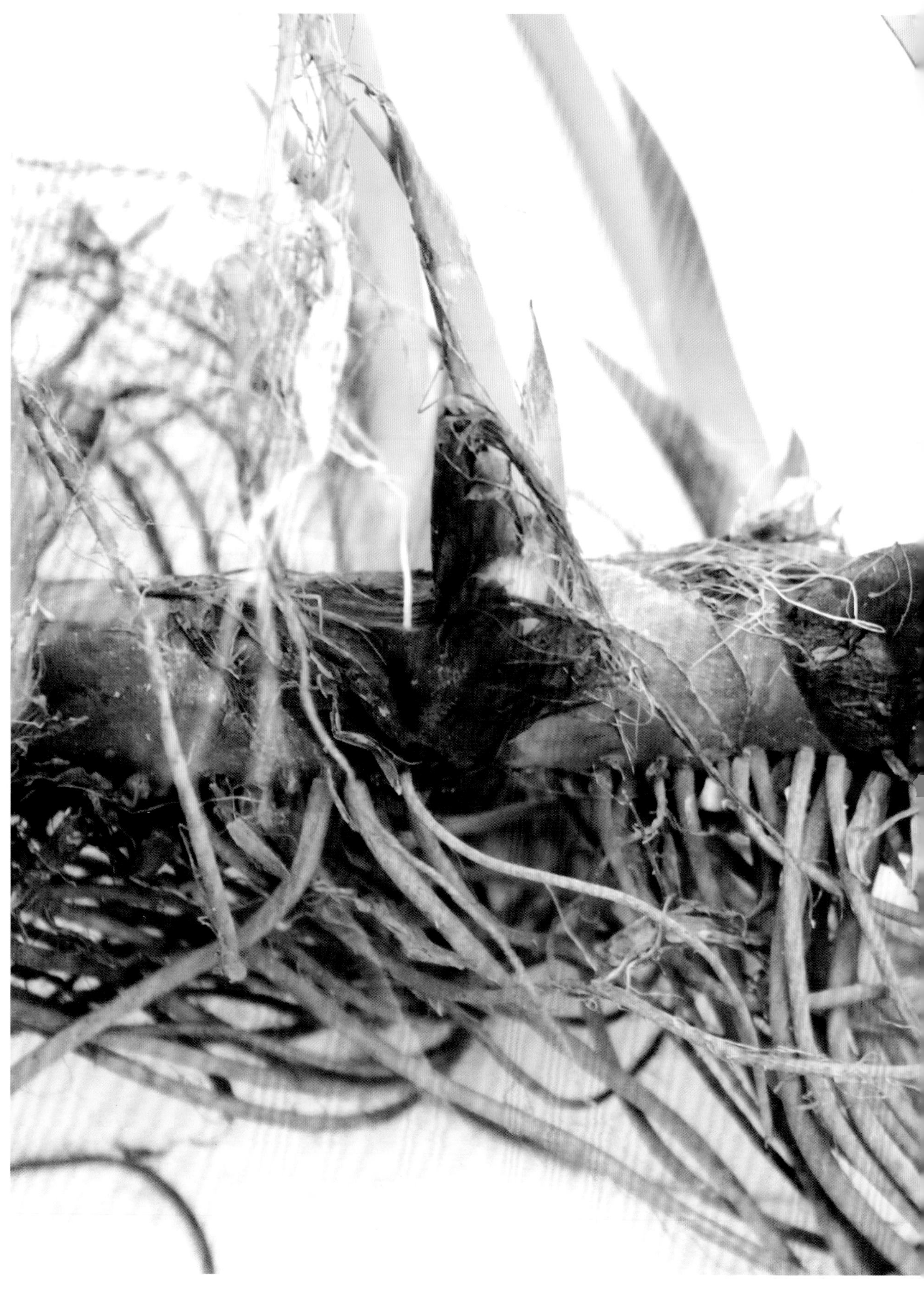

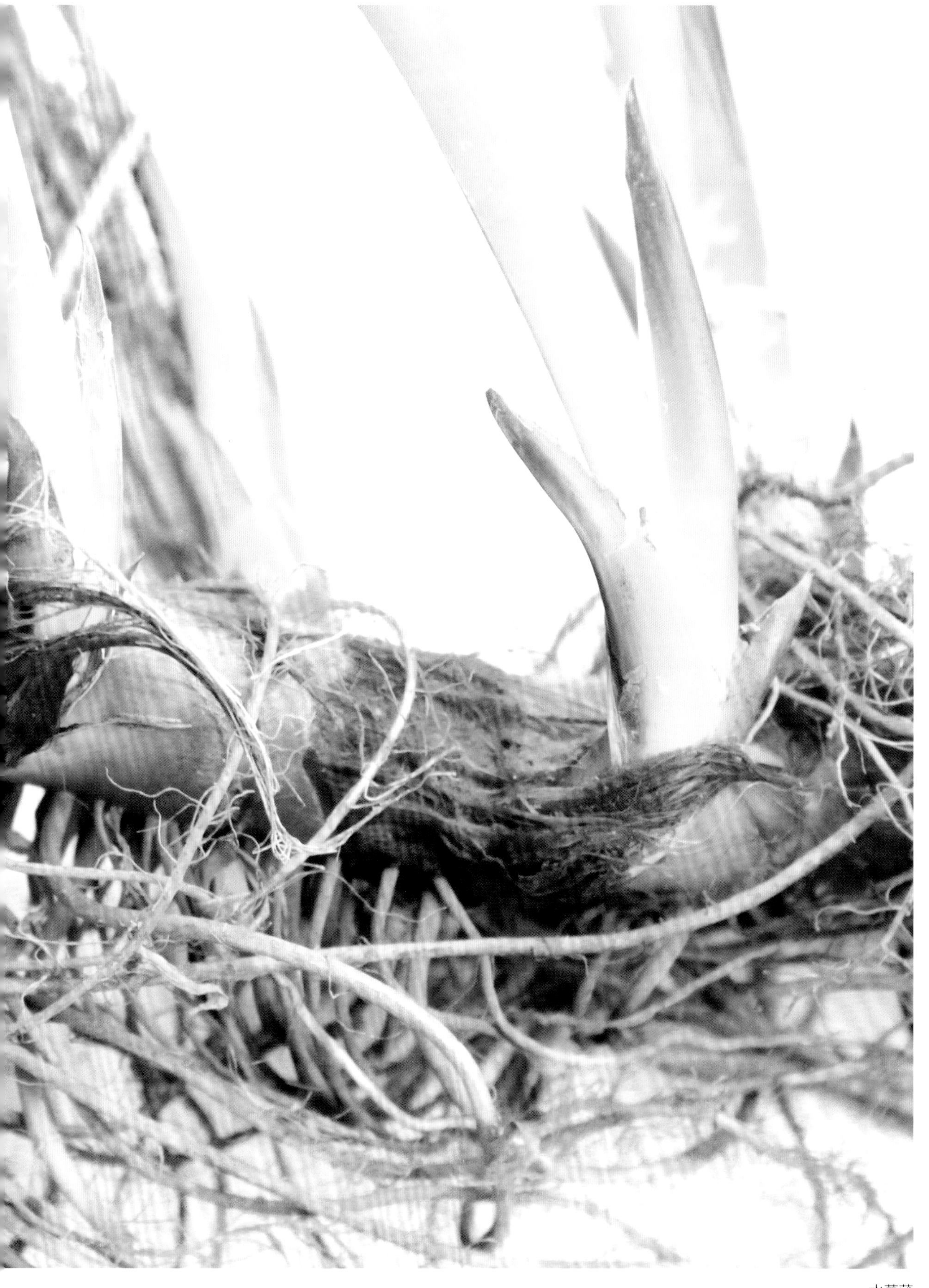

水菖蒲

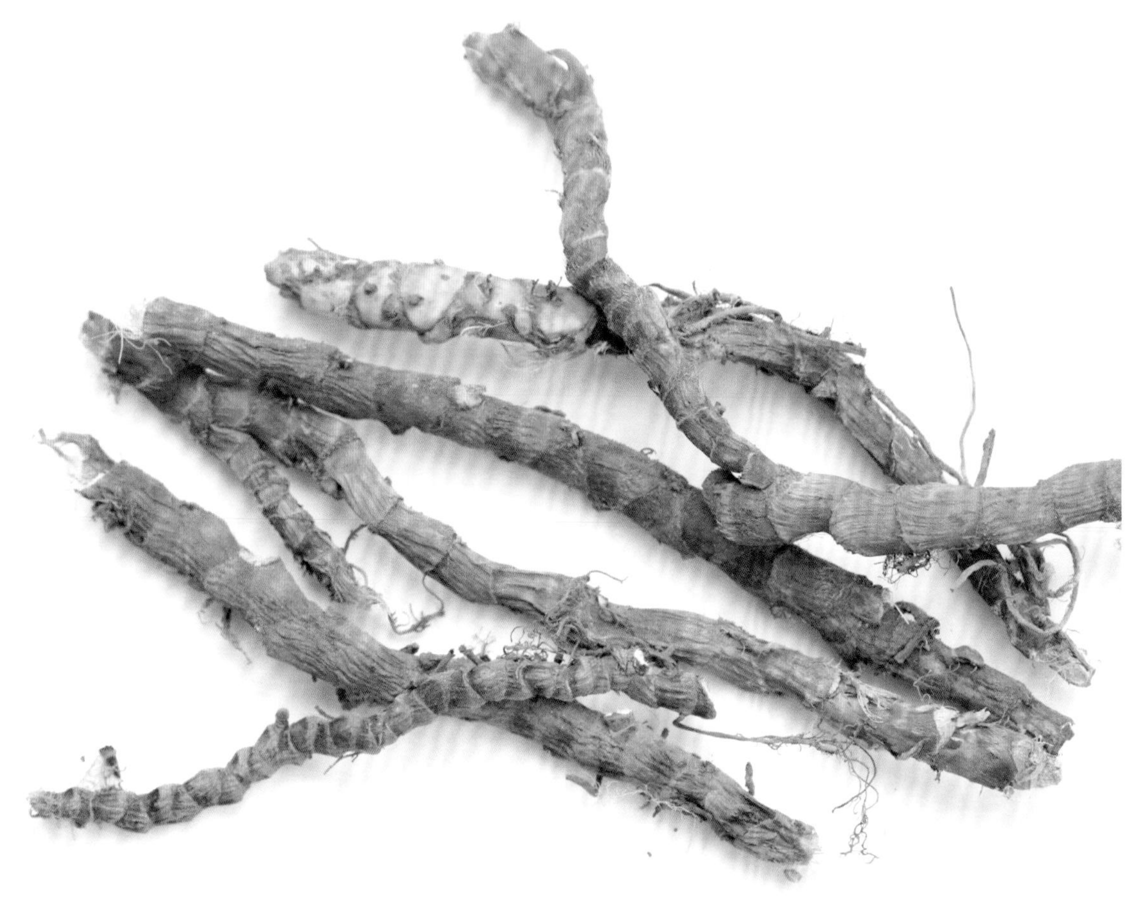

菖蒲药材

采收加工

8—9 月采挖根茎，除去茎叶及细根，晒干。

药材鉴别

本品呈类圆形或椭圆形片状，周边淡黄棕色或暗棕褐色。切面类白色或淡棕色，呈海绵状，有一明显环纹，具筋脉点和小孔。气香特异，味微辛。

功效主治

化痰开窍，除湿健胃，杀虫止痒。主治痰厥昏迷、中风、癫痫、惊悸健忘、耳鸣耳聋、食积腹痛、痢疾泄泻、风湿疼痛、湿疹、疥疮。

用法用量

内服：煎汤，3 ~ 6 g；或入丸、散。外用：适量，水洗或研末调敷。

民族药方

1．黏性刺痛，炭疽，白喉，协日乌素病 菖蒲 45 g，诃子 60 g，木香 15 g，麝香 7.5 g，草乌（制）30 g。制成水丸，晚睡前温开水送服，每次 0.5 ~ 1.5 g，每日 1 次。

2．巴达干赫依症，呃逆 菖蒲、木香各 5 g，干姜 20 g，紫硇砂 10 g。制成散剂，温开水送服，每次 1.5 ~ 3.0 g，每日 1 ~ 2 次。

使用注意

阴虚阳亢、汗多、精滑者慎服。

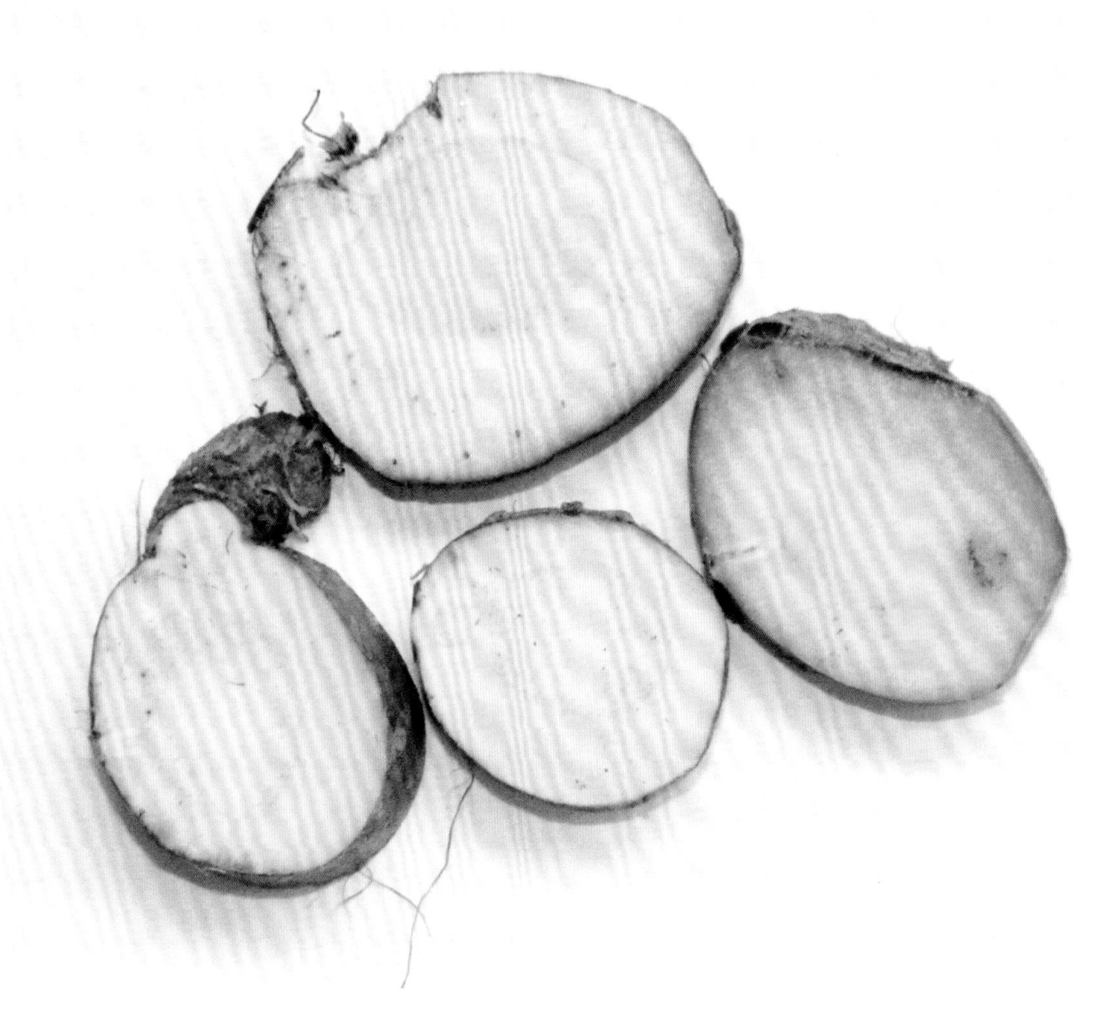

菖蒲药材

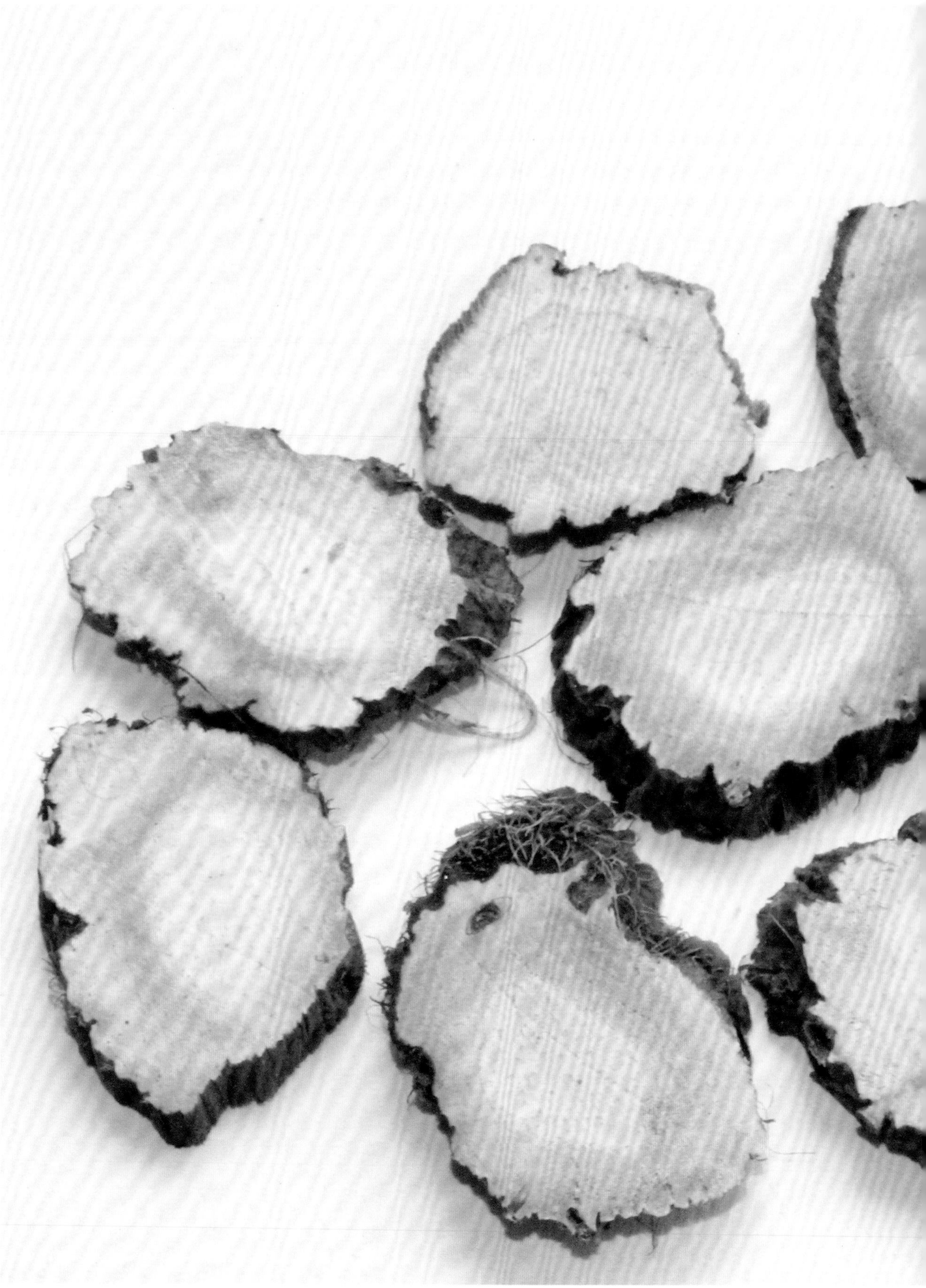

菖蒲

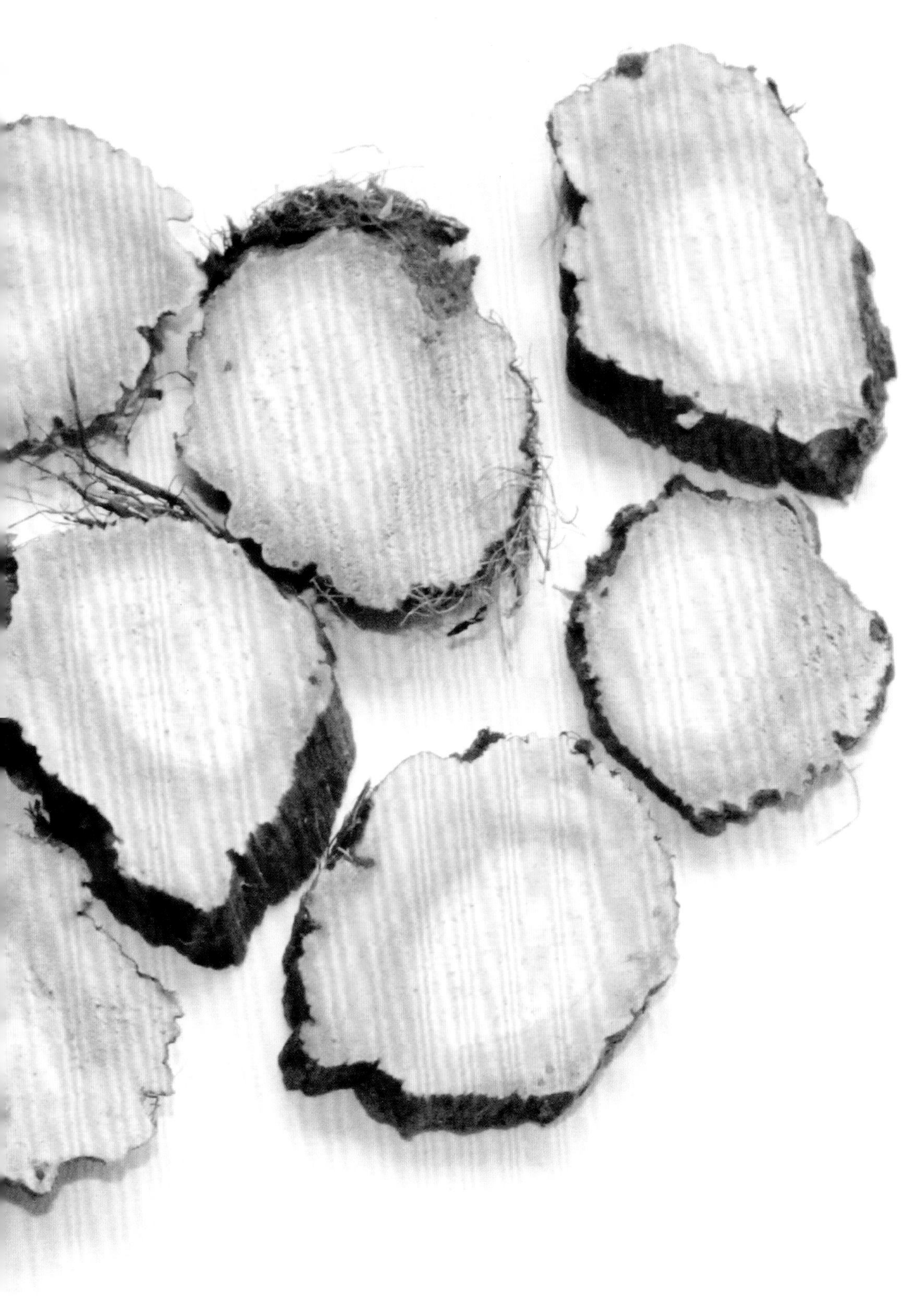

菖蒲饮片

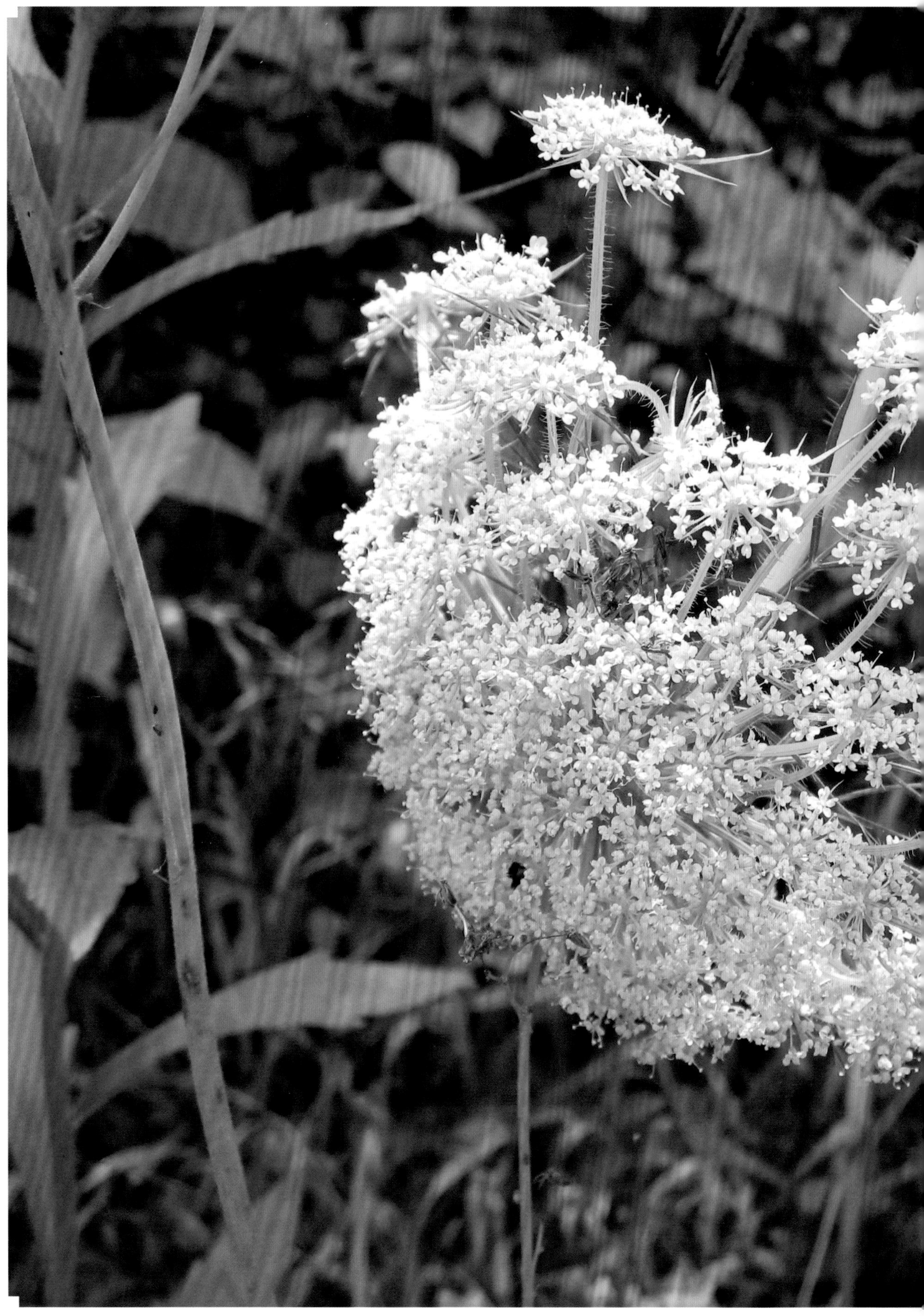

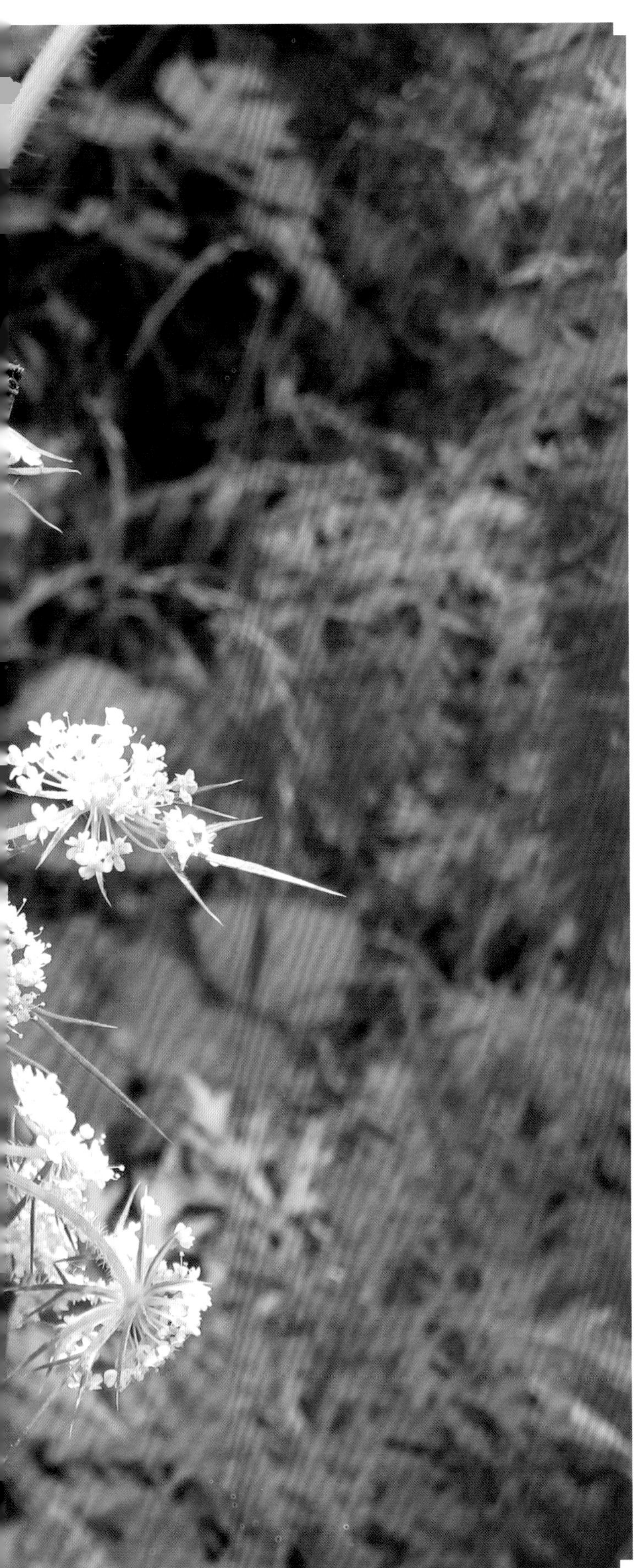

蛇床子

【蒙药名】呼西格图。

【别　名】拉拉普德。

【来　源】本品为伞形科植物蛇床 *Cnidium monnieri*（L.）Cuss. 的成熟果实。

【性味归经】味辛，性温。归脾、肾经。

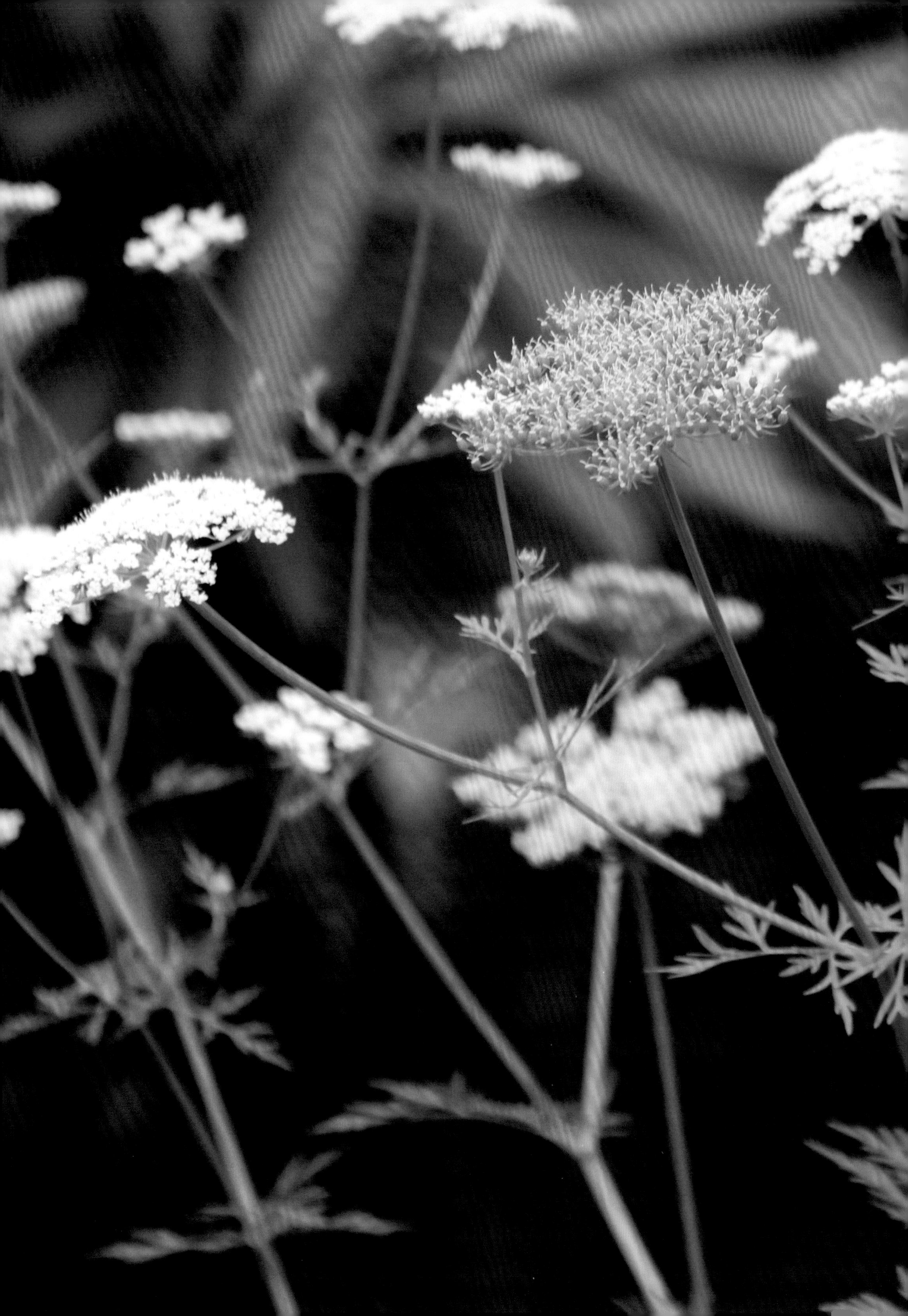

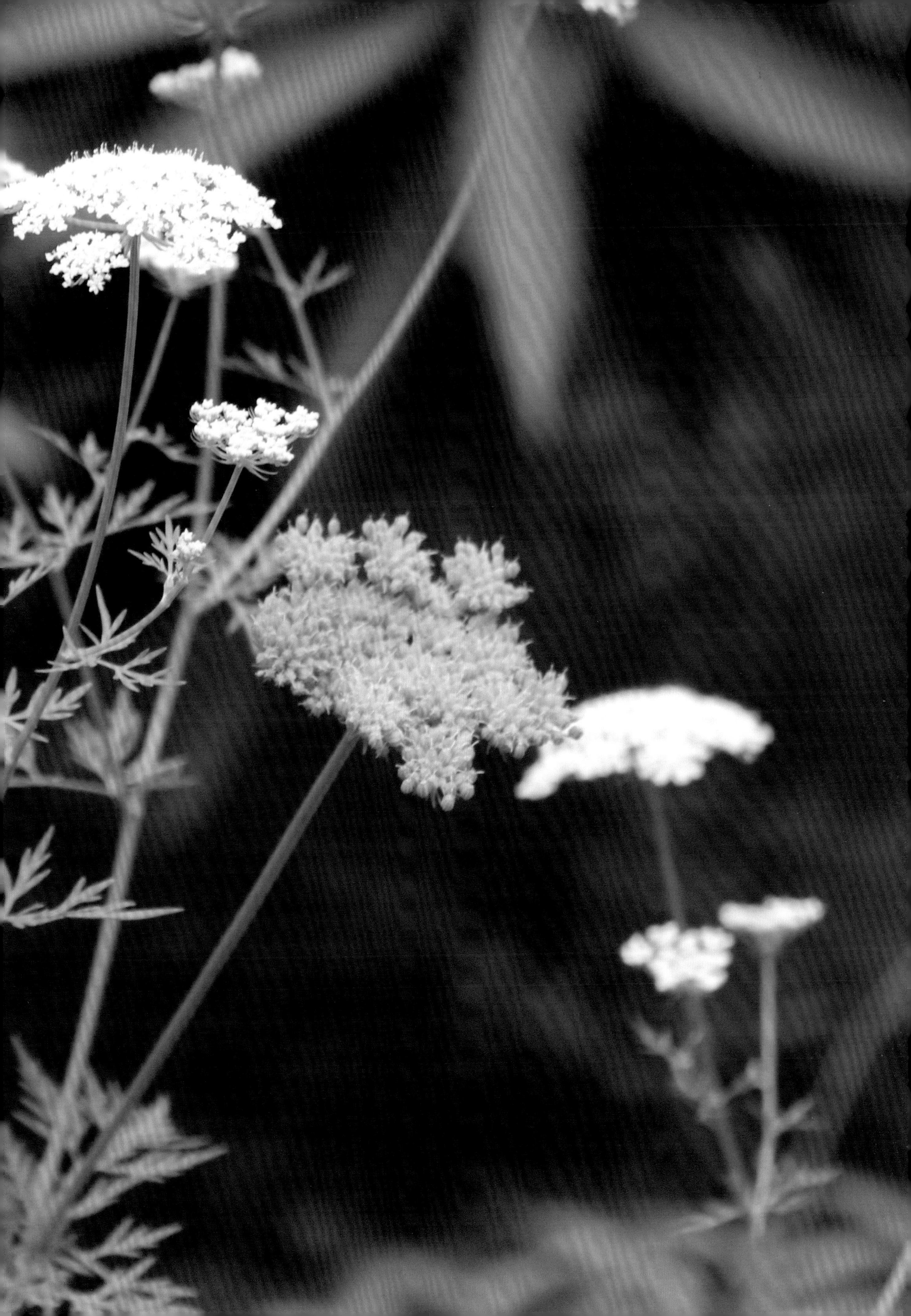

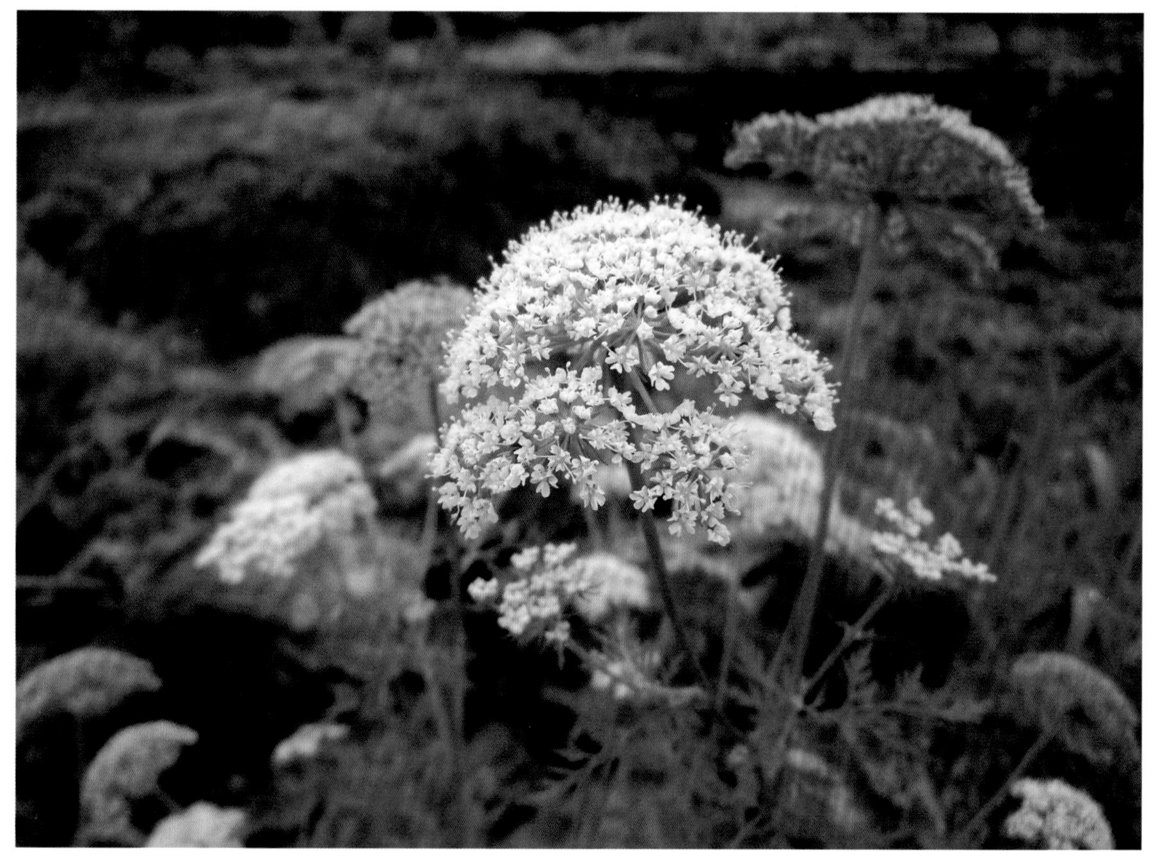

蛇床

识别特征

一年生草本，高 30 ~ 80 cm。根圆锥状，细长。茎多分枝，疏生细柔毛。下部叶片长 3 ~ 8 cm，宽 2 ~ 5 cm，2 ~ 3 回 3 出式羽状全裂，末回裂片狭线形或线状披针形，长 2 ~ 10 mm，边缘和脉上粗糙；叶柄长 4 ~ 8 cm。复伞形花序，直径 2 ~ 3 cm，总苞片 6 ~ 10，线形，长约 5 mm，边缘膜质，具细睫毛；伞幅 8 ~ 30 cm，不等长，长 0.5 ~ 2.0 cm；小总苞片多数，线形，边缘具细睫毛；小伞形花序具花 15 ~ 20，花白色，萼齿无，花瓣先端具内折小舌片，花柱基略隆起。分生果长圆形，长 1.5 ~ 3.0 mm，宽 1 ~ 2 mm，横剖面近五角形，主棱 5，均扩大成翅，胚乳腹面平直。花期 4—7 月，果期 6—10 月。

生境分布

生长于田边、路旁、草地及河边湿地。分布于全国各地。

采收加工

7—8 月采收成熟果实，晾干。

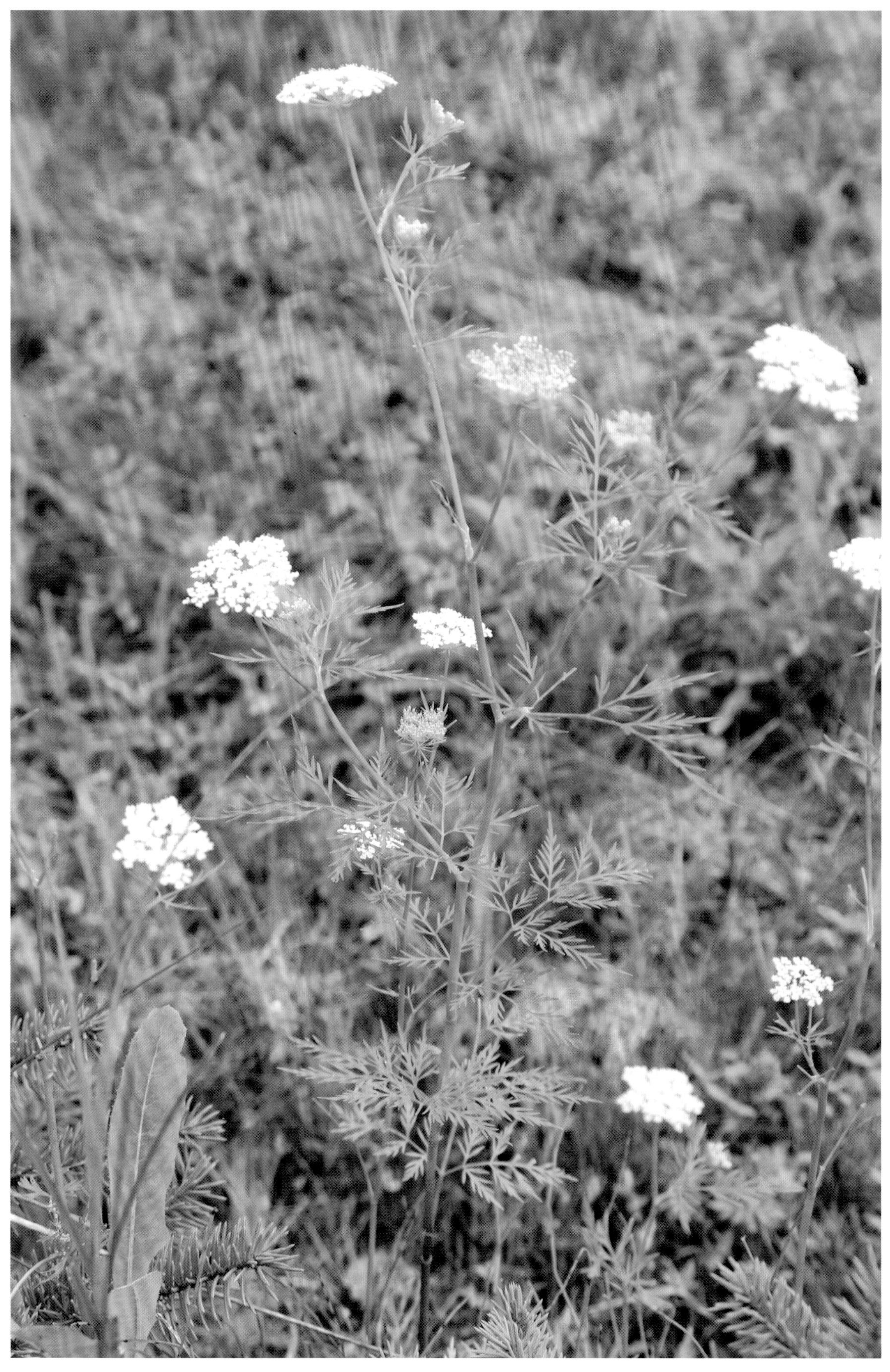

蛇床

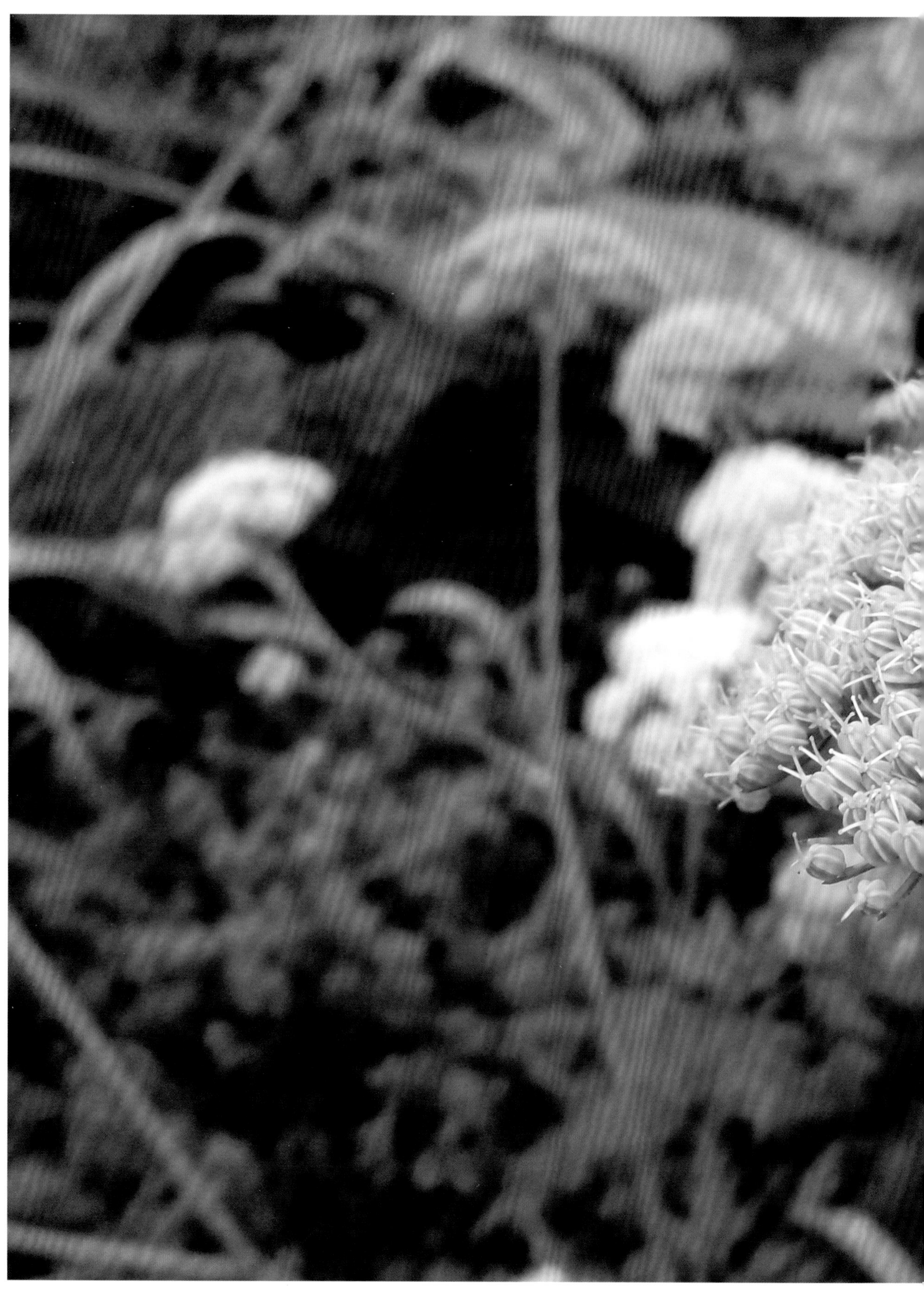

蛇床子

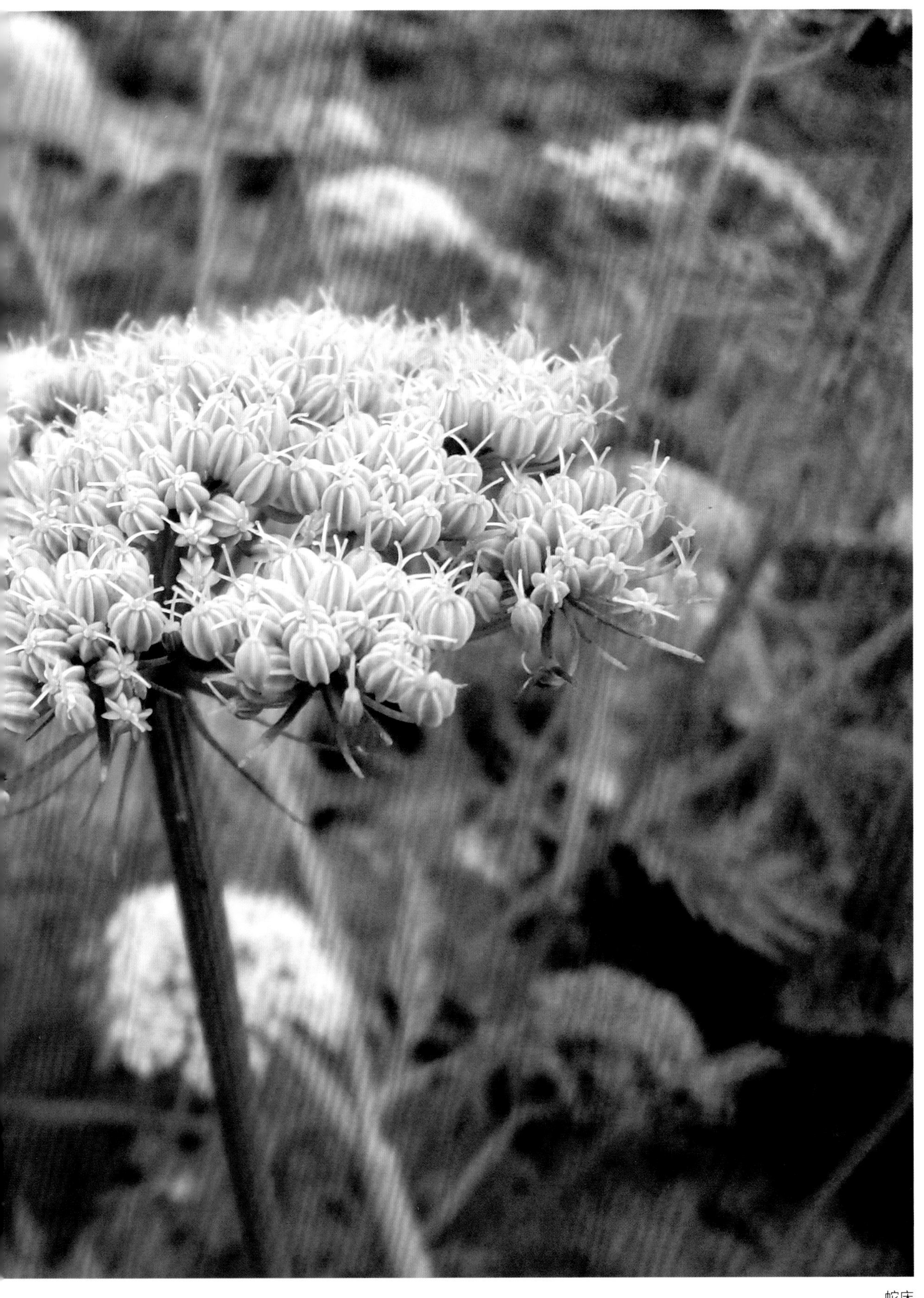

蛇床

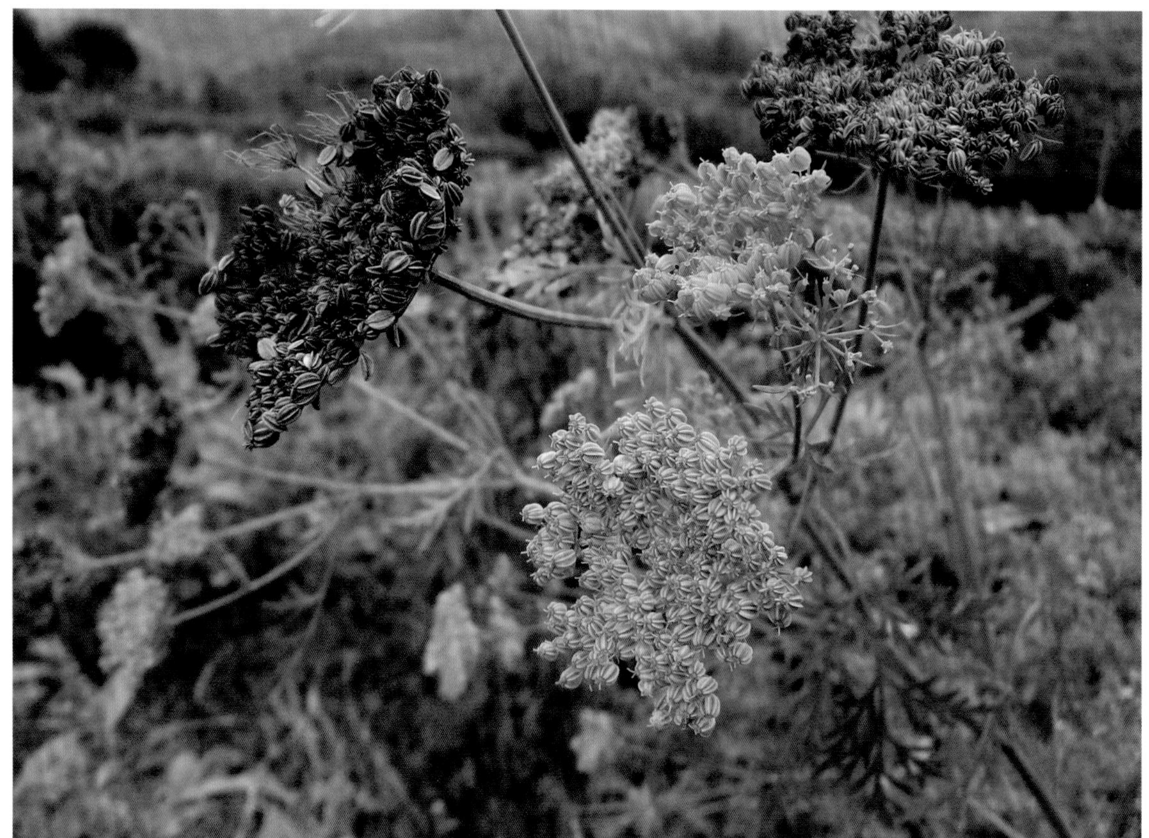

蛇床

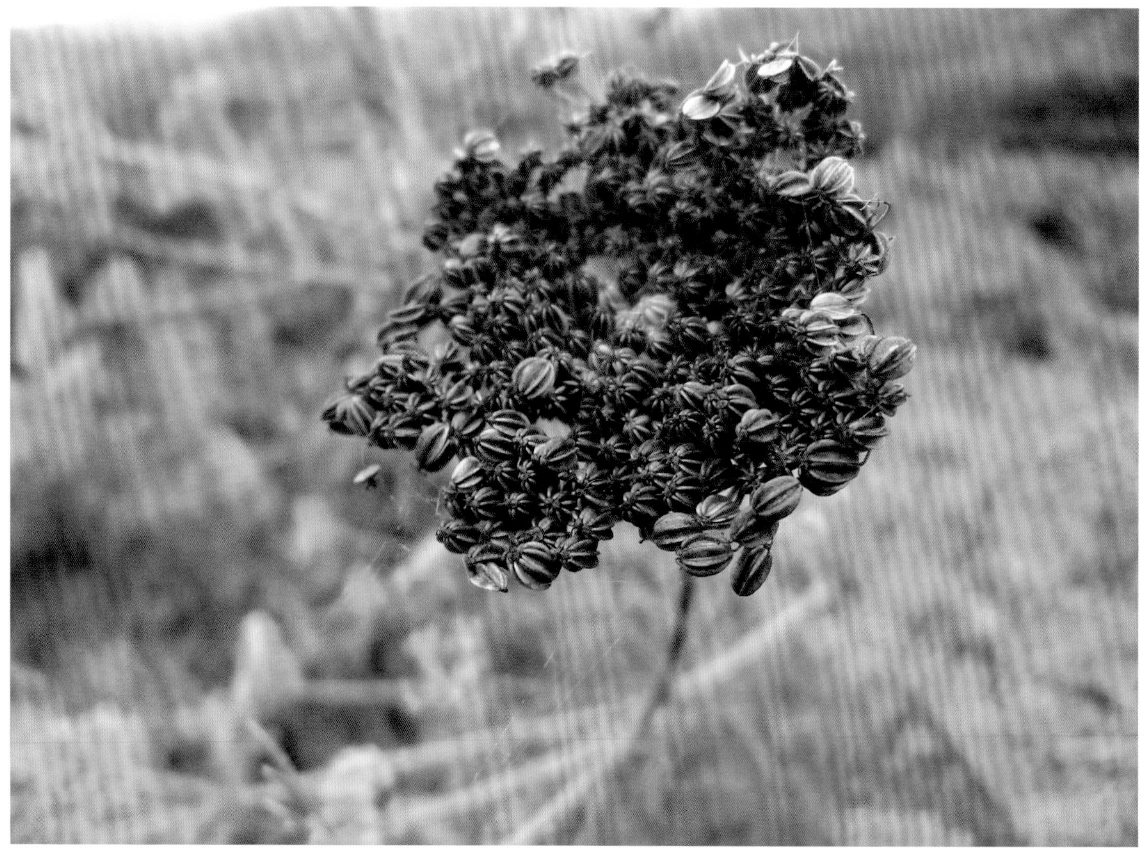

蛇床

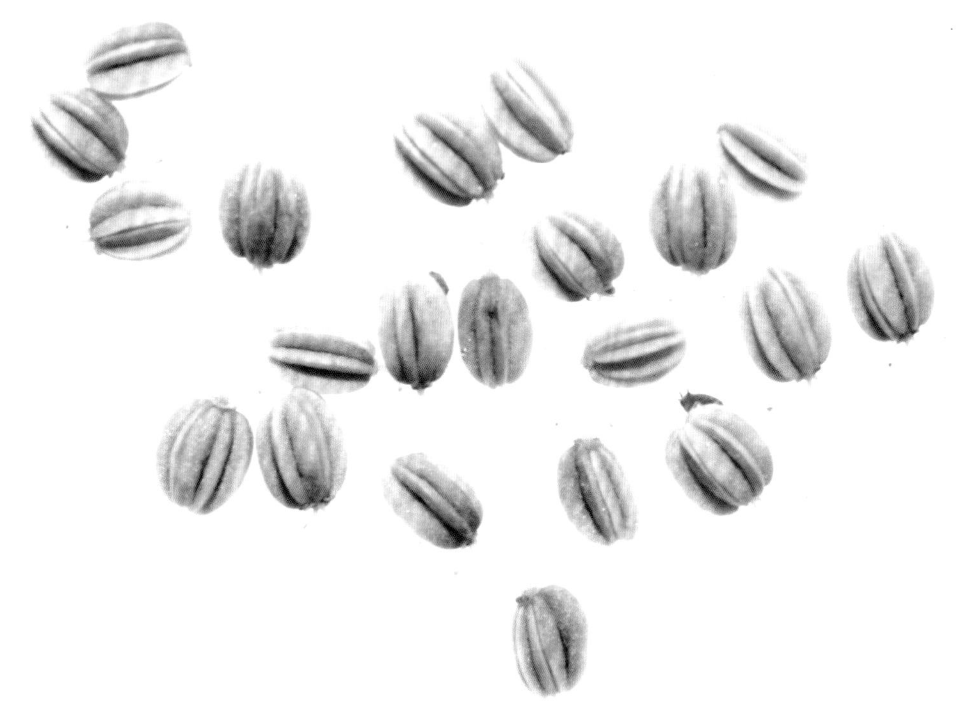

蛇床子药材

药材鉴别

双悬果细小，呈椭圆形，长约 2 mm，直径约 1.5 mm，表面灰棕色，顶端有 2 枚向外弯曲的线形柱基，基部有小果柄，分果略呈半球形，背面有翅状突起的纵脊线 5 条，合生面平坦，果皮松脆，种子细小；具松节油样香气，味辛凉，有麻舌感。以颗粒饱满、色灰黄、香气浓者为佳，

功效主治

祛寒，消食。主治胃寒腹胀、消化不良等。

用法用量

内服：研末，3 ~ 6 g；或入丸、散。

民族药方

1．胃寒，胃胀，消化不良　蛇床子、小米辣、豆蔻、紫硇砂、荜茇、黑种草籽各 20 g，石榴籽 30 g，肉桂 15 g，藏木通 25 g。同捣罗为细粉，过筛，混匀制散；或用水泛丸。每次 2.5 ~ 3.0 g，每日 1 次。

2．胃寒，腹胀，腹鸣，食欲不振　蛇床子 20 g，五味子、石榴籽、芫荽果各 15 g，沙棘膏、干姜、侧柏子各 10 g。共研细，过筛，混匀制散或用水泛丸，每次 1.5 ~ 2.0 g，每日 2 次。

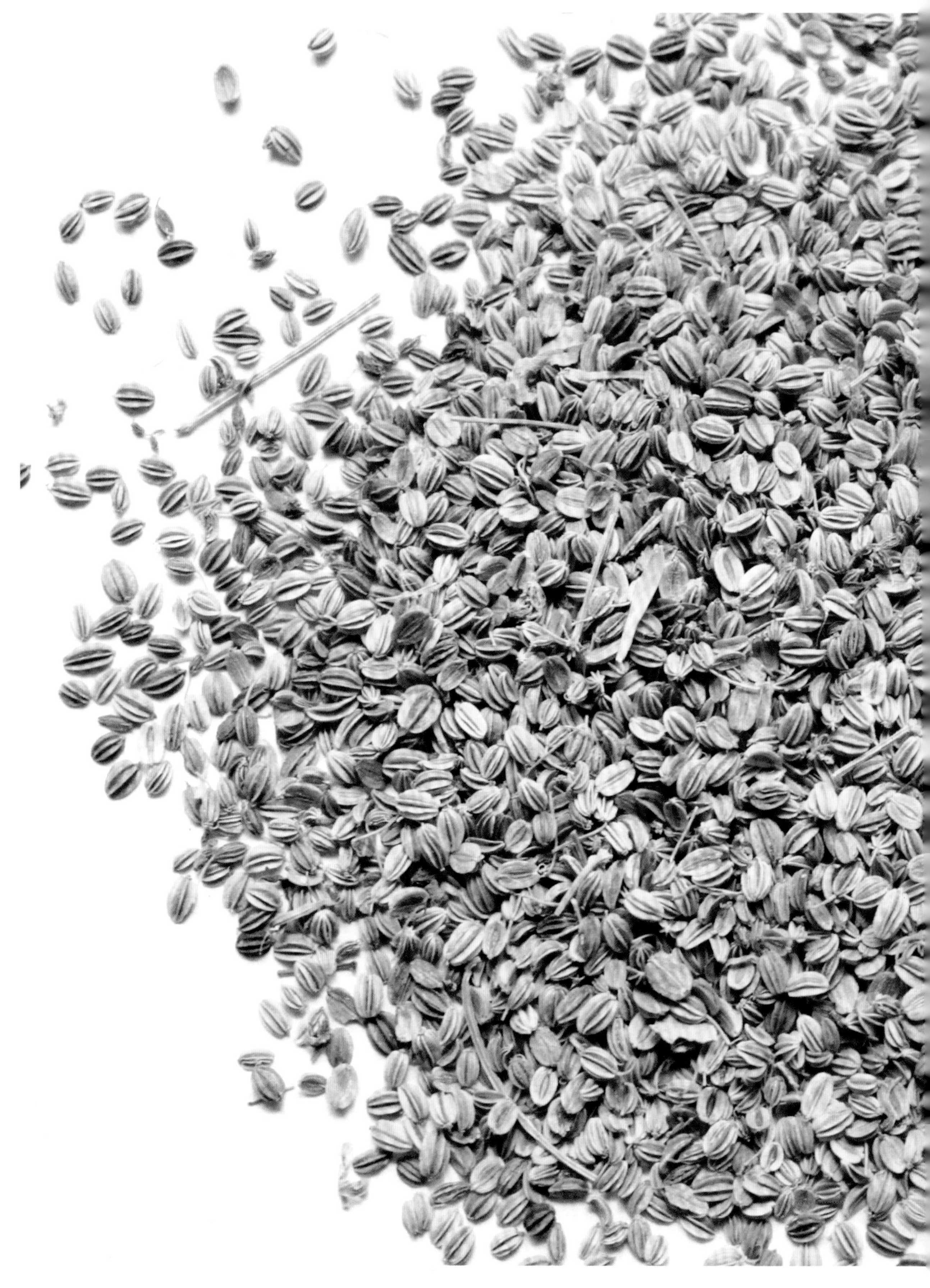

蛇床子

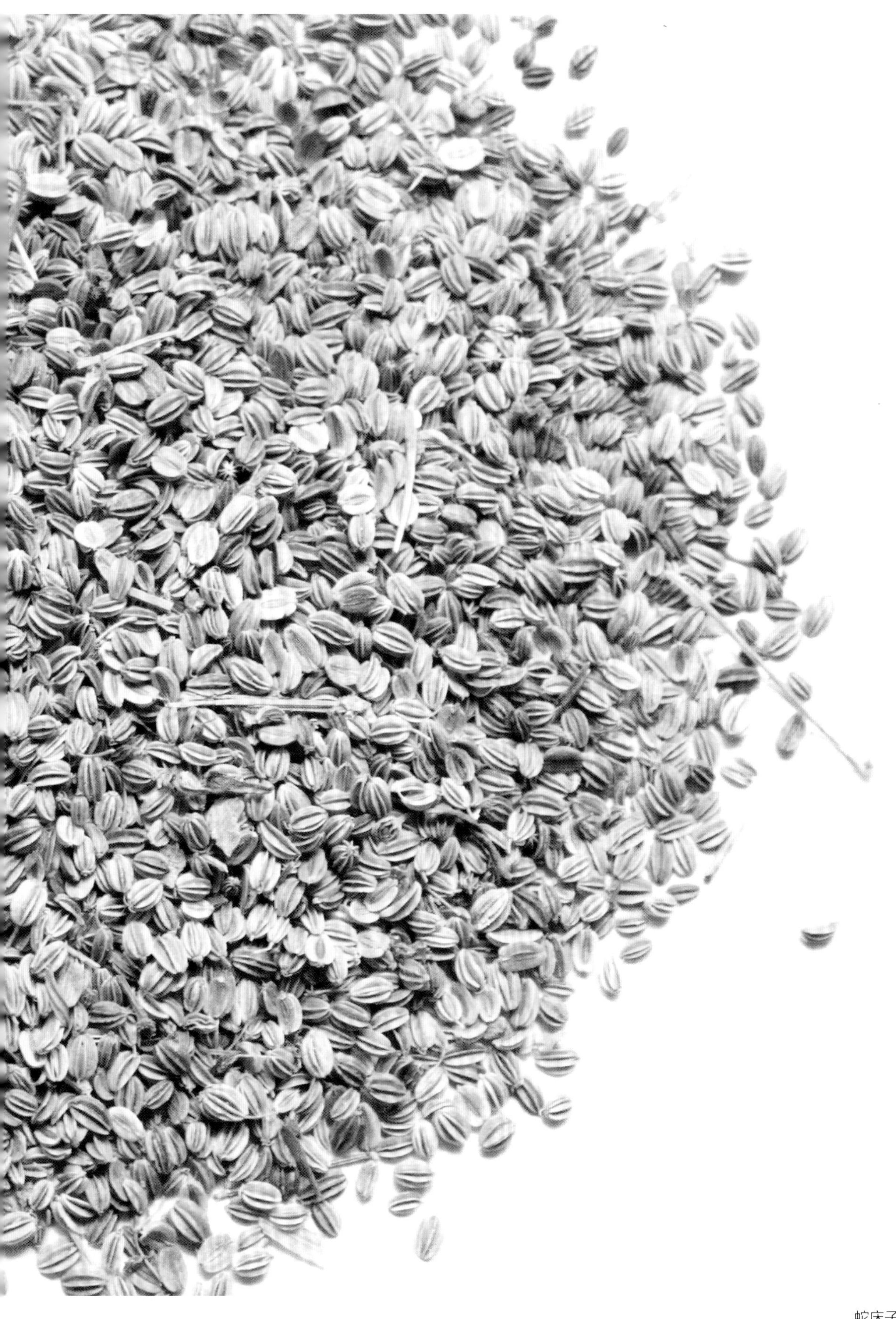

蛇床子饮片

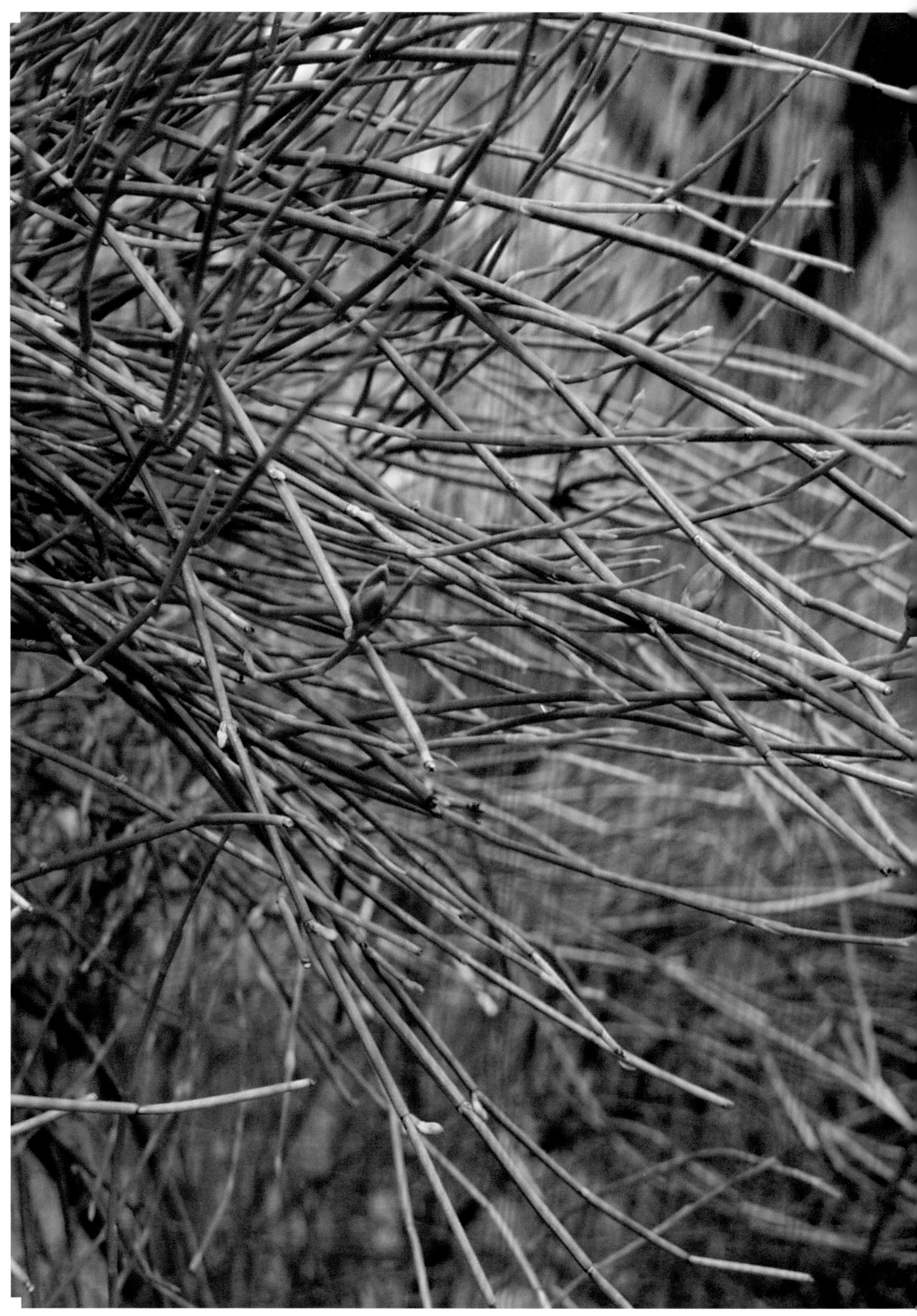

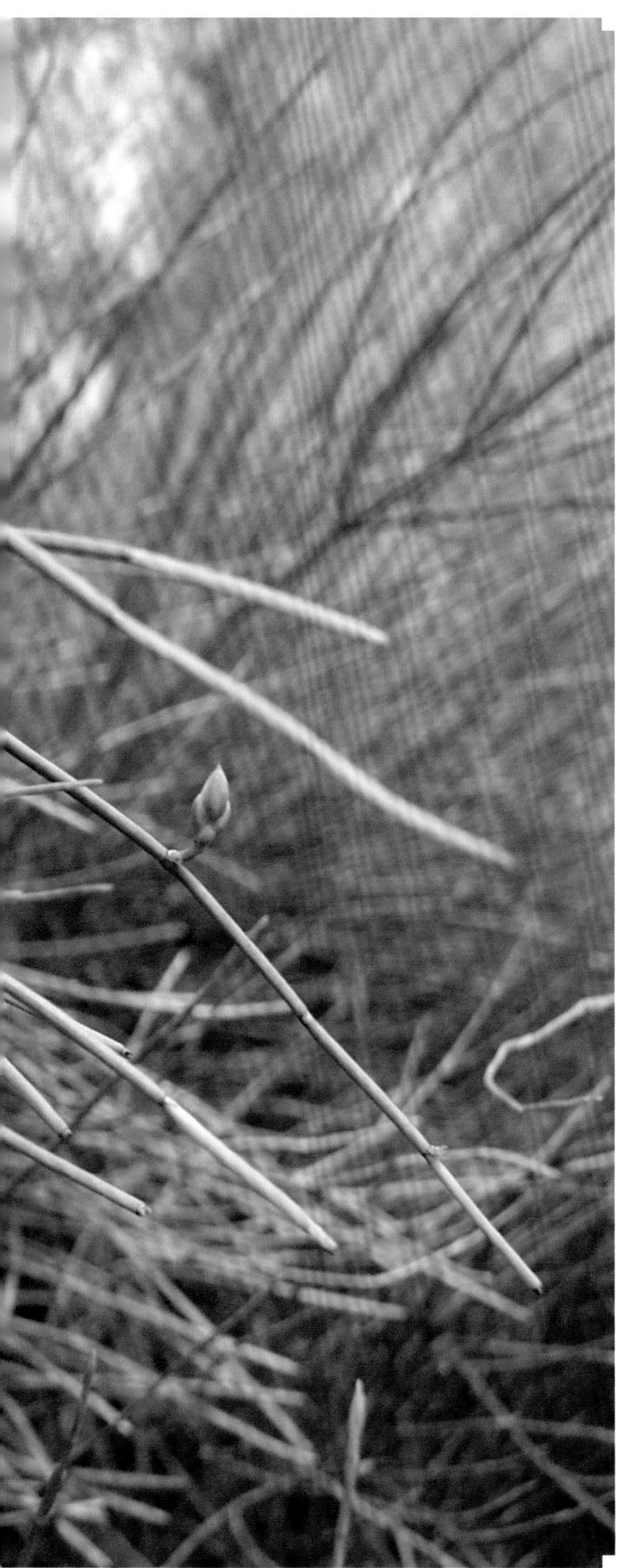

麻黄

【蒙药名】哲日根。

【别　名】卑相、狗骨、麻黄绒、策都木、炙麻黄。

【来　源】本品为麻黄科草本状小灌木草麻黄 *Ephedra sinica* Stapf 等的草质茎。

【性味归经】味辛、微苦，性温。归肺、膀胱经。

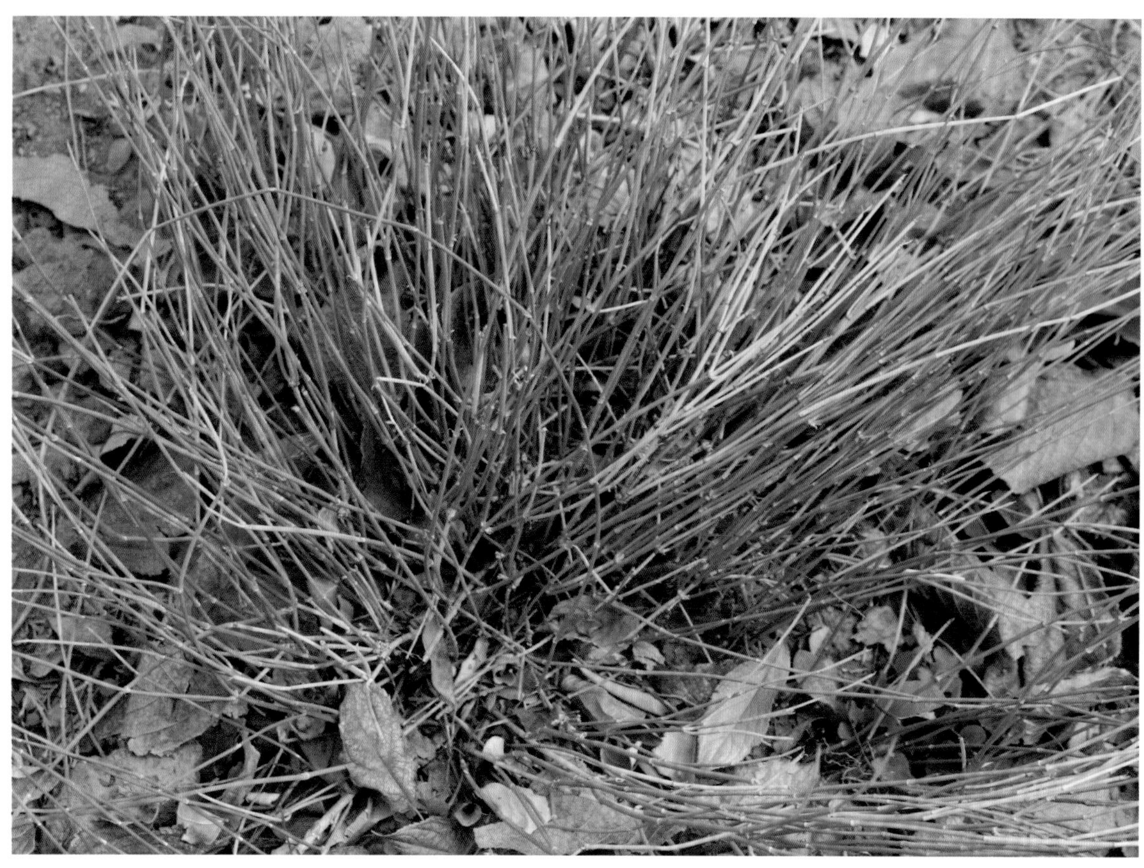

草麻黄

识别特征

小灌木，常呈草本状，木质茎短小，匍匐状；小枝圆，对生或轮生，节间长 2.5 ~ 6.0 cm，叶膜质鞘状，上部 1/3 ~ 2/3 分离，2 裂（稀 3 裂），裂片锐三角形，反曲。雌雄异株；雄球花有多数密集雄花，或呈复穗状，雄花有 7 ~ 8 枚雄蕊，雌球花单生枝顶，有苞片 4 ~ 5 对，上面一对苞片内有雌花 2 朵，雌球花成熟时苞片肉质，红色；种子藏于苞片内，通常为 2 粒。中麻黄：茎高达 1 m 以上，叶上部约 1/3 分裂，裂片通常 3（稀 2 裂），三角形或三角形状披针形；雄球花常数个密集于节上，呈团状；雌球花 2 ~ 3 朵生于茎节上，仅先端一轮苞片生有 2 ~ 3 朵雌花。种子通常 3 粒（稀 2 粒）。木贼麻黄：直立灌木，高达 1 m，节间短而纤细，长 1.5 ~ 2.5 cm，叶膜质鞘状，仅上部约 1/4 分离，裂片 2，呈三角形，不反曲；雌花序常着生于节上成对，苞片内有雌花 1 朵。种子通常为 1 粒。花期 5—6 月，果期 8—9 月。

生境分布

生长于干燥的山冈、高地、山田或干枯的河床中。分布于吉林、辽宁、内蒙古、河北、河南、山西等省区。

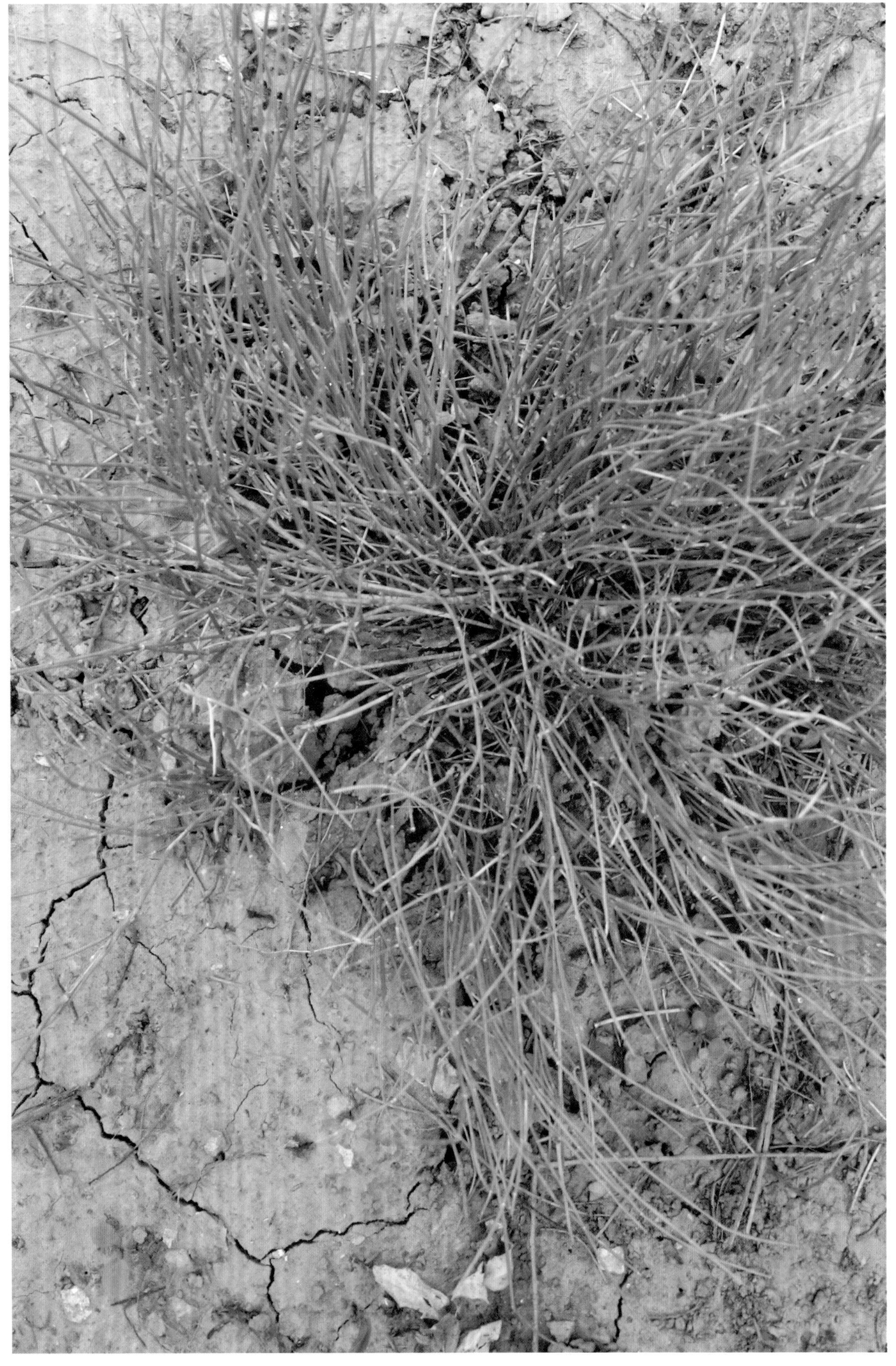

草麻黄

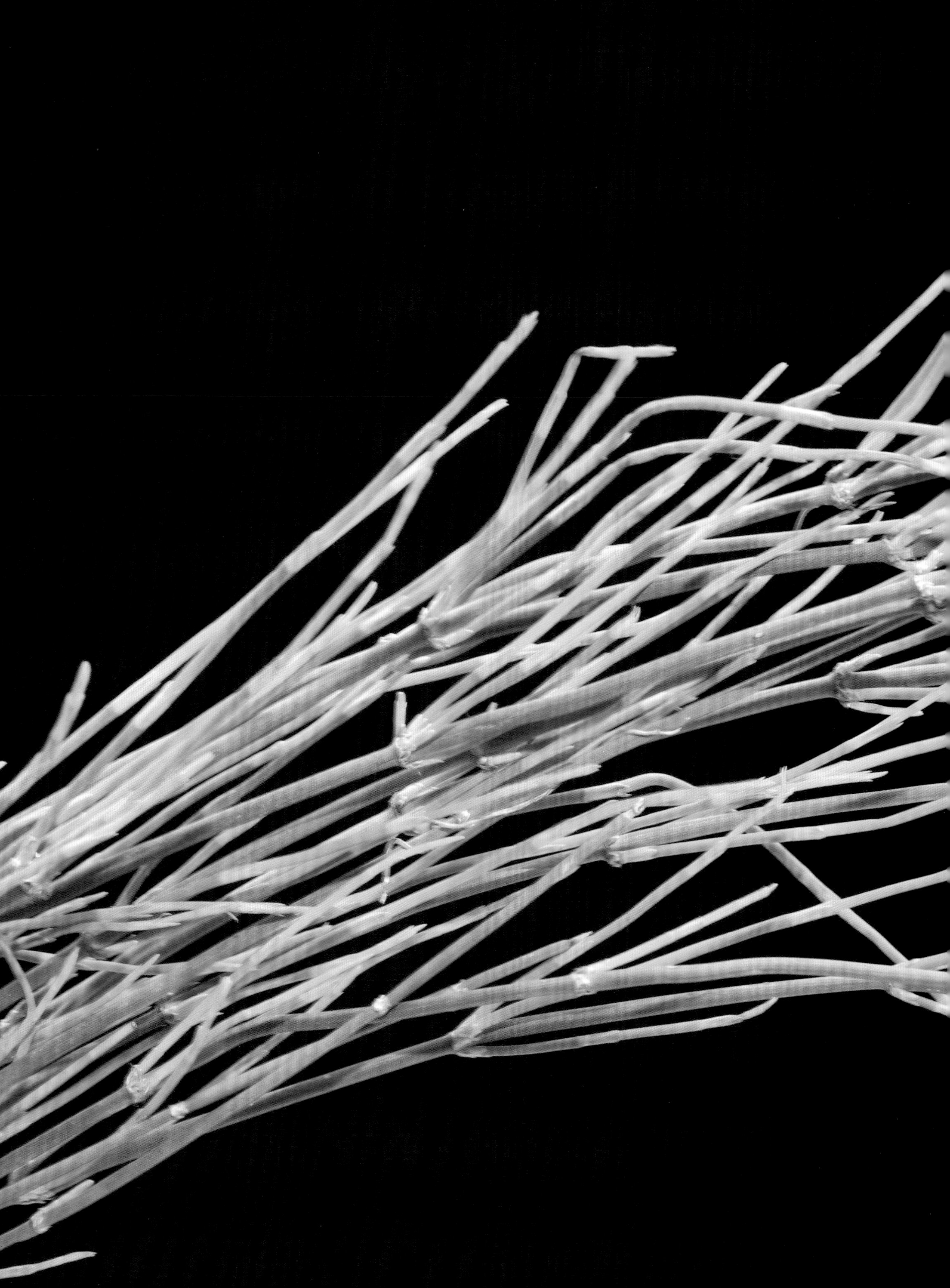

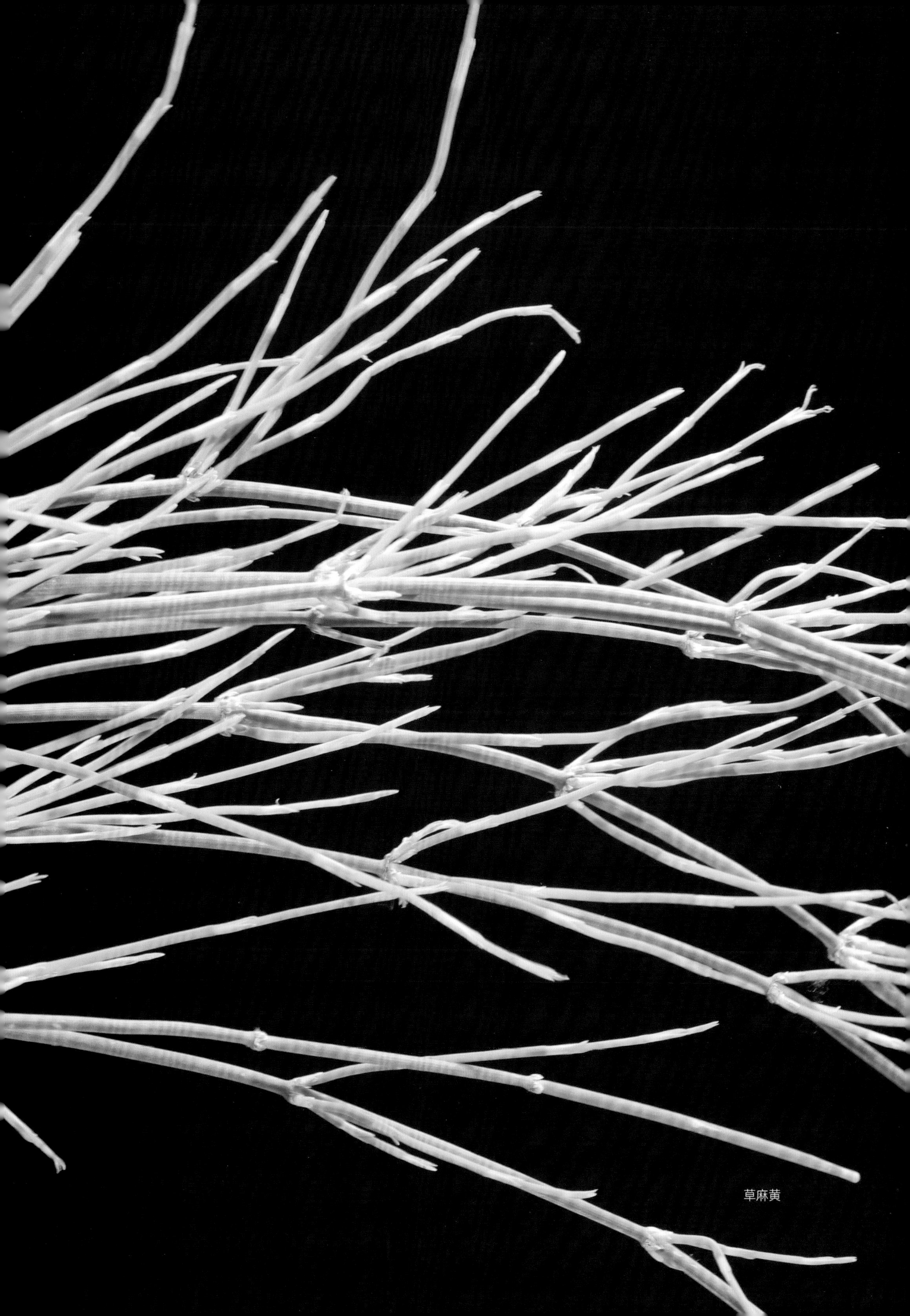

草麻黄

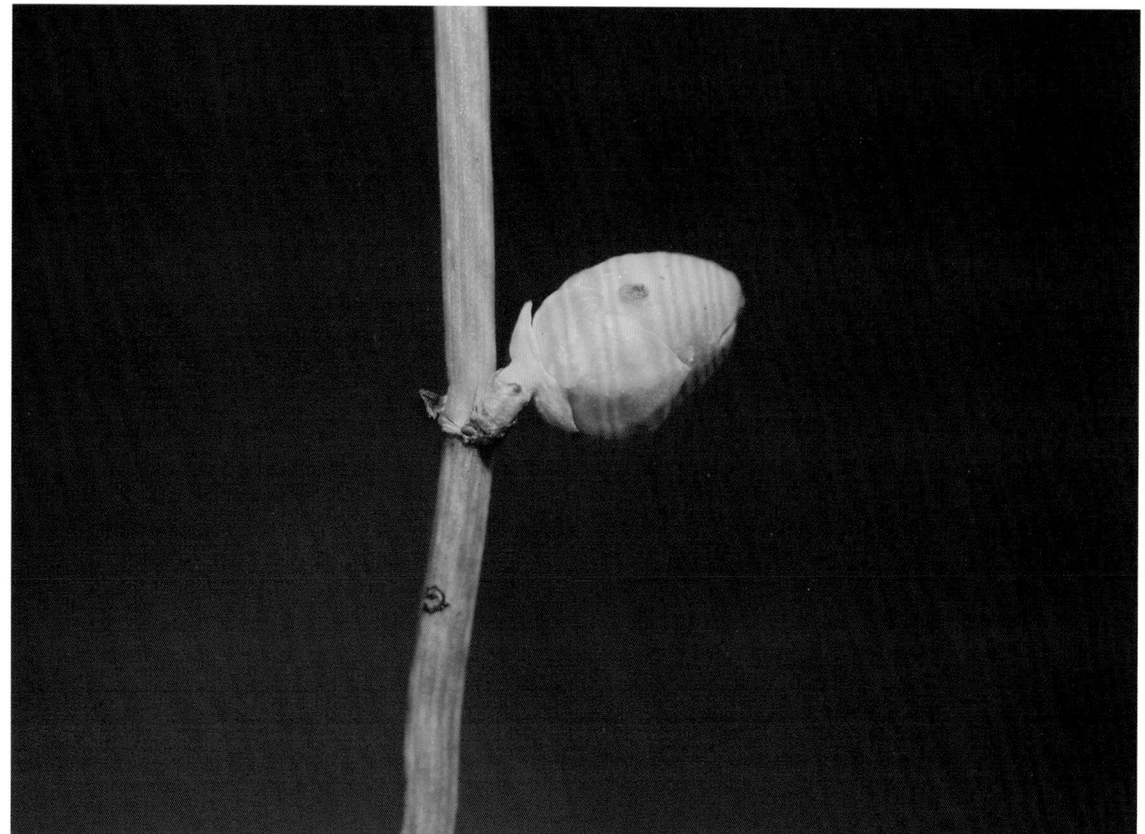

草麻黄

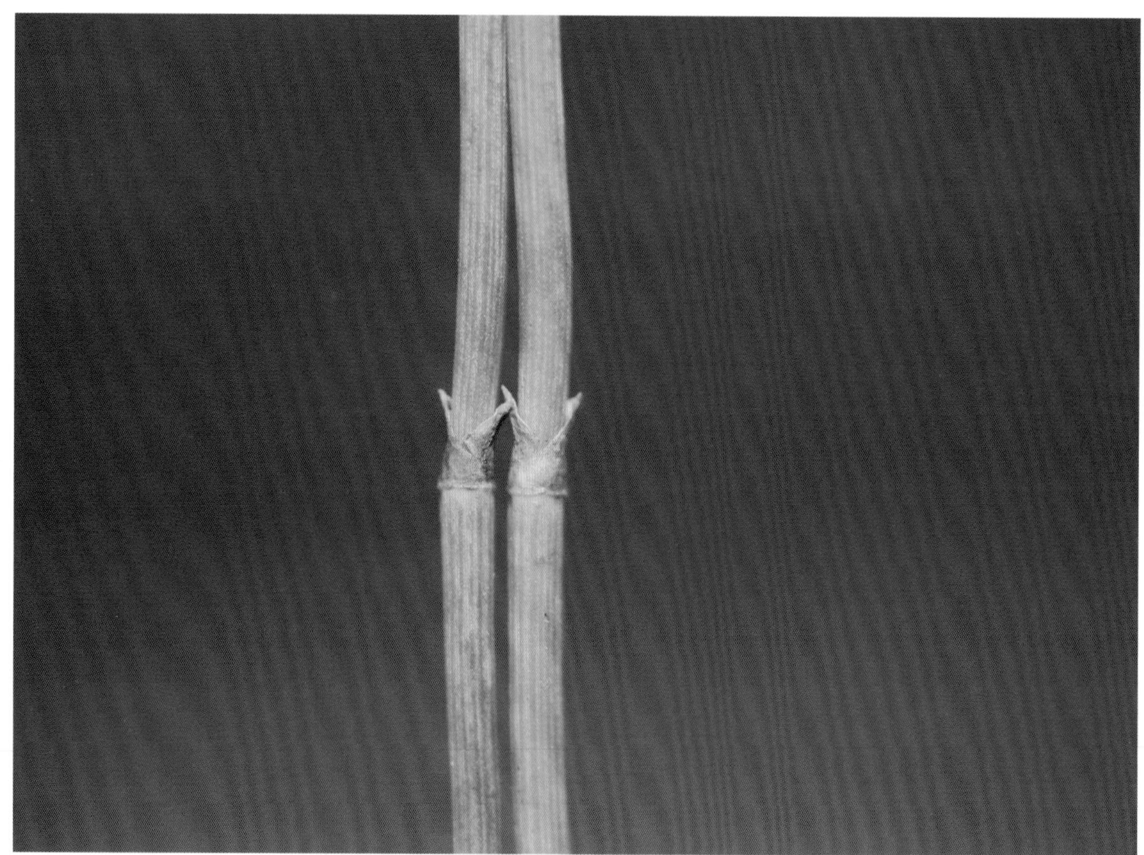

草麻黄

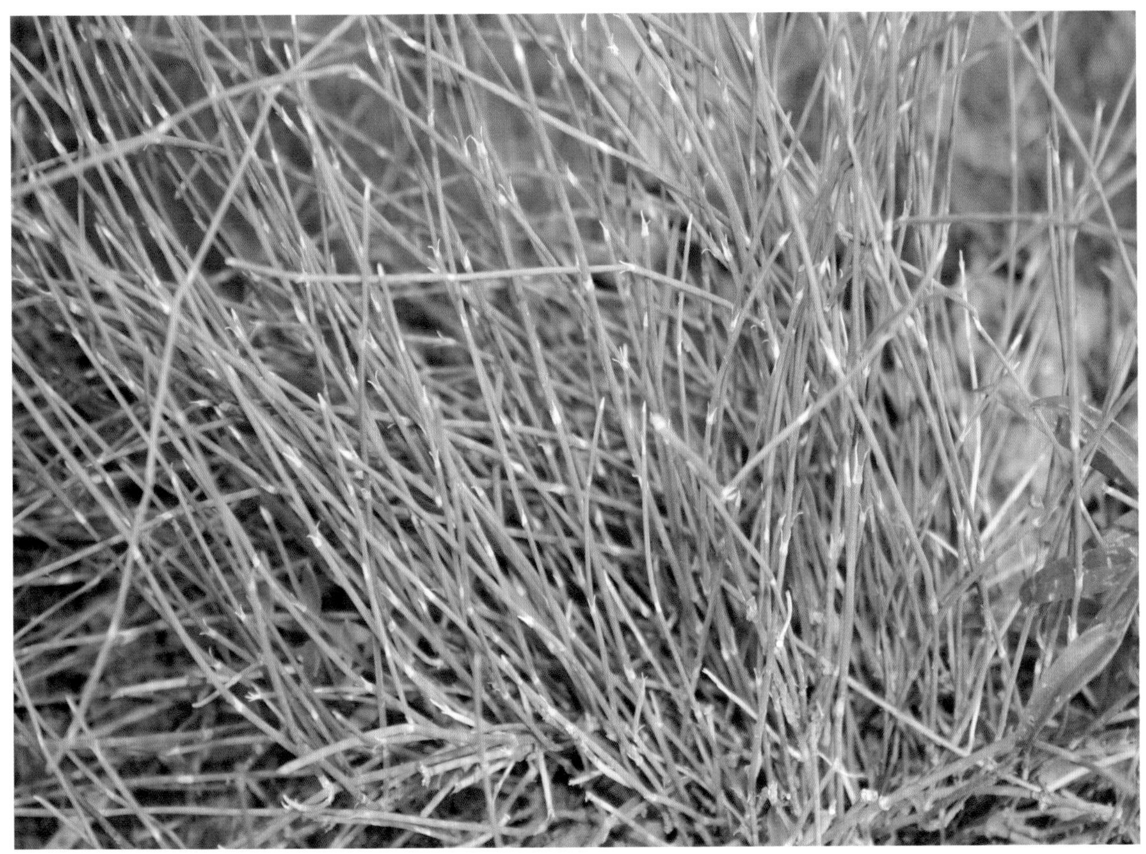

草麻黄

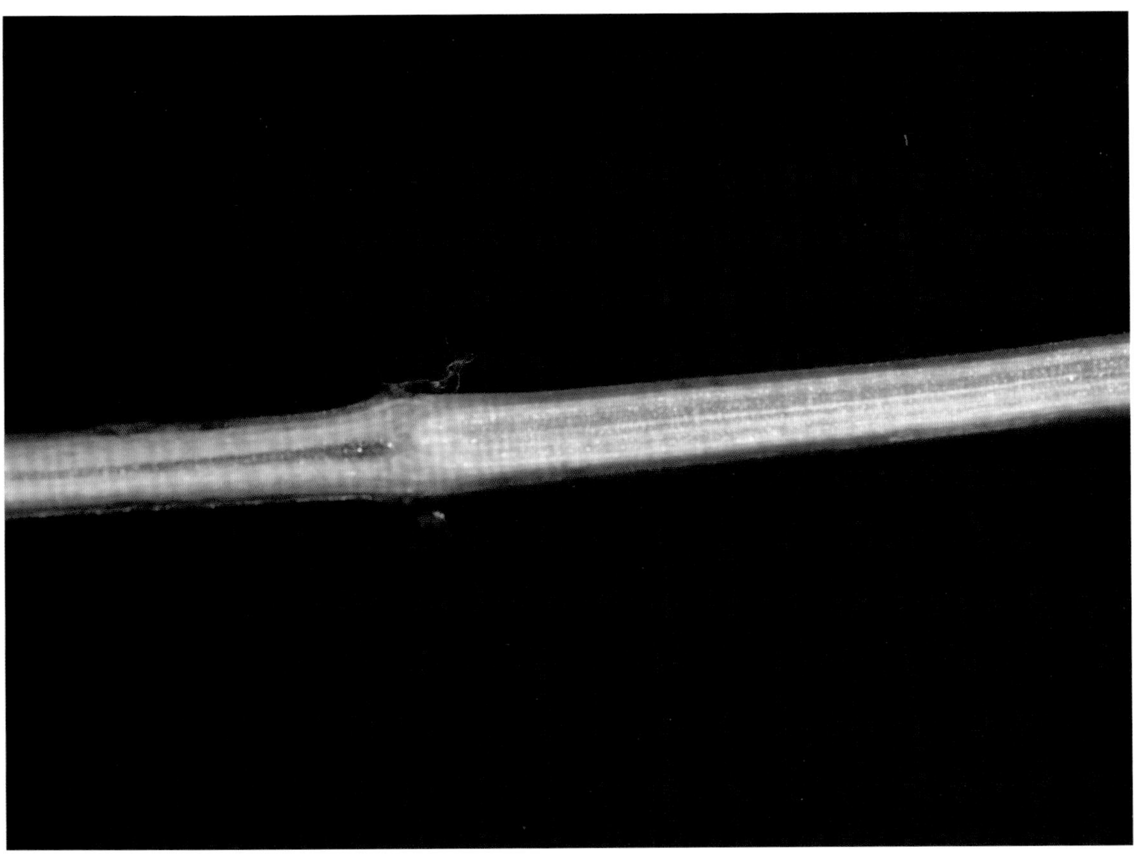

草麻黄

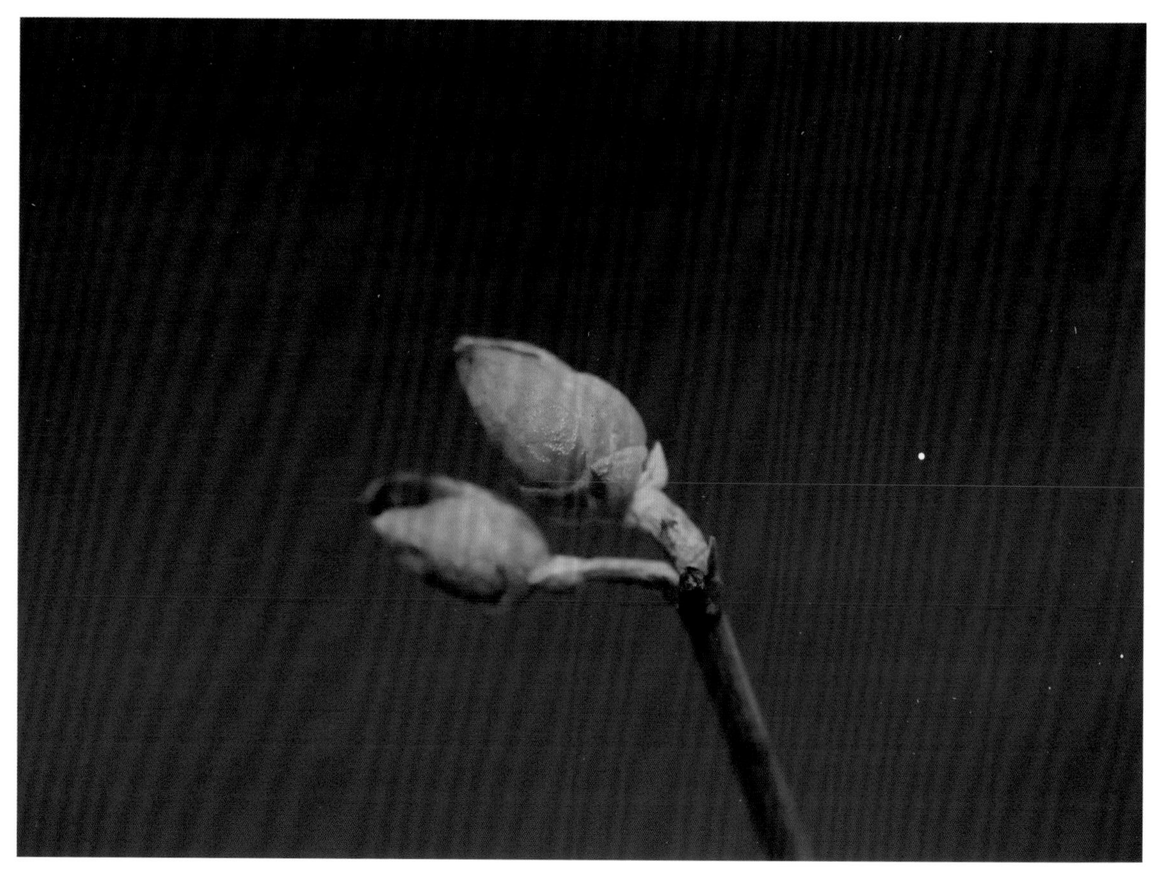

草麻黄

采收加工

8—10 月割取地上绿色草质茎，通风处晾干或晒干。

药材鉴别

本品呈圆柱形的段，段长 10 ~ 20 mm，直径 1 ~ 2 mm。表面淡黄色至黄绿色，粗糙，有细纵脊线，节上有细小鳞叶，节间长 2 ~ 6 cm。切面中心显红黄色。质脆，易折断，折断面纤维状。切面中心红棕色，边缘绿黄色，气微香，味涩、微苦。

功效主治

发汗散寒，宣肺平喘，利水消肿。主治风寒感冒、胸闷喘咳、风水浮肿、支气管哮喘。蜜麻黄润肺止咳，多用于表证已解、气喘咳嗽。

药理作用

麻黄碱、伪麻黄碱能舒张支气管平滑肌而有平喘作用。伪麻黄碱有明显的利尿作用。挥发油有发汗解热作用。麻黄碱还能收缩血管，使血压升高，兴奋中枢神经系统，引起兴奋、不安、失眠。

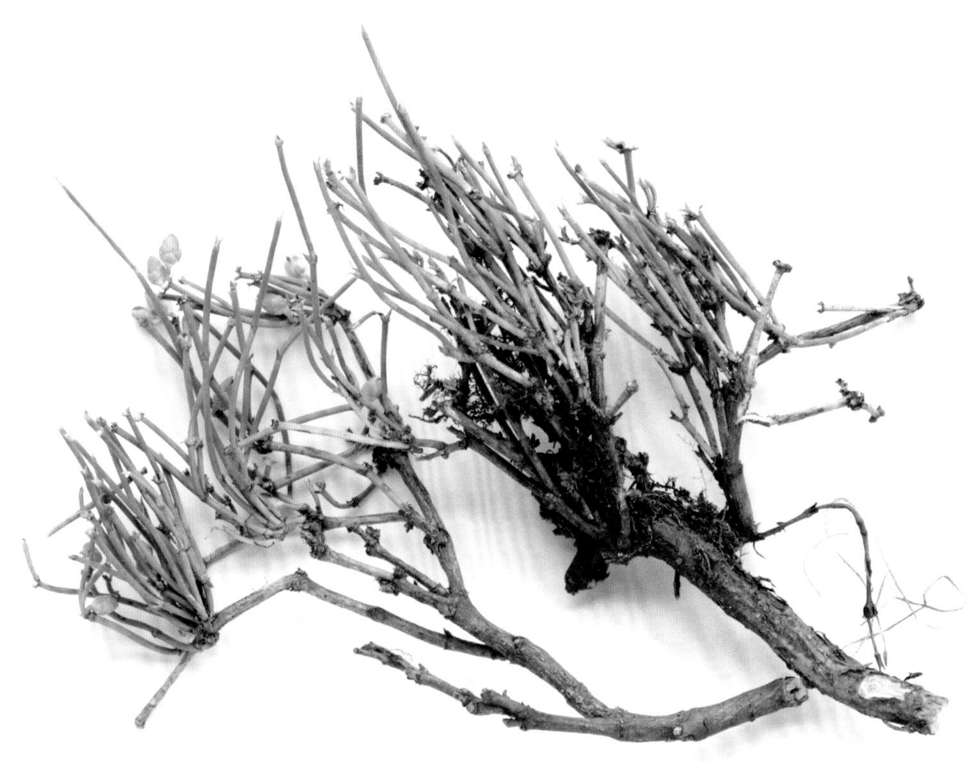

草麻黄

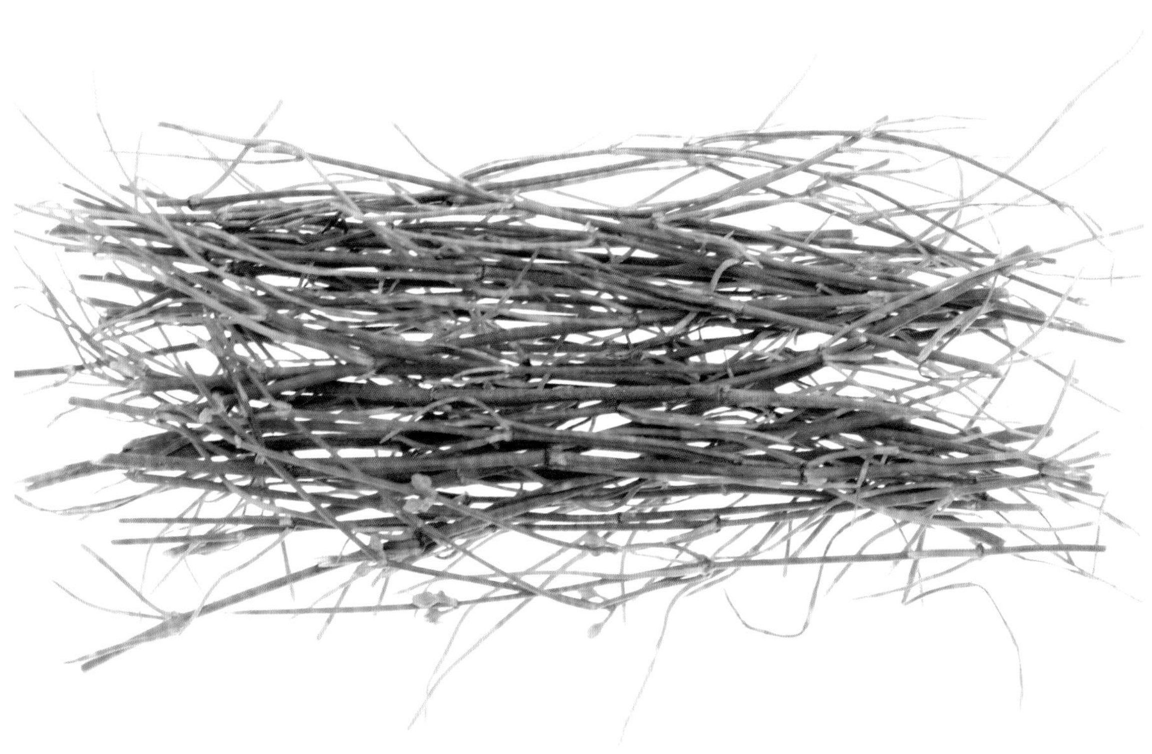

草麻黄药材

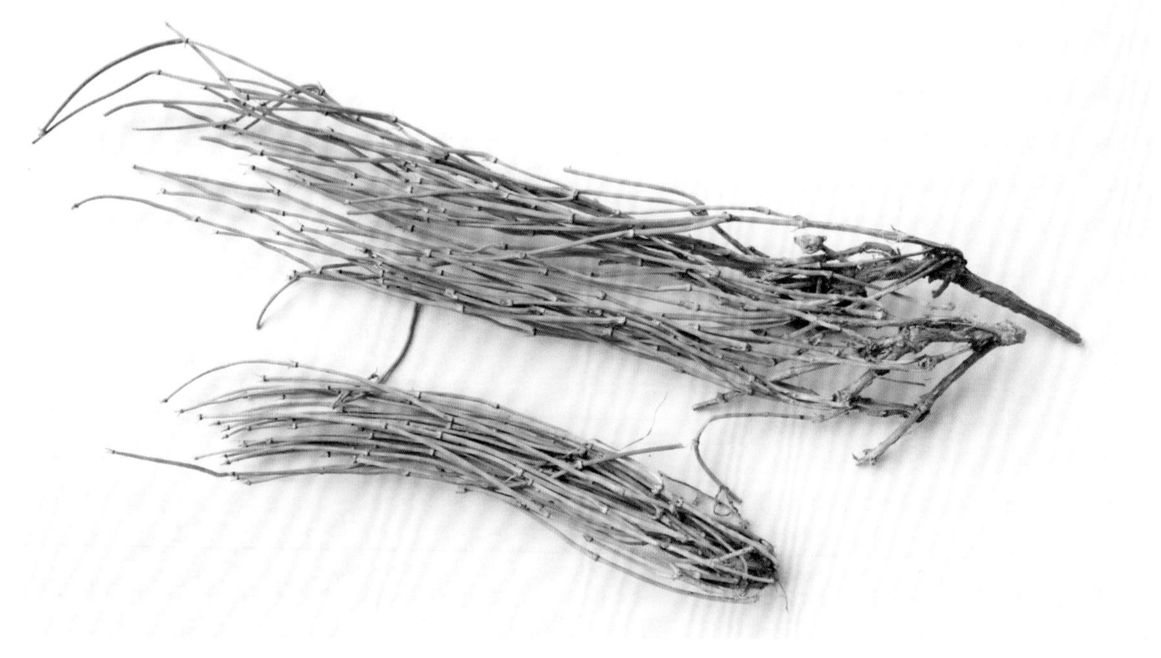

草麻黄

用法用量

内服：3 ~ 10 g，水煎服。发汗解表常用生麻黄，止咳平喘多用炙麻黄。

民族药方

1．小儿腹泻 麻黄 2 ~ 4 g，前胡 4 ~ 8 g。水煎，加少量白糖送服，每日 1 剂。

2．变应性鼻炎 麻黄（先煎）5 g，桂枝、杏仁各 10 g，葛根 20 g，炙甘草 6 g，细辛 3 g，白芷 15 g。水煎服。

3．小儿百日咳 麻黄、甘草各 3 g，橘红 5 g，杏仁、百部各 9 g。水煎服。

4．荨麻疹 麻黄、蝉蜕、槐花、黄柏、乌梅、板蓝根、甘草、生大黄各 10 g。水煎服。

5．头痛发热（恶风无汗而喘） 麻黄 9 g，桂枝 6 g，炙甘草 3 g，杏仁 10 g。煎服发汗。

6．支气管哮喘 麻黄、前胡、杏仁、黄芩、炙桑白皮、炙枇杷叶各 10 g，生甘草 6 g。共同加水煎煮 2 次，将 2 次药液混合起来，分早、晚 2 次温服，每日 1 剂。

7．喘息性支气管炎 生麻黄、细辛各 3 g，半夏、桔梗、五味子、桂枝各 9 g，生石膏 30 g。水煎服，每日 1 剂。

使用注意

本品发散力强，多汗、虚喘患者当慎用。能升高血压、兴奋中枢神经系统，故高血压、失眠患者也须慎用。

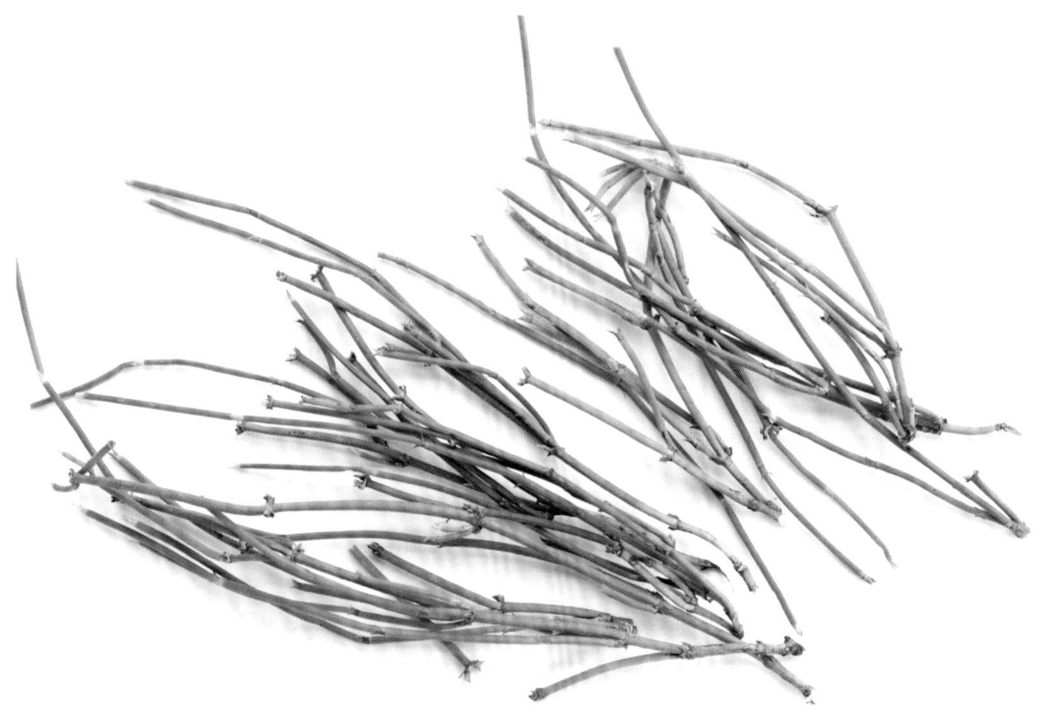

草麻黄

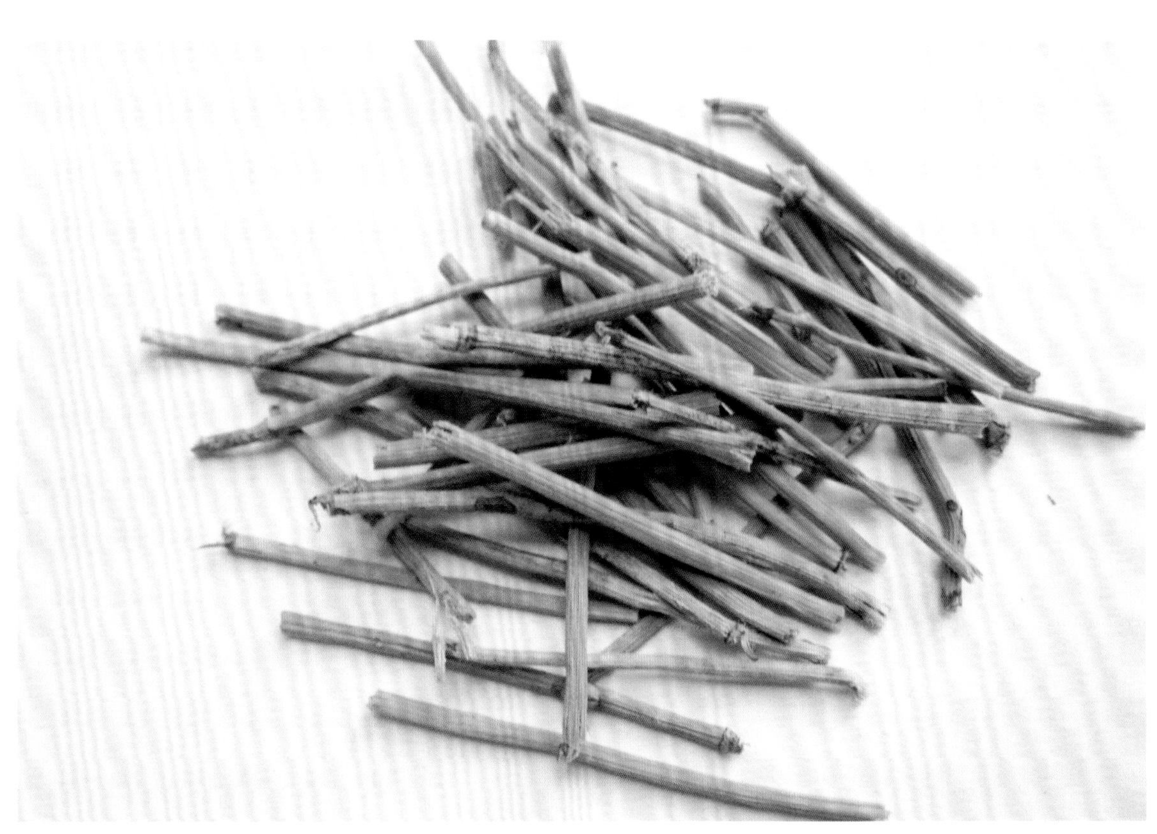

草麻黄

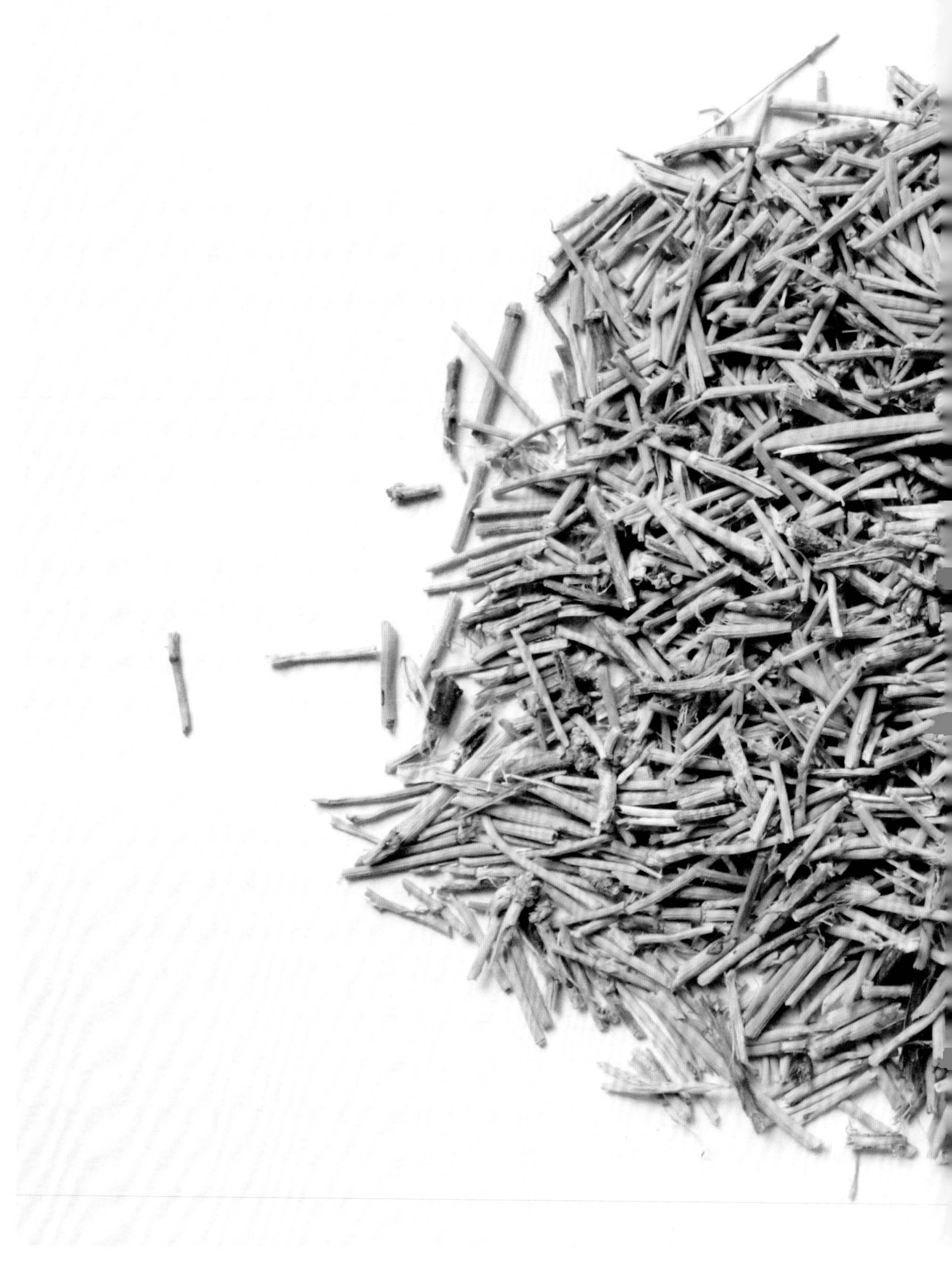

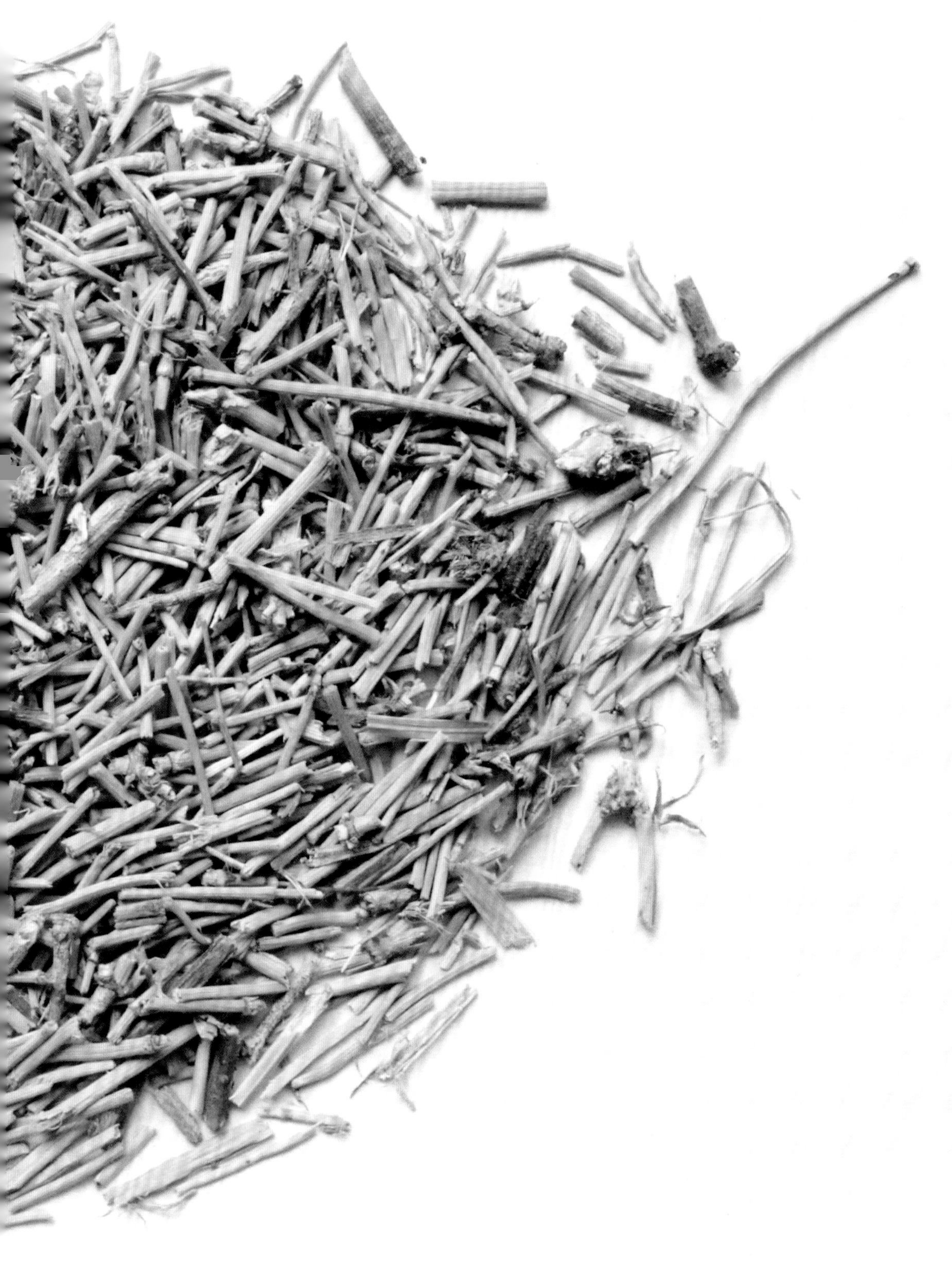

麻黄饮片

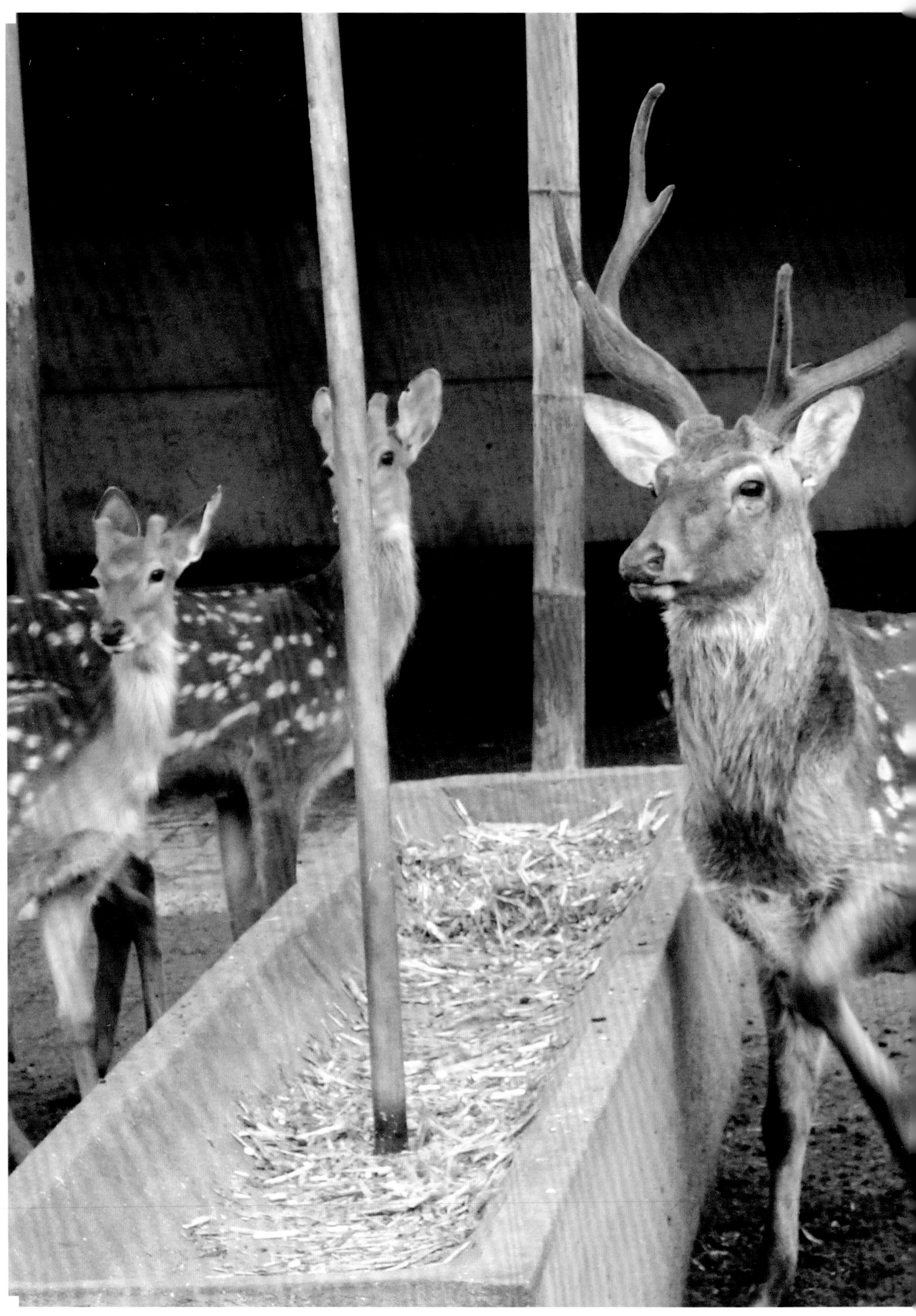

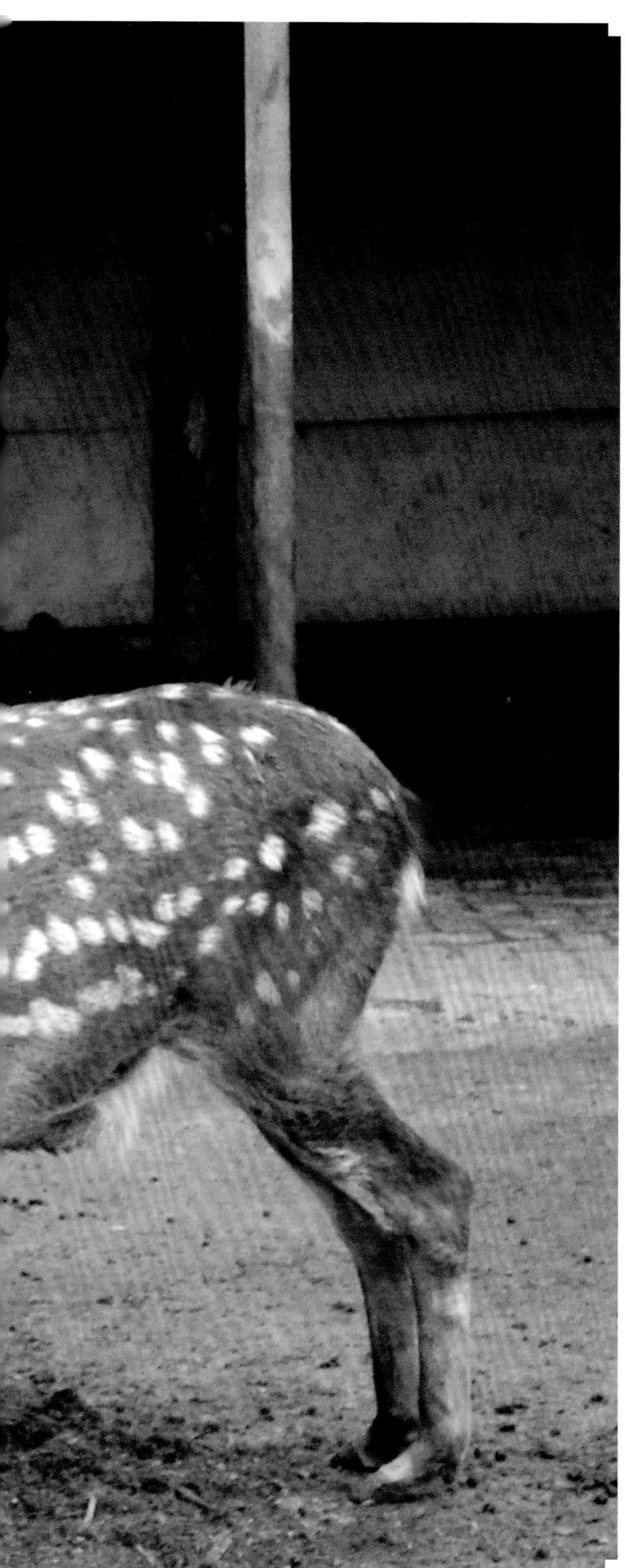

鹿茸

【蒙药名】楚松。

【别　名】挂道尔、鹿茸片、鹿茸粉、鹿茸血片。

【来　源】本品为鹿科动物梅花鹿 *Cervus nippon* Linnaeus 雄鹿未骨化密生茸毛的幼角。

【性味归经】味甘、咸，性温。归肾、肝经。

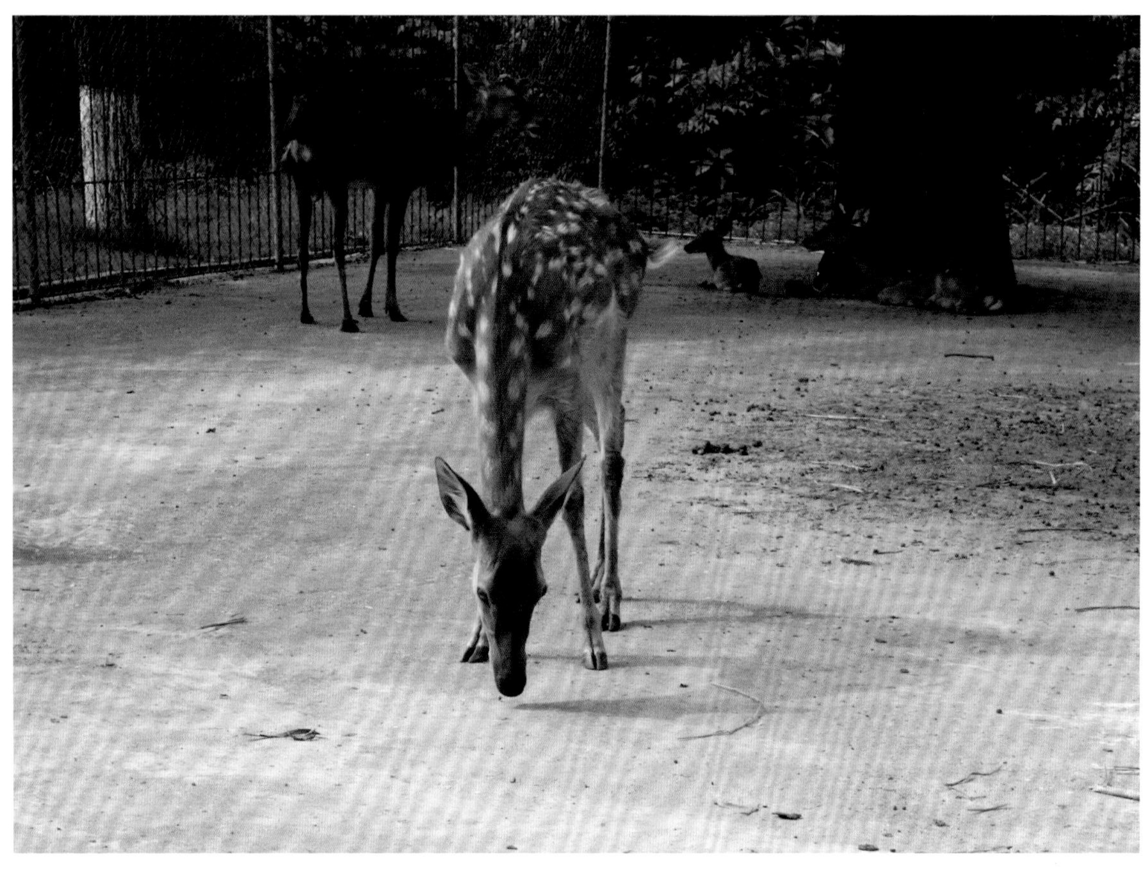

梅花鹿

识别特征

一种体中型的鹿。体长约 1.5 m，肩高约 90 cm。雄鹿有角，生长完全的共有 4 叉，眉叉斜向前伸；第 2 叉与眉叉相距较远，主干末端再分一叉。雌鹿无角。眶下腺明显，呈裂缝状。耳大直立。颈细长，颈和胸部下方有长毛。尾短，臀部有明显白斑。四肢细长，后肢外侧踝关节下有褐色腺体，名为跖腺；主蹄狭尖，侧蹄小。冬毛厚密，棕灰色或棕黄色，有白色斑点，夏季白斑更明显。腹部毛白色，四肢毛色较淡，背部有深棕色的纵纹。

生境分布

分布于吉林、辽宁、黑龙江、新疆、甘肃等省区。

采收加工

分锯茸和砍茸两种方法。锯茸，一般从第 3 年的鹿开始锯茸。二杠茸每年可采收 2 次，第一次在清明后 45 ~ 50 日（头茬茸），采后 50 ~ 60 日再采第二次（二茬茸），三茬茸则采 1 次，在 7 月下旬。锯时应迅速将茸锯下，伤口敷上止血药。将锯下的鹿茸立即进行烫炸等加工，至积血排尽为度，阴干或烘干。砍茸，将鹿头砍下，再将茸连脑盖骨锯下，刮净残肉，绷紧脑皮，进行烫炸等加工，阴干。

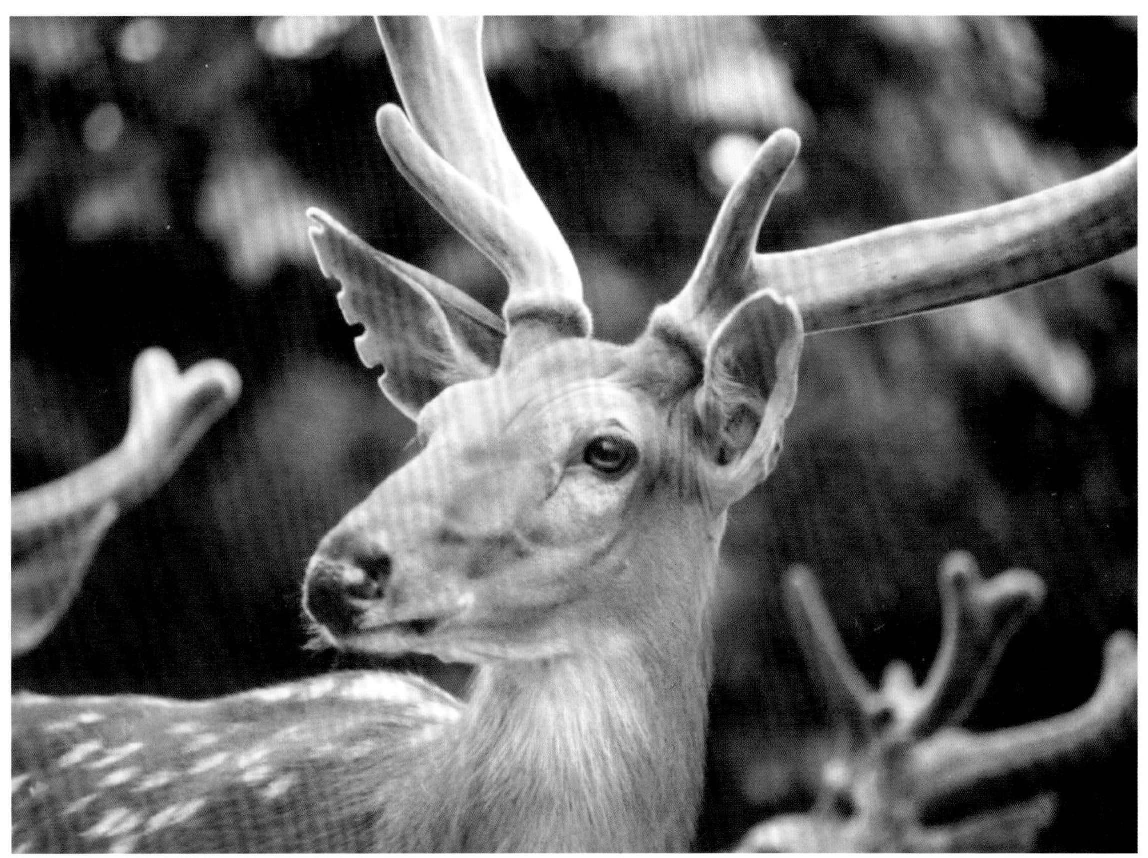

梅花鹿

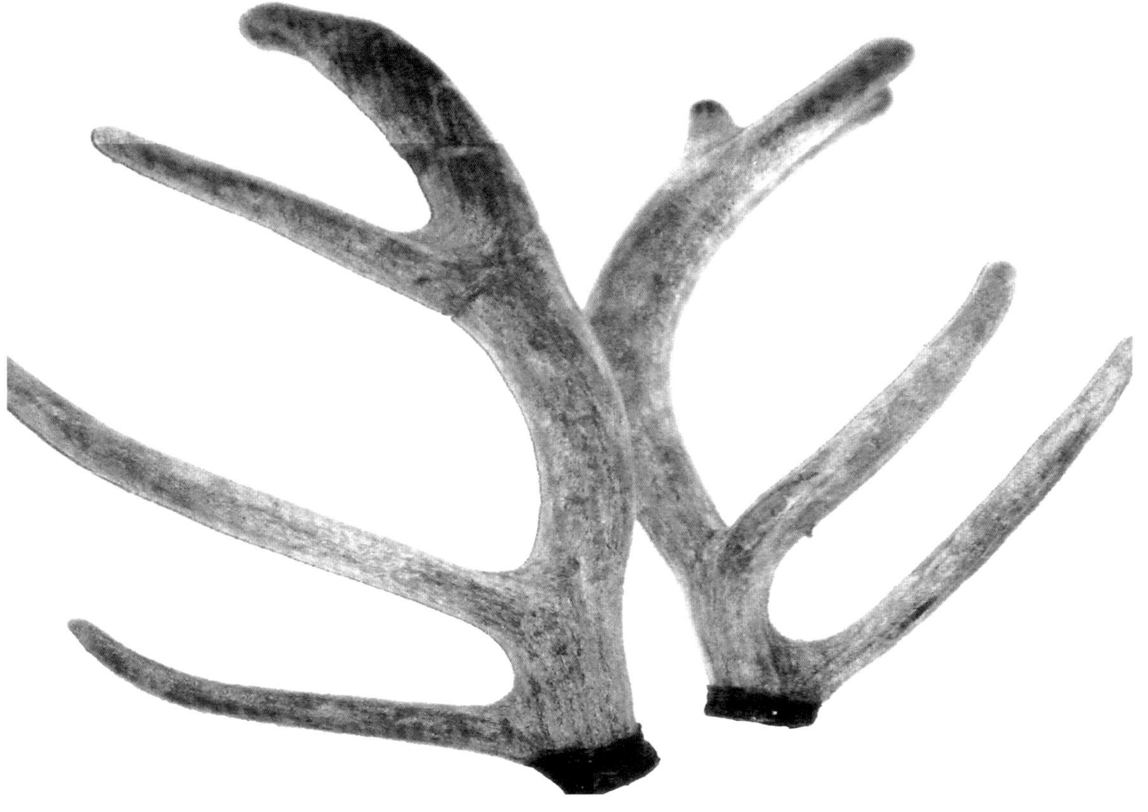

鹿茸药材

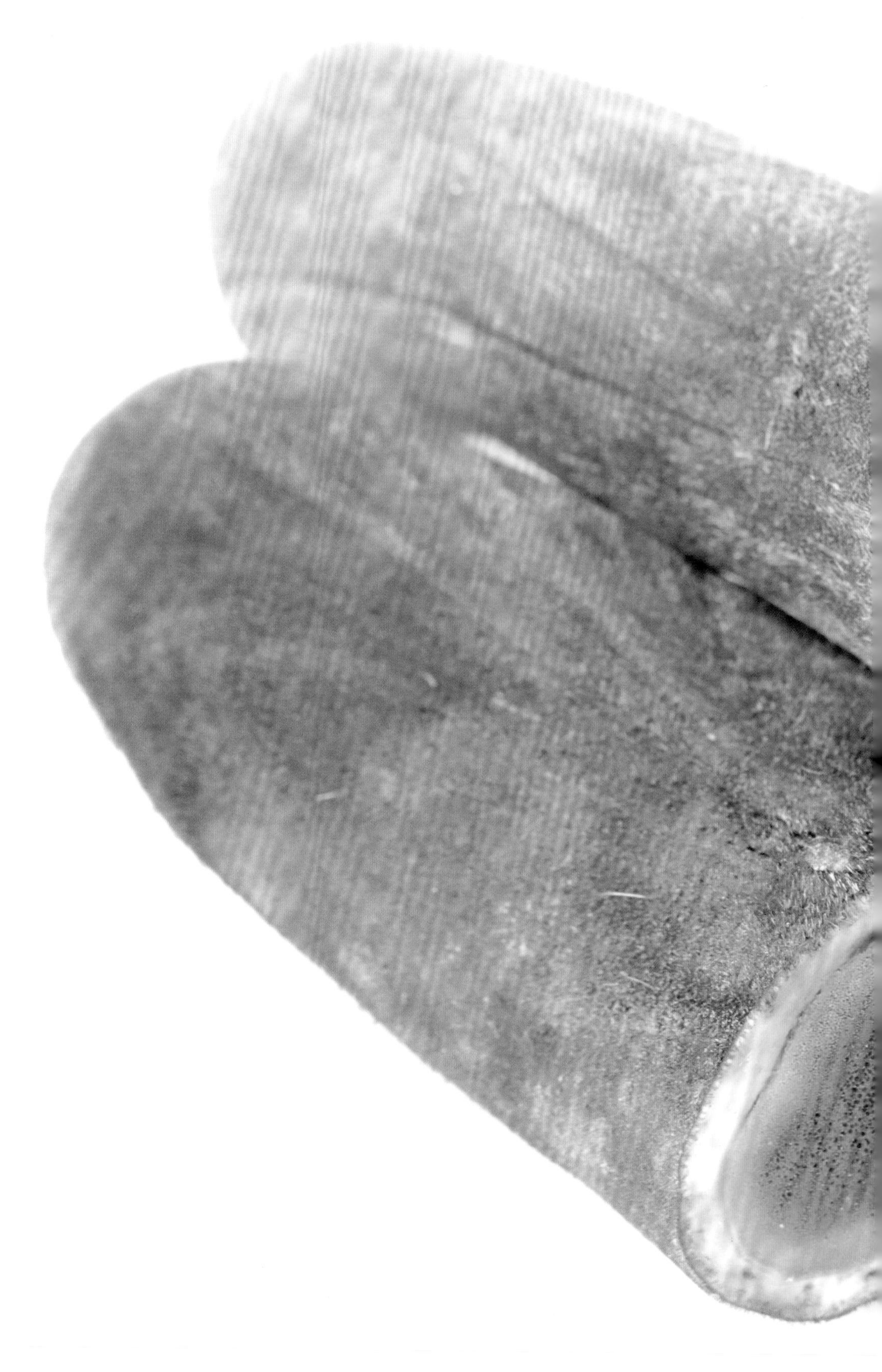

鹿茸

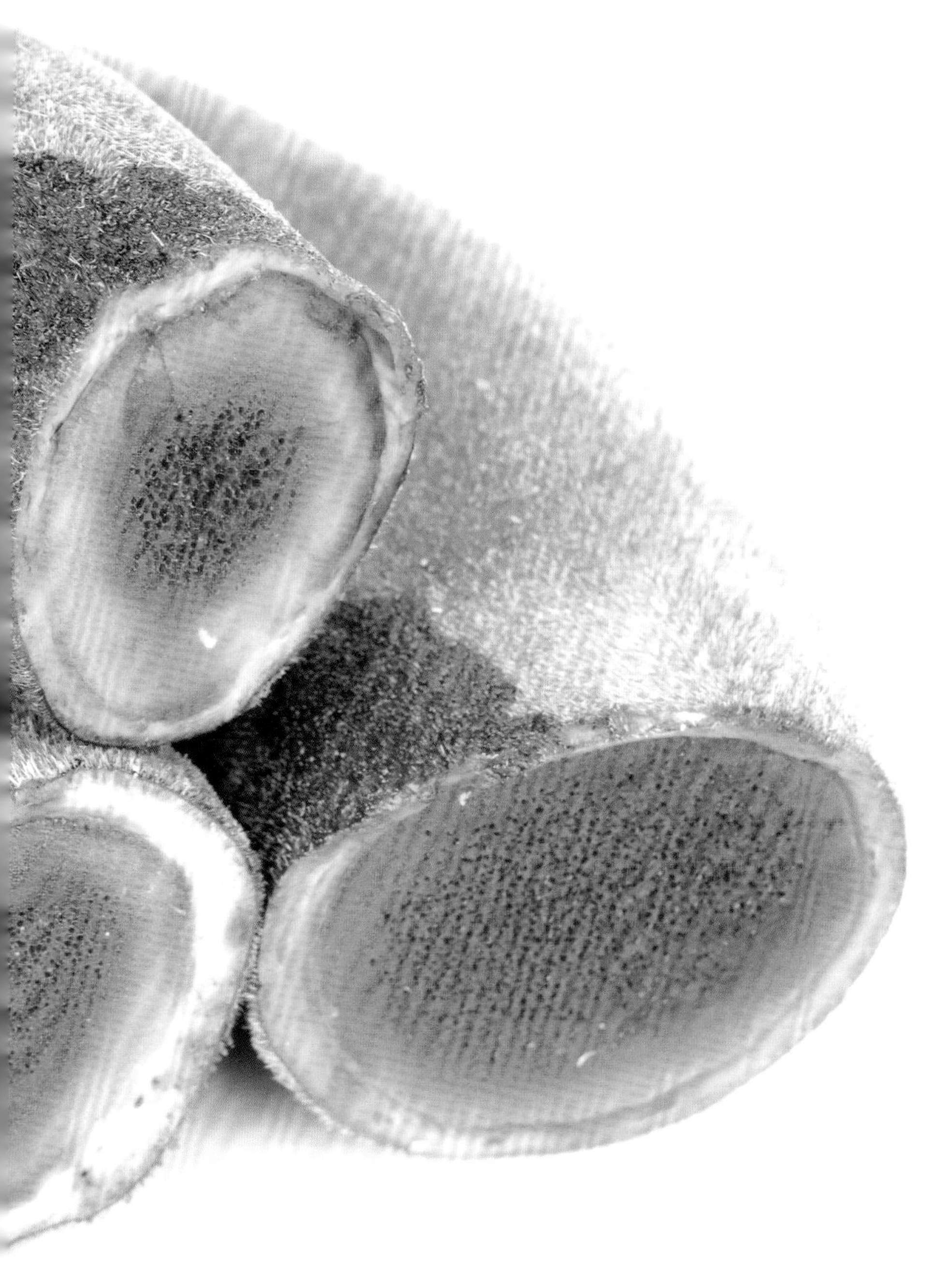

鹿茸药材

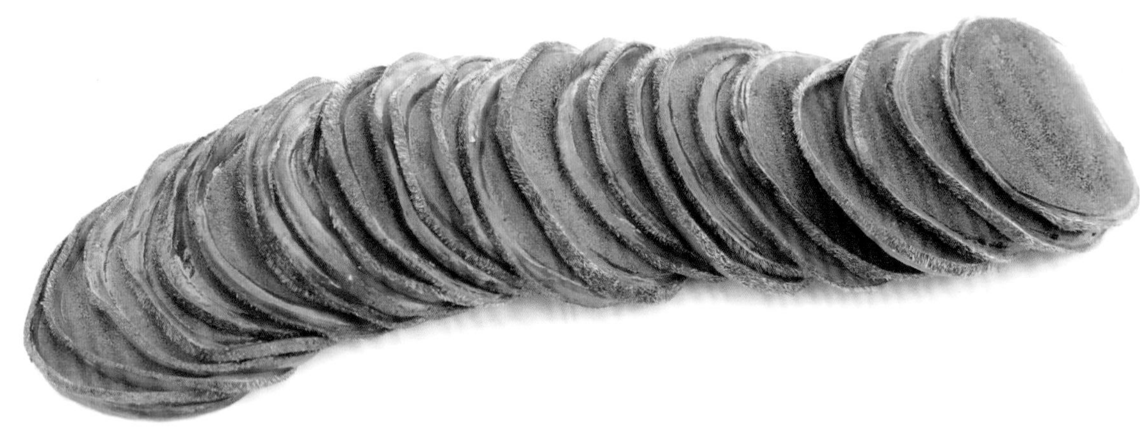

鹿茸药材

药材鉴别

本品为圆形或类圆形厚片。表面粉白色或浅棕色，中间有蜂窝状细孔，外皮无骨质或略具骨质，周边粗糙，红棕色或棕色。质坚脆。气微腥，味微咸。

功效主治

壮肾阳，补精髓，强筋骨，调冲任，托疮毒。主治肾虚、头晕、耳聋、目暗、阳痿、滑精、宫冷不孕、羸瘦、神疲、畏寒、腰脊冷痛、筋骨痿软、崩漏带下、阴疽不敛及久病虚损等症。

药理作用

本品的粉、精、酊均有强壮作用，可使家兔红细胞、血红蛋白增加，使小白鼠体重增加，促进物质代谢，增进食欲。所含的氨基酸对人体有强壮作用等。

用法用量

内服：1 ~ 3 g，研末服；或入丸、散。

民族药方

1. 精血耗涸 鹿茸（酒蒸）、当归（酒浸）各 50 g。焙为末，乌梅肉煮膏捣为丸，如梧桐子大，每次 50 丸。

2．饮酒成泄 嫩鹿茸（酥炙）、肉苁蓉（煨）各 50 g，生麝香 1.5 g。研为末，陈白米饮丸，如梧桐子大，每次饮下 50 丸。

3．病久体虚 鹿茸、人参各 30 g，续断、骨碎补各 60 g。研细冲服，每次 3 ~ 5 g，每日 2 次。

4．腰脚痛 鹿茸不限多少。酥炙紫色，为末，温酒调下 5 g。

5．老人腰痛、腿痛 鹿茸（炙）、山楂各等份。研为细末，加蜜做成丸子，如梧桐子大，每次 100 丸，每日 2 次。

6．血栓闭塞性脉管炎疼痛较剧者 鹿茸、大蒜各 5 g，全蝎 3 g，蜈蚣 4 条，白酒 100 ml。前 4 味放入白酒中浸泡并密封，14 日后即成。饮酒，每次热饮 40 ml，15 日为 1 个疗程。

7．阳痿 鹿茸（去毛，酥炙令微黄）60 g，羊踯躅（酒拌，炒令干）、韭菜子（微炒）、附子（炮裂，去皮、脐）、桂心、泽泻各 30 g。捣研为极细末，装瓶备用。空腹服用，每次用粥汤送服 6 g。

使用注意

本品甘温助阳，肾虚有火者不宜。阴虚阳亢、血分有热、胃火炽盛、肺有痰热、外感热病均忌用。本品宜从小剂量开始，缓缓增加，不宜骤用大量，以免风阳升动，头晕目赤，或伤阴动血。高血压、肝炎、肾炎者忌用。不宜与降血糖药、水杨酸类药合用。

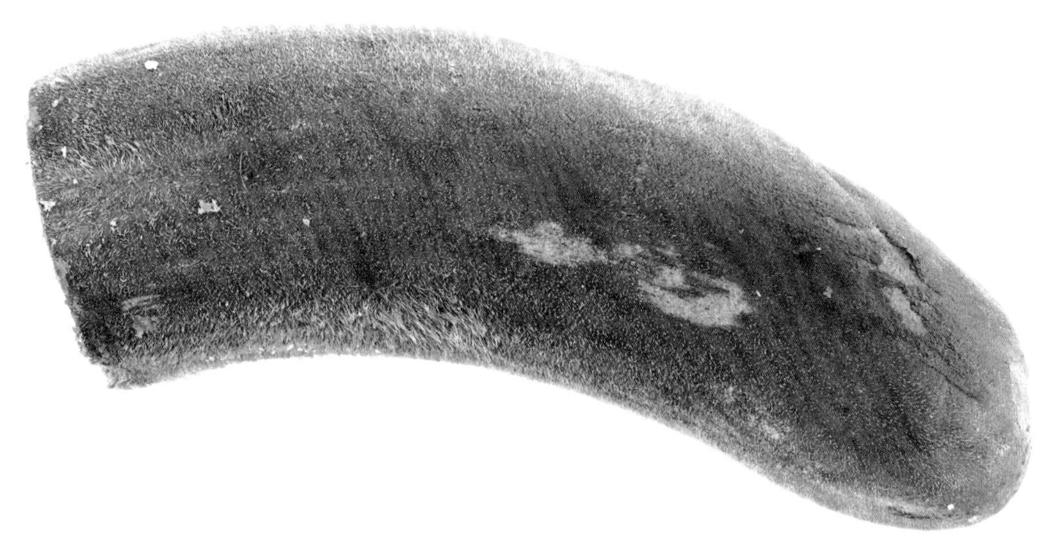

鹿茸药材

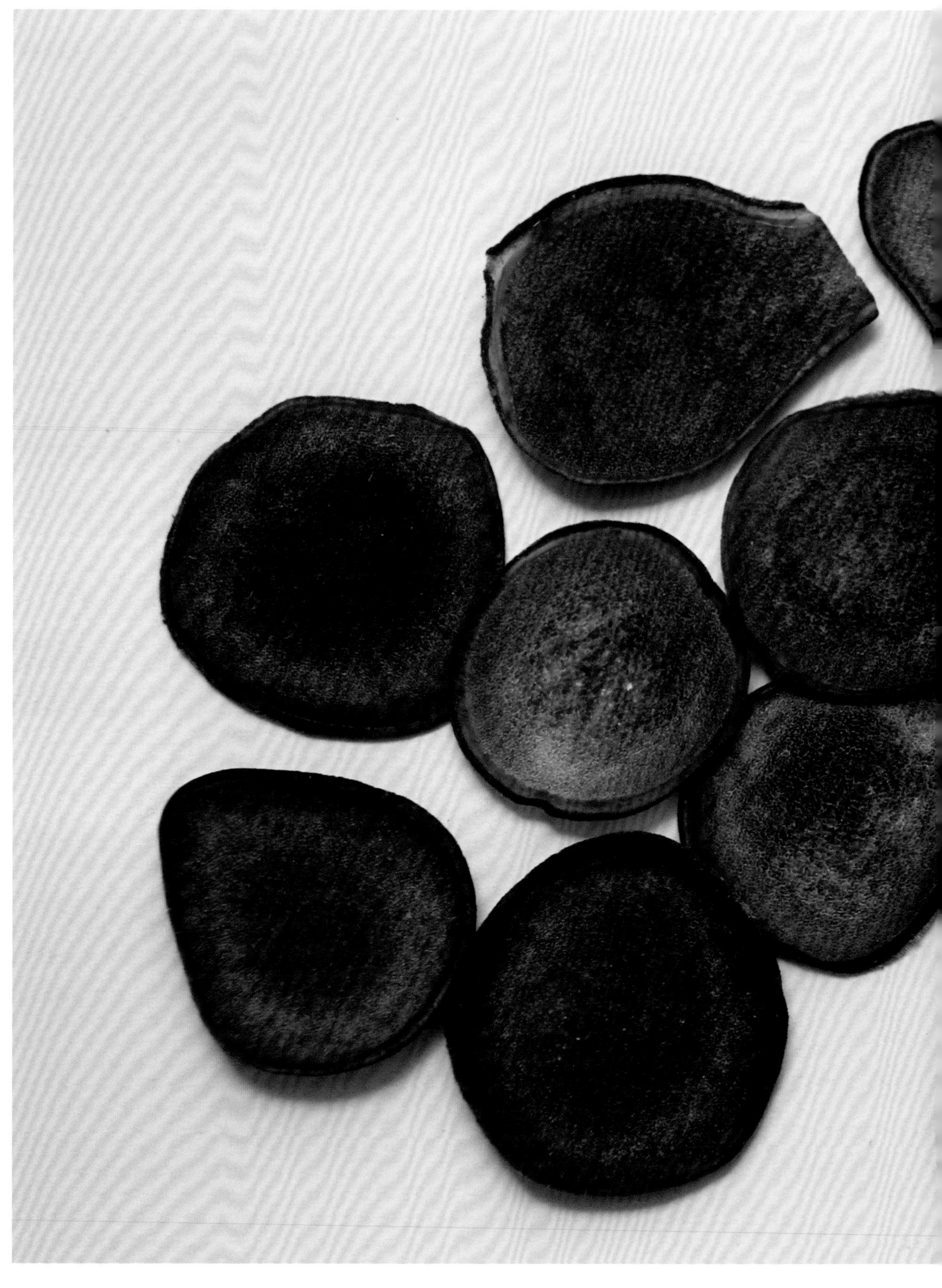

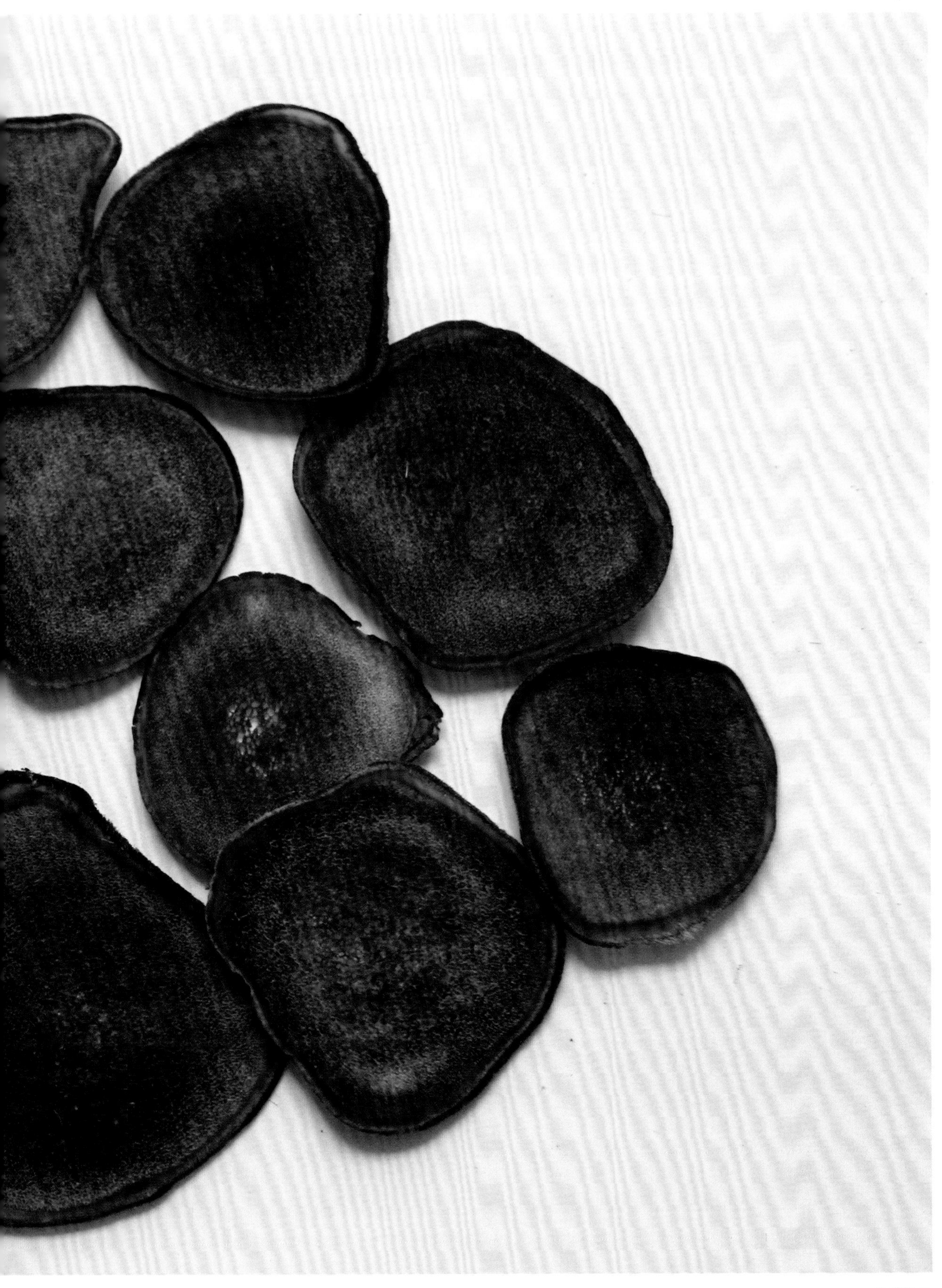

鹿茸饮片

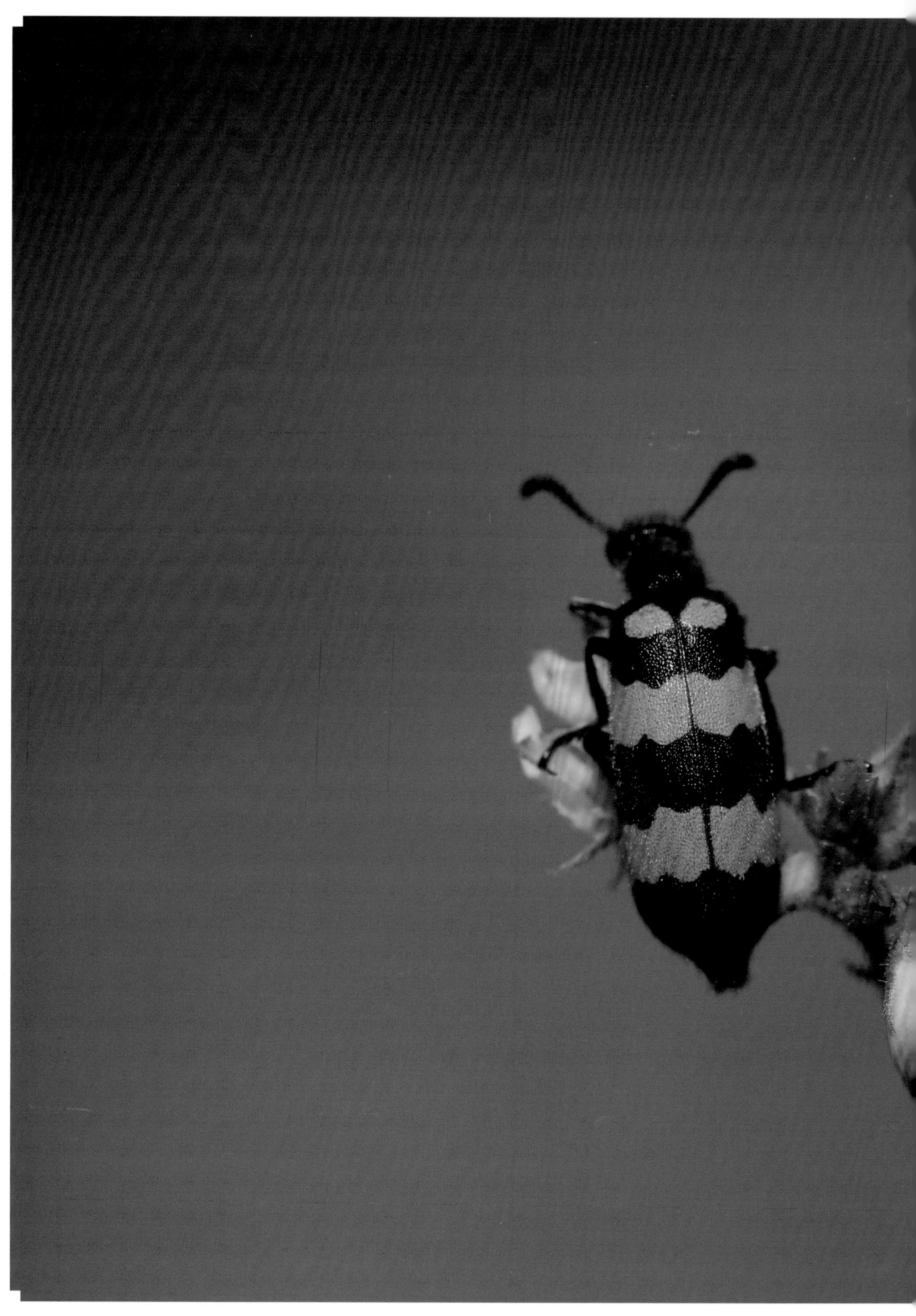

斑蝥

【蒙药名】阿拉嘎。

【别　名】章瓦、斑毛、江查、生斑蝥、章日哈、米斑蝥。

【来　源】本品为芫青科昆虫南方大斑蝥 *Mylabris phalerata* Pallas 或黄黑小斑蝥 *Mylabris cichorii* Linnaeus 的干燥体。

【性味归经】味辛，性寒；有大毒。归肝、肾、胃经。

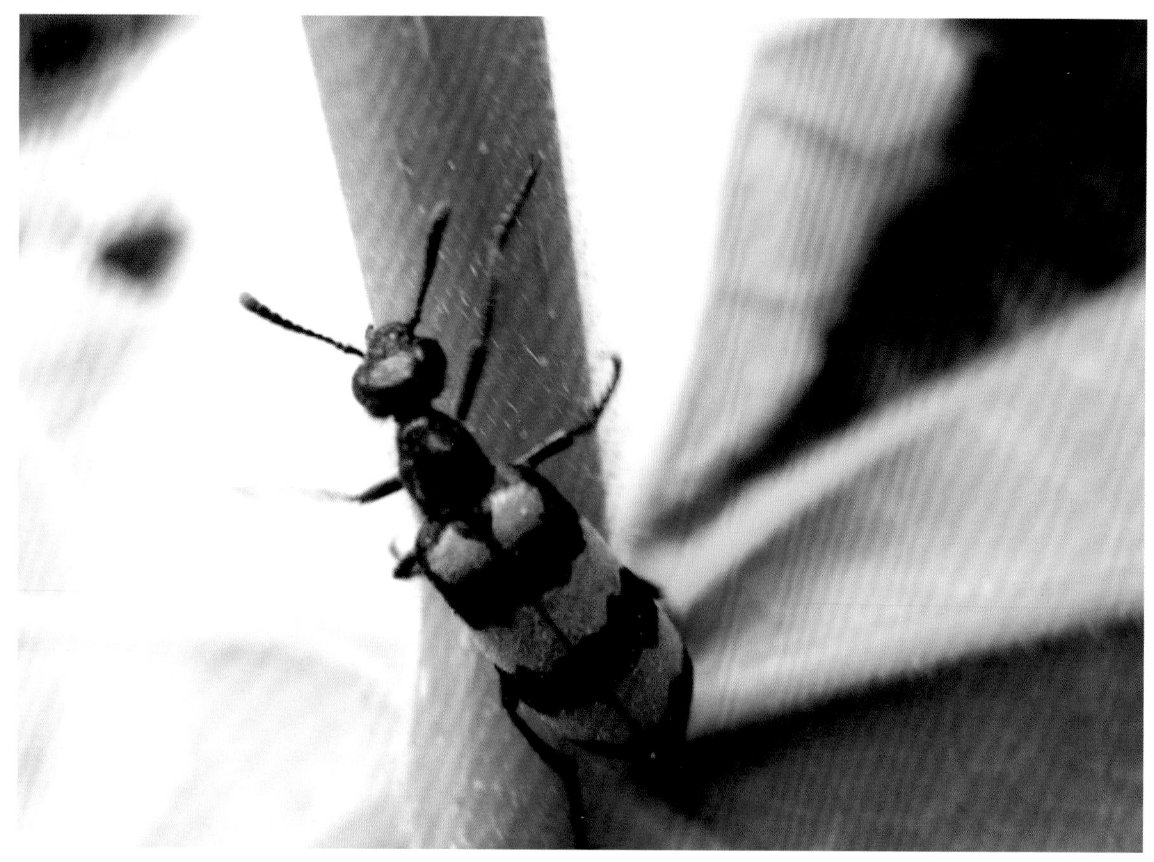

黄黑小斑蝥

识别特征

1．南方大斑蝥 又称大斑蝥。体长 15 ~ 30 mm，底色黑色，被黑绒毛。头部圆三角形，具粗密刻点，额中央有 1 条光滑纵纹。复眼大，略呈肾脏形。触角 1 对，线状，11 节，末端数节膨大呈棒状，末节基部狭于前节。前胸长稍大于宽，前端狭于后端；前胸背板密被刻点，中央具 1 条光滑纵纹，后缘前面中央有一凹陷，后缘稍向上翻，波曲形。小楯片长形，末端圆钝。鞘翅端部阔于基部，底色黑色，每翅基部各有 2 个大黄斑，个别个体中斑点缩小；翅中央前后各有一黄色波纹状横带；翅面黑色部分刻点密集，密生绒毛，黄色部分刻点及绒毛较疏。鞘翅下为 1 对透明的膜质翅，带褐色。足 3 对，有黑色长绒毛，前足和中足跗节均为 5 节；后足的跗节则为 4 节，跗节先端有 2 爪；足关节处能分泌黄色毒液，接触皮肤，能起水疱。腹面也具黑色长绒毛。具复变态，幼虫共 6 龄，以假蛹越冬。成虫 4—5 月开始为害，7—9 月为害最烈，多群集取食大豆之花、叶，花生、茄子叶片及棉花的芽、叶、花等。

2．黄黑小斑蝥 又称黄斑芫青。外形与上种极相近，体小型，长 10 ~ 15 mm。触角末节基部与前节等阔。

生境分布

主要分布于河南、广西、安徽、四川、江苏、湖南等省区。

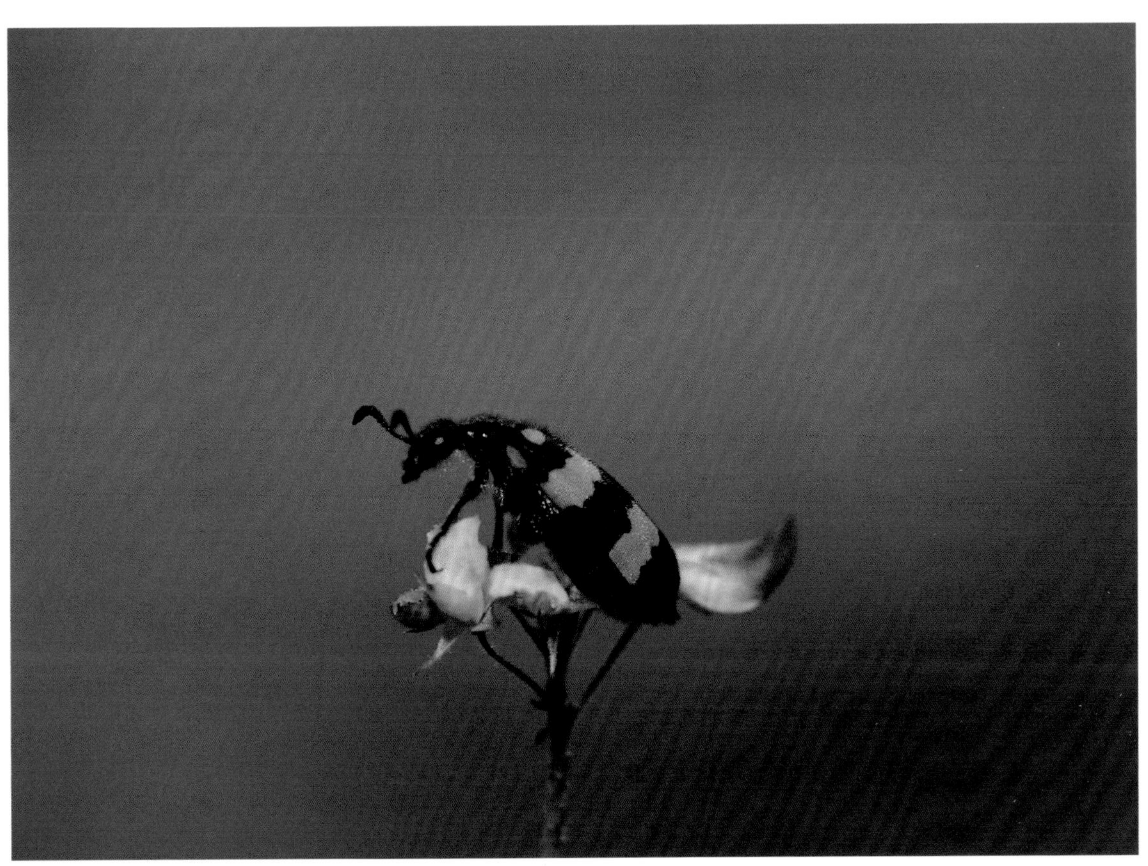

黄黑小斑蝥

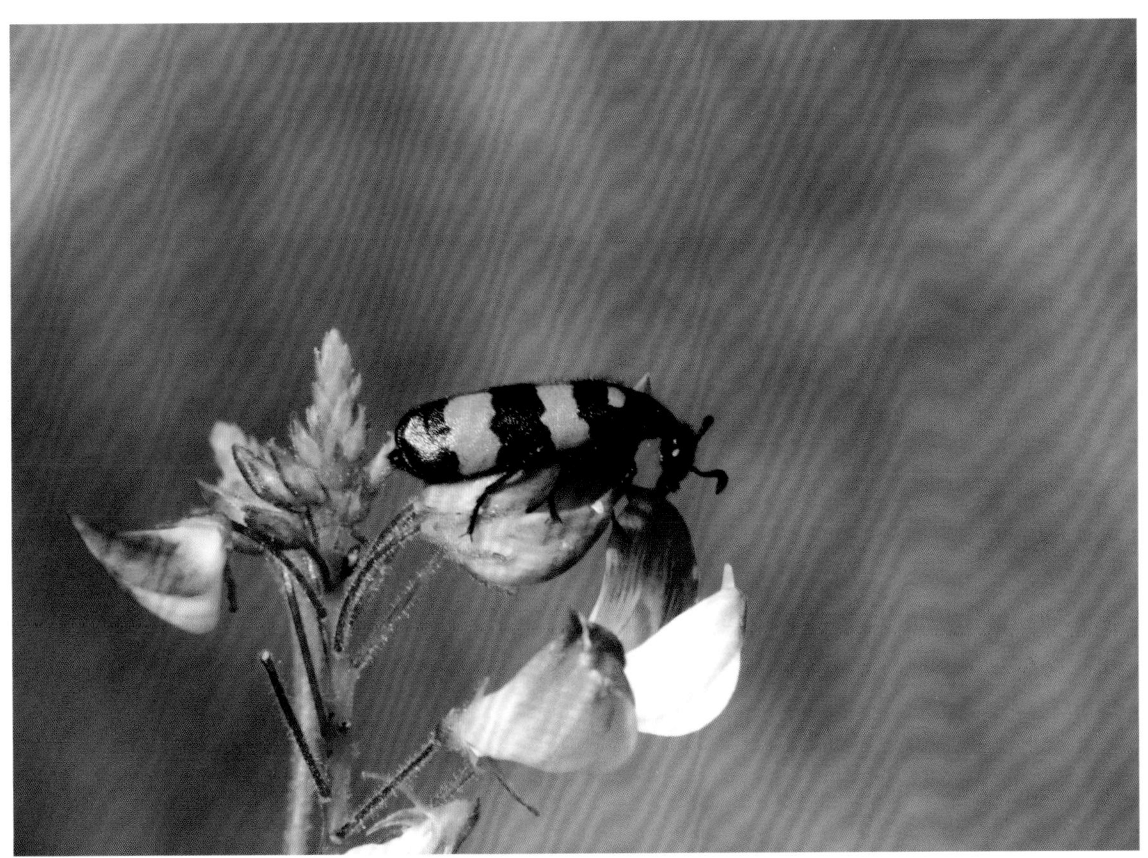

黄黑小斑蝥

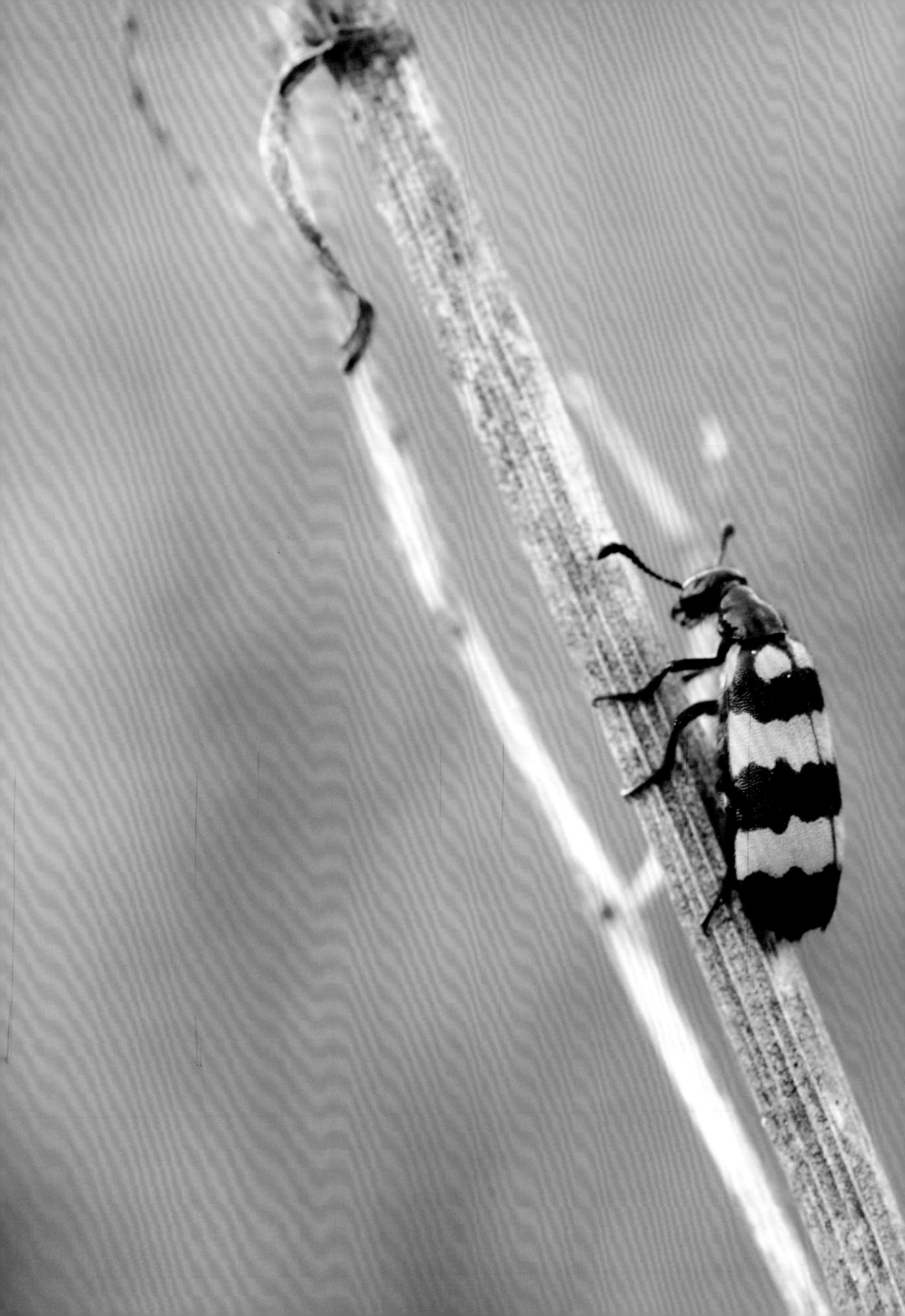

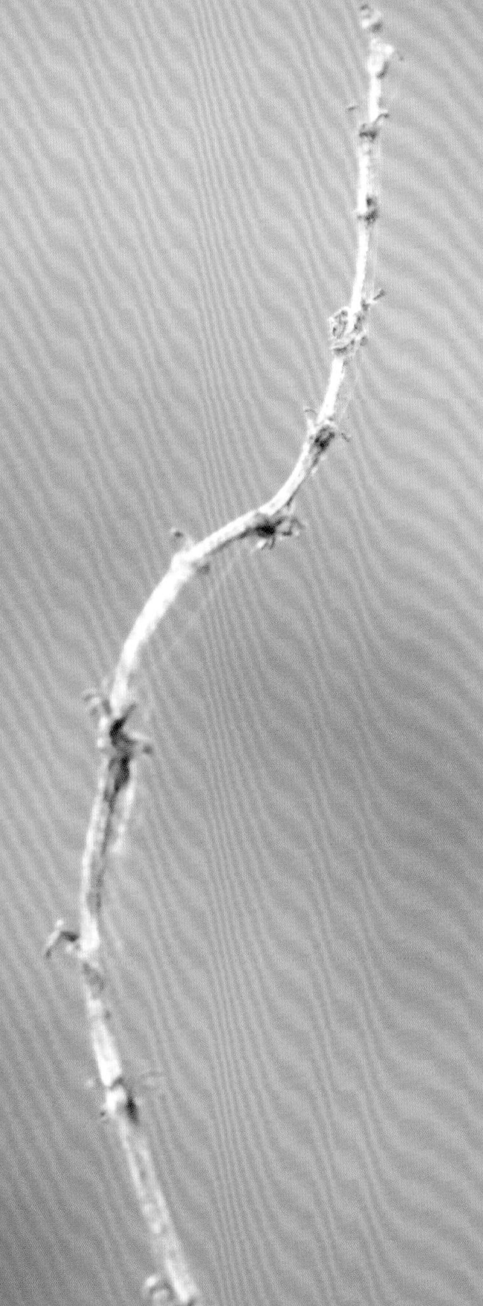

斑蝥

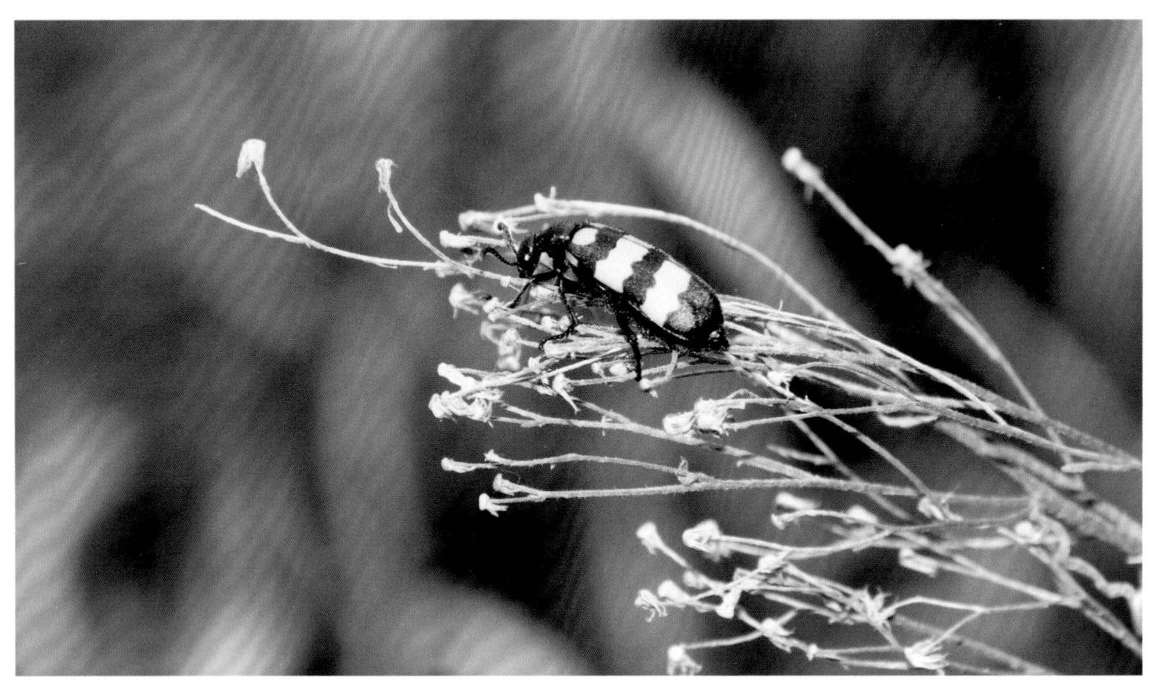

斑蝥

采收加工

夏、秋二季捕捉，闷死或烫死，晒干。

药材鉴别

本品为去除头、足、翅的干燥躯体，略呈长圆形，背部有3条黄色或棕黄色的横纹，胸腹部乌黑色，有特殊臭气。

功效主治

破血散结，攻毒蚀疮，引赤发泡。主治癥瘕肿块、积年顽癣、瘰疬、赘疣、痈疽不溃、恶疮死肌。

药理作用

斑蝥素对小鼠腹水型肝癌和网织细胞肉瘤均有一定抑制作用。水浸液对皮肤真菌有不同程度的抑制作用；具有雌激素样作用、局部刺激作用，对甲醛兔实验性关节炎有明显抑制作用。

用法用量

内服：0.03 ~ 0.06 g，多入丸、散。外用：适量，研末敷贴，或酒、醋浸泡，或泡用。

民族药方

1．疥癣 斑蝥 1 个，甘遂 5 g。共研成细末，用醋调搽患处。

2．白癜风 斑蝥 50 g。用 95% 乙醇溶液 1000 ml 浸泡 2 周，将药液搽于白斑处，每日 2 ~ 3 次，白斑起泡后即停止，每日后，放出液体。有溃破者外搽烧伤类软膏，愈合后视色素沉着情况，行第 2、第 3 个疗程。

3．斑秃 斑蝥 40 个，闹羊花 40 朵，骨碎补 40 片。浸于 500 ml 95% 乙醇溶液内，5 日后取澄清液擦患处，每日 1 次。擦药前，先用土大黄、一枝黄花煎液洗患处。

4．神经性皮炎 斑蝥 15 g。置于 100 ml 70% 乙醇溶液中，1 周后取浸液搽患处。患处出现水疱后用针刺破，敷料包扎。

5．银屑病 斑蝥（烘干）15 g，皂角刺 250 g，砒霜 9 g。将皂角刺捣碎，加适量醋，煎浓后去渣，再加入其他两味药，稍煎一下，外搽患处，每日 3 ~ 4 次。此药有毒，忌内服。

6．牛皮癣 斑蝥、轻粉各 5 g，芒硝 30 g，儿茶、硫黄、枯矾各 20 g，冰片 10 g。将上药分别研成极细粉末混匀，用凡士林调成膏状，敷患处，每日 1 次。

7．风湿性关节炎 斑蝥、樟脑各 6 g，全蝎、蜈蚣各 5 g。浸泡食醋中密封 7 日后，用小棉签或毛刷浸蘸药液涂擦患处，每日 2 次，连用 14 日。

使用注意

本品有大毒，内服宜慎，严格掌握剂量，体弱者及孕妇忌服。外敷刺激皮肤，发红、起疱，甚至腐烂，不可敷之过久或大面积使用。内服过量，引起恶心、呕吐、腹泻、尿血及肾功能损害。

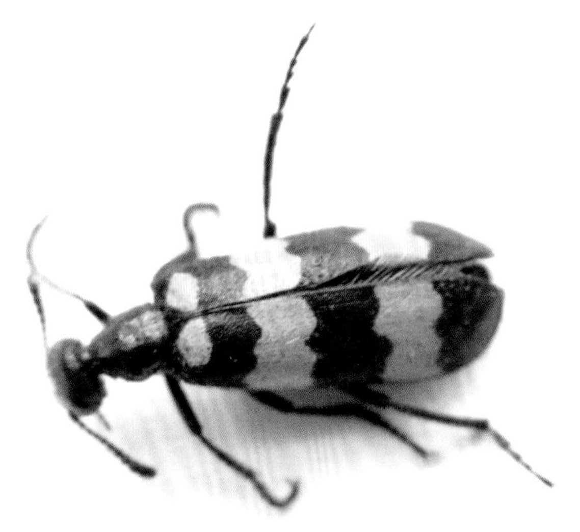

斑蝥药材

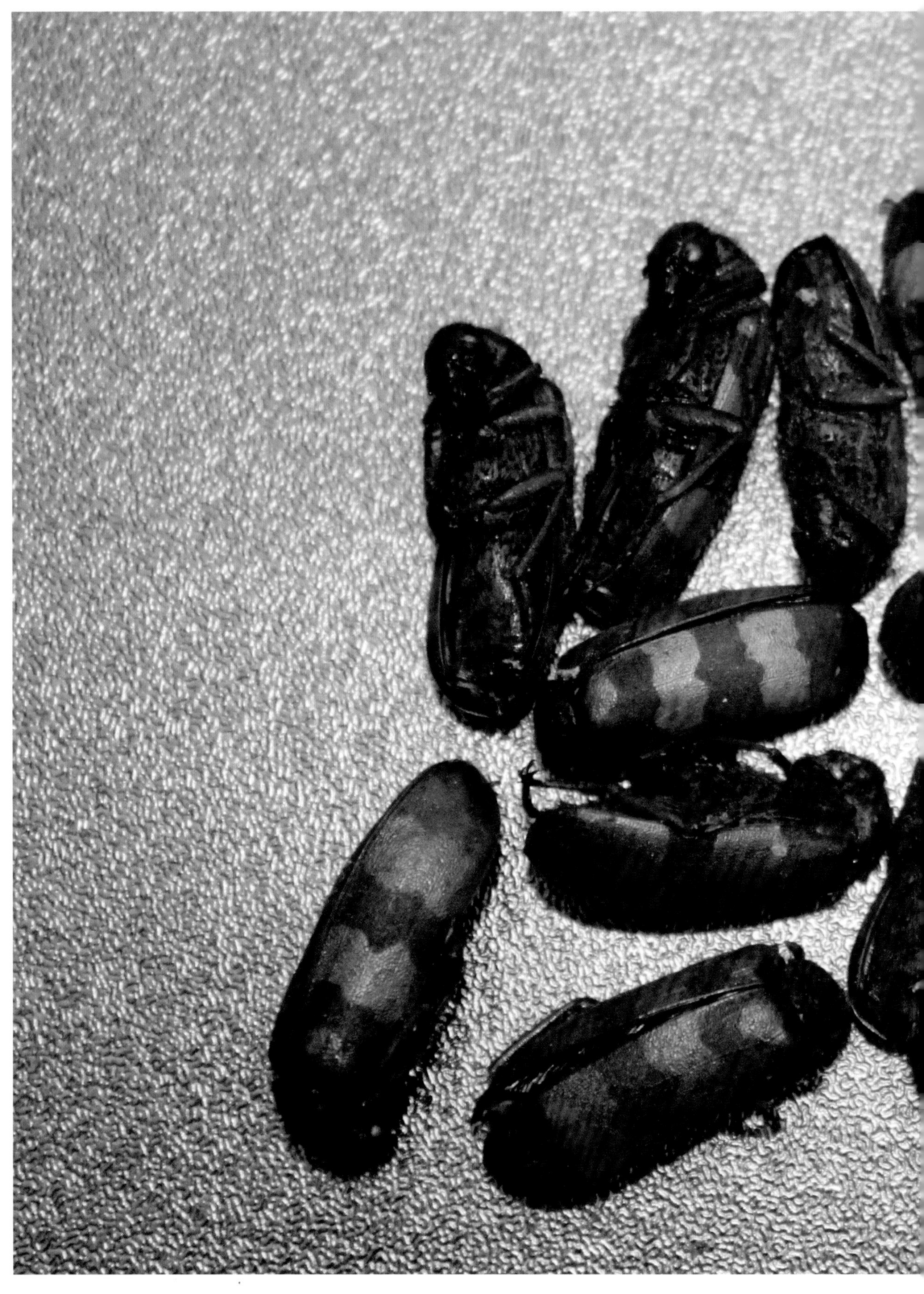

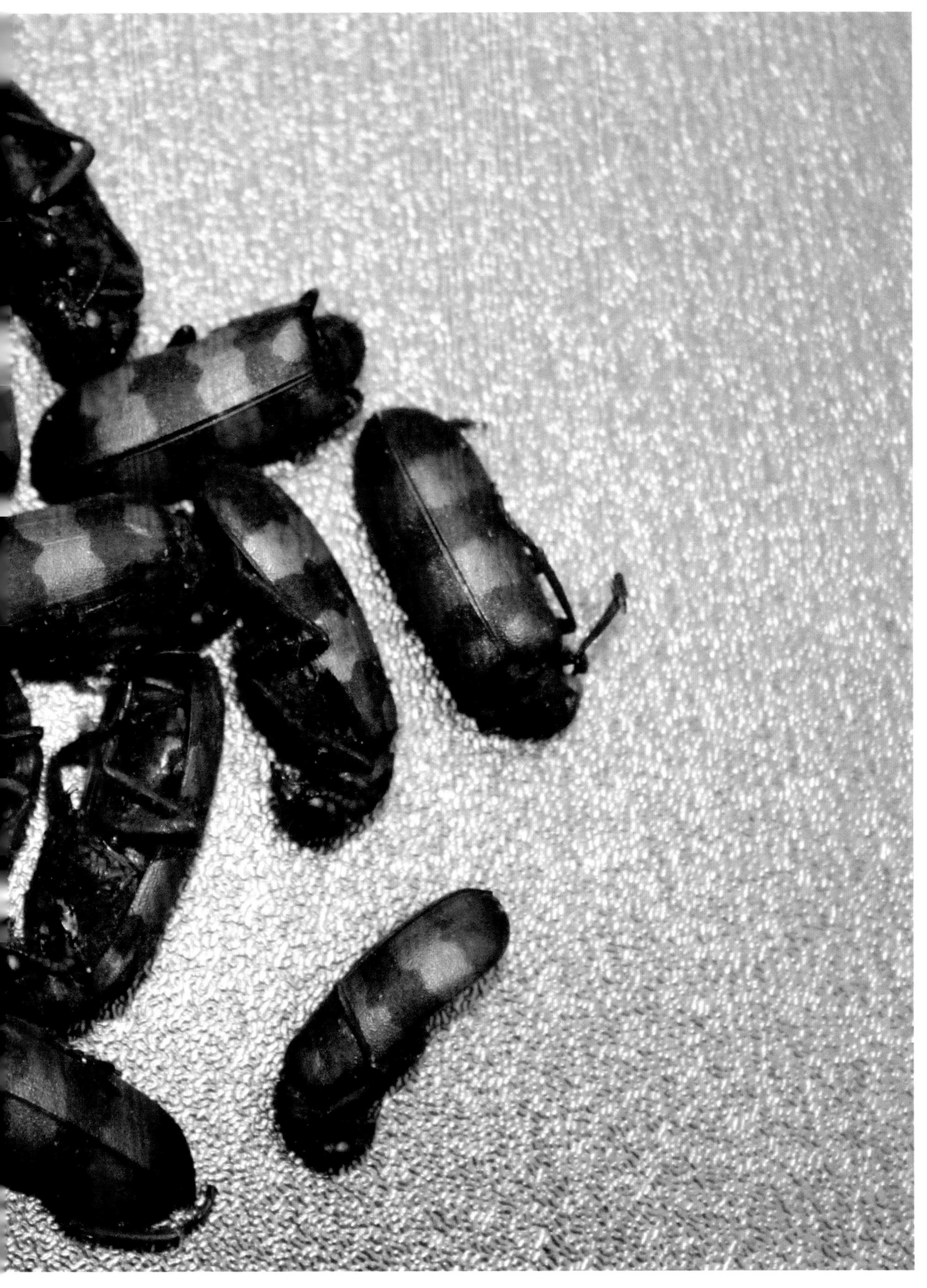

斑蝥药材

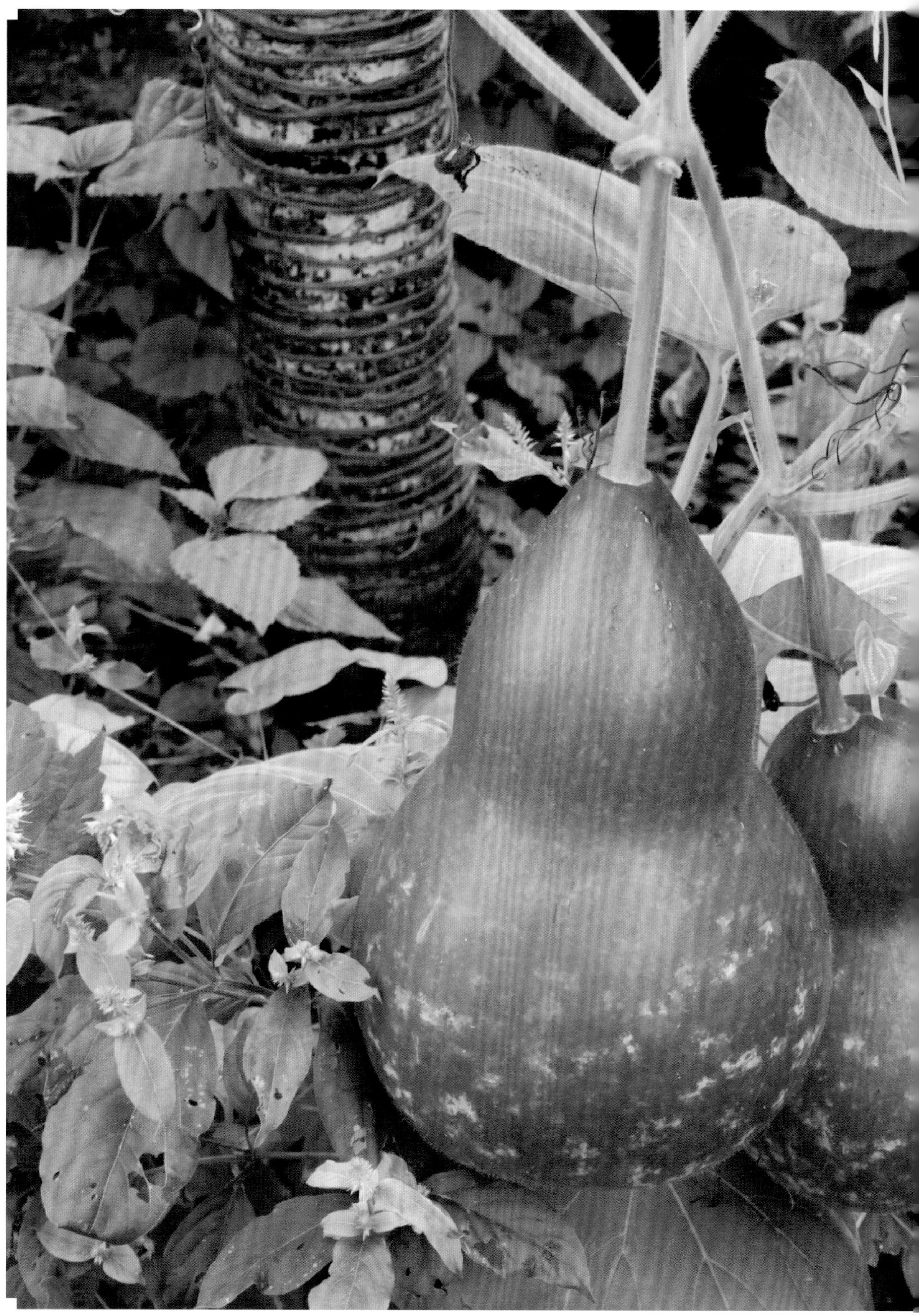

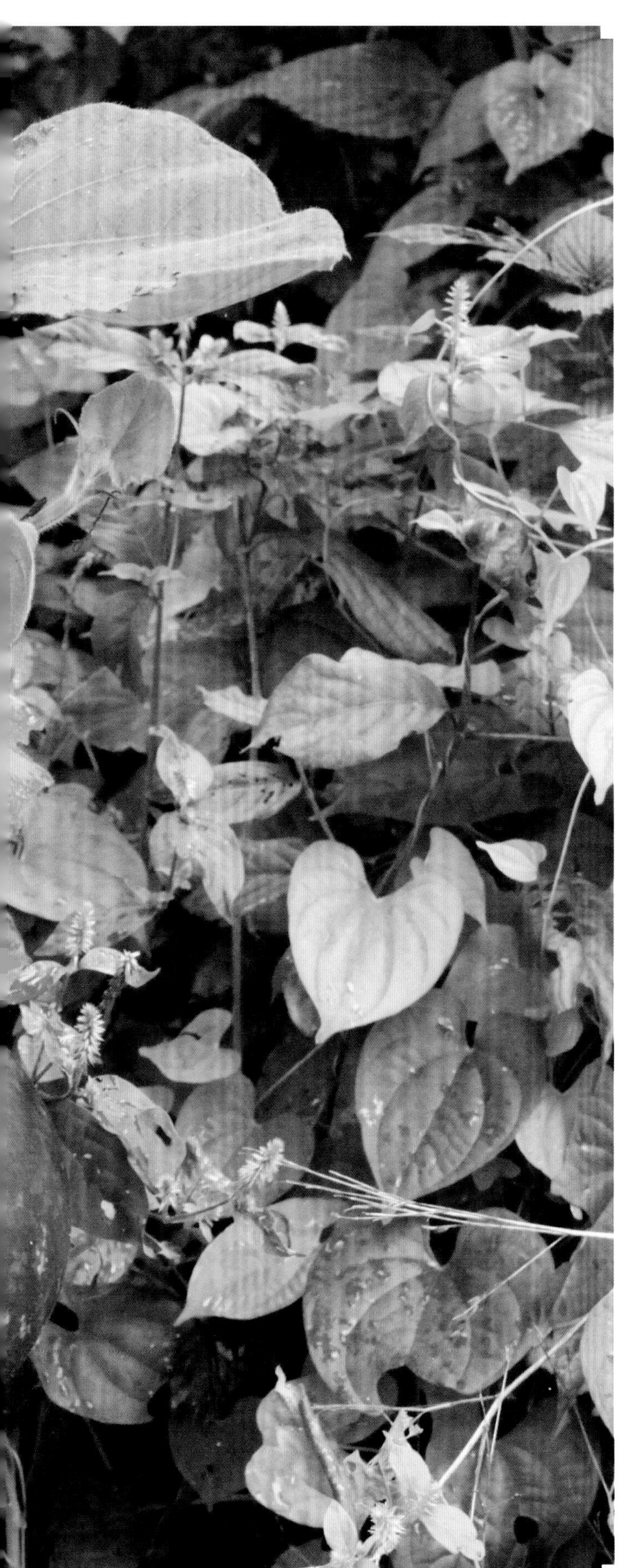

葫芦

【蒙药名】葫芦。

【别　名】陈葫芦、嘎布德、陈壶卢瓢。

【来　源】本品为葫芦科一年生攀缘草本植物葫芦 *Lagenaria sicararia*（Molina）Standl. 的干燥果皮和种子。

【性味归经】味甘，性平。归肺、小肠经。

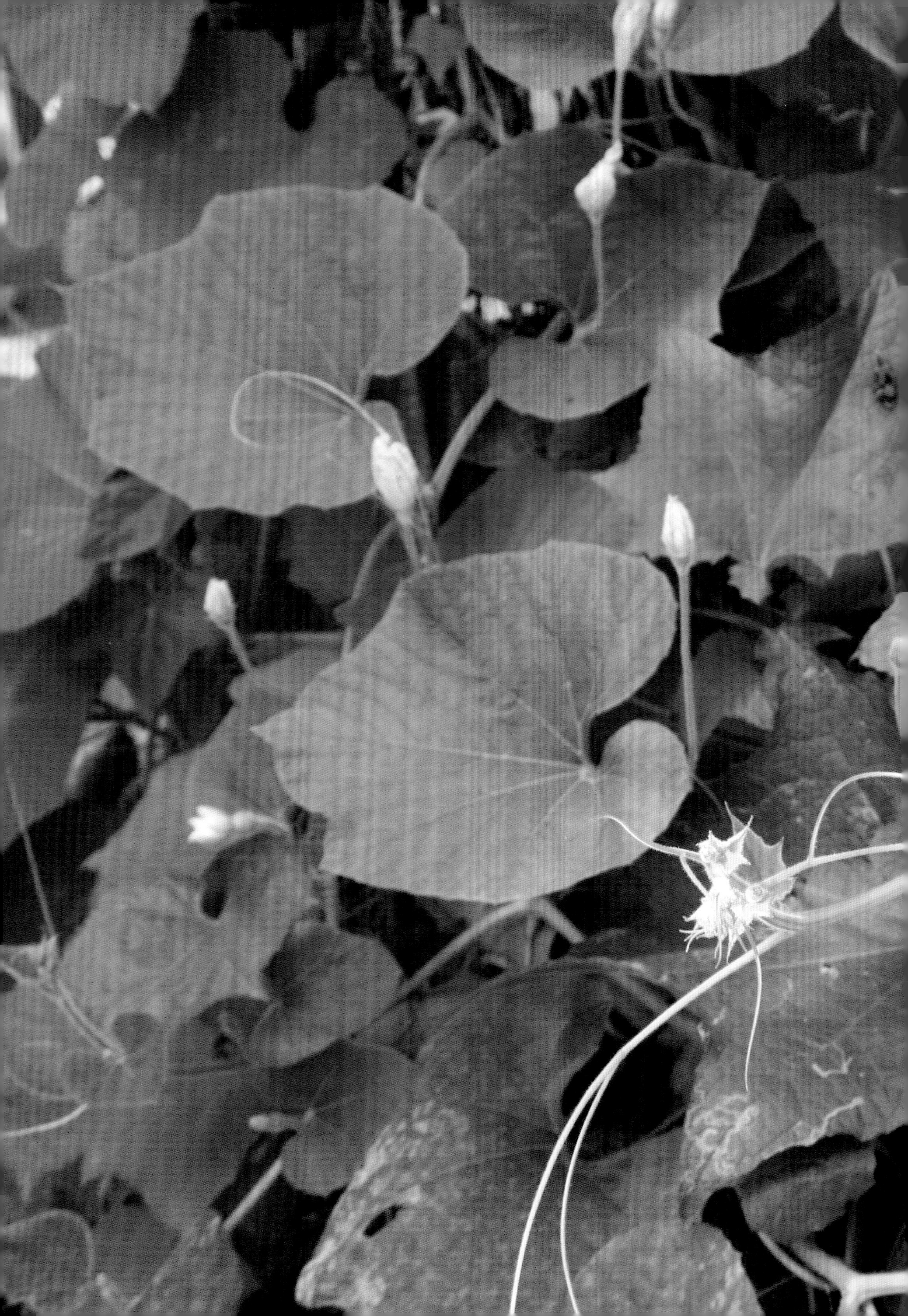

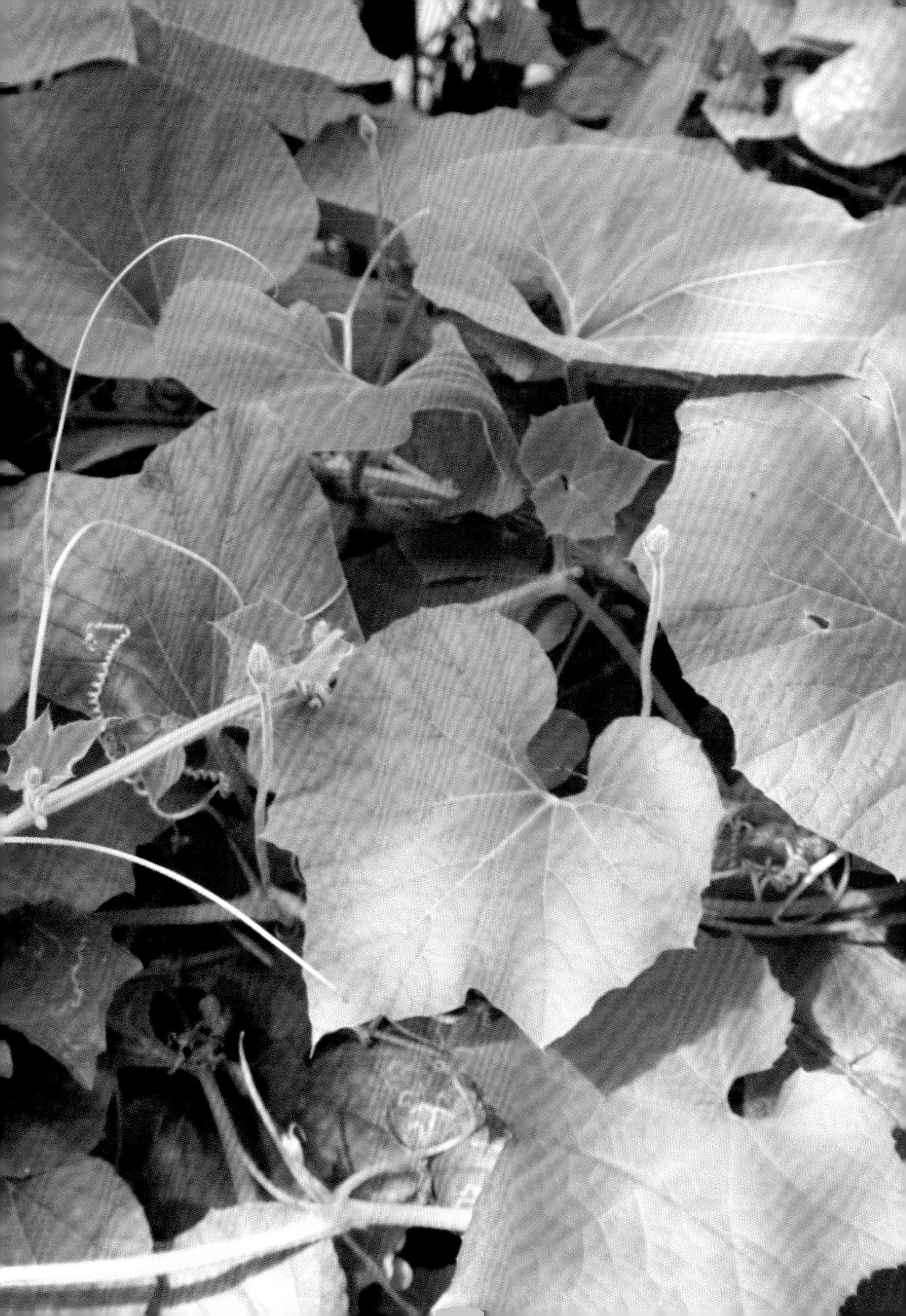

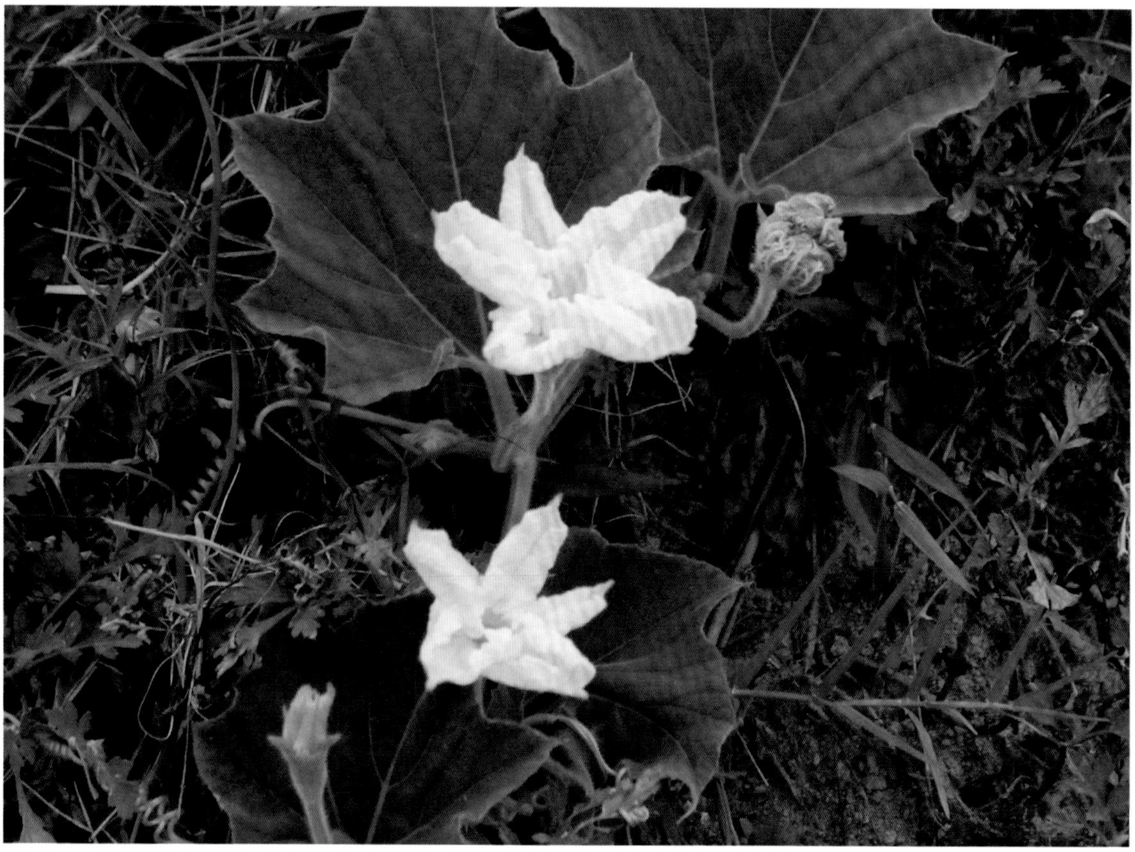

葫芦

识别特征

一年生攀缘草本，有软毛；卷须 2 裂。叶片心状卵形至肾状卵形，长 10 ~ 40 cm，宽与长近相等，稍有角裂或 3 浅裂，顶端尖锐，边缘有腺点，基部心形；叶柄长 5 ~ 30 cm，顶端有 2 腺点。花生于叶腋，雄花的花梗较叶柄长，雌花的花梗与叶柄等长或稍短；花萼长 2 ~ 3 cm，落齿锥形；花冠白色，裂片广卵形或倒卵形，长 3 ~ 4 cm，宽 2 ~ 3 cm，边缘皱曲，顶端稍凹陷或有细尖，有 5 脉；子房椭圆形，有绒毛。果实光滑，初绿色，后变白色或黄色，中间缢细，下部大于上部；种子白色，倒卵状椭圆形，顶端平截或有 2 角。花期 6—7 月，果期 7—8 月。

生境分布

全国大部分地区均有栽培。

采收加工

秋末或冬初，采取老熟果实，打碎，除去果瓤及种子，晒干。

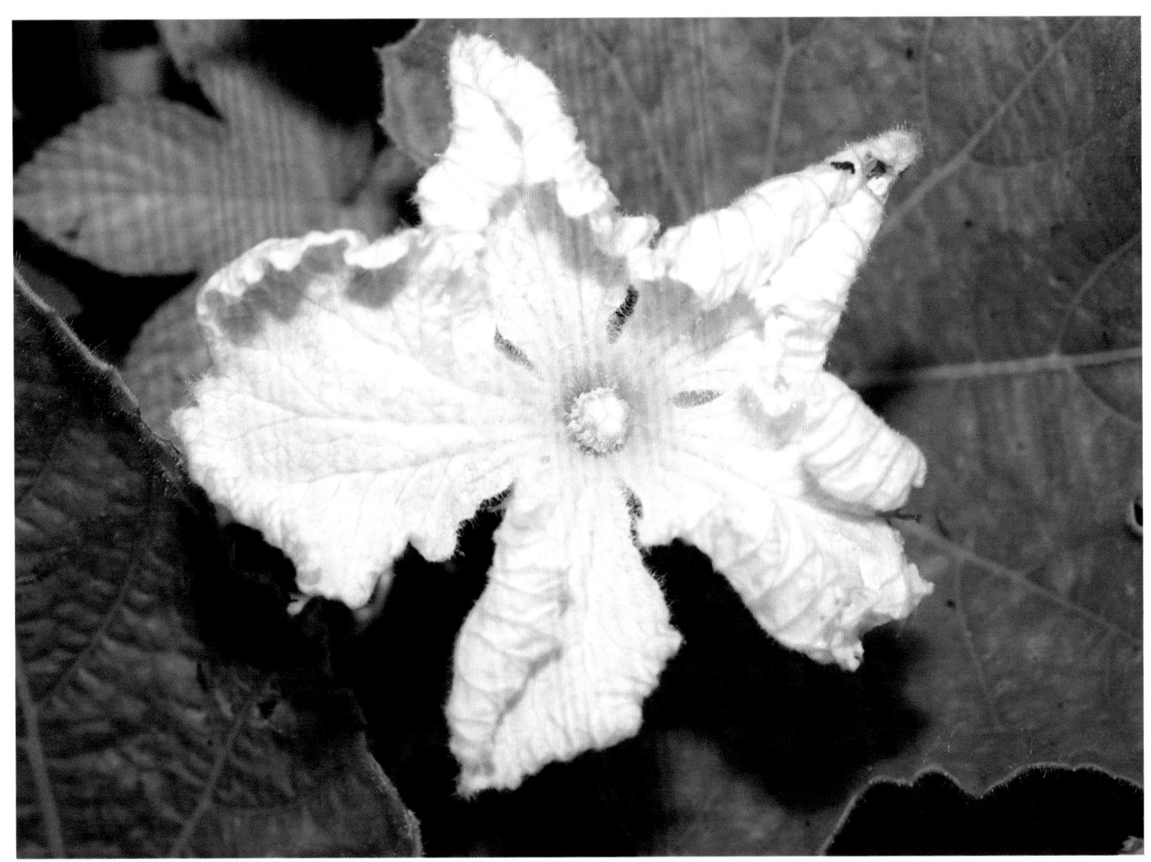

葫芦

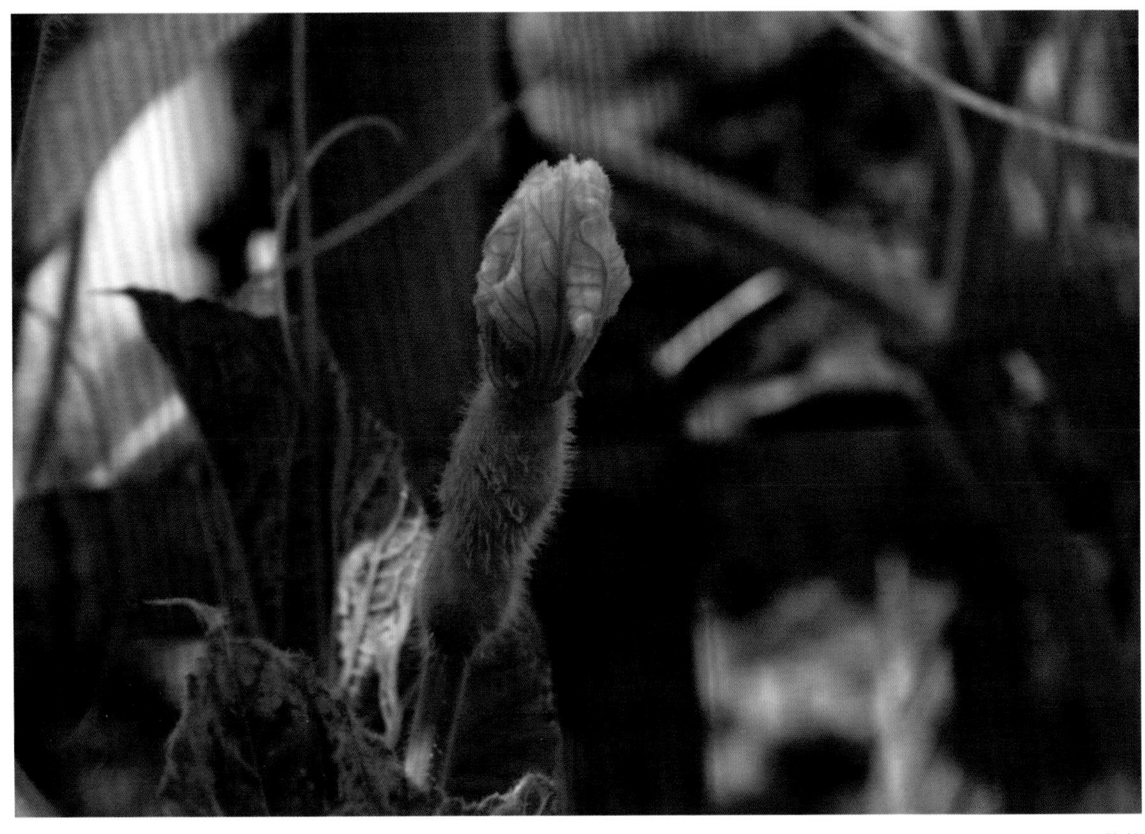

葫芦

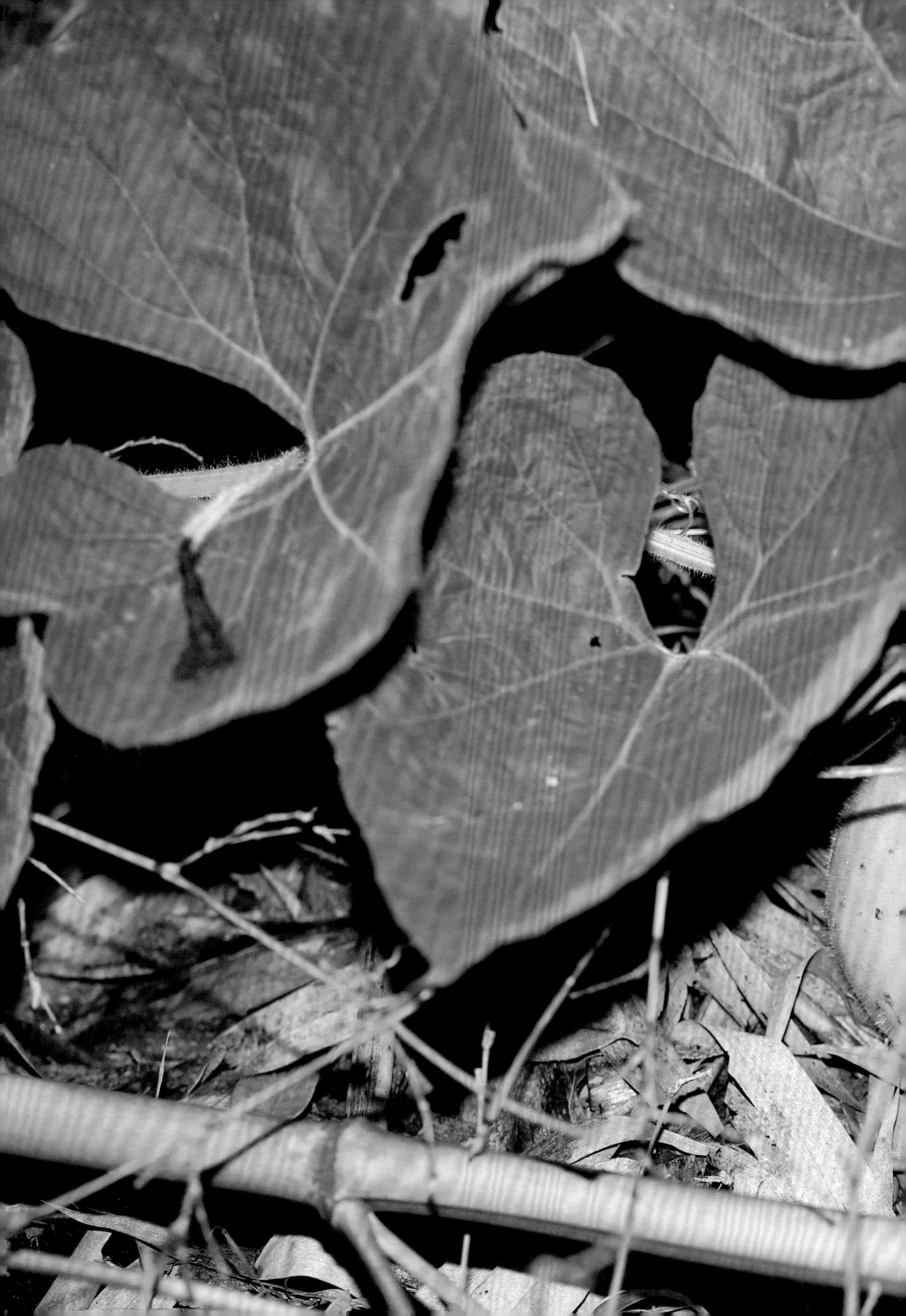

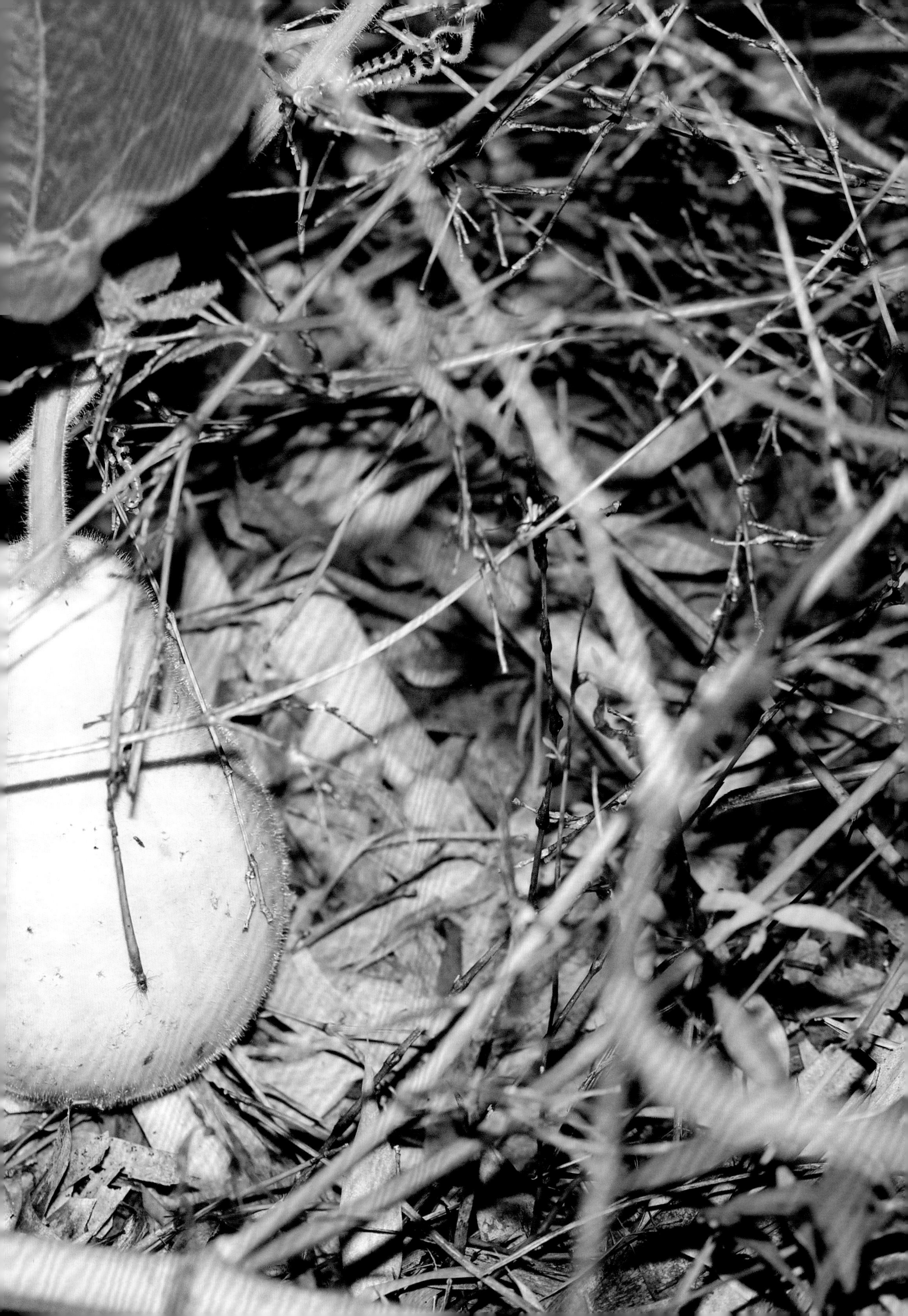

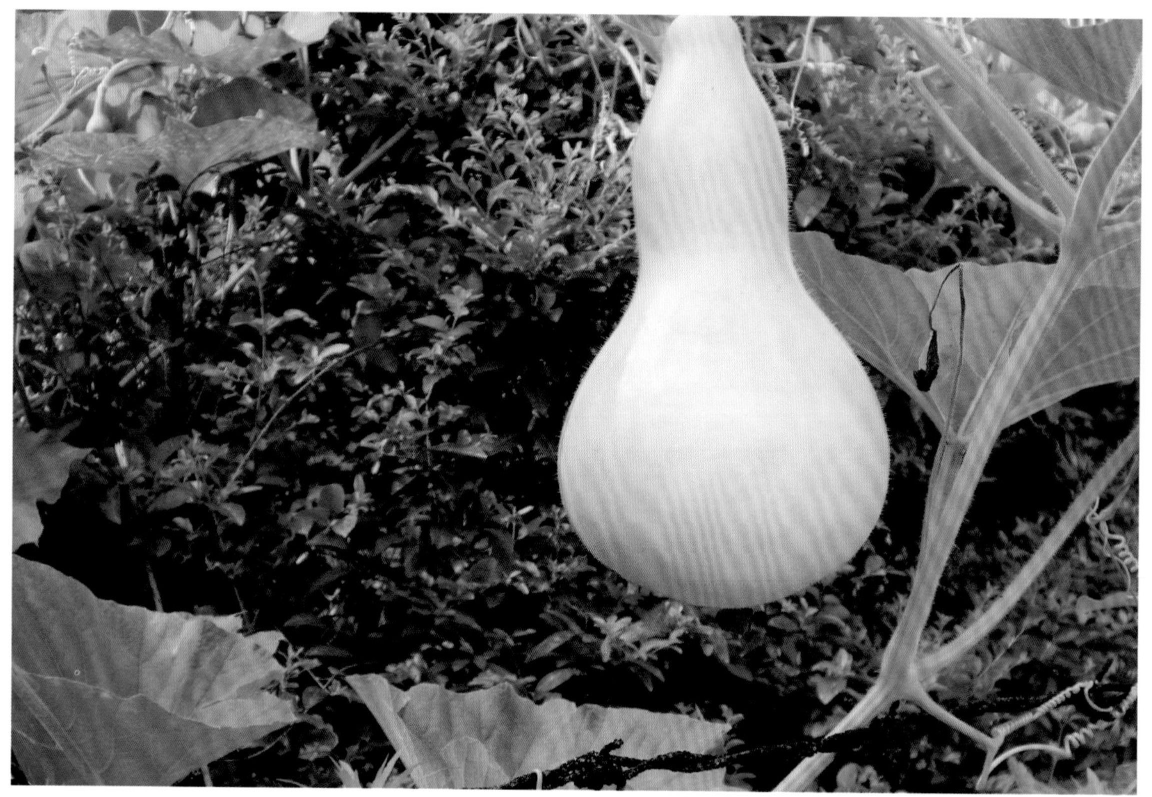

葫芦

药材鉴别

本品呈瓢状，多碎成块片。外表面黄棕色，较光滑。内表面黄白色或灰黄色，松软。体轻，质硬，断面黄白色。气微，味淡。

功效主治

利尿，消肿，散结。主治水肿、腹水、颈淋巴结结核。

药理作用

本品煎剂内服，有显著利尿作用。

用法用量

内服：15 ~ 30 g，煎服。

民族药方

1．肾炎及心脏病水肿、脚气水肿　葫芦 15 g，粳米 100 g，冰糖 20 g。将葫芦磨成细粉待用，将粳米、冰糖加水放入砂锅内，煮至米开时，加入葫芦粉，再煮片刻，至粥稠即可。

2．重症水肿及腹水　葫芦 15 ~ 30 g。水煎服，每日 3 次。

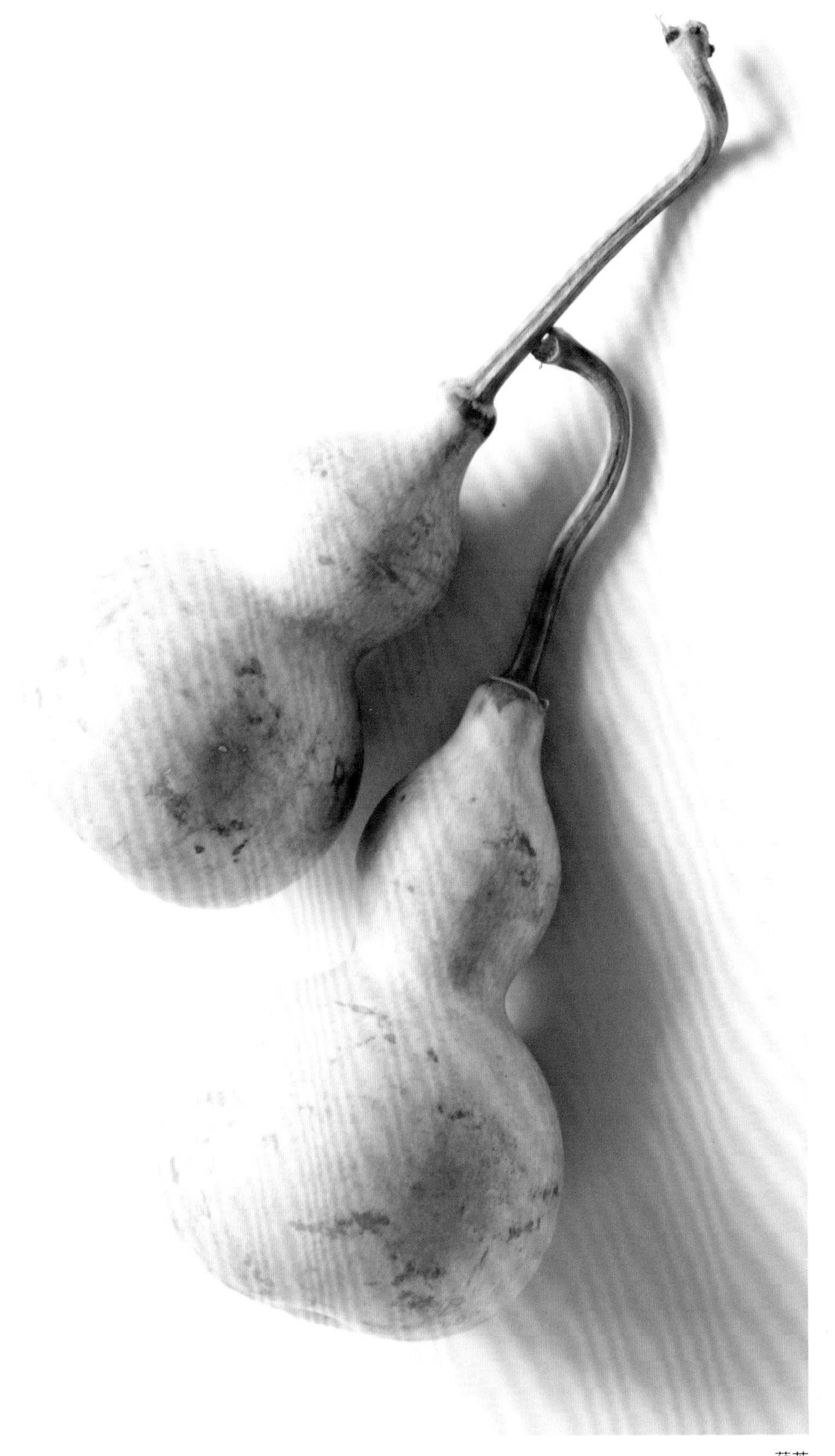

葫芦

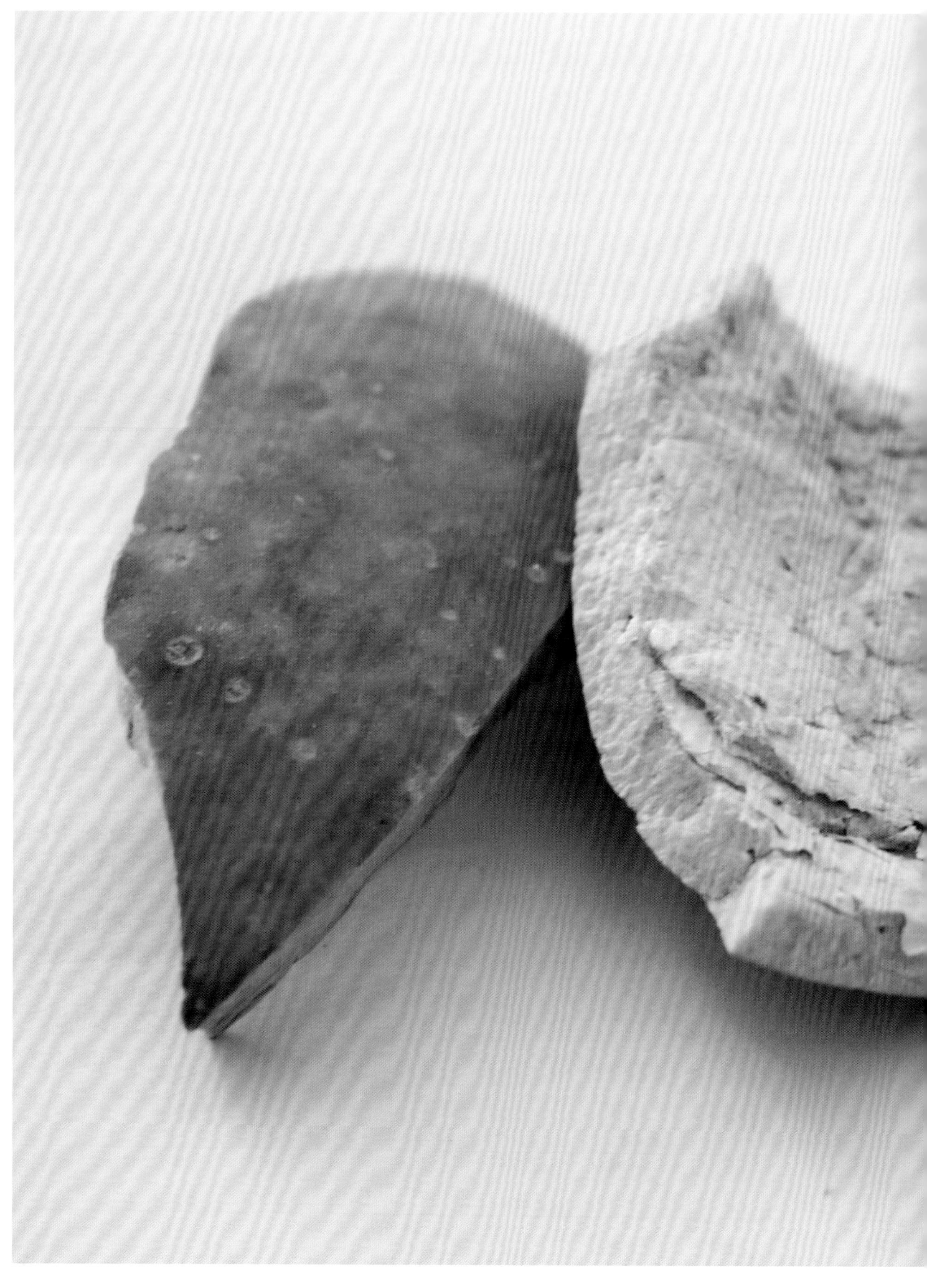

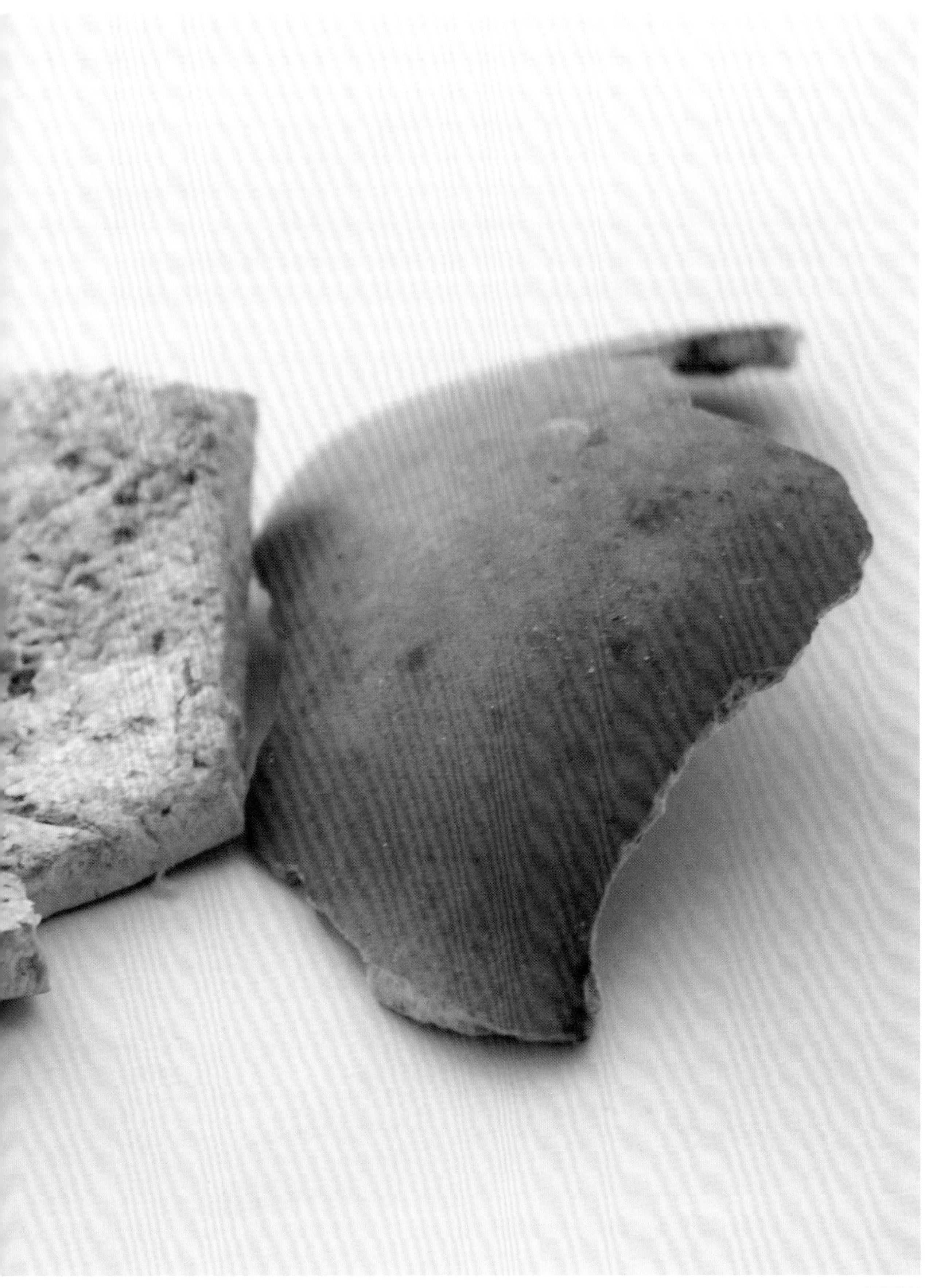

葫芦药材

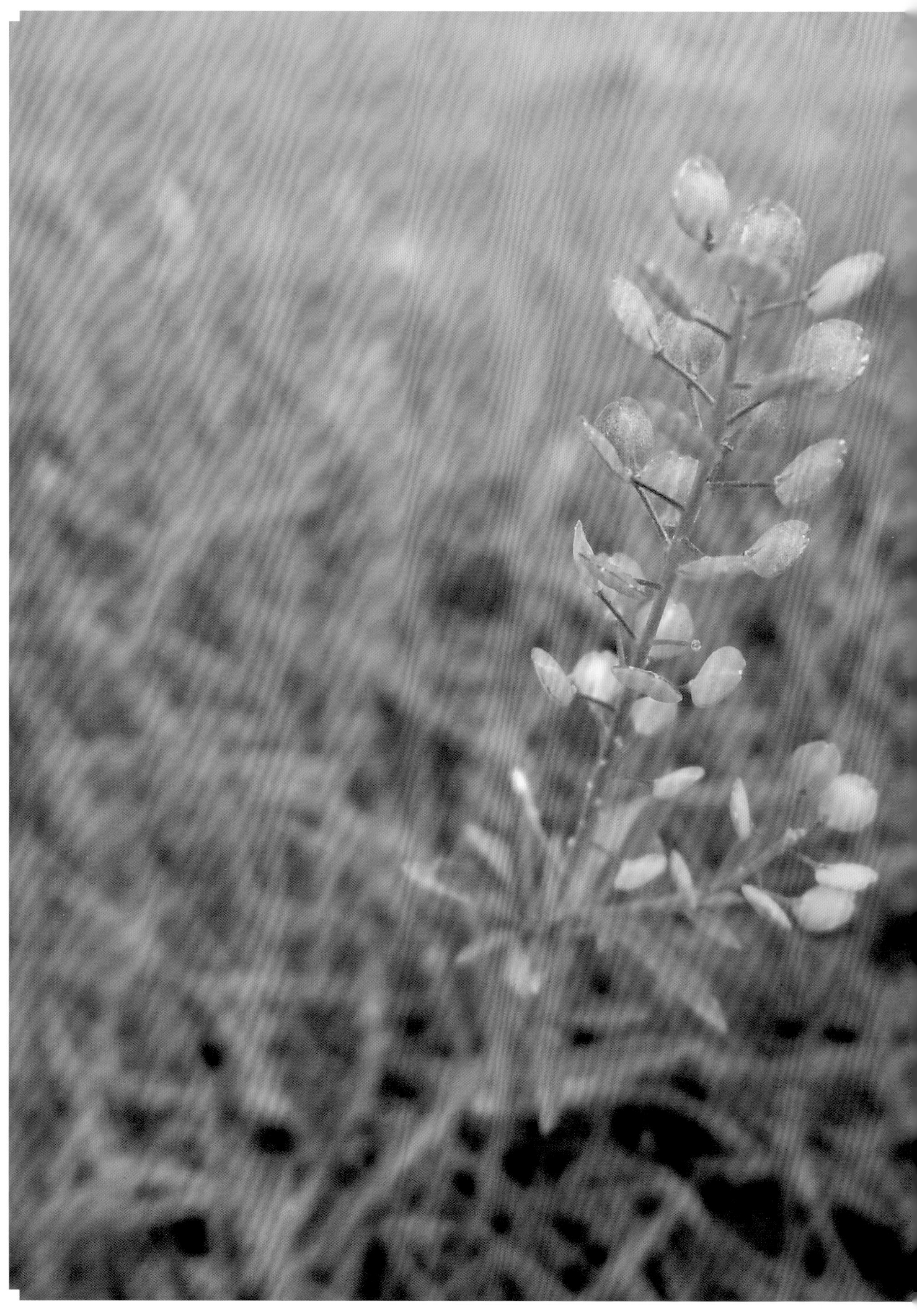

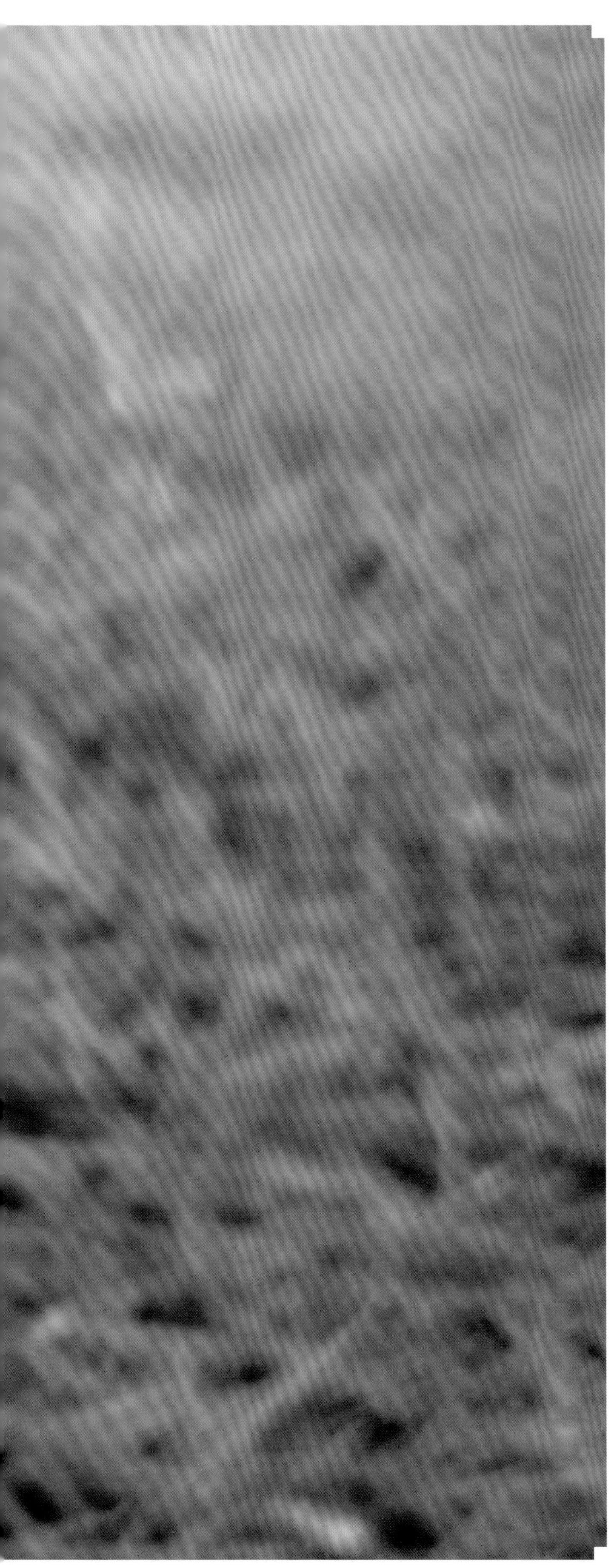

葶苈子

【蒙药名】汉毕勒。

【别　名】葶苈、贡图格、甜葶苈、苦葶苈、炒葶苈、贡图格巴。

【来　源】本品为十字花科植物独行菜 *Lepidium apetalum* Wild. 等的干燥成熟种子。

【性味归经】味苦、辛，性大寒。归肺、膀胱经。

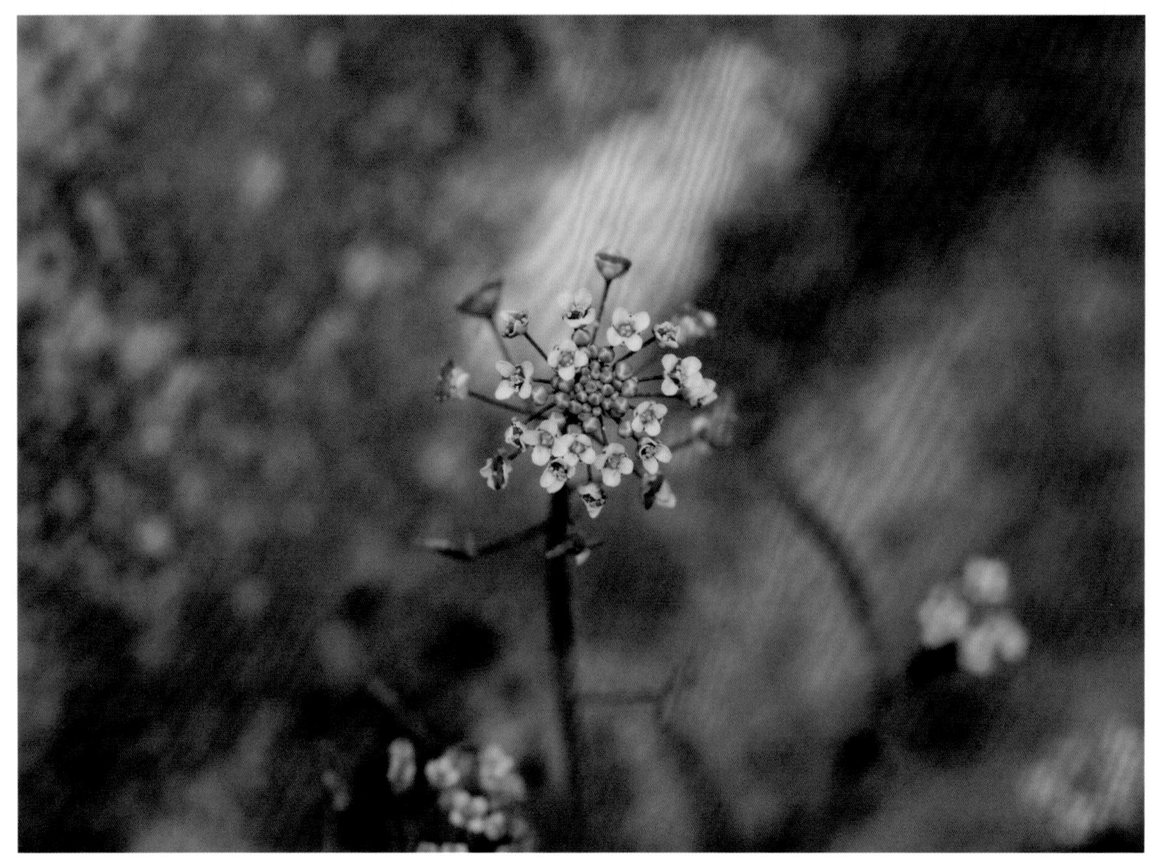

独行菜

识别特征

一年生或二年生草本，高 30 ~ 70 cm，全体灰白色且被叉状或分歧柔毛。茎上部多分枝，较柔细。叶互生；2 ~ 3 回羽状分裂，最终的裂片狭线形，先端渐尖；在茎下部的叶有柄，渐向上则渐短或近于无柄。总状花序顶生，果序时特别伸长；花小；萼 4，十字形排列，线形，先端渐尖，易早脱；花瓣 4，黄色，匙形，较花萼稍长，先端微凹，基部渐狭而呈线状；雄蕊 6，4 强，均伸出于花瓣外，花丝扁平；子房圆柱形，2 室，柱头呈扁压头状。长角果，线形，长 2 ~ 3 cm，宽约 1 mm。种子小，卵状扁平，褐色。花期 4—6 月，果期 5—7 月。

生境分布

生长于路旁、沟边或山坡、田野。习称“北葶苈子”，分布于河北、辽宁、内蒙古、吉林等省区。

采收加工

夏季果实成熟时采割植株，晒干，搓出种子，除去杂质。

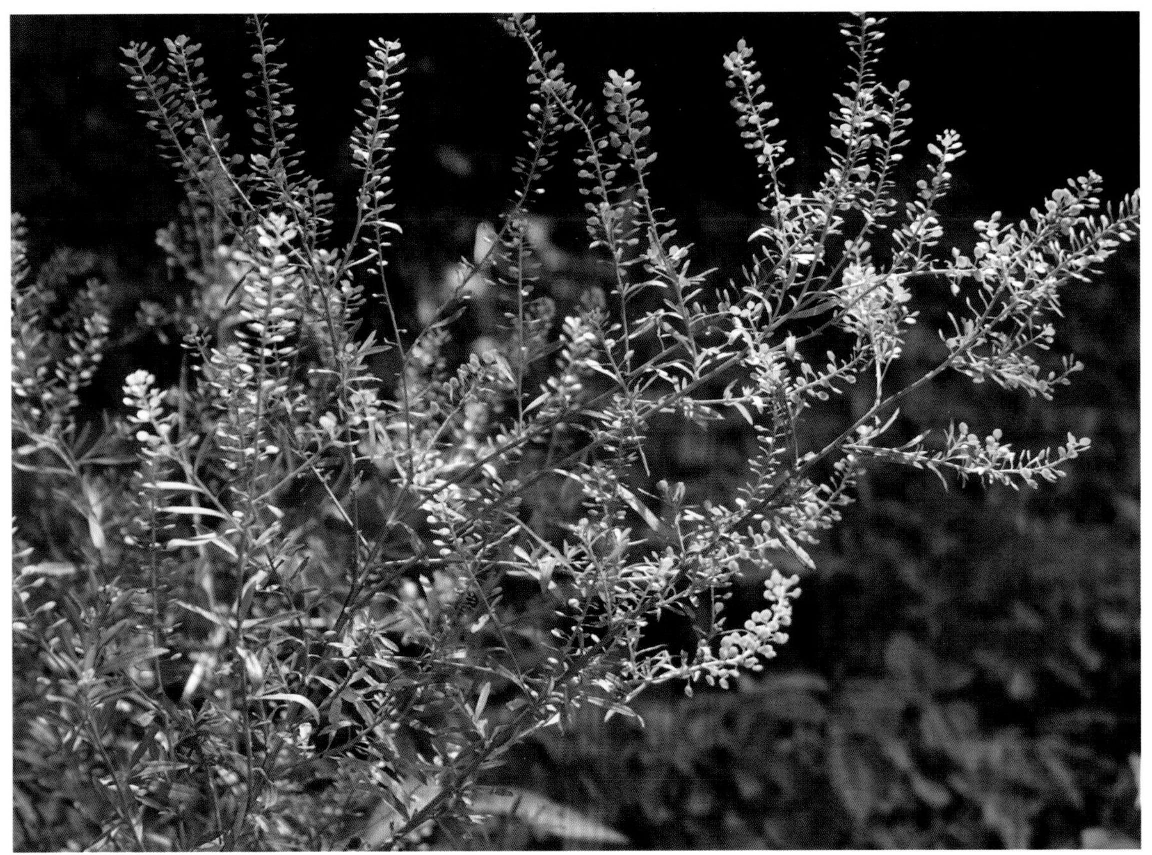

独行菜

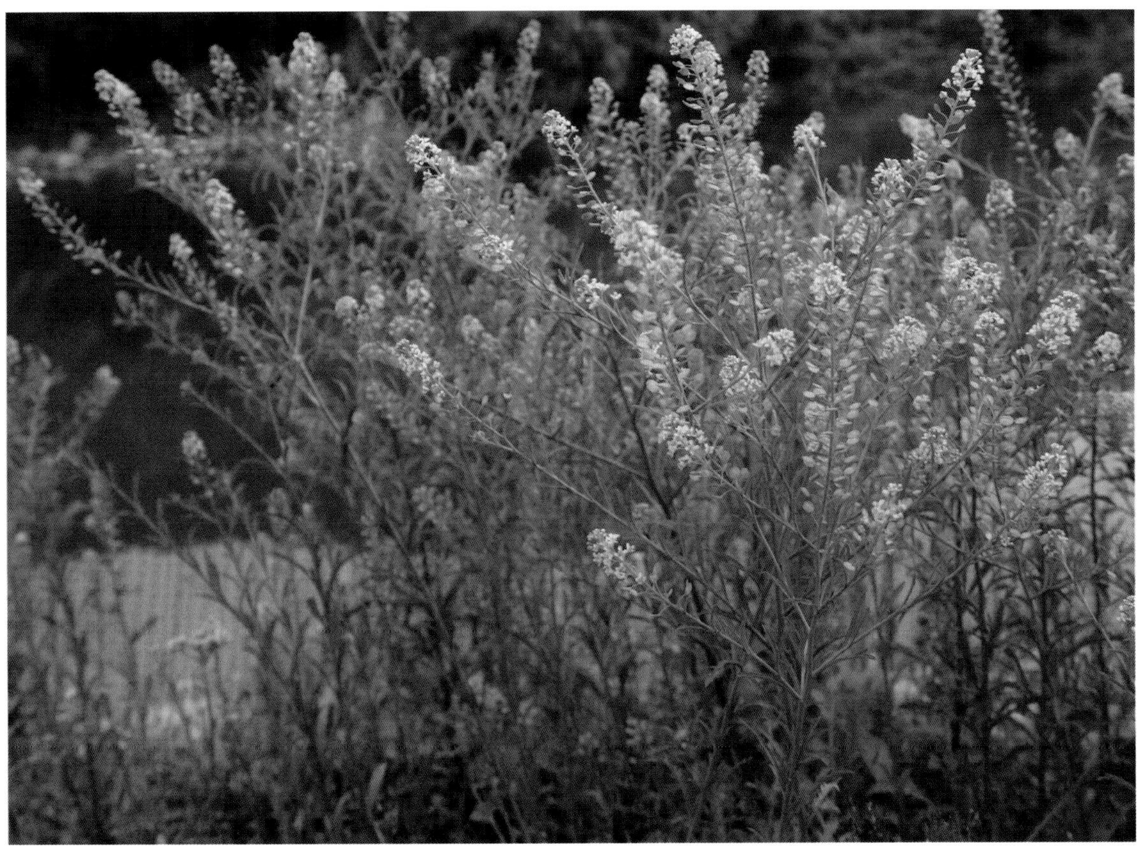

独行菜

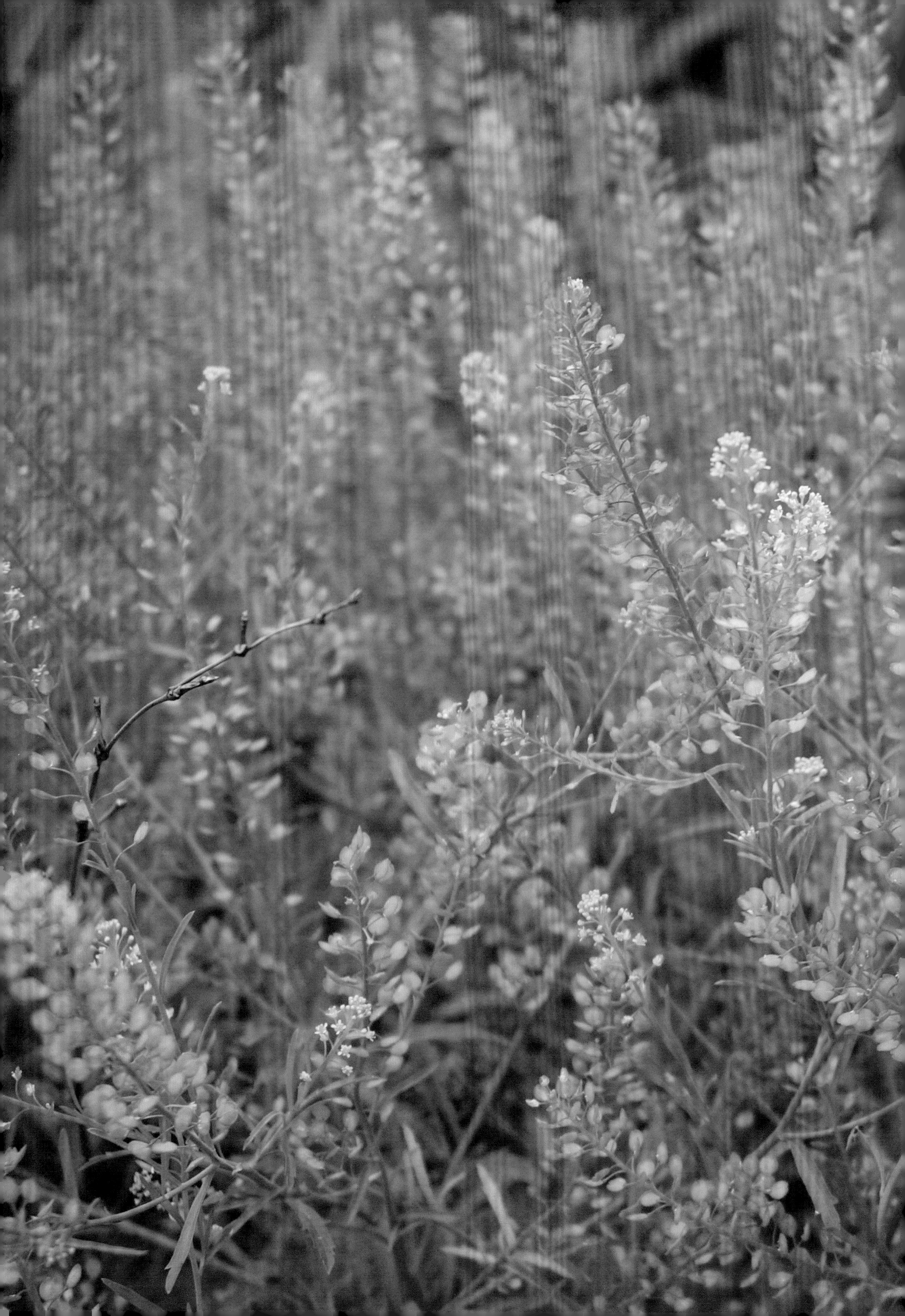

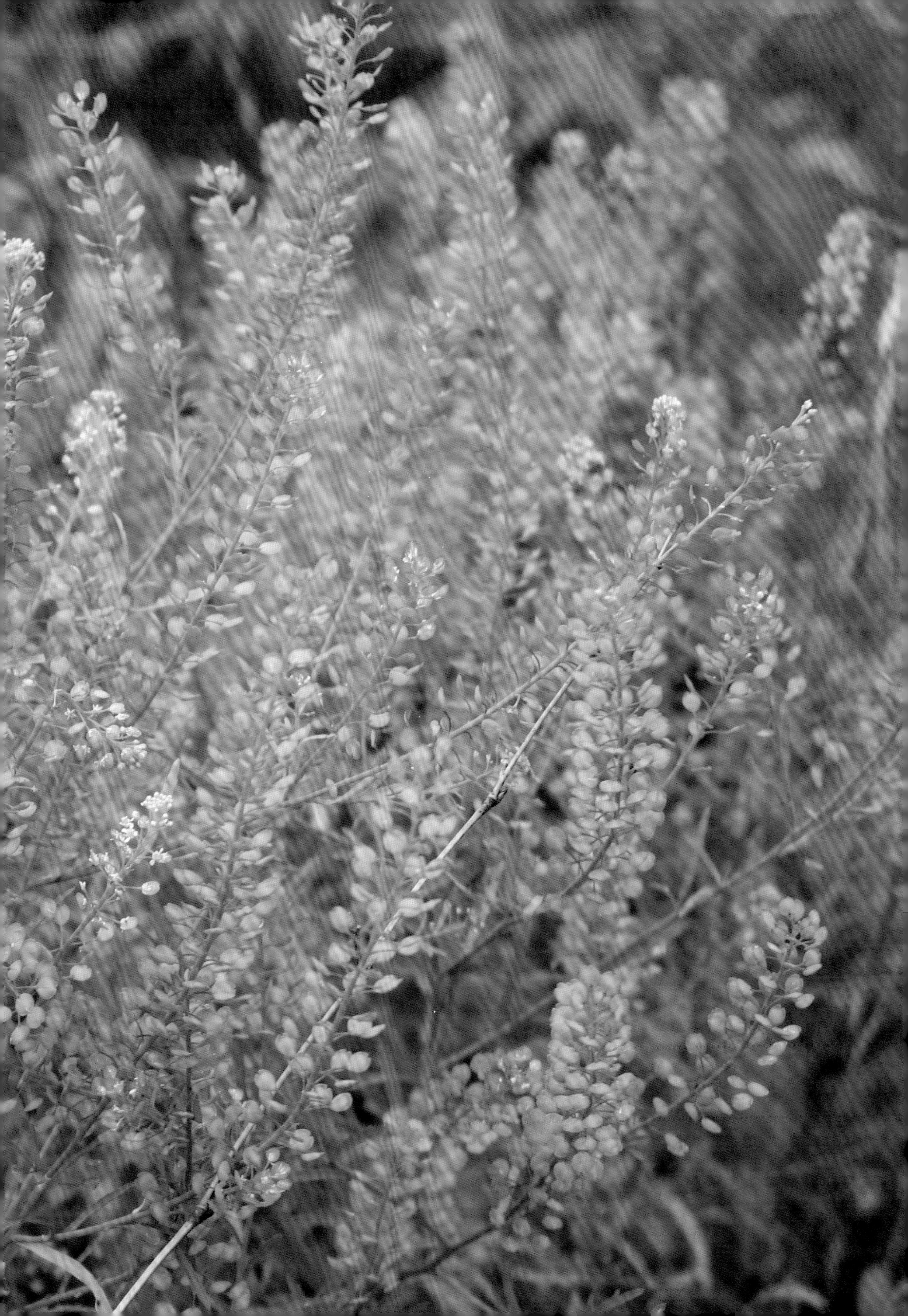

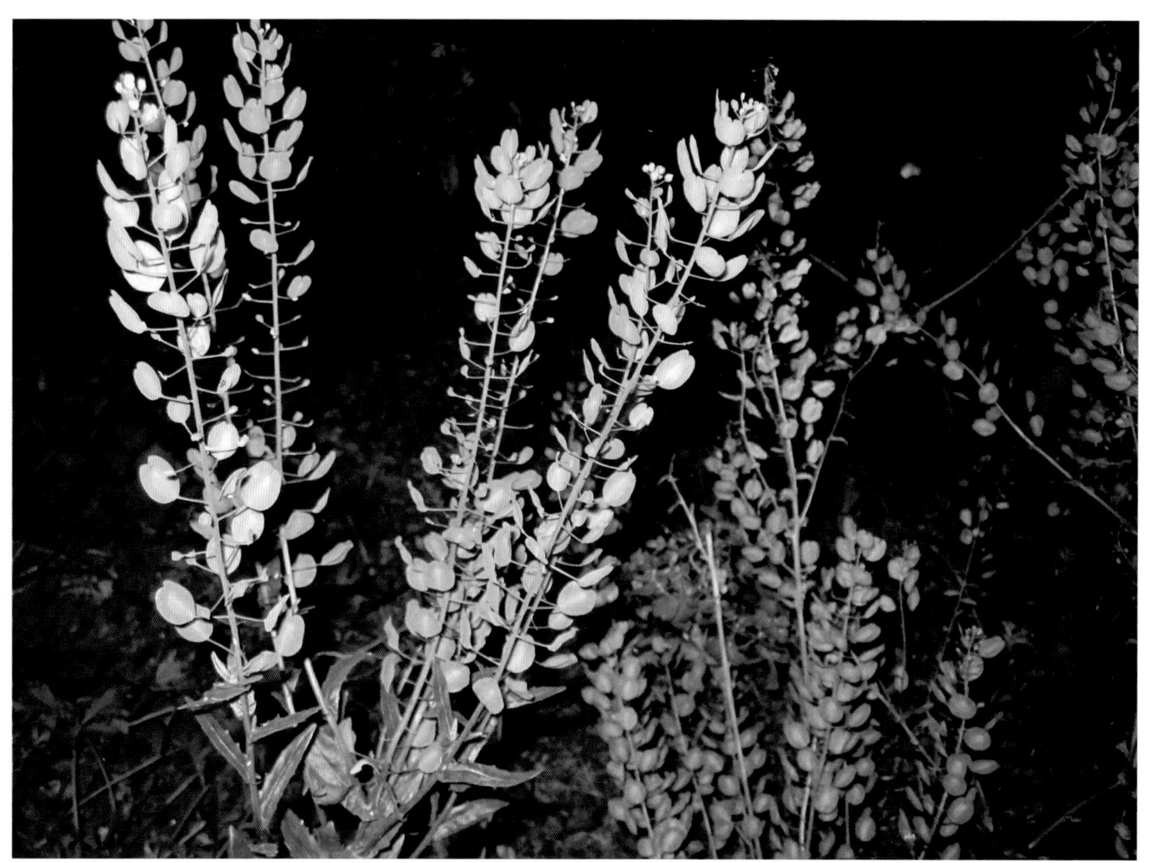

独行菜

药材鉴别

本品呈扁卵形。表面棕色或棕红色，微有光泽，具纵沟 2 条，其中一条明显。一端钝圆，另一端尖而微凹，类白色，种脐位于凹入端，无臭，味微辛辣，黏性较强。南葶苈子：呈长圆形略扁，一端钝圆，另一端微凹或较平截。味微辛苦，略带黏性。

功效主治

泻肺平喘，利水消肿。葶苈子味辛、苦，其性大寒，辛寒以散无形之热，苦寒则泻有形水湿。归肺和膀胱二经，故能上泻肺中水饮、痰火以祛痰平喘；下泄膀胱水湿、通调水道以行水消肿。

用法用量

内服：5 ~ 10 g，煎服；3 ~ 6 g，研末服用。炒葶苈子，可缓其寒性，不易伤脾胃。

民族药方

1．腹水 葶苈子 50 g，苦杏仁 20 枚。熬黄，捣细，分 10 次服。

2．寒痰咳喘 葶苈子、芥子、紫苏子各 10 g，川贝母 15 g。水煎服。

3．支原体肺炎 葶苈子、沙参各 10 g，百部、紫菀、麦冬、桔梗、天冬、百合、款冬花各 20 g，甘草 5 g。水煎服，每日 1 剂。

4．小便不通 葶苈子、马蔺花、小茴香（俱炒）各等份。共研为细末，黄酒送服，每次 6 g，每日 3 次。

5．小儿百日咳 葶苈子、炙麻黄各 5 g，川贝母 15 g，桑白皮 6 g，蜂蜜适量。用以上前 4 味晒干或烘干，一同放入碾槽内，碾成细末备用。用蜂蜜水调匀后缓缓饮用，1 ~ 3 岁每次取 2 g 药末，4 ~ 7 岁每次取 3 g 药末，8 ~ 10 岁及以上每次取 4 g 药末，每日 3 次。

使用注意

本品性泄痢易伤正，故凡肺虚喘促、脾虚肿满、膀胱气虚、小便不利者均当忌用。或配伍补脾益气药同用。

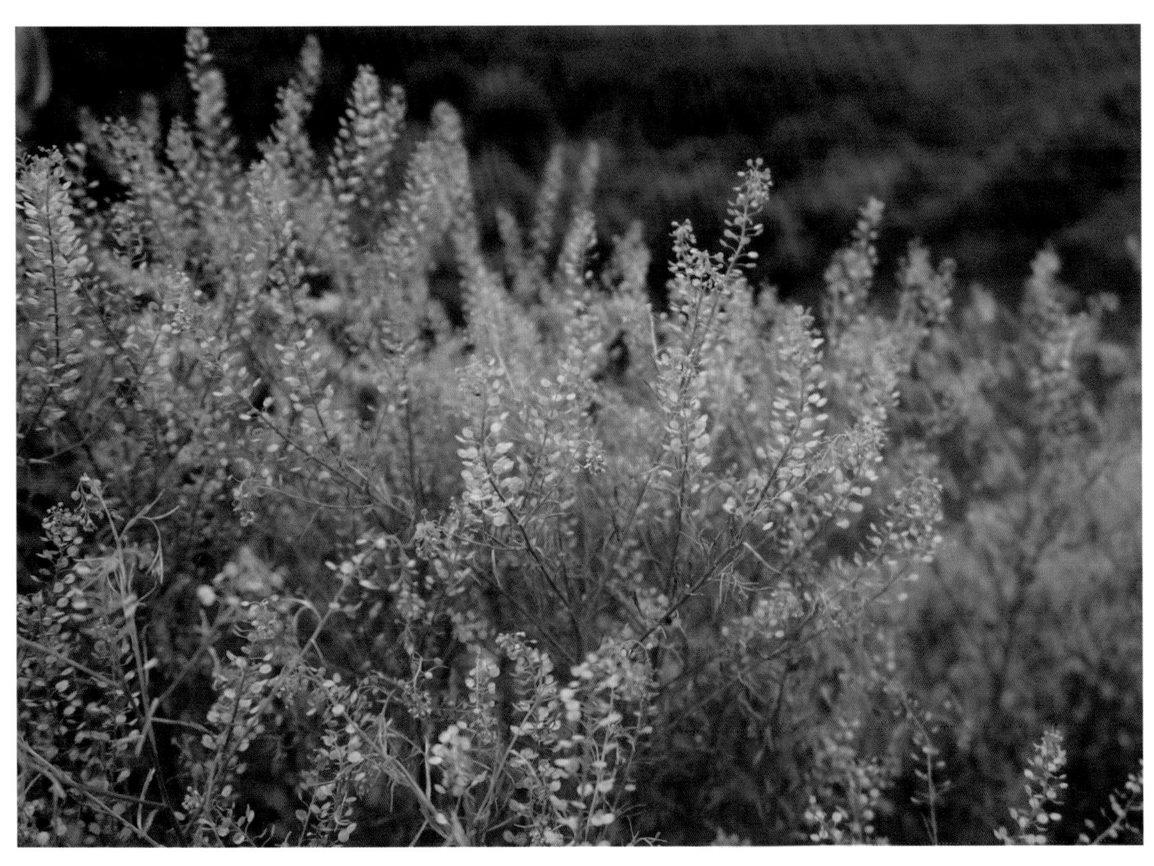

独行菜

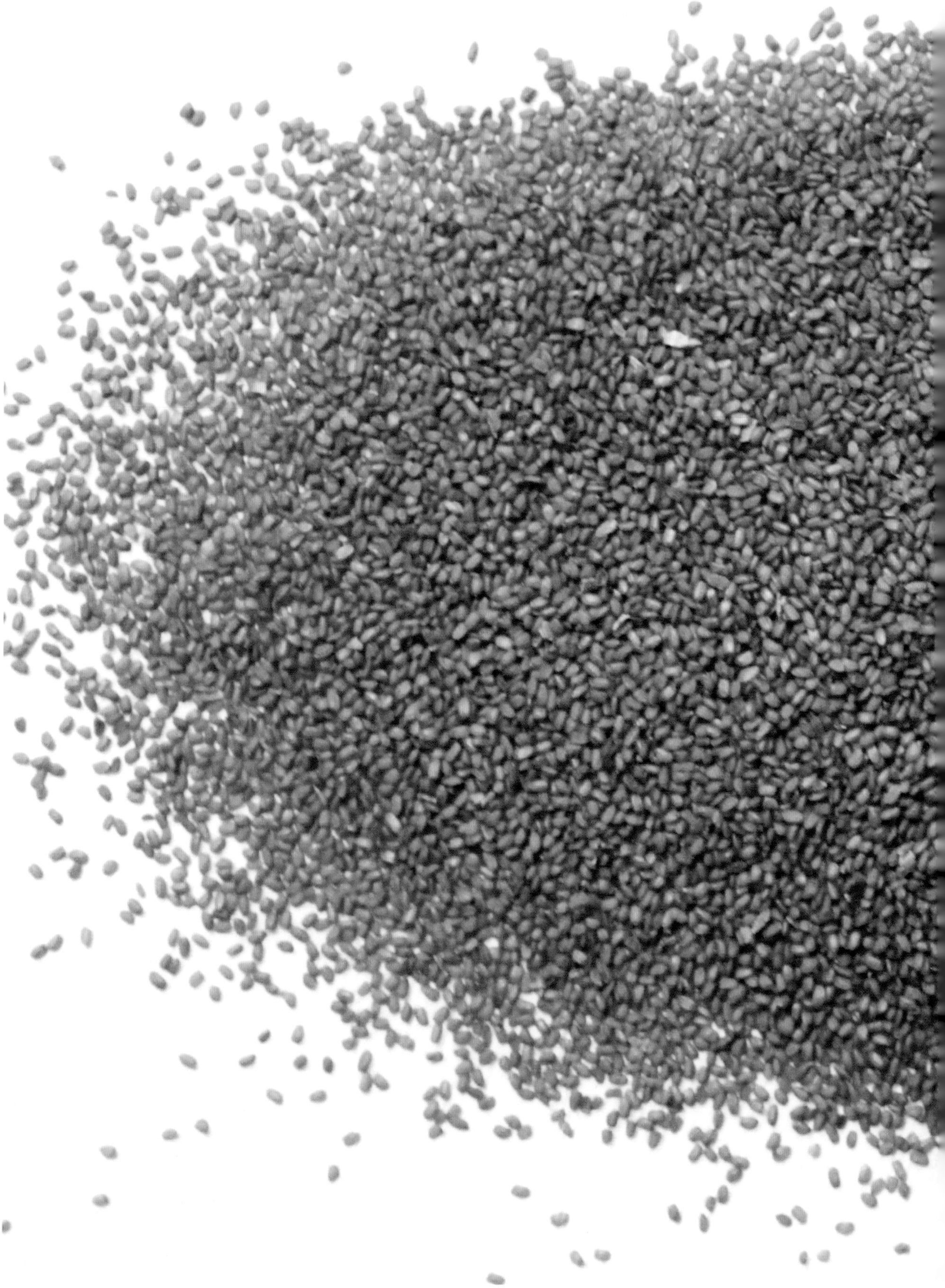

葶苈子

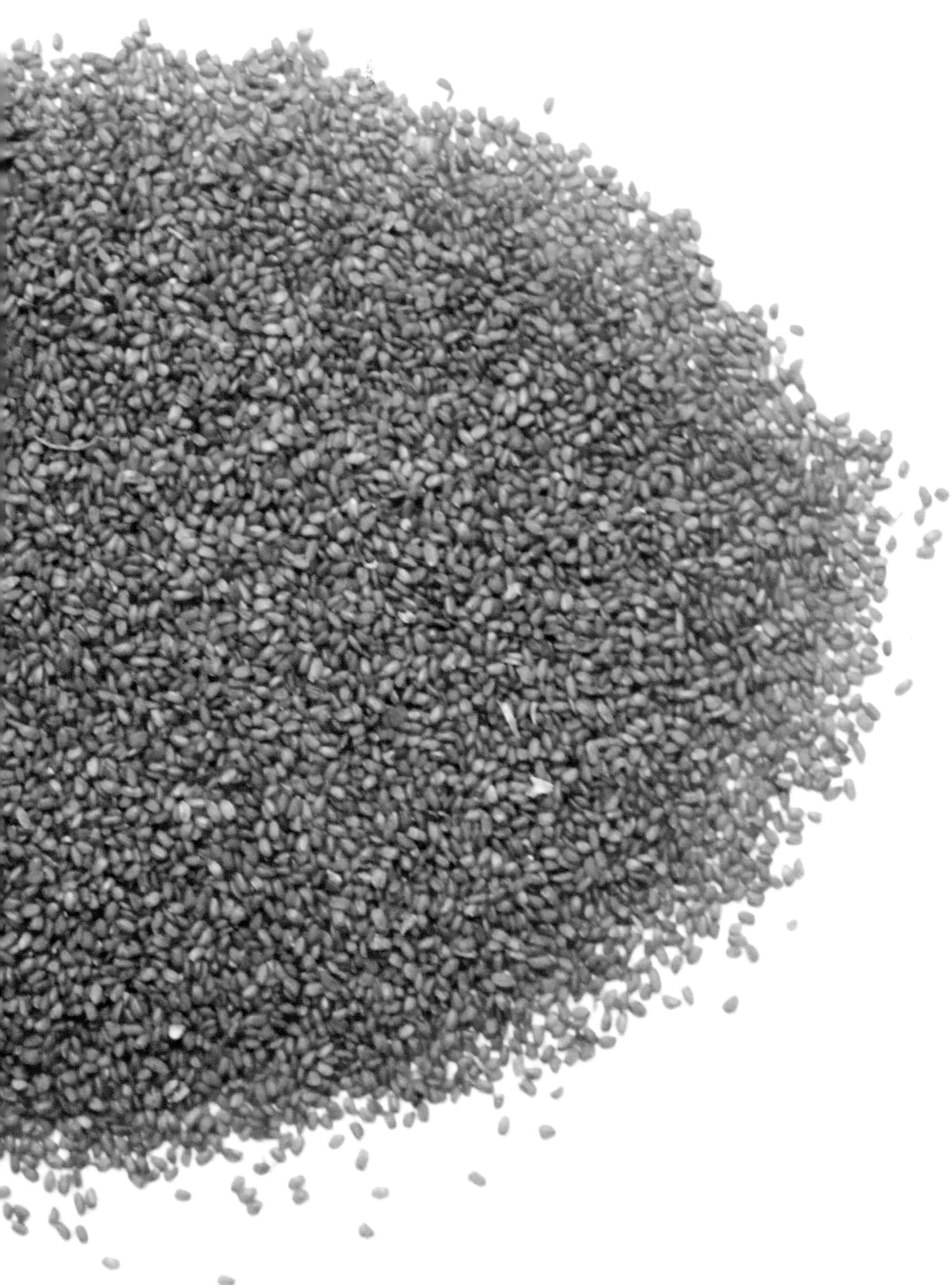

葶苈子饮片

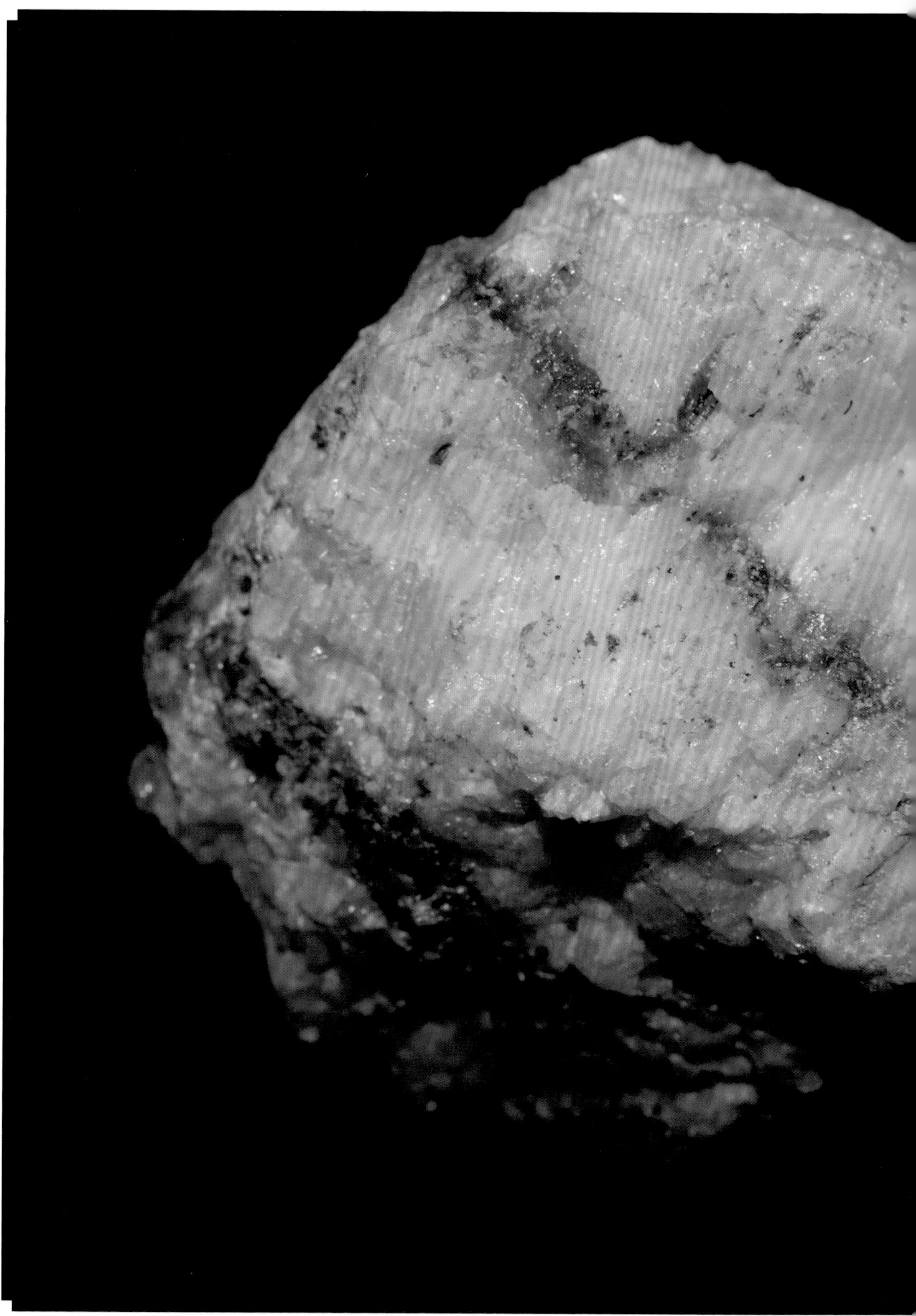

硫黄

【蒙药名】呼胡日。

【别　名】硫黄、石硫黄、木色依。

【来　源】本品为自然元素类矿物硫族自然硫，采挖后，加热熔化，除去杂质，或用含硫矿物经加工制得。

【性味归经】味酸，性温，有毒。归肾、大肠经。

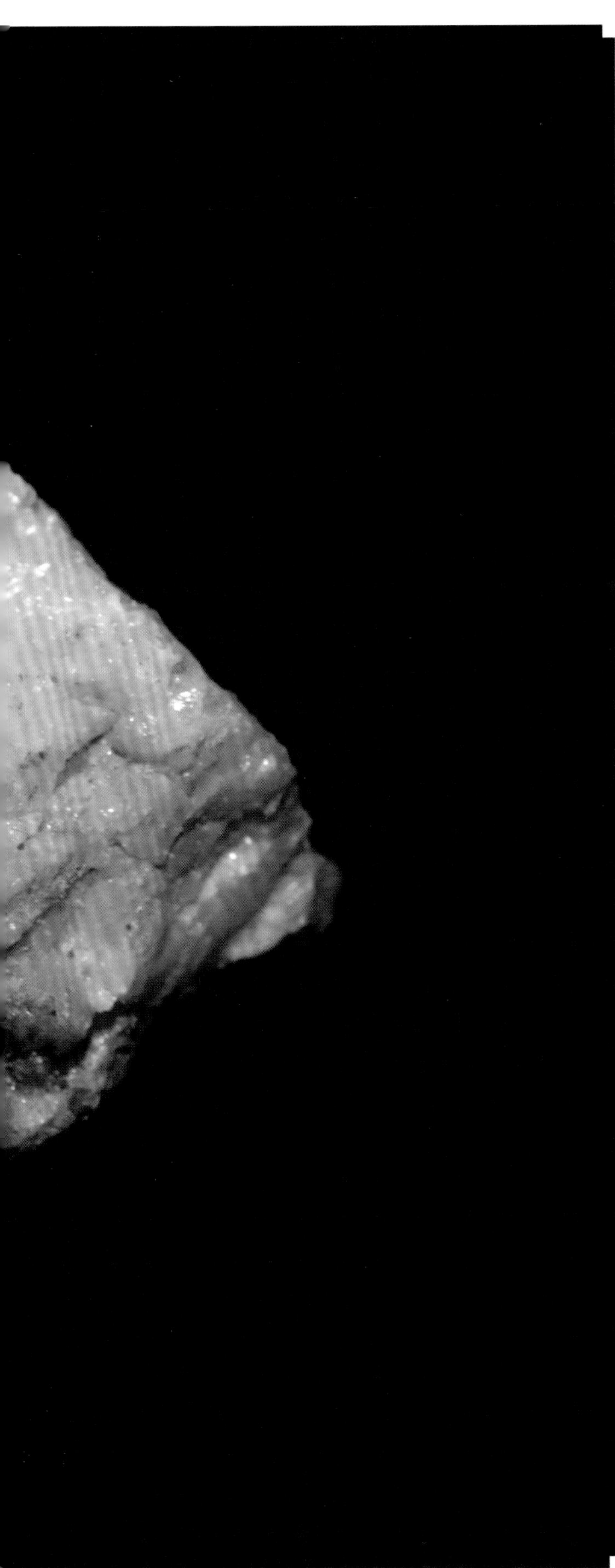

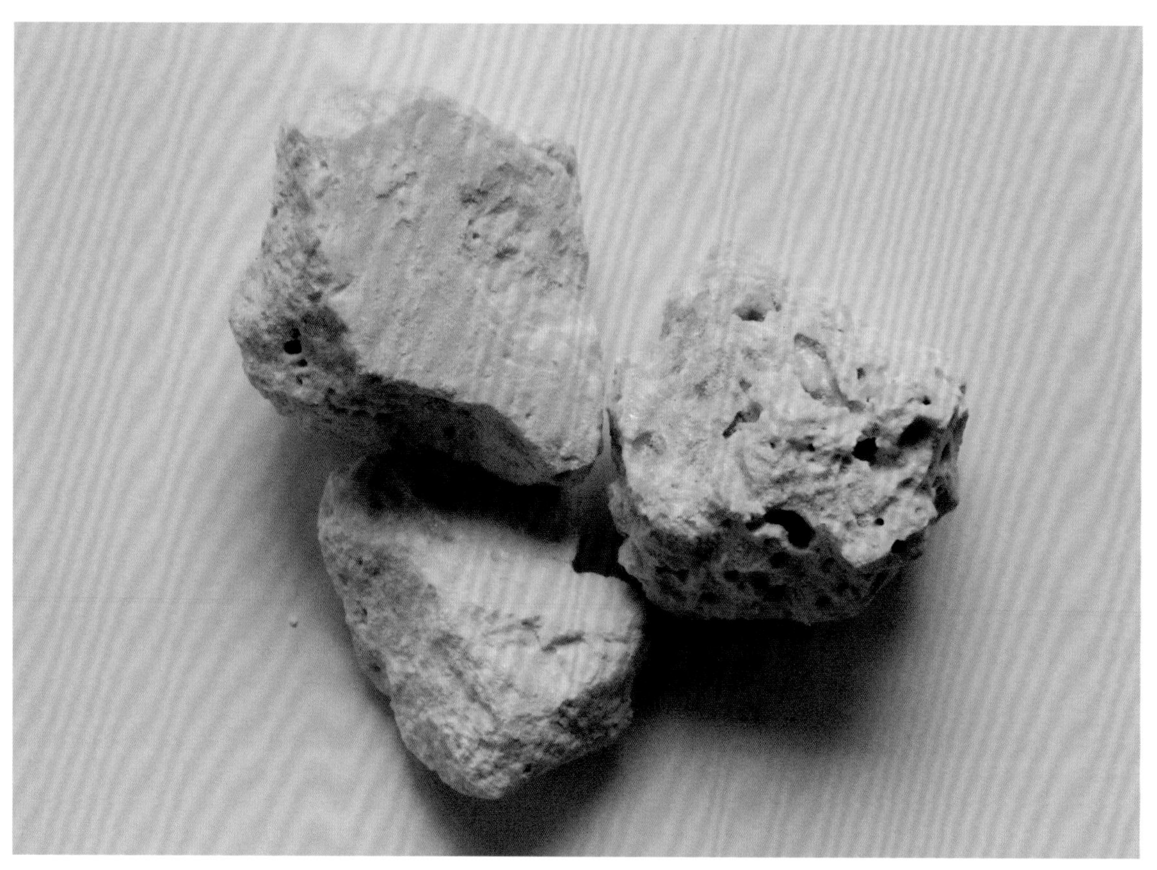
硫黄

识别特征

斜方晶系。晶体的锥面发达，偶尔呈厚板状。常见者为致密块状、钟乳状、被膜状、土状等。颜色有黄、浅黄、淡绿黄、灰黄、褐色和黑色等。条痕白色至浅黄色。晶面具金刚光泽，断口呈脂肪光泽，半透明，解理不完全，断口呈贝壳状或参差状。硬度 1 ~ 2，相对密度 2.05 ~ 2.08，性脆，易碎。用手握紧置于耳旁，可闻轻微的爆裂声，体轻，有特异的臭气，味淡。

生境分布

常见于温泉、喷泉、火山口区域，沉积岩中也常有之。分布于山西、陕西、河南、山东、湖北、湖南、江苏、四川、广东等省区。

采收加工

将泥块状的硫黄及矿石，在坑内用素烧罐加热熔化，取其上层之硫黄溶液，倒入模型内，冷却后，取出。

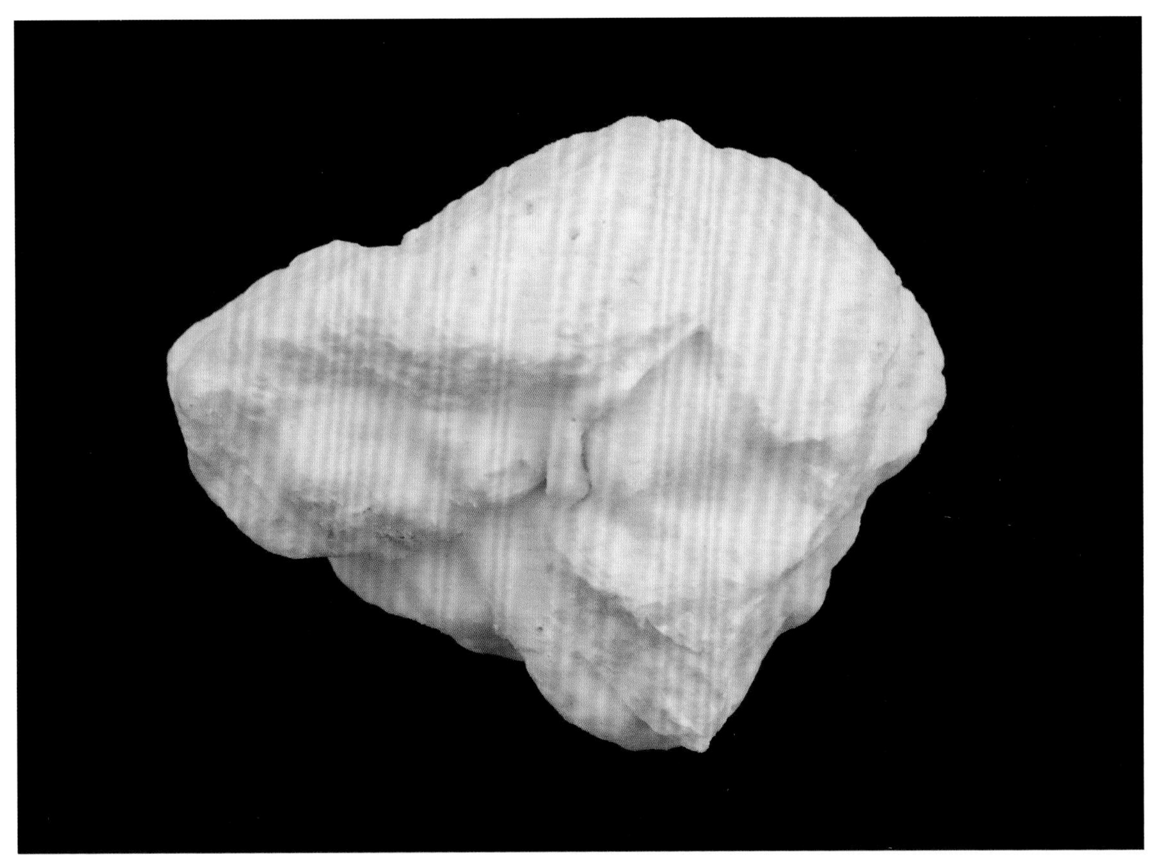

硫黄

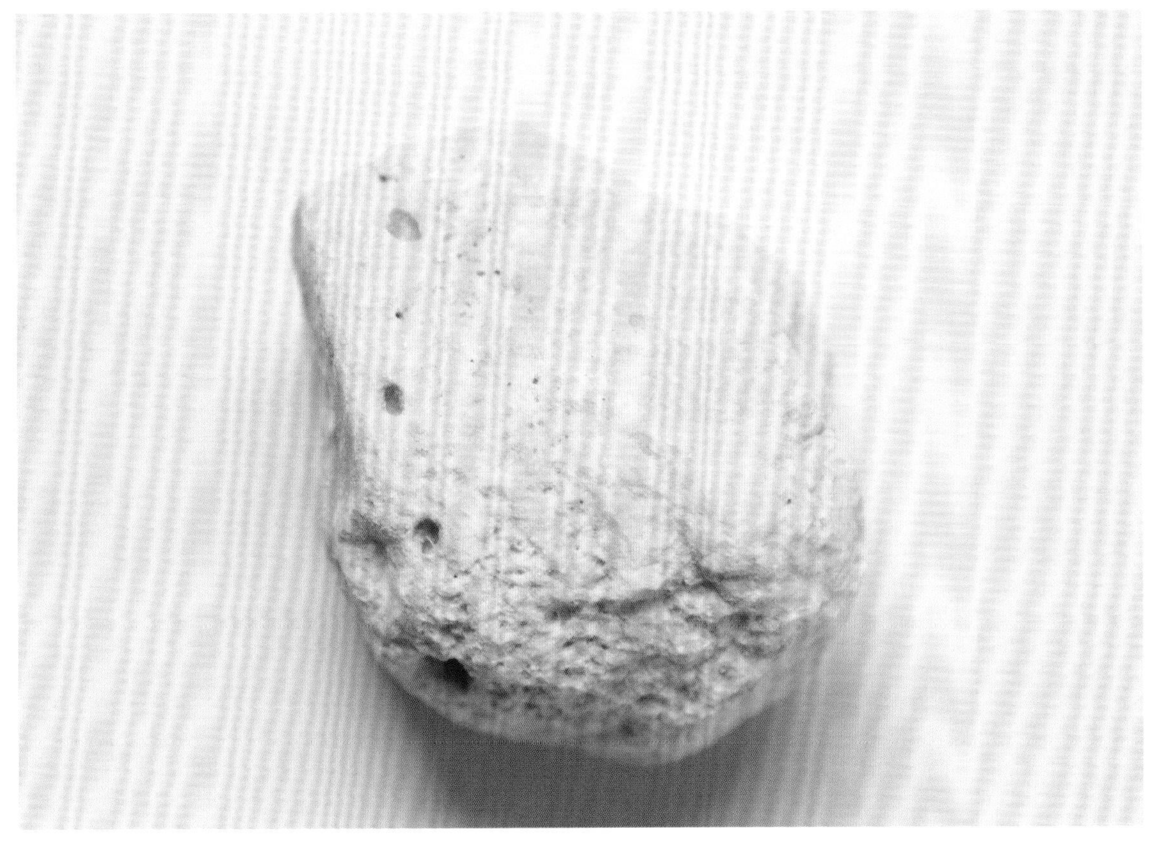

硫黄

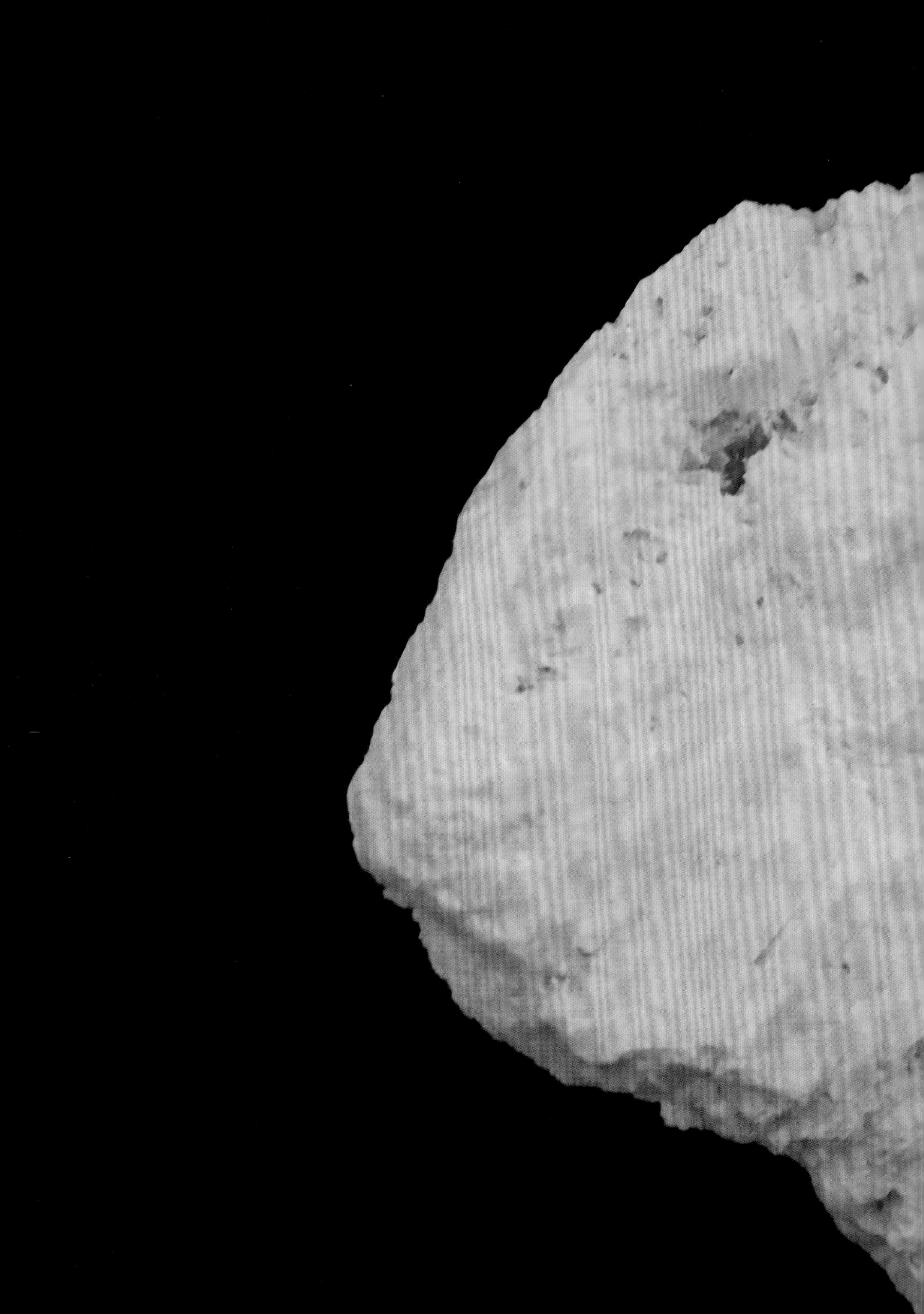

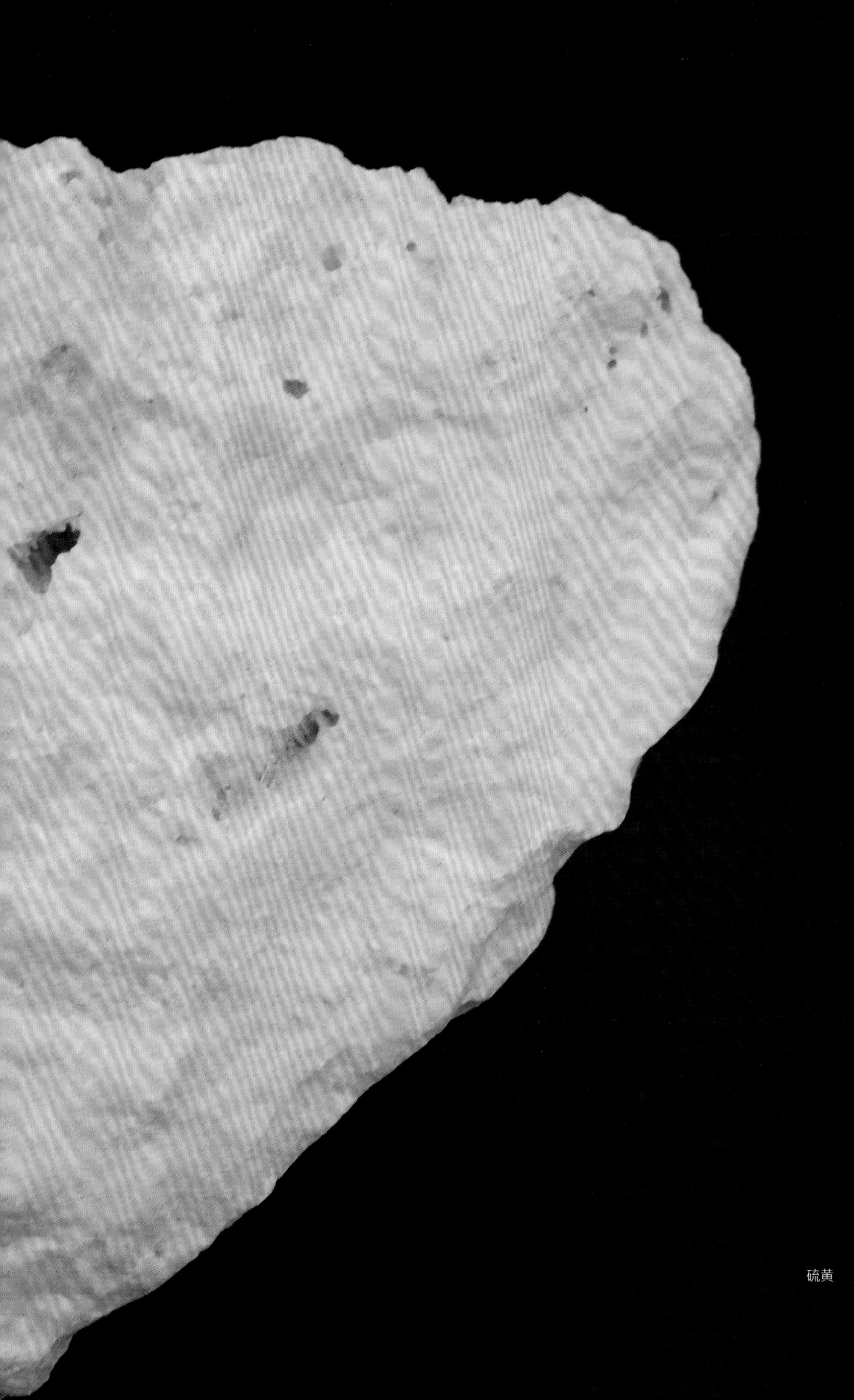

硫黄

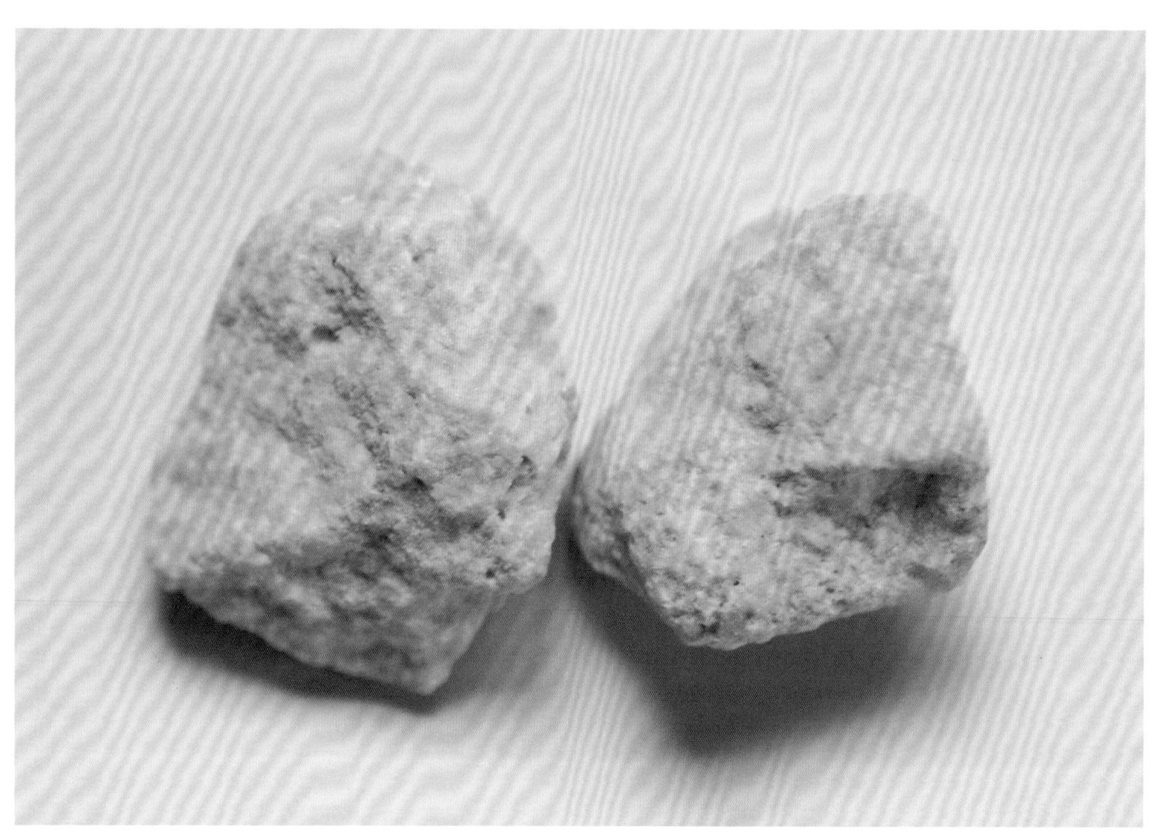

硫黄

药材鉴别

本品为不规则块状。略呈绿黄色或黄色，外表皮不平坦，呈脂肪光泽，常有多数小孔。体轻，质松易碎，断面常呈针状结晶形。有特异的臭气，味淡。

功效主治

外用杀虫止痒，内服壮阳通便。本品温热有毒，能以毒攻毒。外用解毒杀虫。其质纯阳，内服能益火助阳、疏利大肠。

药理作用

外用：与皮肤接触后形成硫化物，有软化表皮和杀灭真菌、疥虫的作用。内服：在肠内，部分可分解为硫化氢及硫化砷，刺激肠壁且促进蠕动，使粪便软化而缓泻。对氯丙嗪及硫喷妥钠的中枢抑制作用有明显的加强作用。

用法用量

内服：1 ~ 3 g。入丸、散。外用：适量，研末撒，或油调涂，或烧烟熏。

民族药方

1．疥　硫黄适量。研为细末，麻油调涂。

2．疮疽　硫黄、白面、荞麦面各适量。研为细末贴敷患处。

3．老年性肥胖　硫黄、肉桂、艾叶（后入）各 15 g，淫羊藿 50 g，藿香叶、二丑各 30 g，麻黄、磁石（后入）各 10 g。上药除磁石、硫黄外，煎煮后提取、烘干研成粉。将磁石、硫黄研成细末，与前面的药粉拌匀，装入用薄布制成的 8 cm×8 cm 的药蕊，外用绸缎布制成肚兜。将药肚兜穿在身上，紧贴肚脐处。药蕊每隔 15 ~ 30 日更换 1 次，更换 3 个药蕊为 1 个疗程。

4．鼠疮，皮肤协日乌素疮　硫黄（制）、草乌（制）、诃子、木香、石菖蒲、文冠木膏、青金石（制）、水银（制）各等份。制成糊丸，晚睡前用温开水送服，每次 2 ~ 3 g，每日 1 次。

5．乌雅曼病　硫黄（制）、文冠木膏、苘麻子各等份。制成散剂，温开水送服，每次 1.5 g，每日 2 次。

使用注意

阴虚火旺者及孕妇忌服。不宜过量或久服。

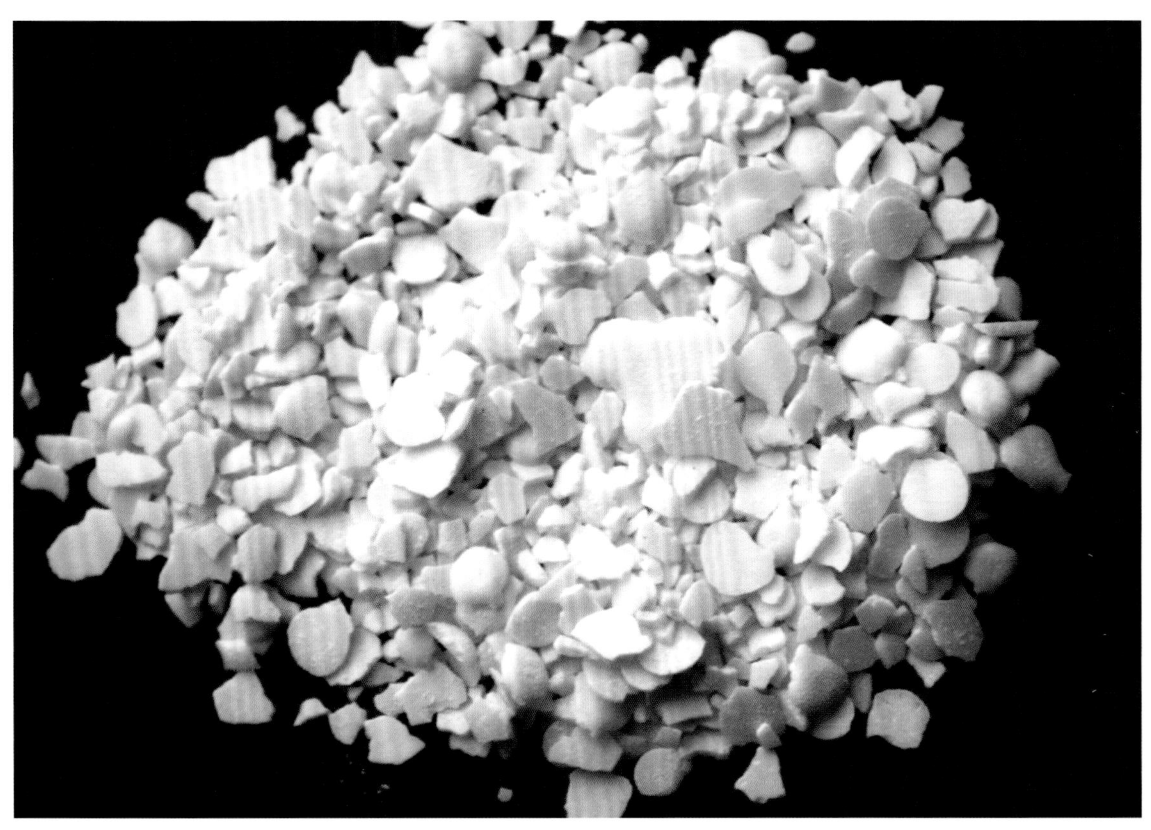

硫黄

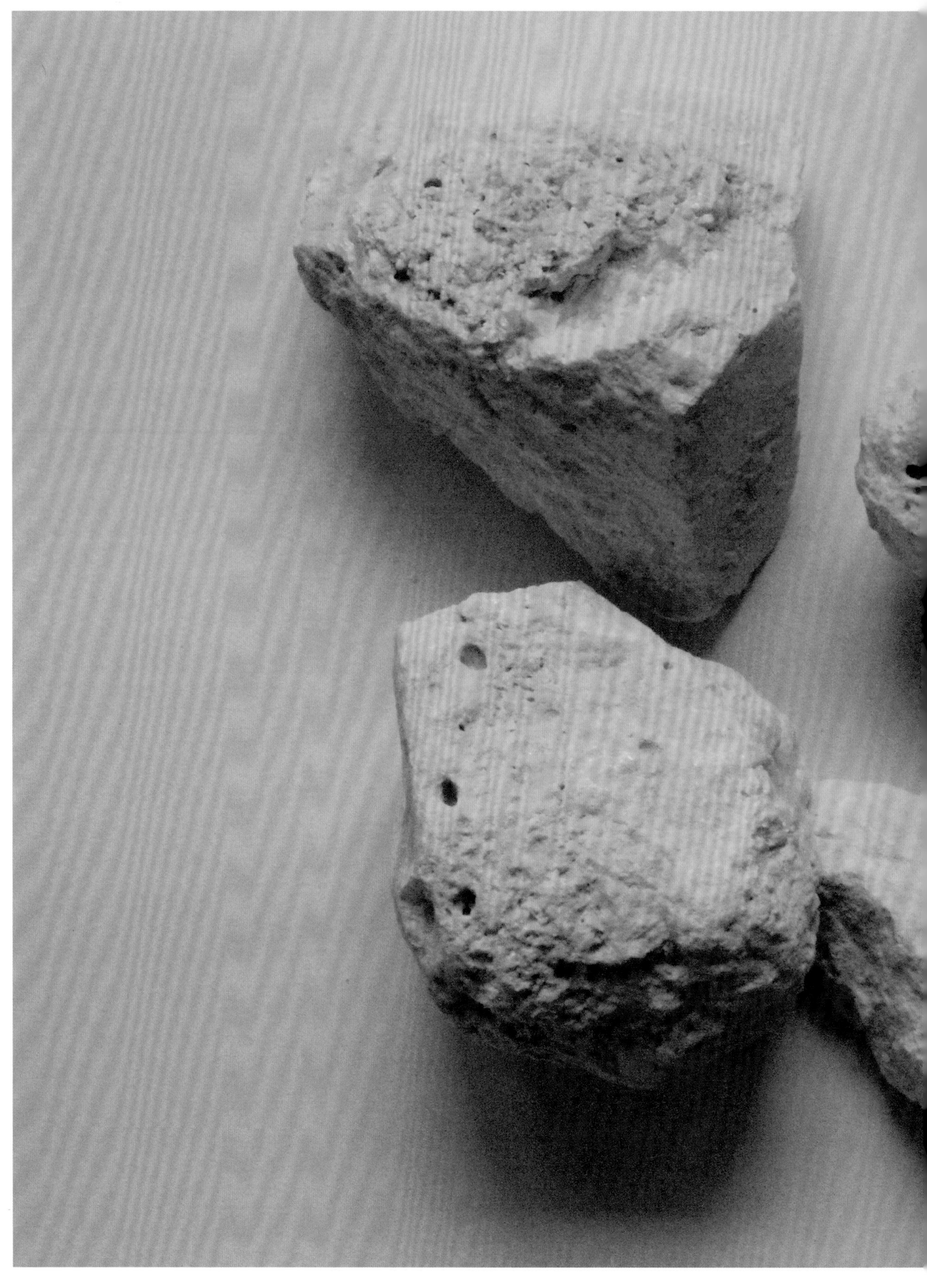

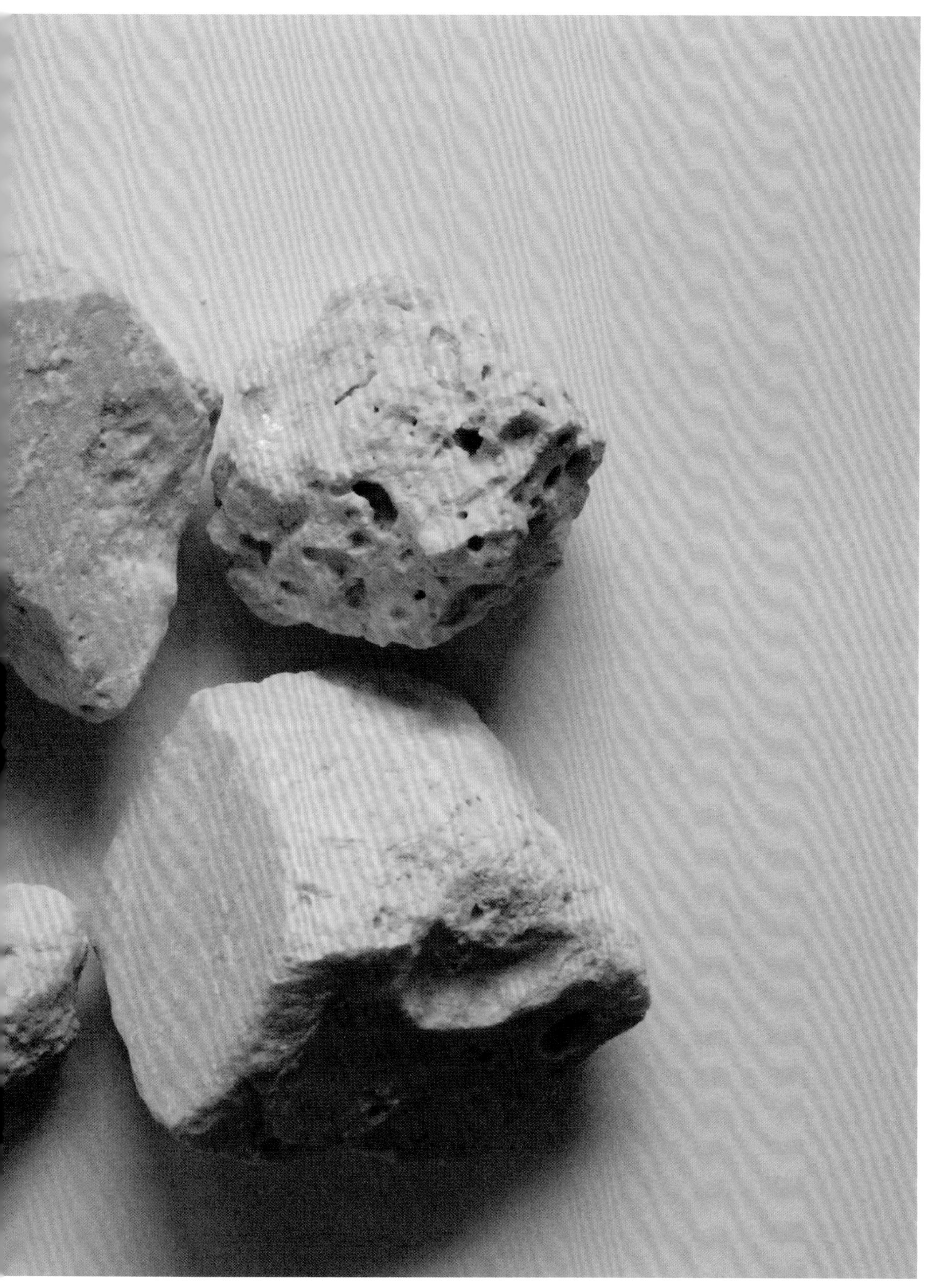

硫黄药材

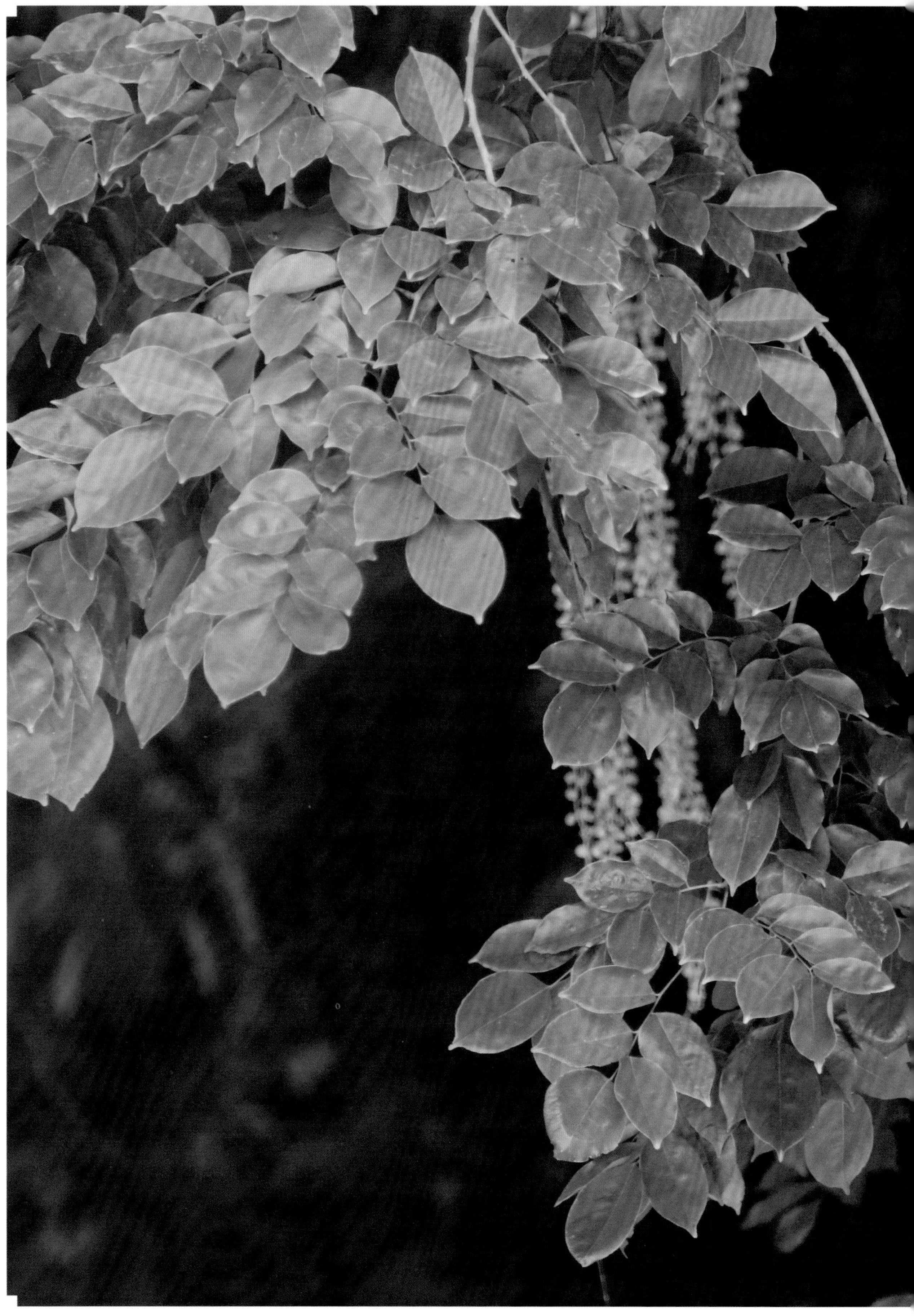

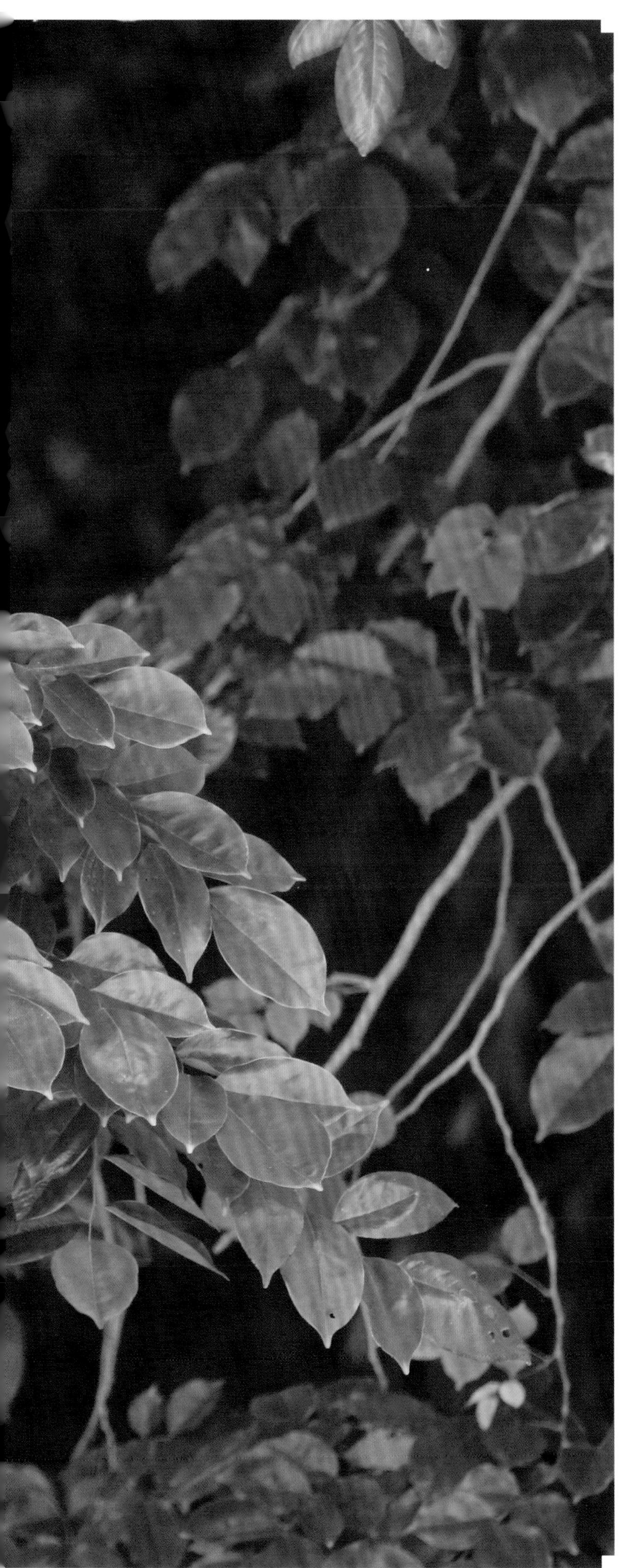

紫檀香

【蒙药名】乌兰。

【别　名】赞丹。

【来　源】本品为豆科植物紫檀 *Pterocarpus indicus* Wild. 的心材。

【性味归经】味涩、微苦，性凉。归肝经。

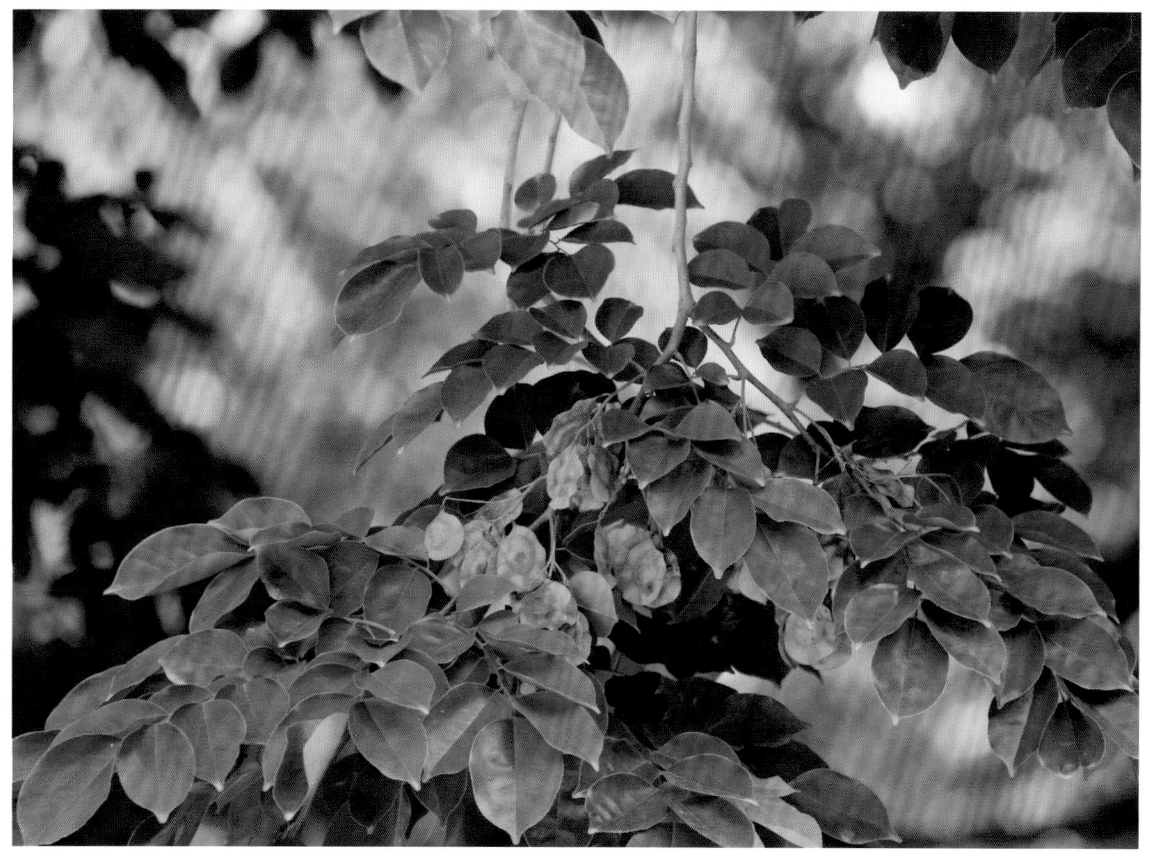

紫檀

识别特征

乔木，高 15 ~ 25 m。奇数羽状复叶，小叶 7 ~ 9，短圆形。圆锥花序腋生或顶生，梗与序轴被毛；萼钟形且具 5 齿，花冠黄色，瓣缘有皱折，具长爪，雄蕊单体，子房具短柄，被黄柔毛。荚果圆形，微斜，扁平，具宽翅，达 20 mm，种子 1 ~ 2 粒。

生境分布

生长于海拔 1000 m 以下的热带雨林中，或栽培。分布于福建、台湾、云南南部、广东、广西等地。

采收加工

春、秋二季采根或茎干，除去外皮，切成段，晾干。

药材鉴别

本品长圆柱形，长约 1 m，直径 7 ~ 15 cm，红棕色，带绿色光泽，鲜品为鲜红色，质致密而重，易割断，横断面可见巨大的孔点，纵切面呈细条形，可见红色树脂状物，以水煮，不产生红色溶液，但溶于乙醇中。气香，无臭，无味。

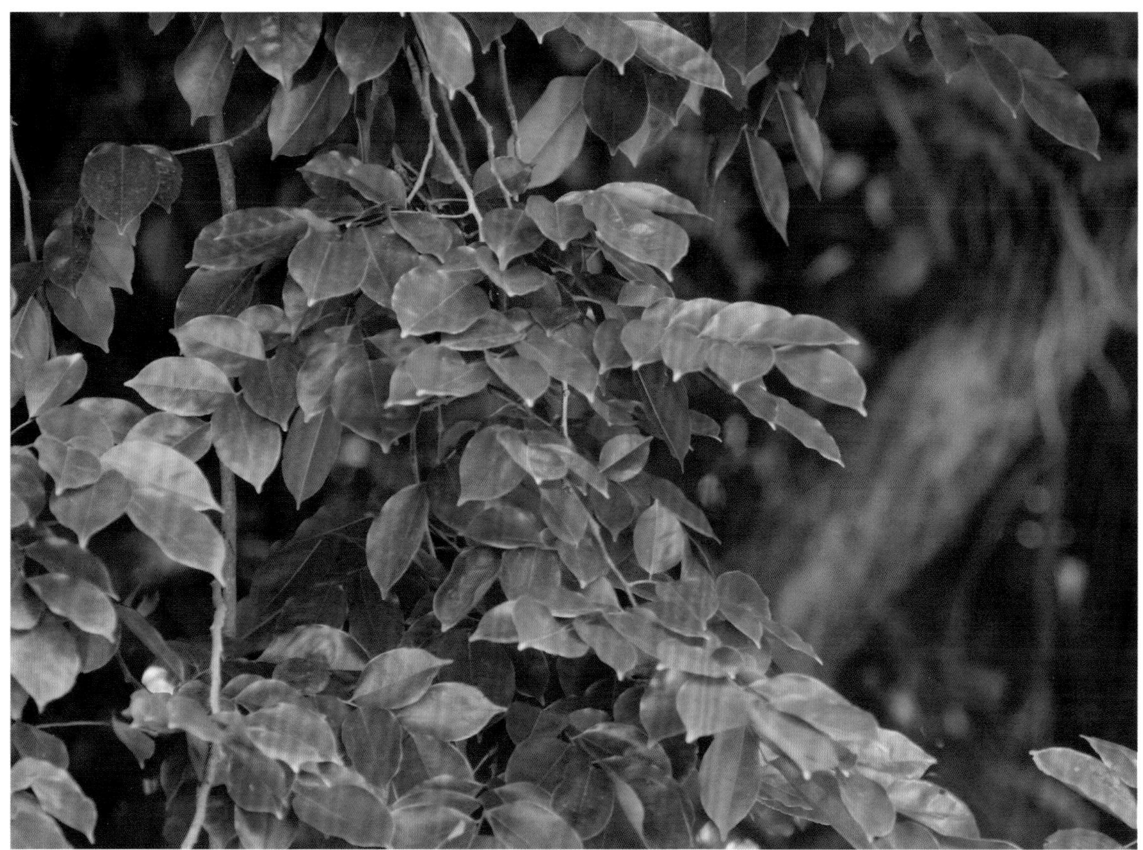

紫檀

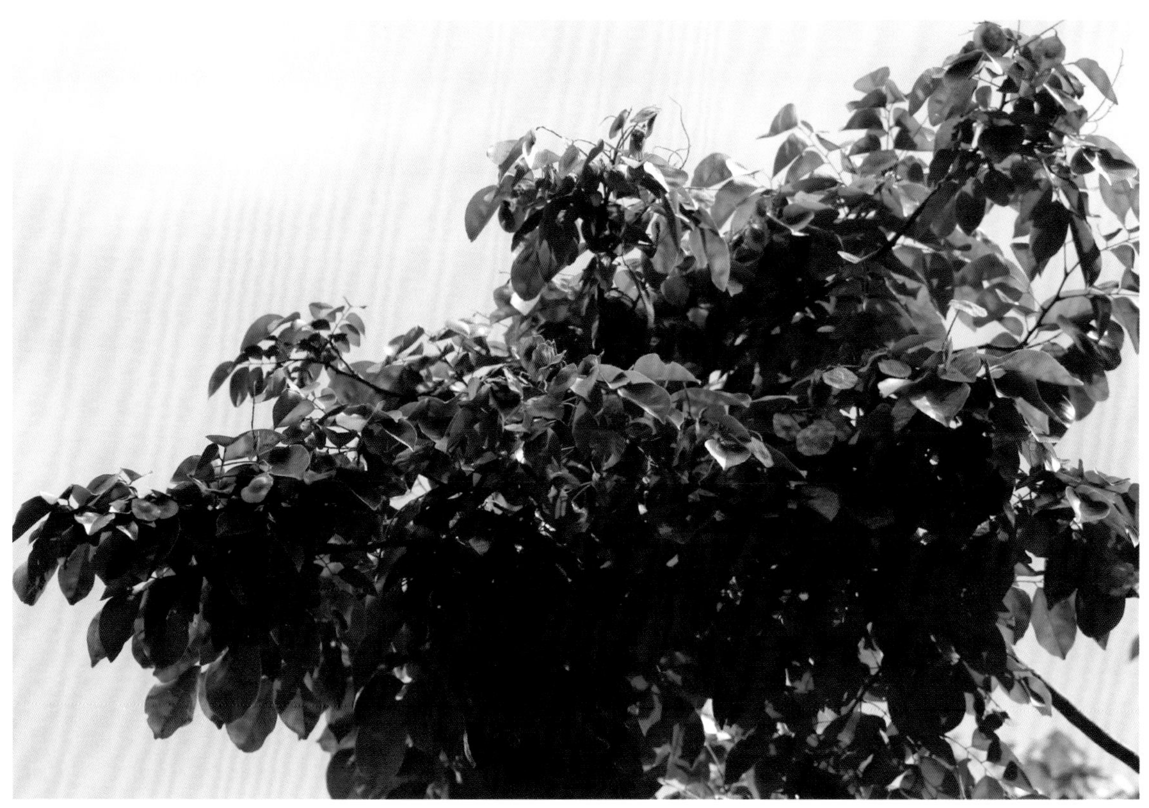

紫檀

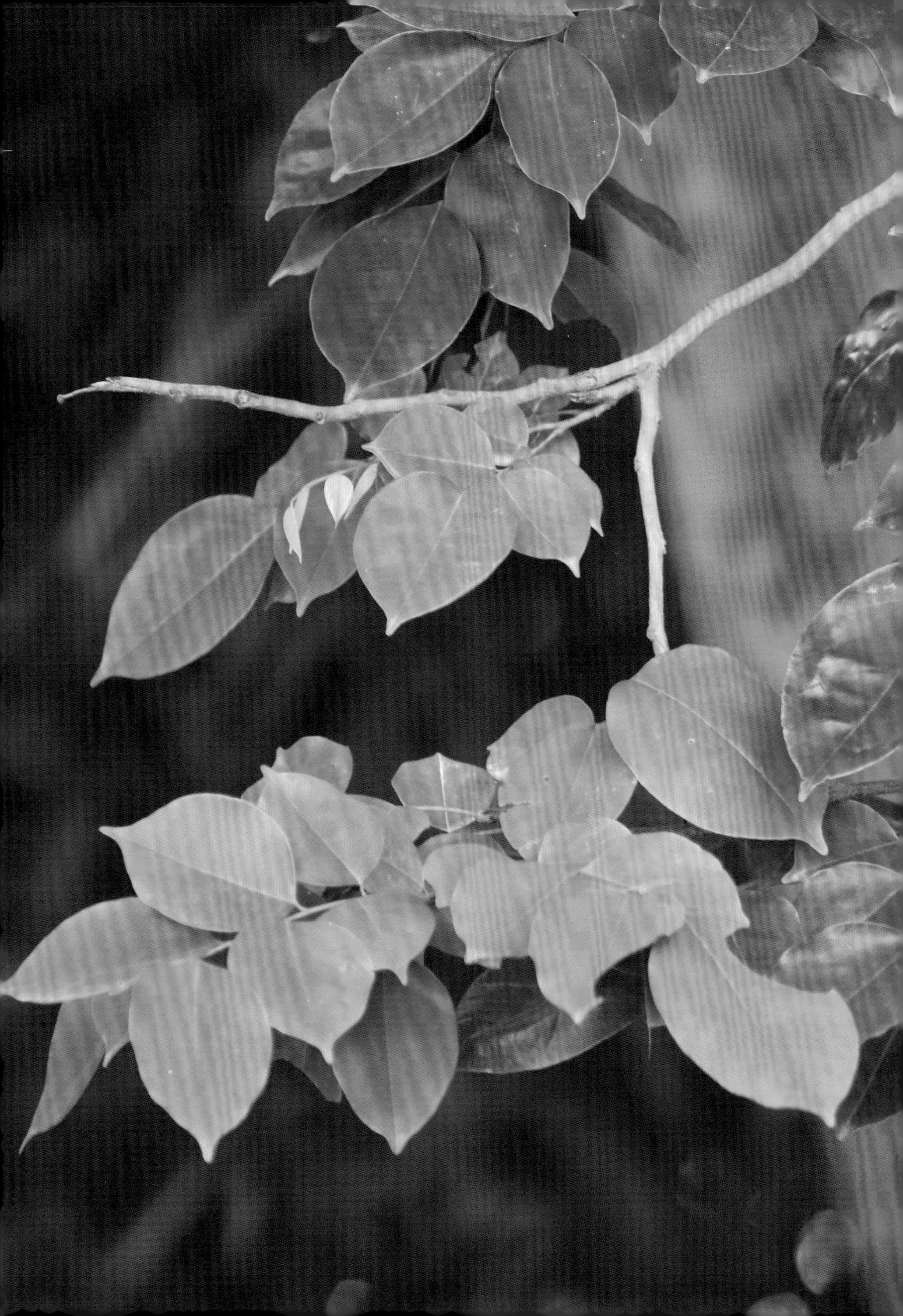

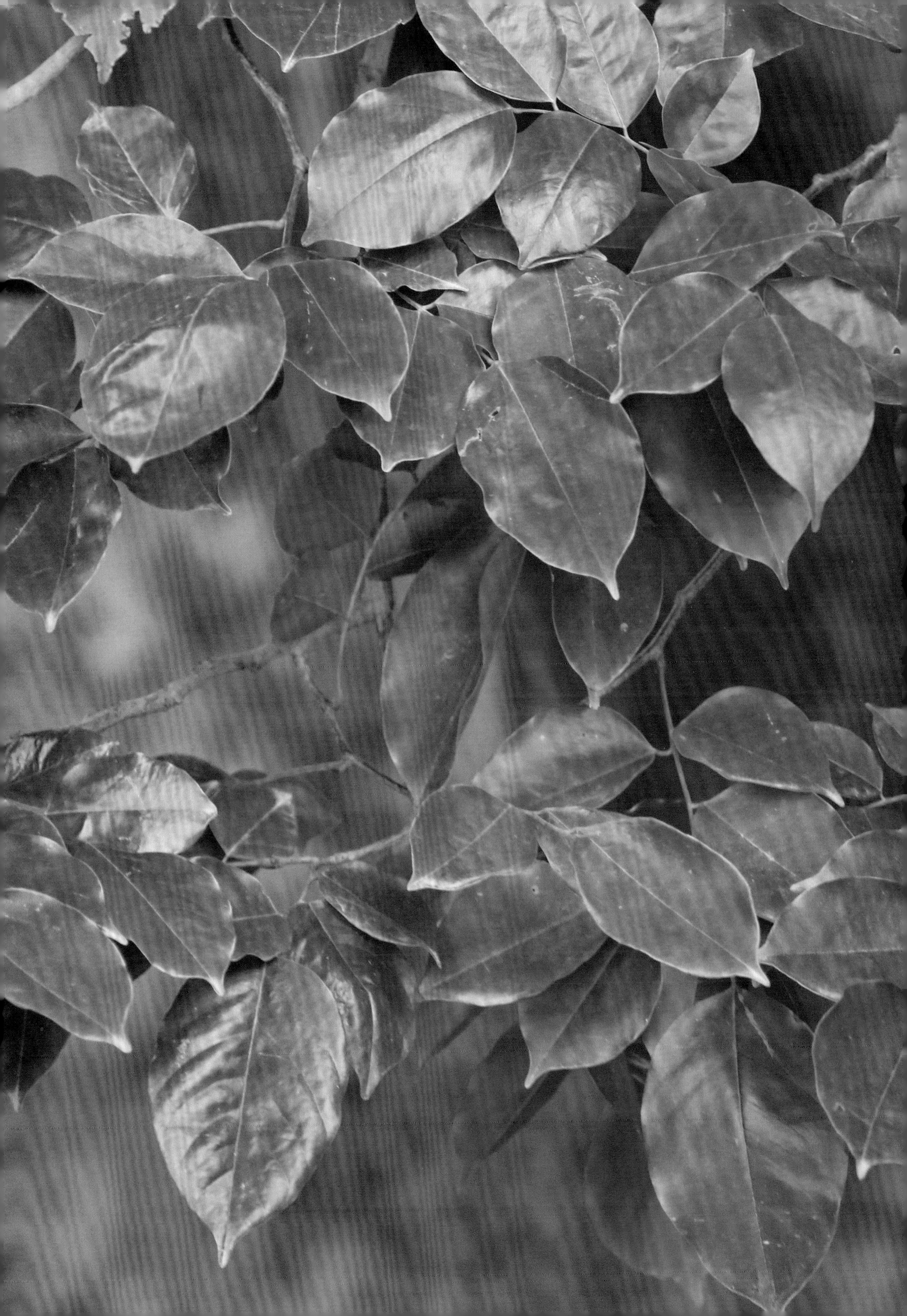

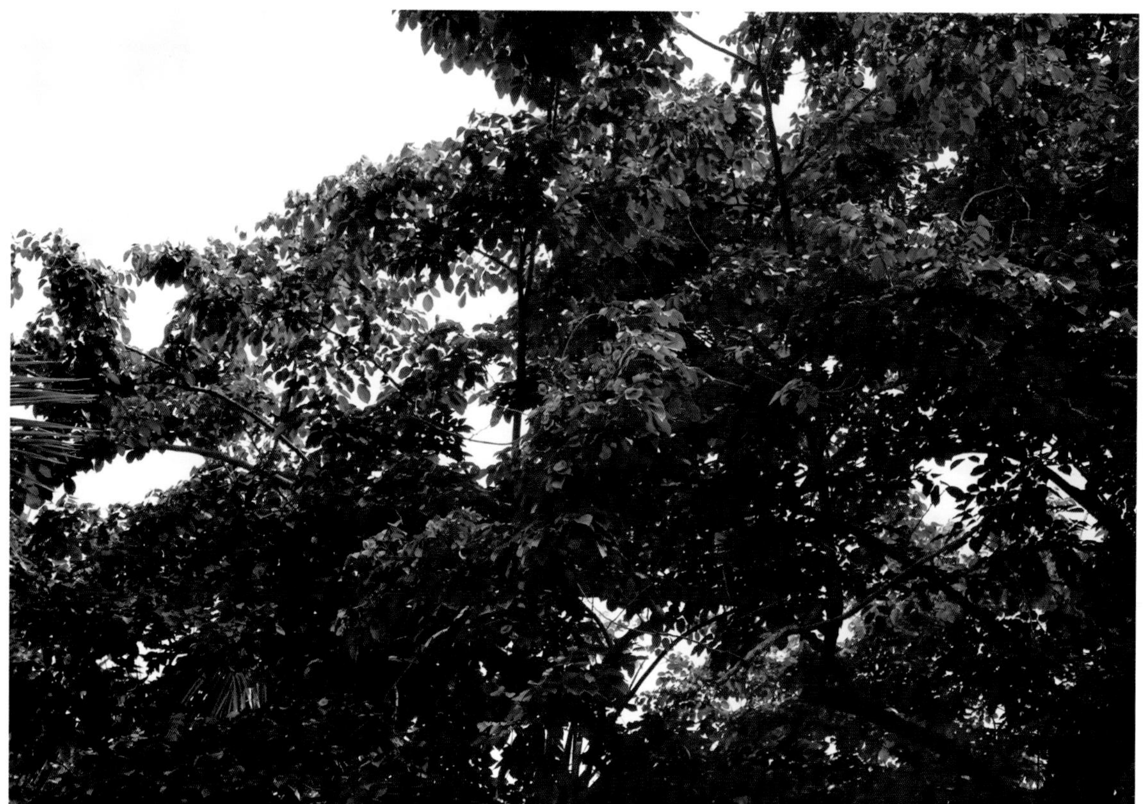

紫檀

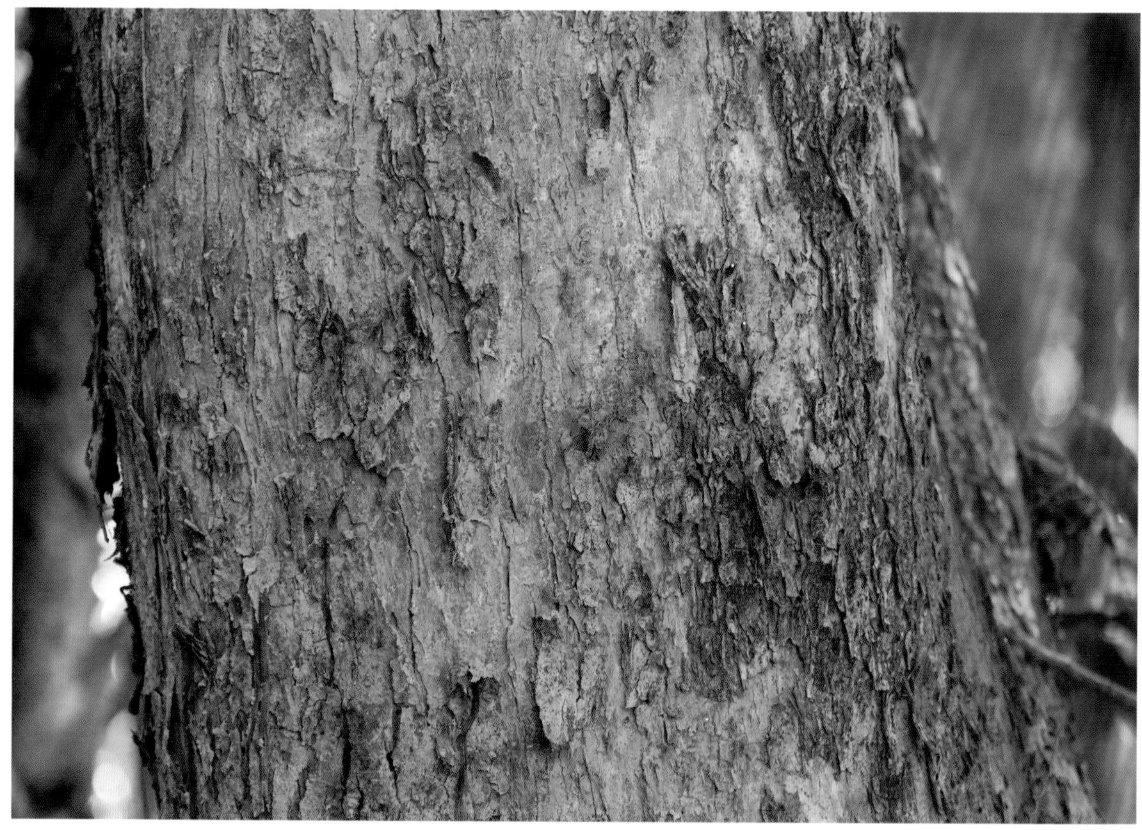

紫檀

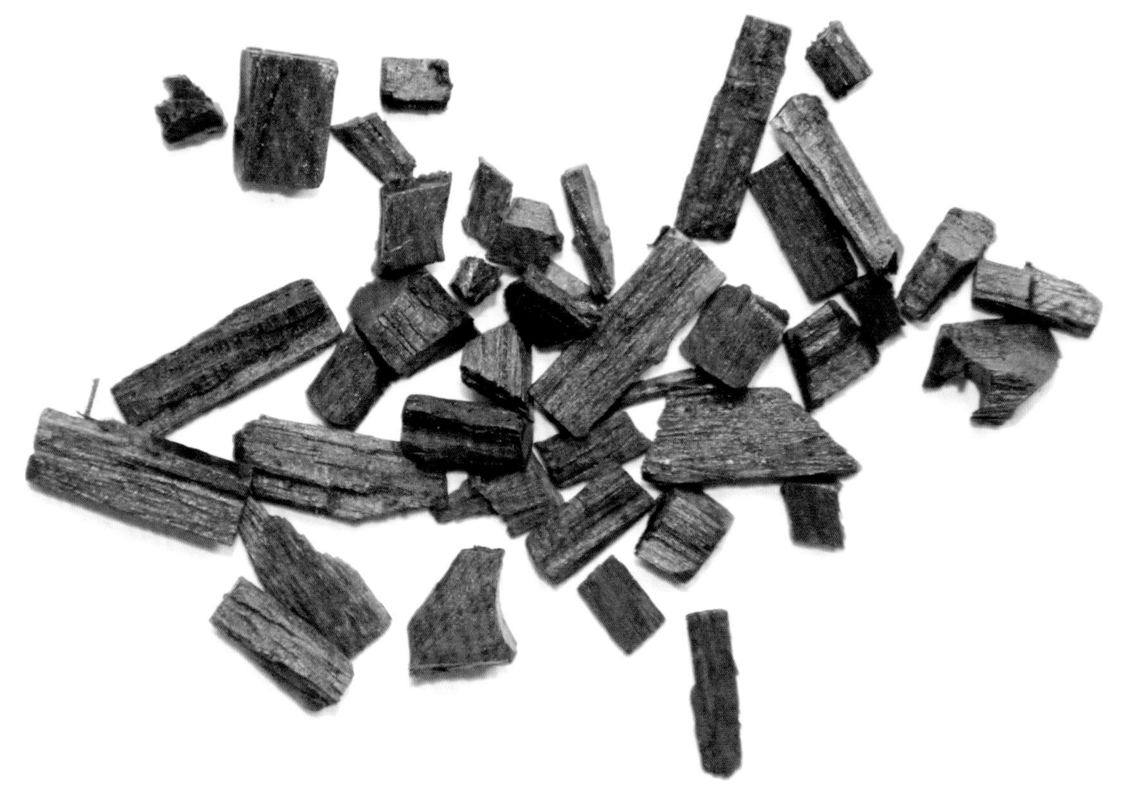

紫檀香饮片

功效主治

清血热，行气。主治血热、血瘀、高血压、多血症。

用法用量

内服：煎汤，1 ~ 2 g。外用：适量，研粉撒或调敷。

民族药方

1．炎症，高热，高血压　紫檀香 25 g，白檀香 12.5 g，绿绒蒿、沉香各 20 g，石灰华、布西孜、蒂达各15 g，麝香0.5 g。共研成细粉，制散或丸，早、晚各服2.5 g。

2．感冒发热，肺热，肺脓肿，肺痨　紫檀香 25 g，绿绒蒿、石灰华各 20 g，红花、更中、甘草、丁香各15 g，木通10 g。共研成细粉，制丸或散，早、晚各服4 g。

3．肺热咳嗽　十味檀香丸：紫檀香 35 g，石灰华、马兜铃、翼首草、索罗嘎布各 50 g，红花 25 g，船形乌头、白秦艽、绿绒蒿各 40 g，冰片 12.5 g。共研成细粉，过筛，混匀，制成水泛丸，每次 2 g，每日 2 次。

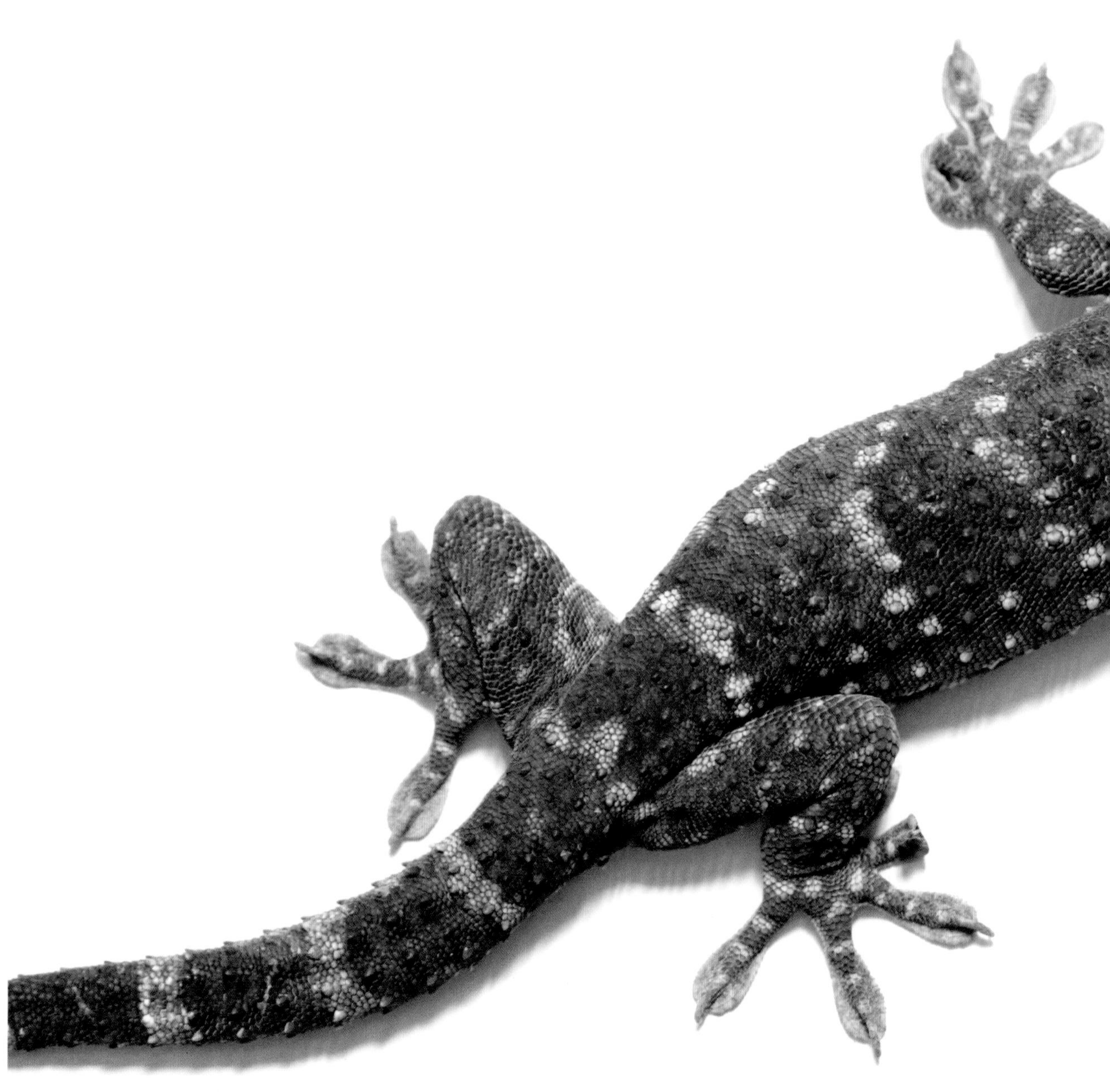

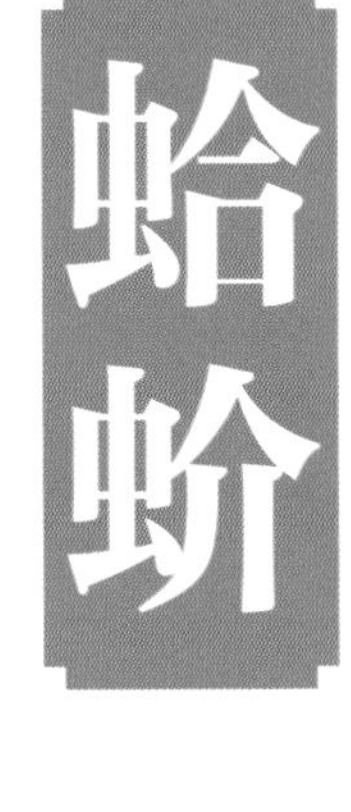

蛤蚧

【蒙药名】哈担。

【别　名】仙蟾、蚧蛇、大壁虎、那格巴拉、脏瓦卡日勒。

【来　源】本品为壁虎科动物蛤蚧 *Gekko gecko* Linnaeus 的干燥体。

【性味归经】味咸，性平。归肺、肾经。

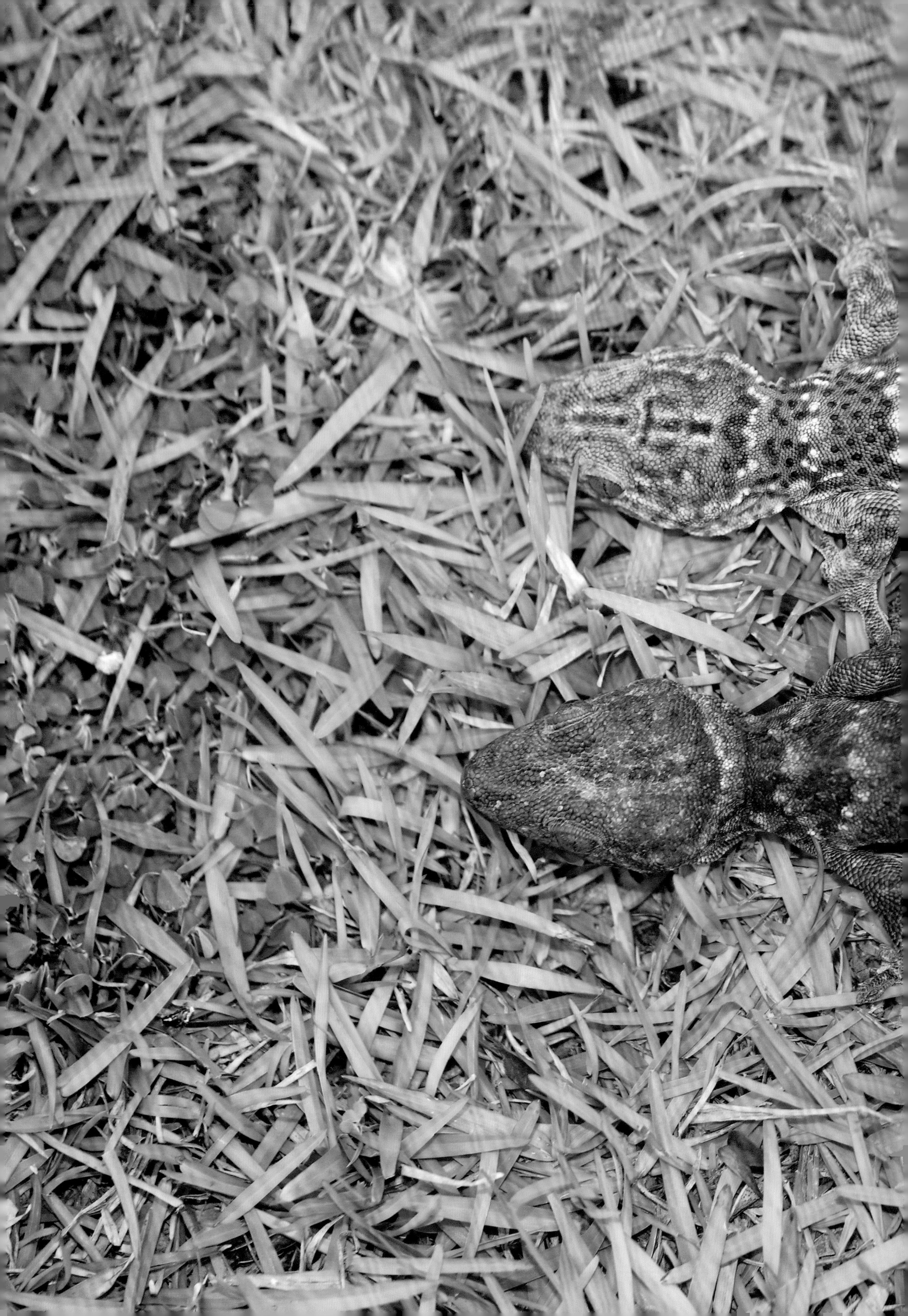

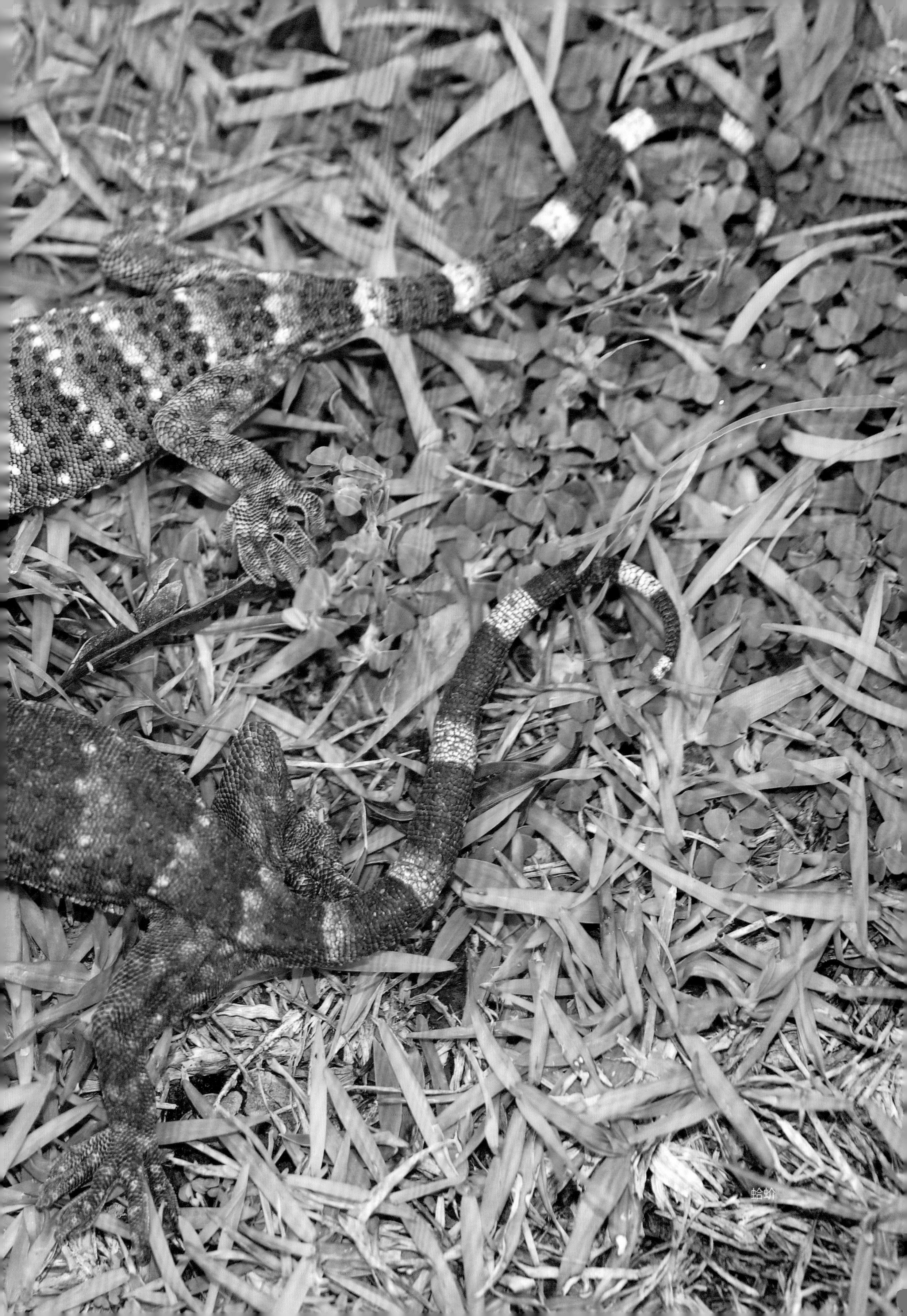

蛤蚧

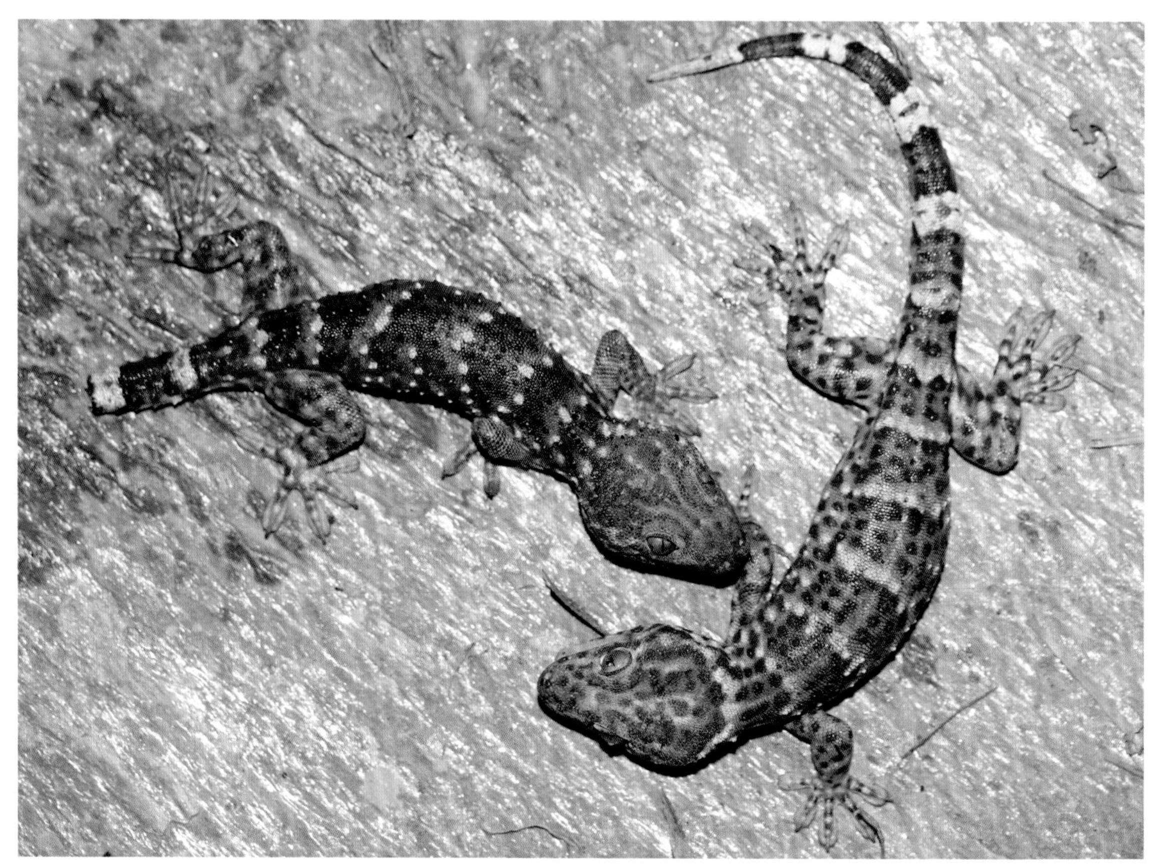

蛤蚧

识别特征

陆栖爬行动物。形如大壁虎，全长 34 cm。体尾等长。头呈三角形，长大于宽，吻端凸圆。鼻孔近吻端，耳孔椭圆形，其直径为眼径之半。头及背面鳞细小，呈多角形，尾鳞不甚规则，近于长方形，排成环状；胸腹部鳞较大，均匀排列呈覆瓦状。指、趾间具蹼；指趾膨大，底部具有单行劈褶皮瓣，第 1 指趾不是特别短小但无爪，余者末端均具小爪。体背为紫灰色，有砖红色及蓝灰色斑点。

生境分布

多栖于山岩及树洞中，或居于墙壁上。分布于广西南宁、梧州，广东肇庆地区，贵州、云南及越南也产。

采收加工

全年均可捕捉，除去内脏，拭净血液，切开眼睛，放出汁液。然后用竹片撑开，使全体扁平顺直，烘干（低温）。

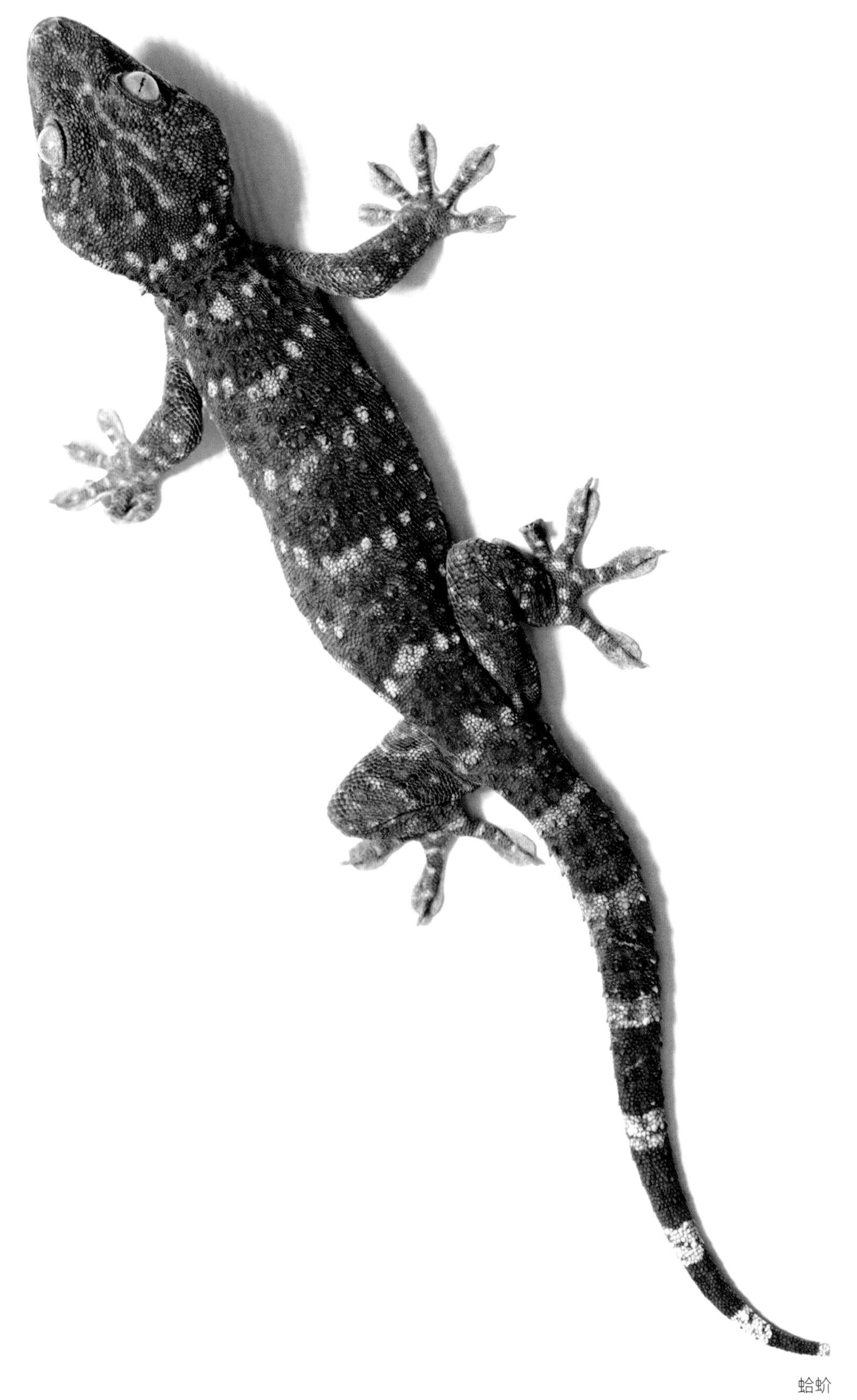

蛤蚧

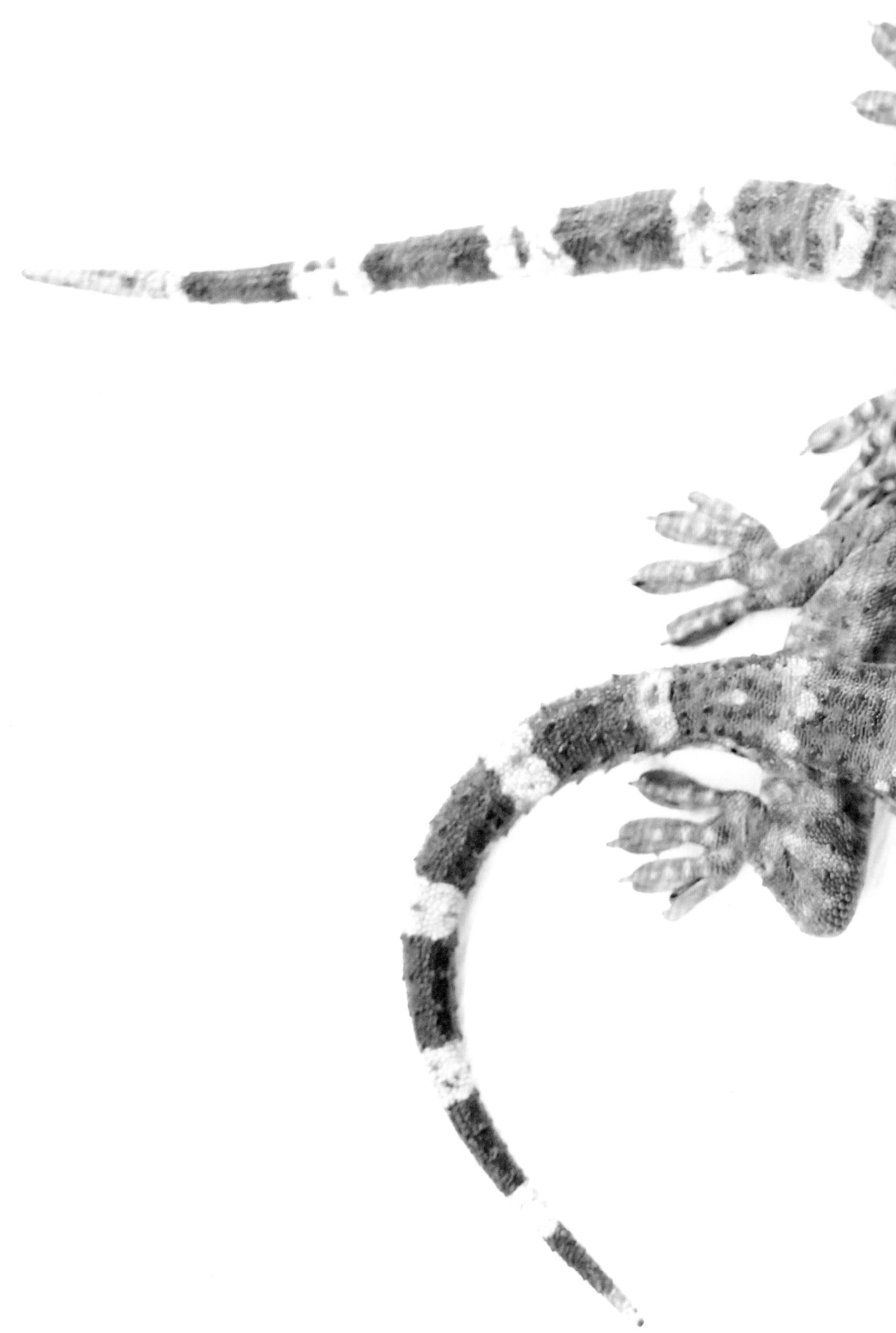

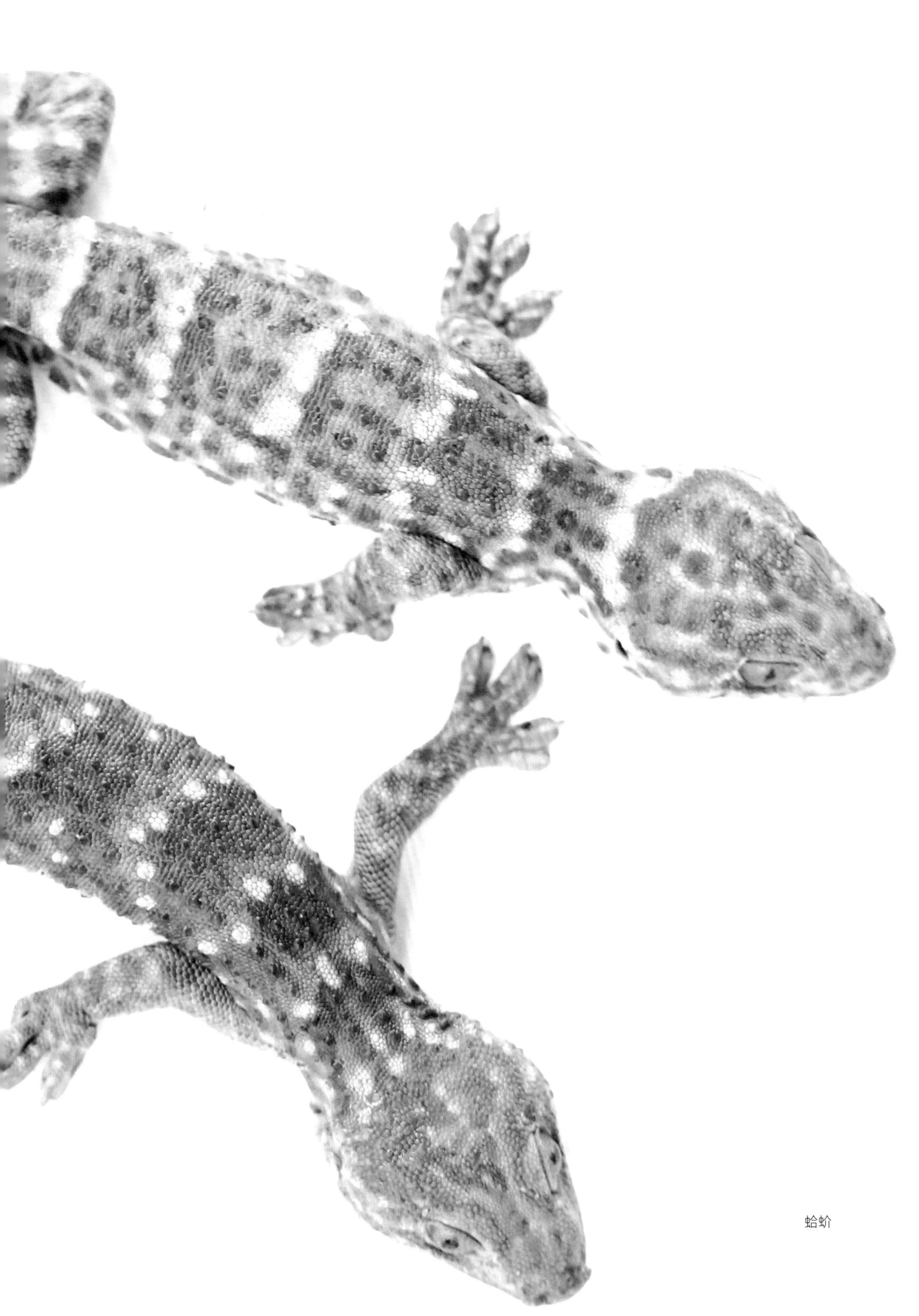

蛤蚧

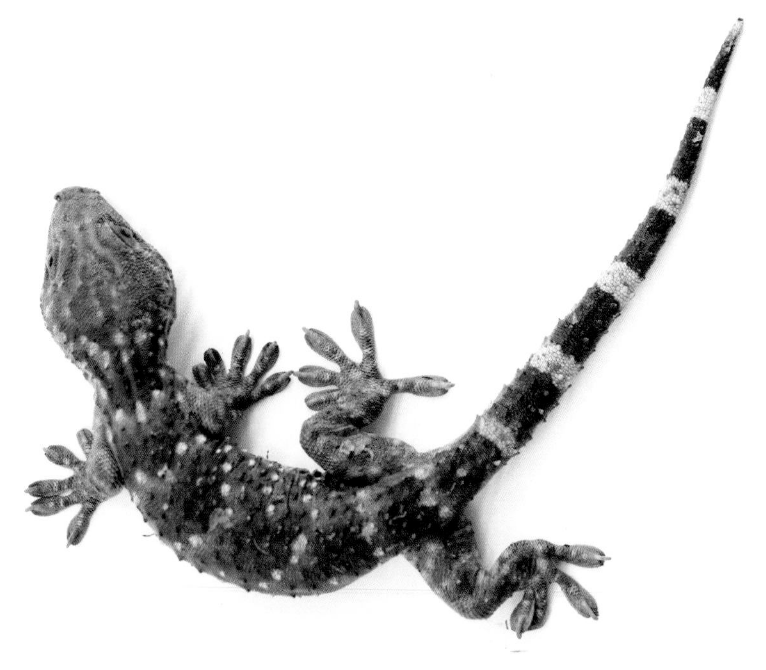

蛤蚧

药材鉴别

本品为不规则的片状小块。表面灰黑色或银灰色，有棕黄色的斑点及鳞甲脱落的痕迹。切面黄白色或灰黄色。脊椎骨和肋骨突起。气腥，味微咸。

功效主治

补肺益肾，定喘止嗽。主治虚劳、肺痿、喘嗽、咯血、消渴、阳痿。

药理作用

本品具雄激素和雌激素样作用。其提取物对小鼠遭受低温、高温、缺氧等应激刺激有明显的保护作用及免疫增强作用。有抗炎及促肾上腺皮质激素样作用，并有一定的降血糖作用。

用法用量

内服：3 ~ 7 g，煎汤，研末服，每次 1 ~ 2 g，也可浸酒服。

民族药方

1．小儿慢性支气管炎　蛤蚧 4 对，人参、三七粉各 30 g，紫河车 2 具，蜂蜜 250 g。将洗净的紫河车置在花椒汤中煮 2 ~ 3 分钟，捞出沥水，剪成碎块，瓦上焙干，研末；其他各药也烘干研末，炼蜜为丸，每丸约重 3 g。4 ~ 8 岁每次服用 1 丸，9 ~ 12 岁服用 2 丸，13 ~ 16 岁服用 3 丸，每日 2 次，30 日为 1 个疗程。

2．夜尿频多 蛤蚧、茯苓、巴戟天、白术、狗脊、黄芪、杜仲、熟地黄、黄精、续断、当归、枸杞子、女贞子、山药、炙草等各适量。烘干研细末，炼蜜为丸，每服4粒，每日 2 次，40 日为 1 个疗程。

3．阳痿 蛤蚧 2 对，鹿茸 20 g。将蛤蚧置清水中浸透，捞起后去头足黑皮（不要损坏尾部）隔纸微火烤干，鹿茸切片，微烤后共研粉，临睡前黄酒适量，送服 2 g，每晚 1 次，服完为止。

4．男性不育症 蛤蚧 2 对，枸杞子、龟甲、菟丝子各 200 g，仙茅、淫羊藿各 150 g，柴胡 120 g，五味子、白芍、蛇床子各 10 g，黄精 250 g。小火烘干，研细末，每次 3 g，每日 2 次，30 日为 1 个疗程。

5．小儿哮喘 蛤蚧 1 对（约 80 g），海螵蛸 10 g。焙干研细末，每次 6 g，每日 3 次，连服 4 个月。

6．老年慢性喘息性支气管炎 蛤蚧（去头足）2 对，冬虫夏草、川贝母各 60 g，海螵蛸 80 g，冰糖 80 ~ 120 g。在秋末、春初时服用，每次 8 g，早、晚各服 1 次。

使用注意

风寒及实热咳喘均忌用。

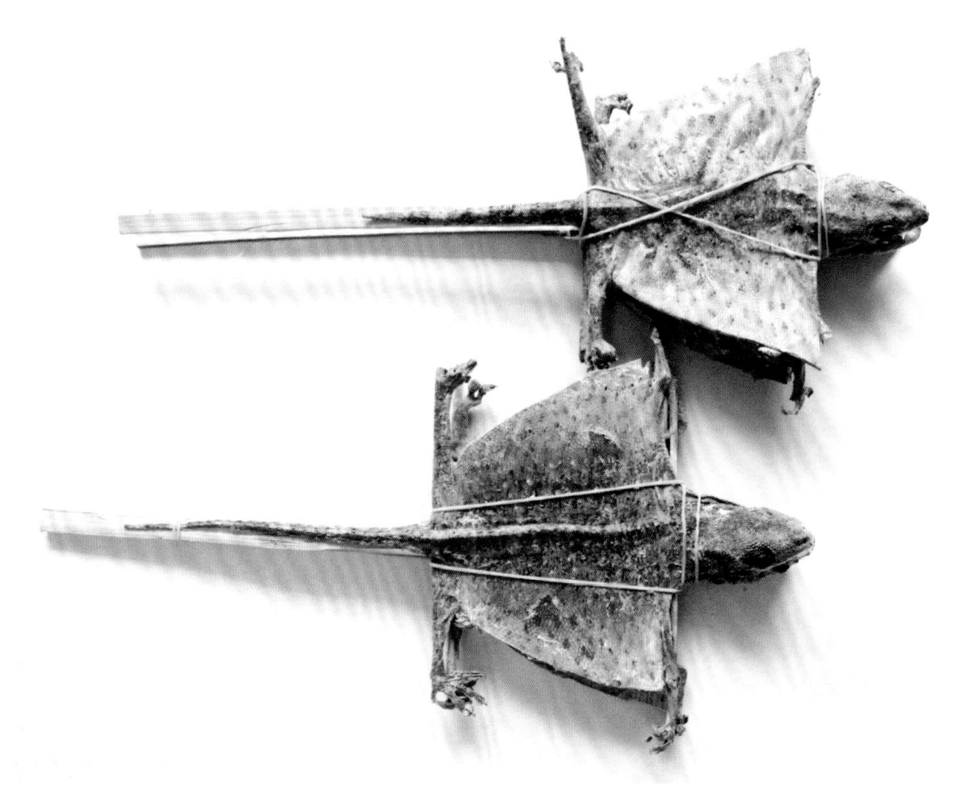

蛤蚧药材

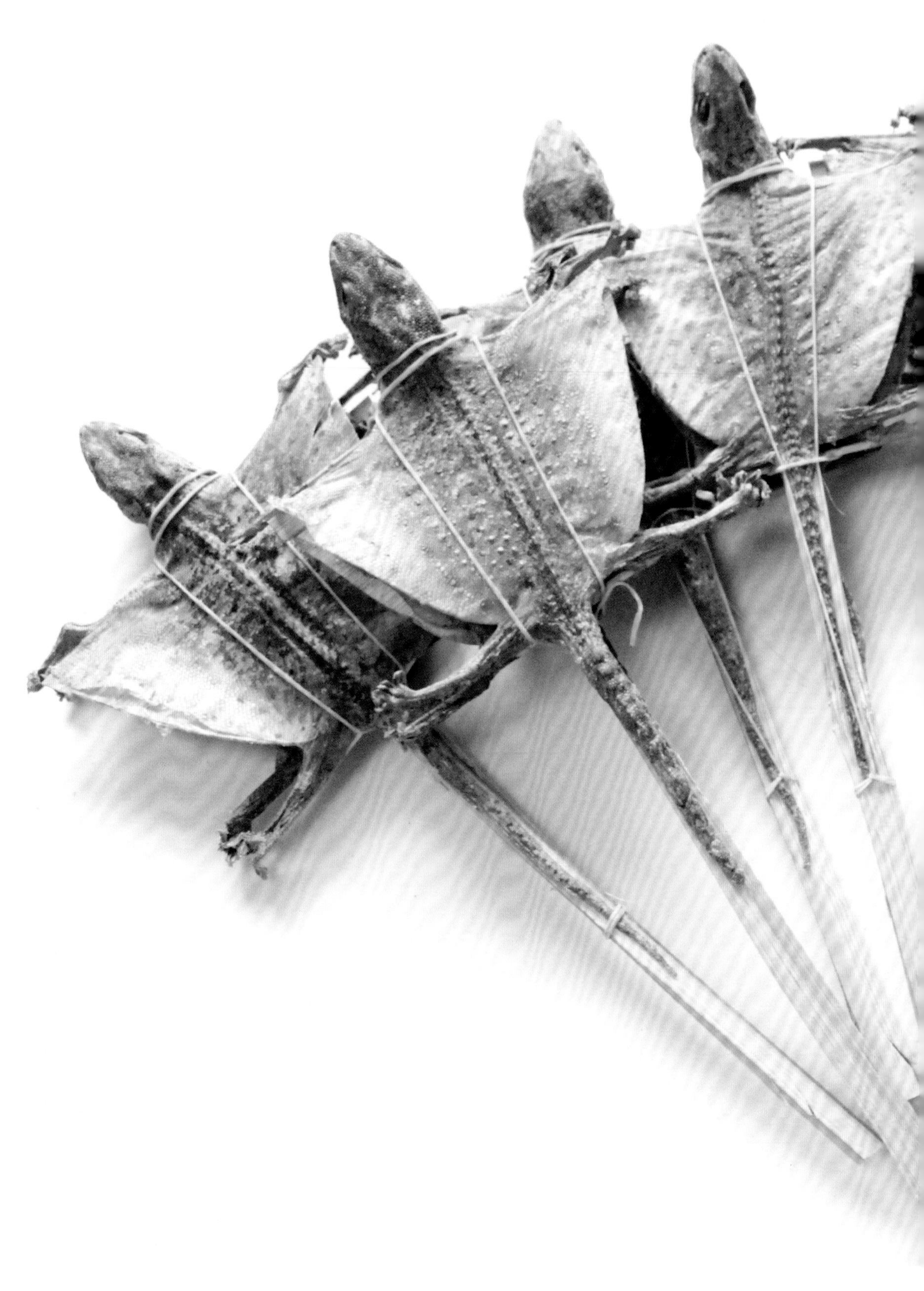

蛤蚧

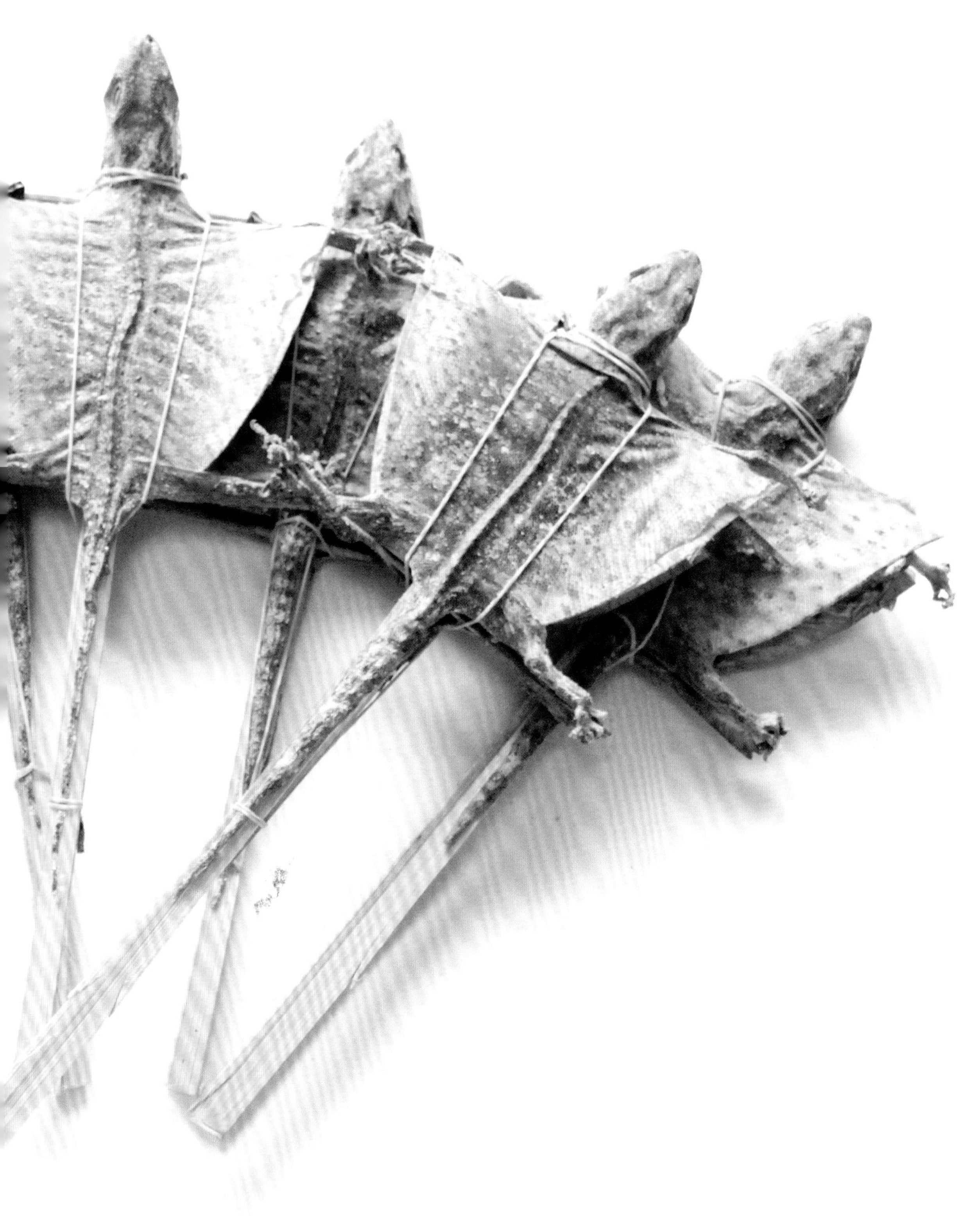

蛤蚧药材

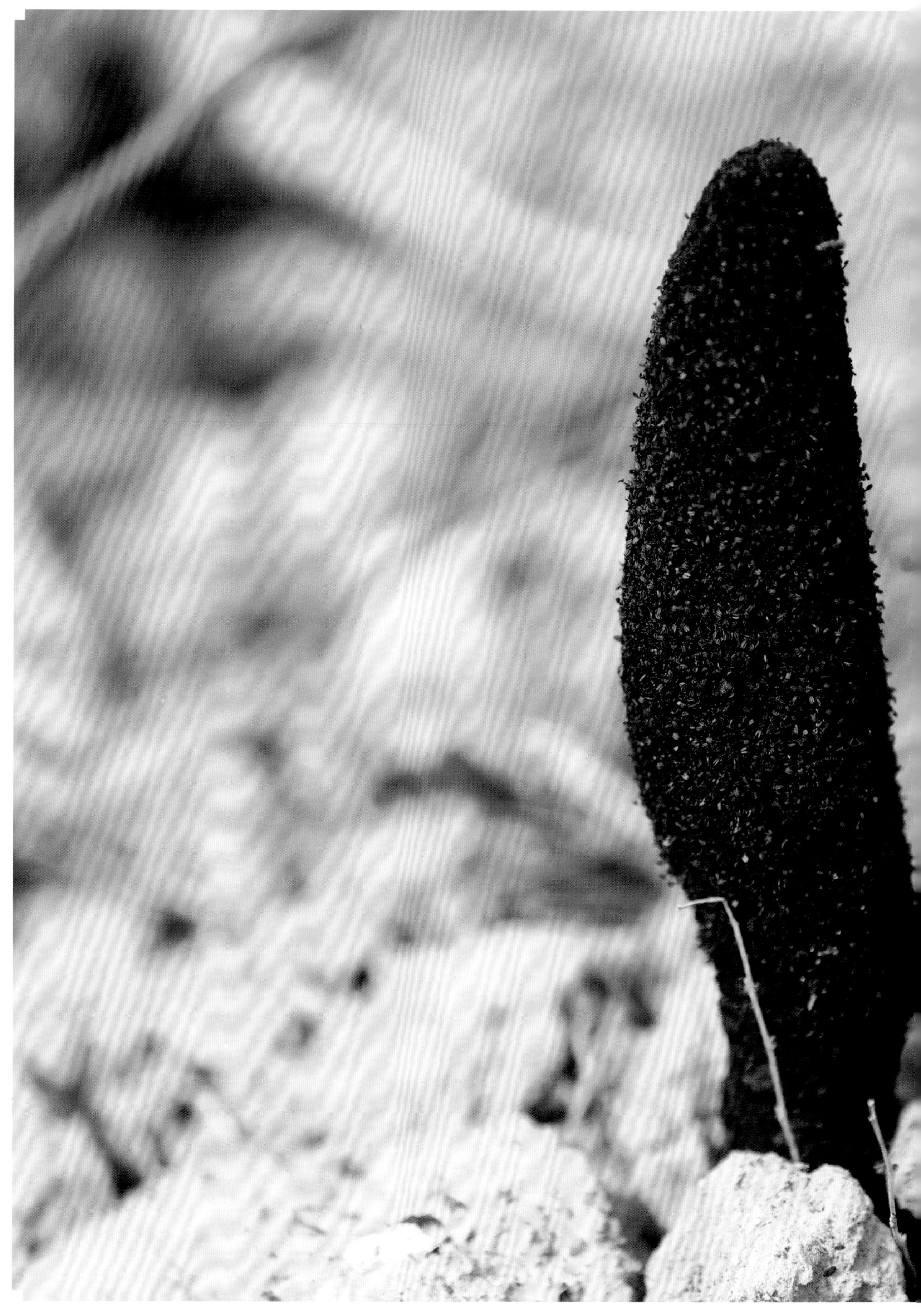

锁阳

【蒙药名】乌兰。

【别　名】乌兰。

【来　源】本品为锁阳科植物锁阳 *Cynomorium songaricum* Rupr. 的干燥肉质茎。

【性味归经】味甘，性温。归肝、肾、大肠经。

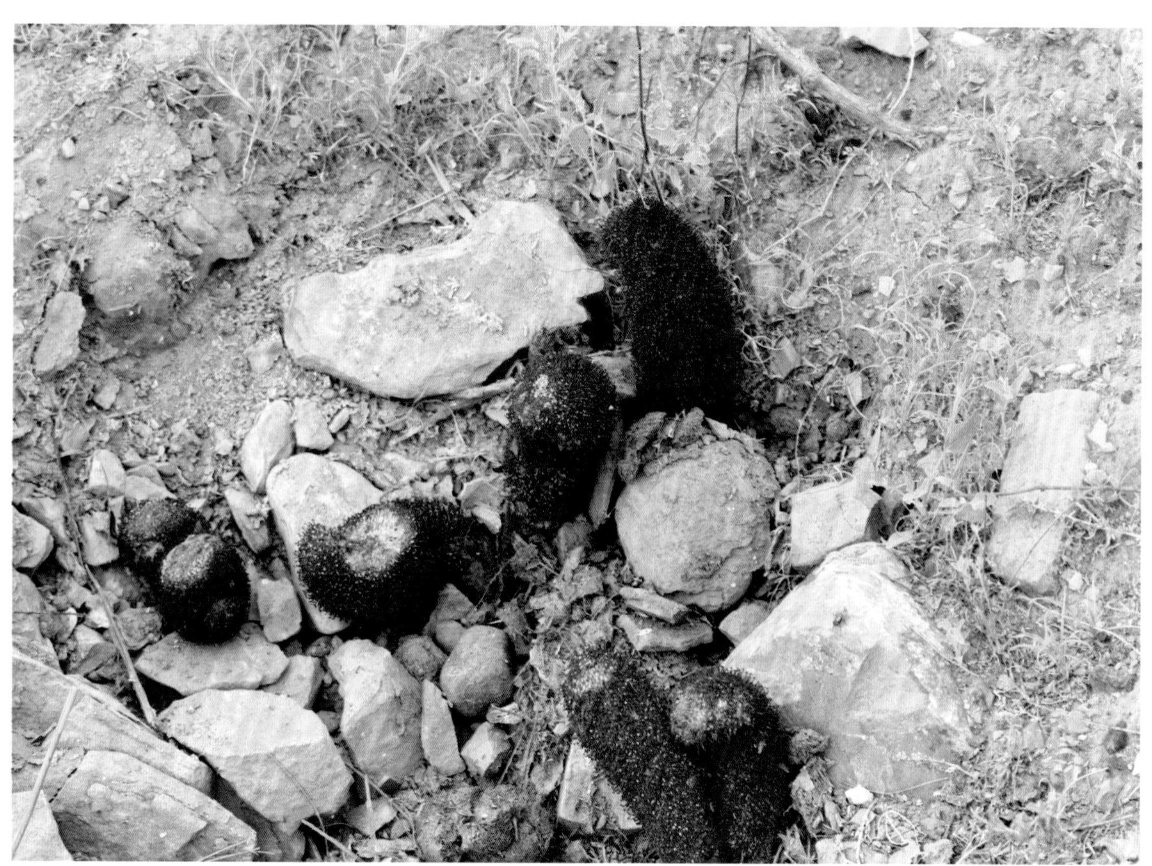

锁阳

识别特征

多年生肉质寄生草本。地下茎粗短，具有多数瘤突吸收根。茎圆柱形，暗紫红色，高 20 ~ 100 cm，直径 3 ~ 6 cm，大部分埋于沙中，基部粗壮，具鳞片状叶。鳞片状叶卵圆形、三角形或三角状卵形，长 0.5 ~ 1.0 cm，宽不及 1 cm，先端尖。穗状花序顶生，棒状矩圆形，长 5 ~ 15 cm，直径 2.5 ~ 6.0 cm；生密集的花和鳞状苞片，花杂性，暗紫色，有香气。雄花有 2 种：一种具肉质花被 5 枚，长卵状楔形，雄蕊 1，花丝短，退化子房棒状；另一种雄花具数枚线形、肉质总苞片，无花被，雄蕊 1，花丝较长，无退化子房。雌花具数枚线状、肉质总苞片，其中有 1 枚常较宽大，雌蕊 1，子房近圆形，上部着生棒状退化雄蕊数枚，花柱棒状。两性花多先于雄花开放，具雄蕊、雌蕊各 1，雄蕊着生子房中部。小坚果，球形，有深色硬壳状果皮。花期 6—7 月，果期 6—7 月。

生境分布

生长于干燥多沙地带，多寄生于白刺的根上。分布于内蒙古、甘肃、青海等省区。

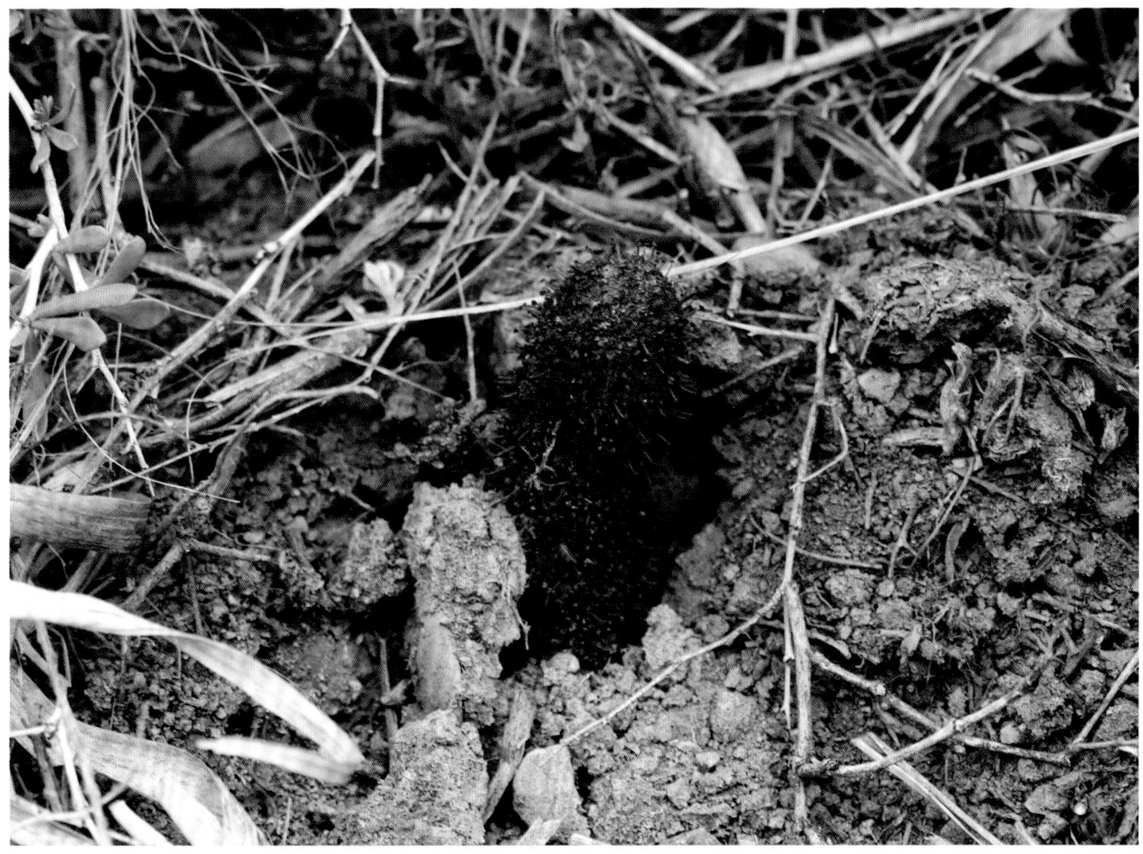

锁阳

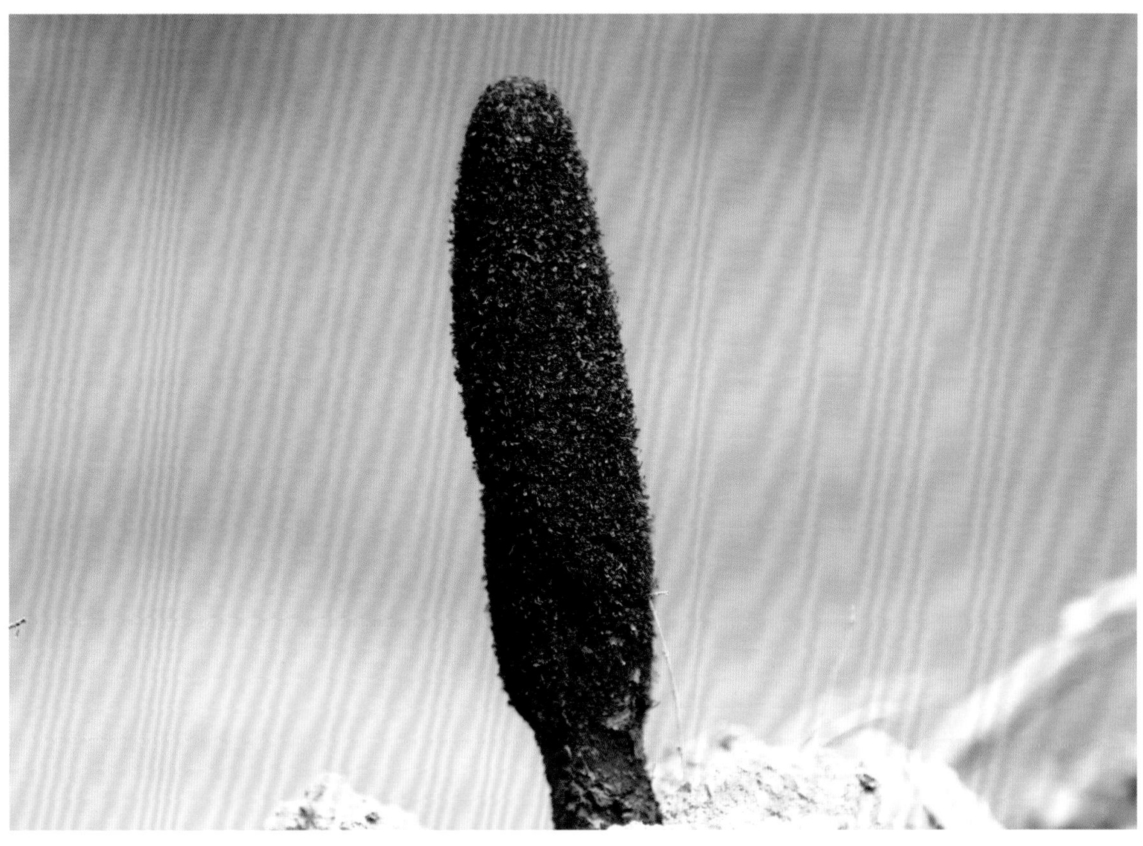

锁阳

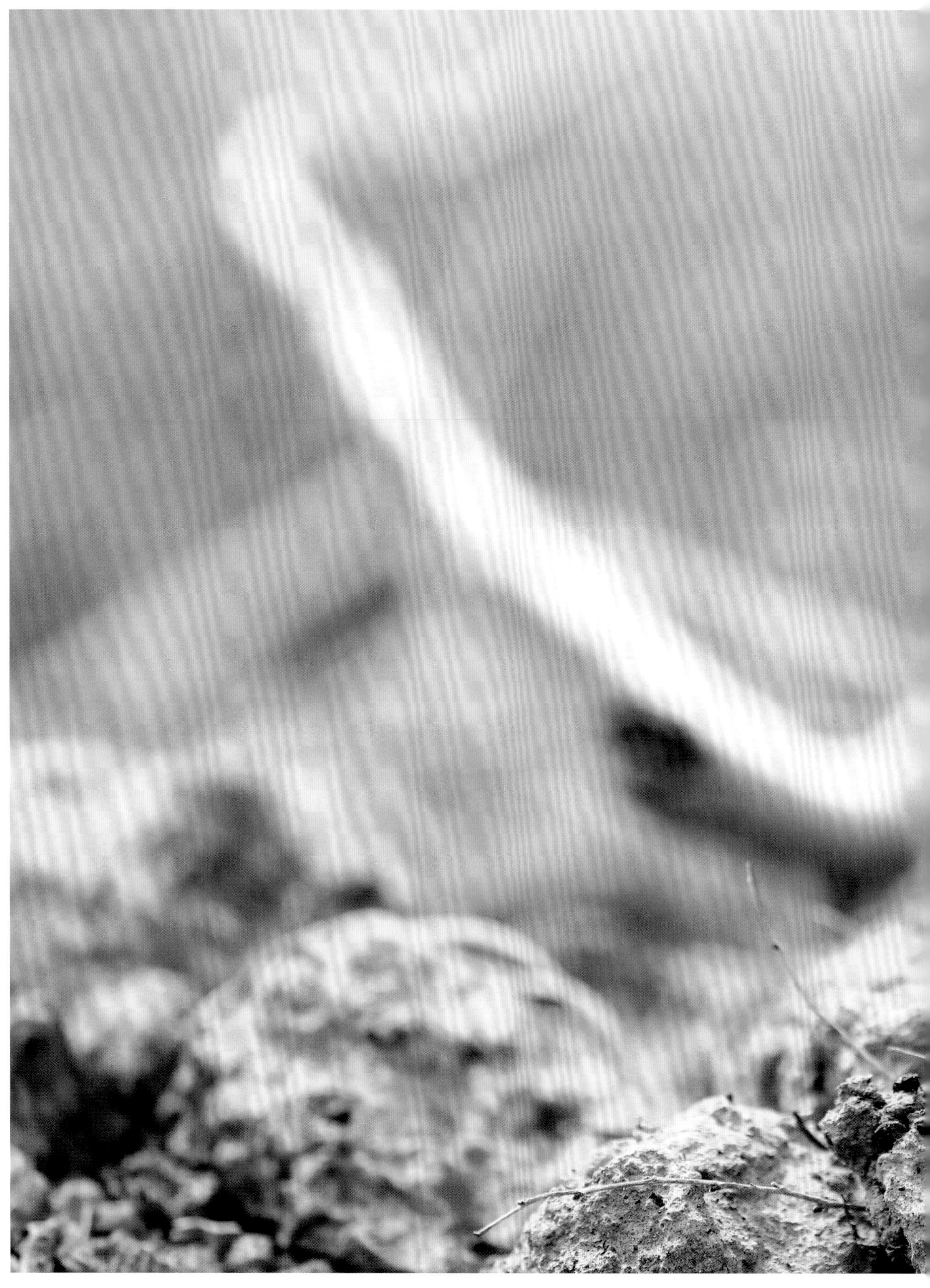

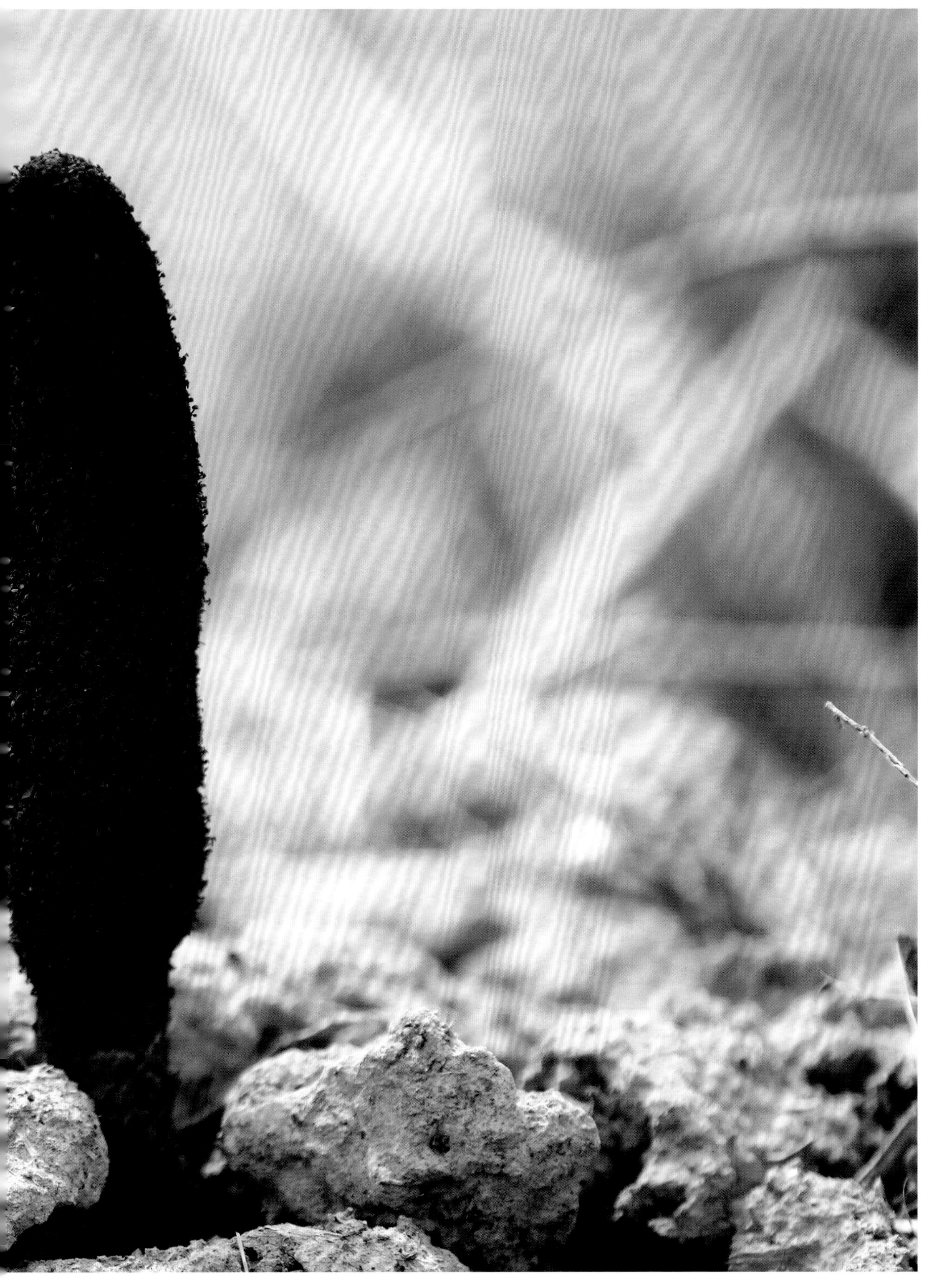

锁阳

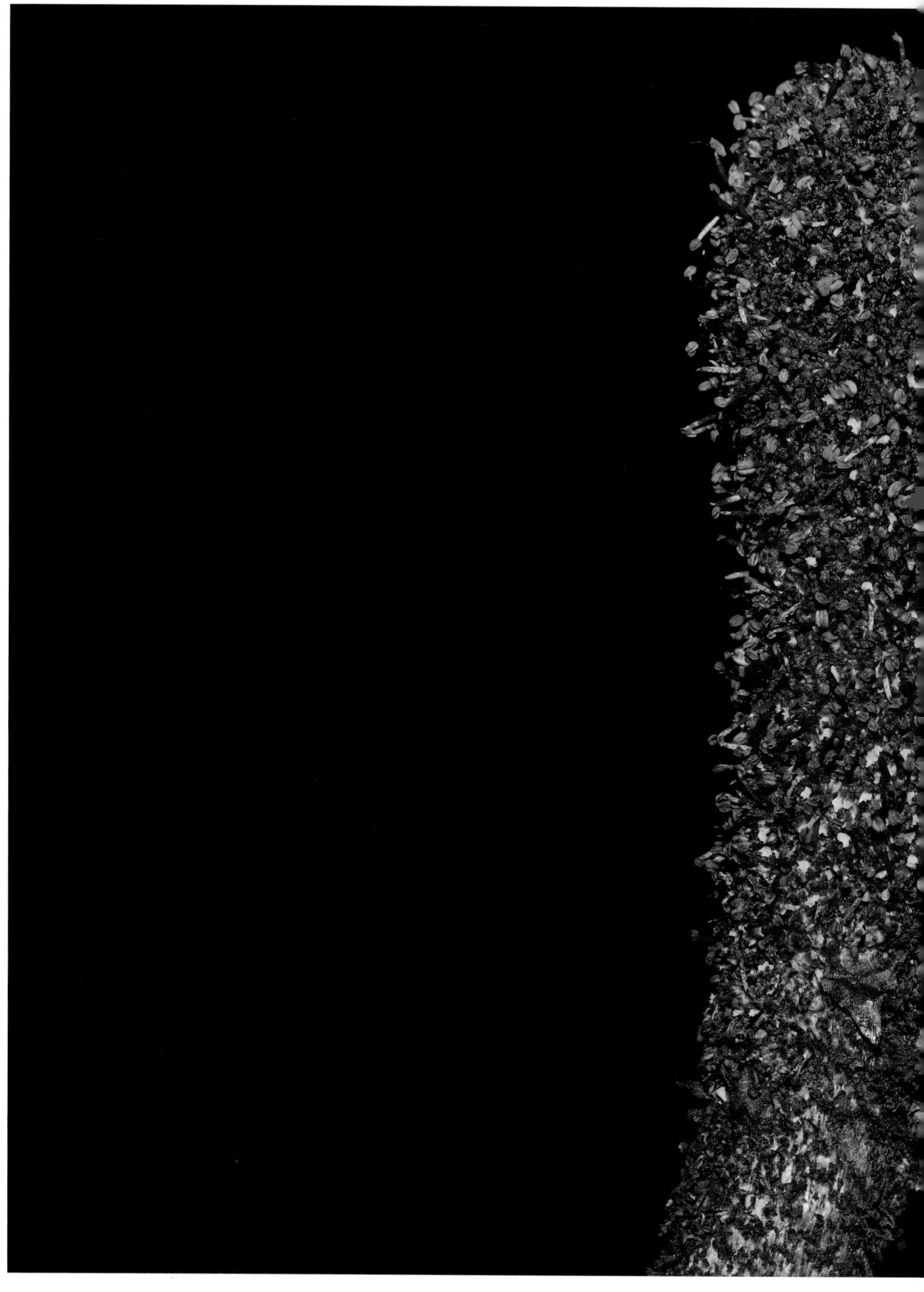

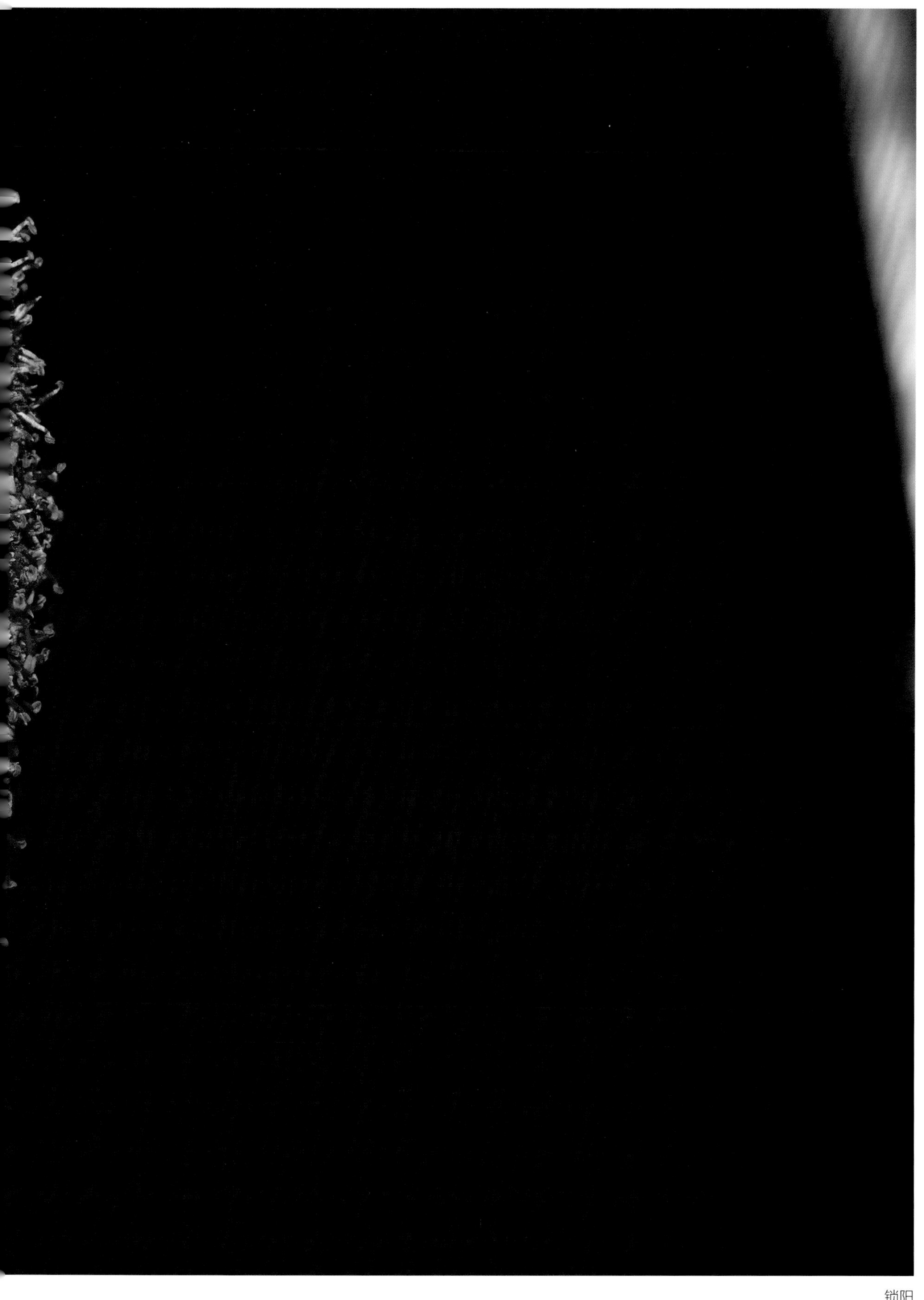

锁阳

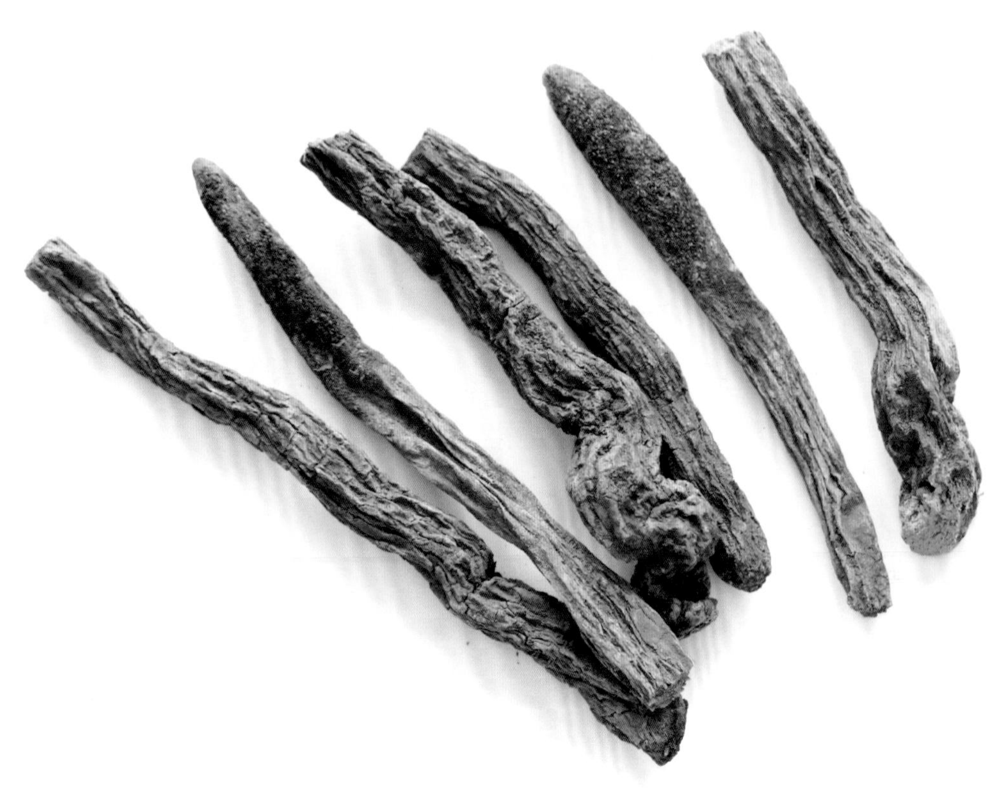

锁阳药材

采收加工

春、秋二季均可采收，以春季采者为佳。除去花序，置沙土中半埋半露，连晒带烫，使之干燥。

药材鉴别

本品为不规则或类圆形的薄片。切面红棕色或棕褐色，散有黄色三角状维管束。外皮棕黄色或棕褐色，粗糙，具明显纵沟，质坚实。气微，味甘而涩。

功效主治

补肾壮阳，益肠通便。主治肾虚阳痿、遗精早泄、下肢痿软、虚弱者便秘。

药理作用

对小鼠灌胃锁阳醇提取物，可使吞噬功能低下小鼠的巨噬细胞吞噬红细胞能力有所恢复。静脉滴注锁阳醇提取物可使幼年大鼠血浆睾酮含量显著提高，表明锁阳有促进动物性成熟作用。锁阳水浸液对实验动物有降低血压、促进唾液分泌作用，能使细胞内DNA和RNA合成率提高。

用法用量

内服：10 ~ 15 g，煎服。

民族药方

1．周围神经炎　锁阳、枸杞子、五味子、黄柏、知母、干姜、炙龟甲各适量。研末，酒糊为丸，盐汤送下。

2．阳痿不孕　锁阳、肉苁蓉、枸杞子各6 g，菟丝子9 g，淫羊藿15 g。水煎服。

3．肾虚滑精，腰膝酸弱，阳痿　锁阳、肉苁蓉、桑螵蛸、茯苓各 9 g，龙骨 3 g。研细末，炼蜜为丸服。

4．阳痿，早泄　锁阳、党参、山药、覆盆子各适量。水煎服。

5．气虚之便秘　锁阳、桑椹各 15 g，蜂蜜 30 g。将锁阳（切片）与桑椹水煎取汁，入蜂蜜搅匀。每日 1 剂，分 2 次服。

6．老年性便秘　锁阳、肉苁蓉、生晒参各 20 g，蜂蜜、麻油各 250 g，亚麻子 100 g，砂仁 10 g。将肉苁蓉、锁阳、生晒参、亚麻子、砂仁研成细末，然后与蜂蜜、芝麻油混合拌匀，略加热即成，每日早晨空腹服用 15 ~ 30 g。

使用注意

阴虚阳旺、脾虚泄泻、实热便秘者忌服。

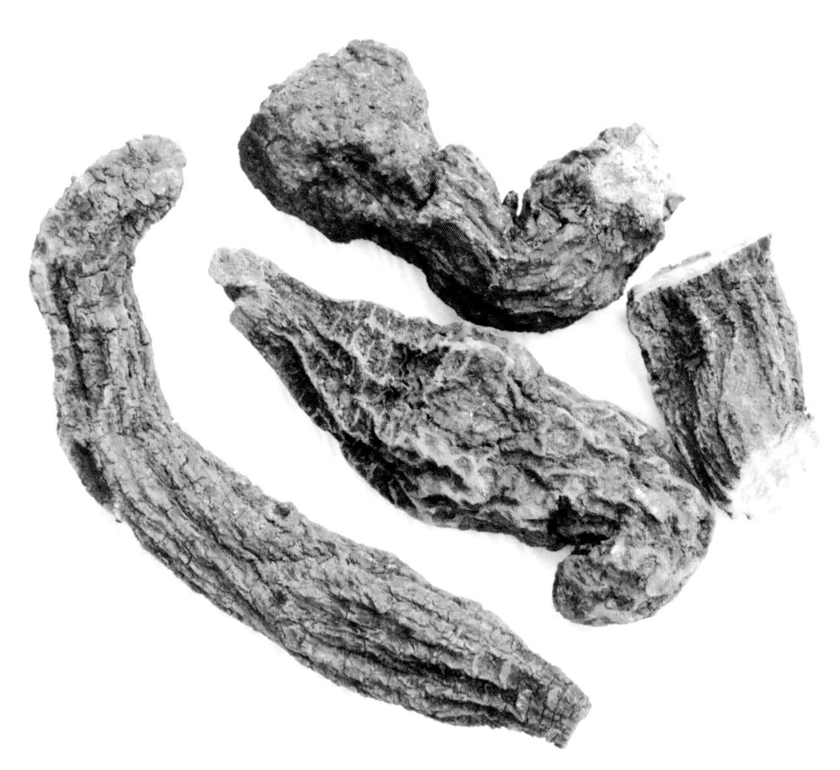

锁阳药材

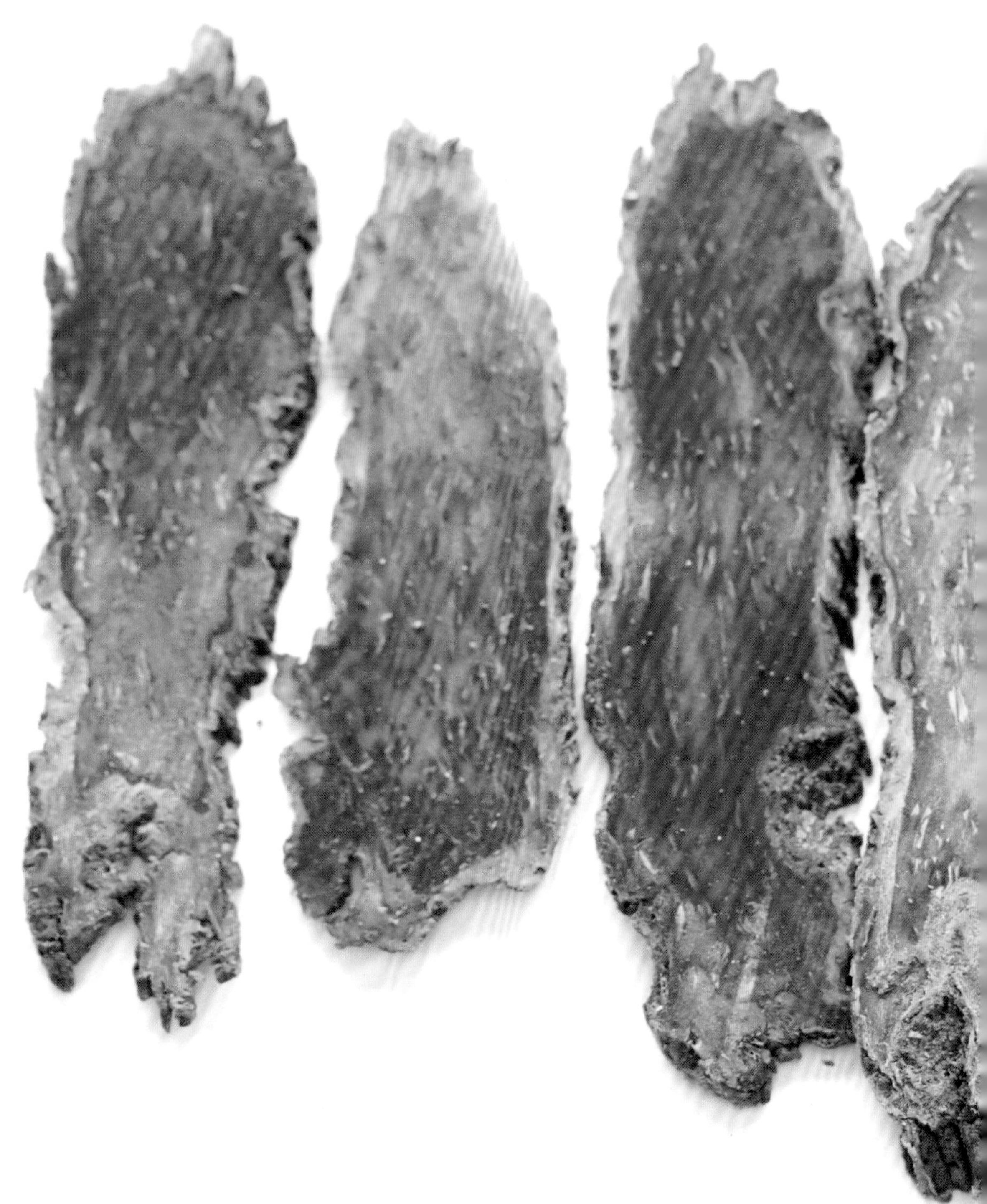

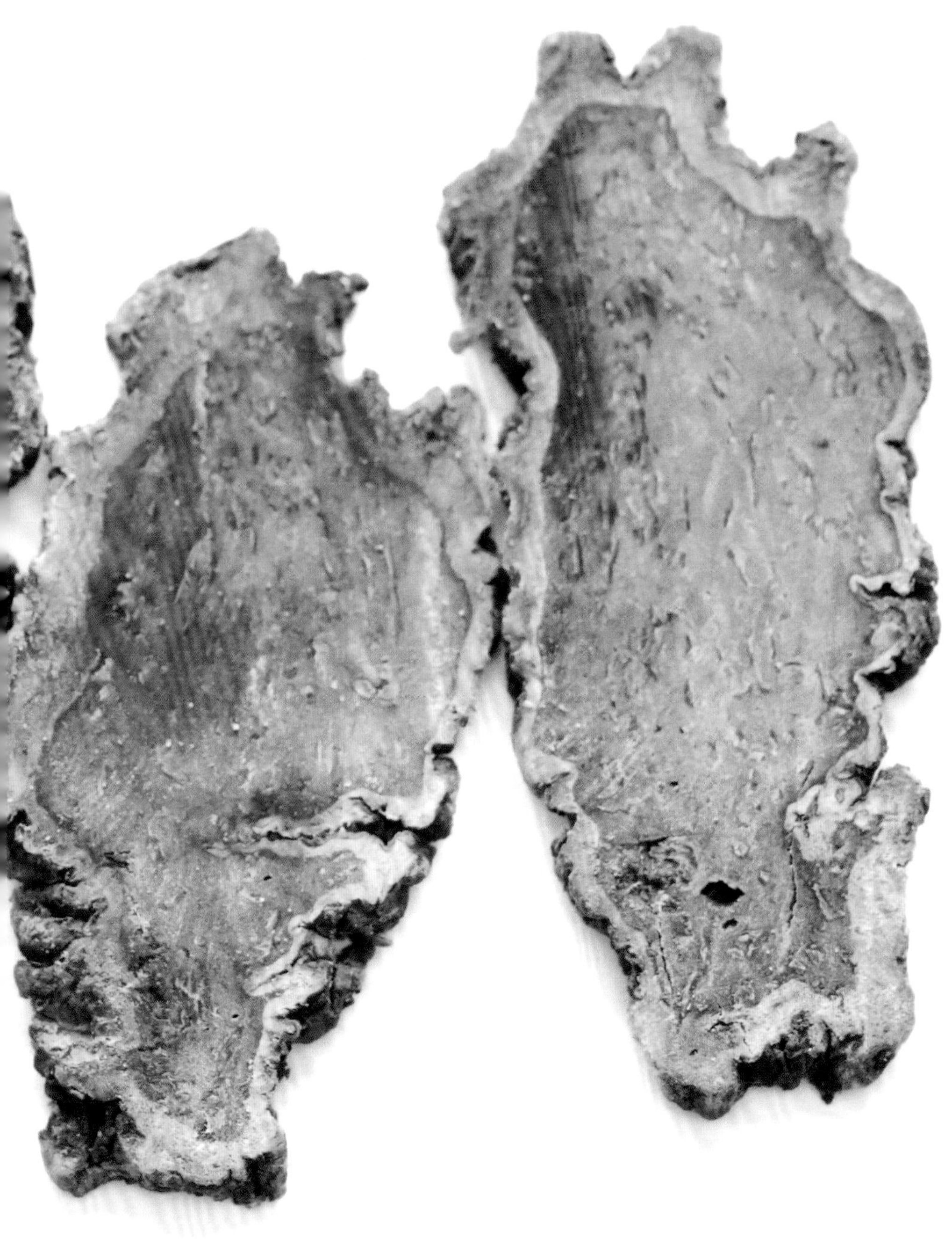

锁阳饮片

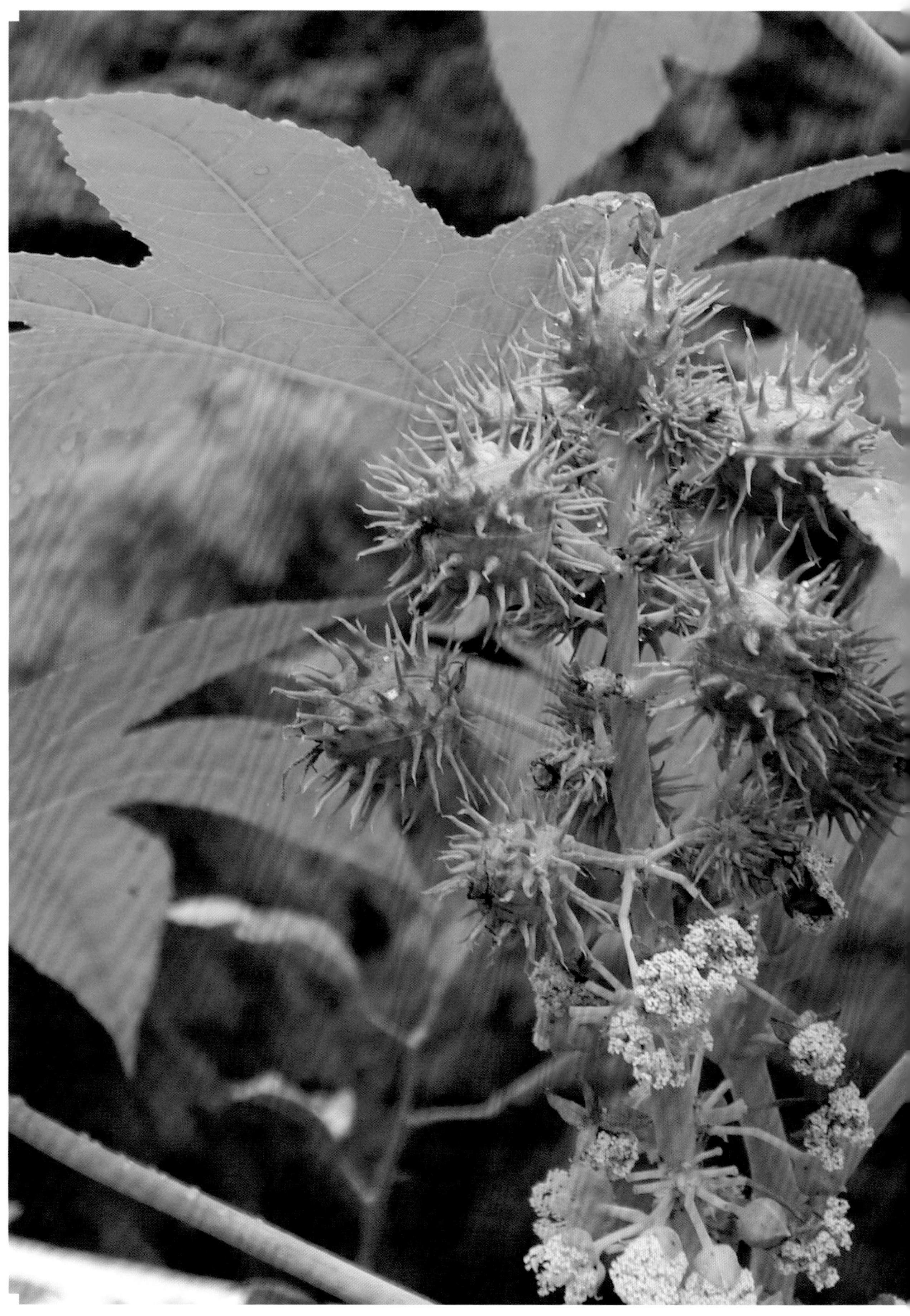

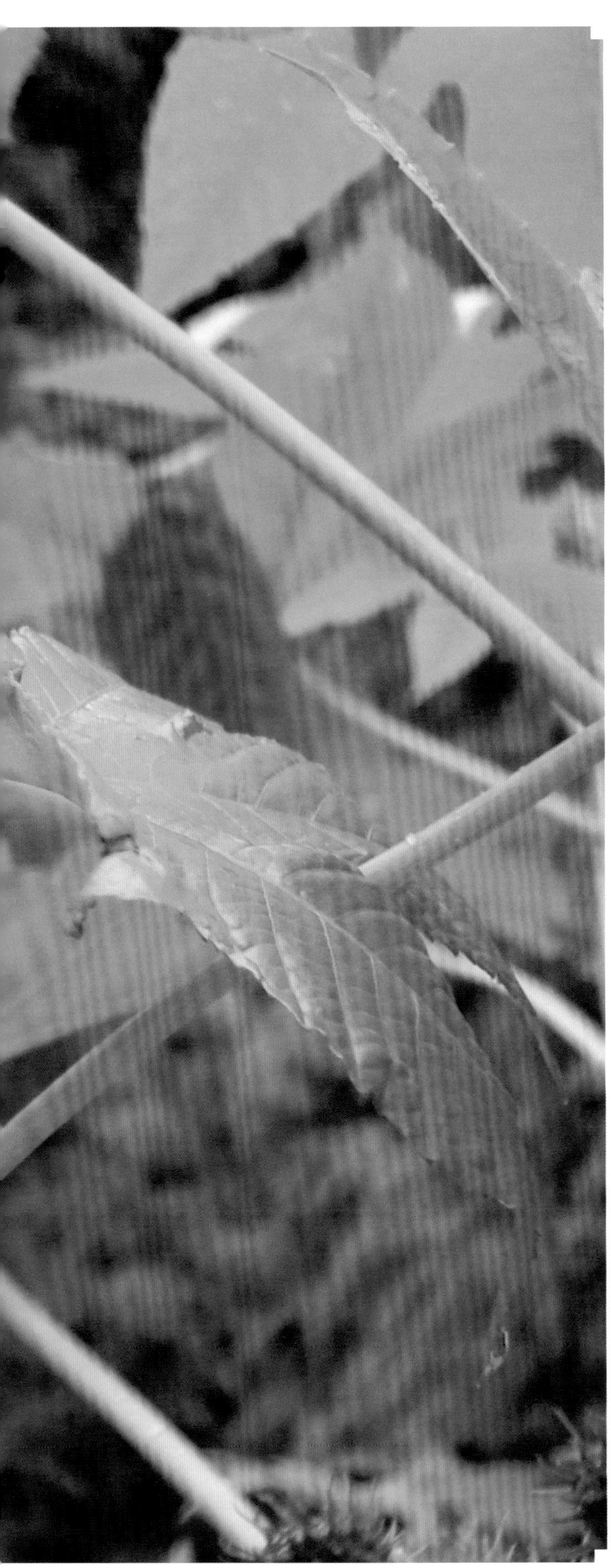

蓖麻子

【蒙药名】阿拉格。

【别　名】丹日哈、蓖麻仁、额然达、大麻子、萆麻子。

【来　源】本品为大戟科植物蓖麻 *Ricinus communis* L. 的干燥成熟种子。

【性味归经】味甘，性温。归胃、肾经。

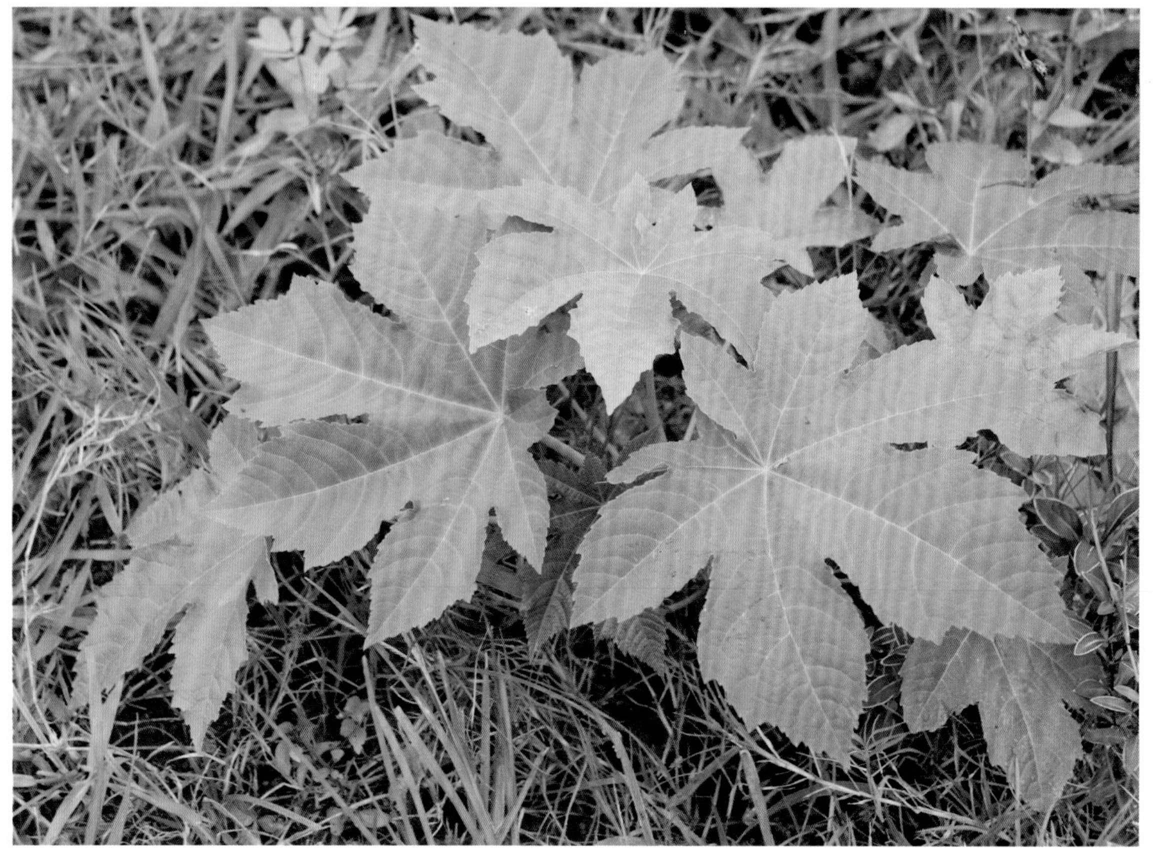

蓖麻

识别特征

一年生草本，在南方地区常成小乔木，幼嫩部分被白粉。叶互生，盾状着生，直径 15 ~ 60 cm，有时大至 90 cm，掌状中裂，裂片 5 ~ 11，卵状披针形至矩圆形，顶端渐尖，边缘有锯齿；叶柄长。花单性，同株，无花瓣，圆锥花序与叶对生，长 10 ~ 30 cm 或更长，下部雄花，上部雌花；雄花萼 3 ~ 5 裂；子房 3 室，每室一胚珠；花柱 3，深红色，2 裂。蒴果球形，长 1 ~ 2 cm，有软刺。种子矩圆形，光滑有斑纹。花期 5—8 月，果期 7—10 月。

生境分布

全国大部分地区有栽培。

采收加工

秋季果实变棕色，果皮未开裂时分批采摘，晒干，除去果皮。

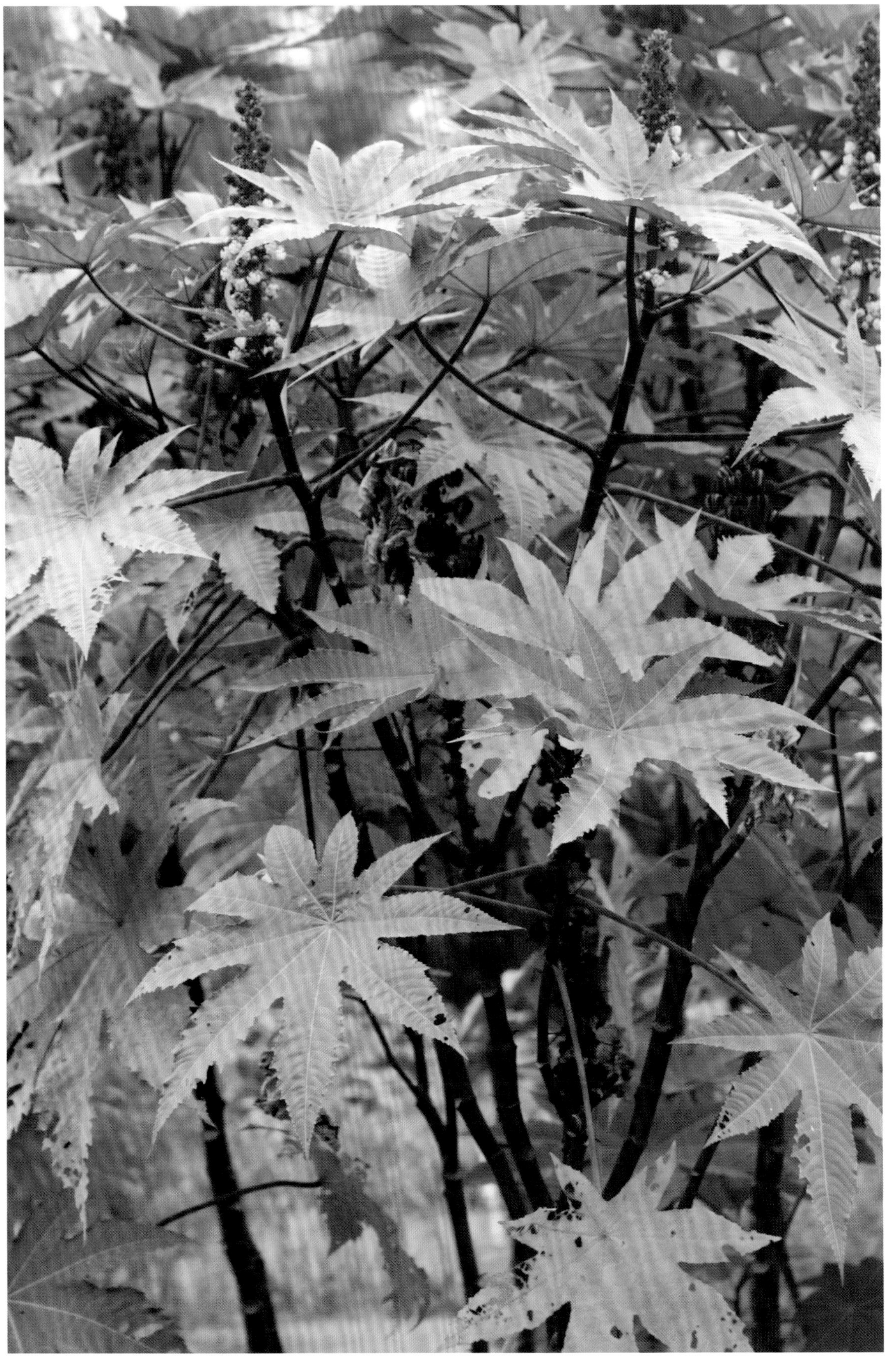

蓖麻

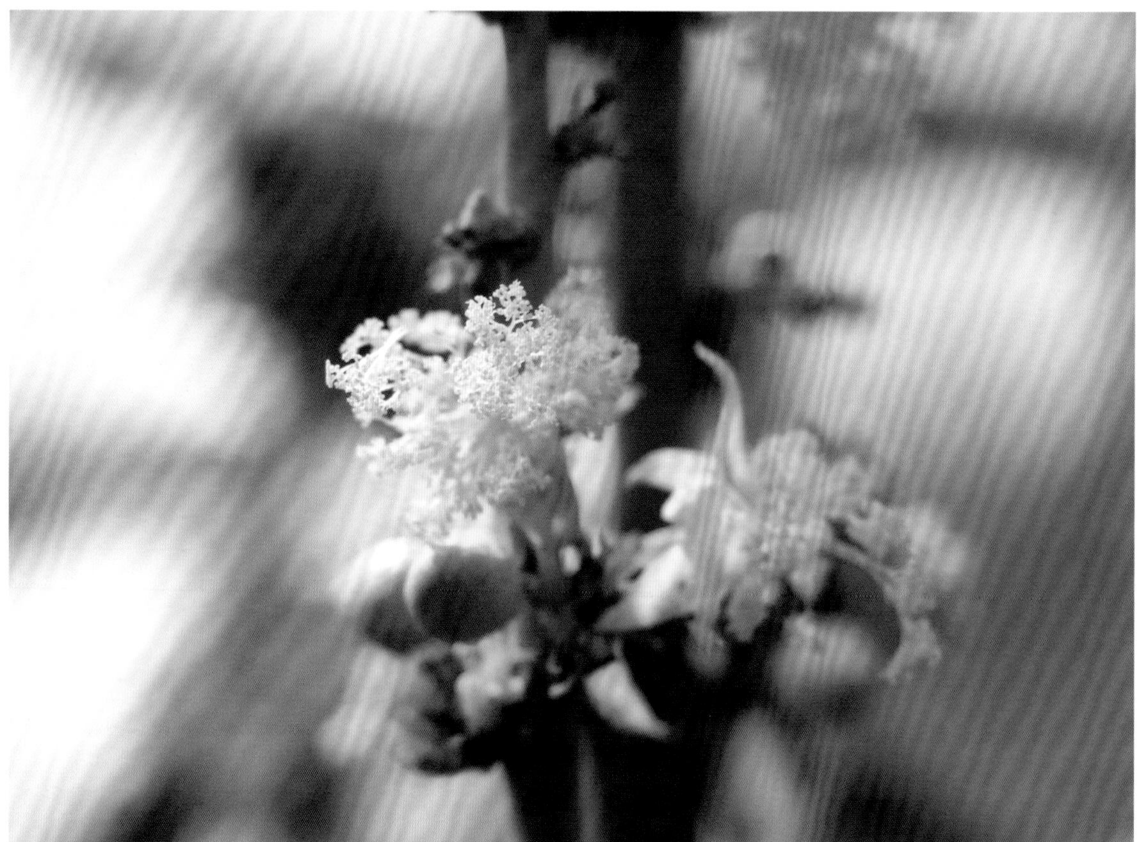

蓖麻

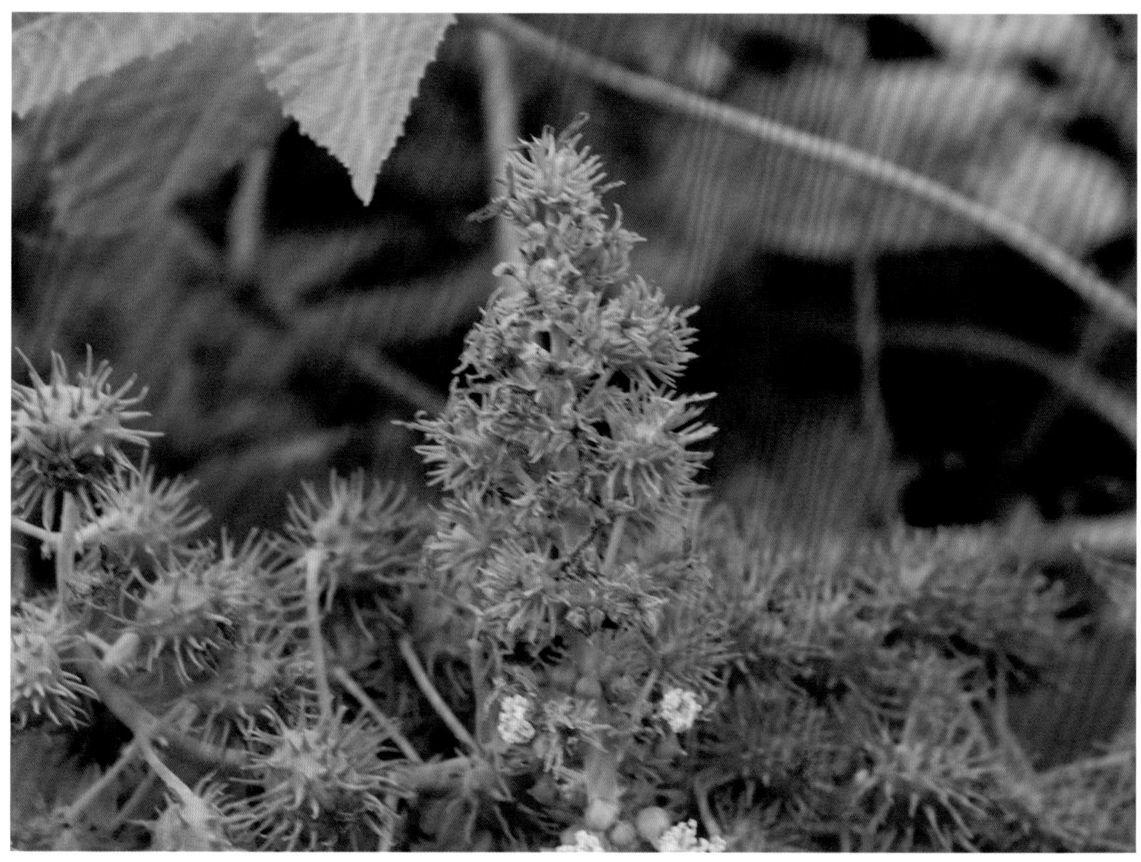

蓖麻

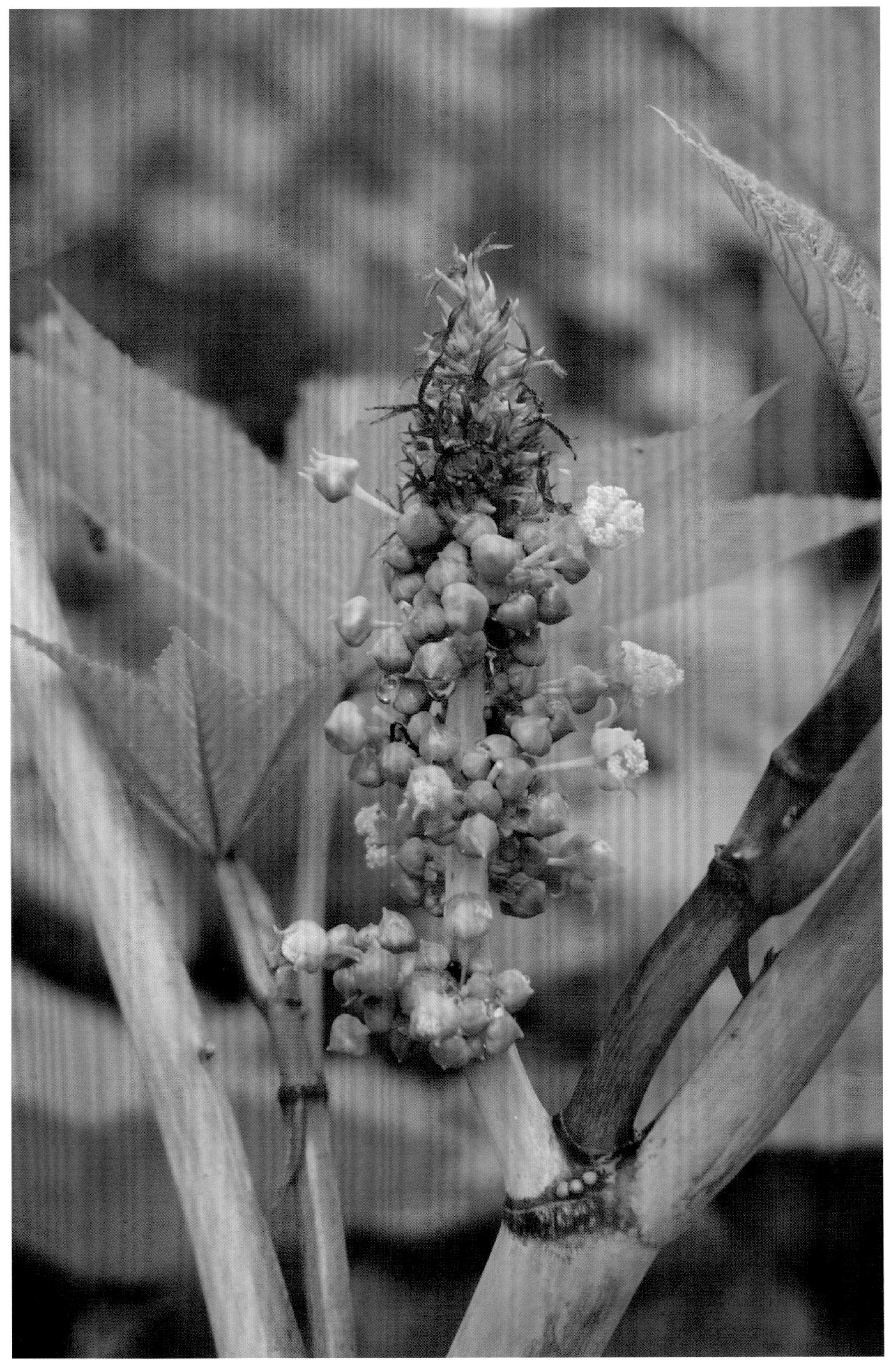

蓖麻

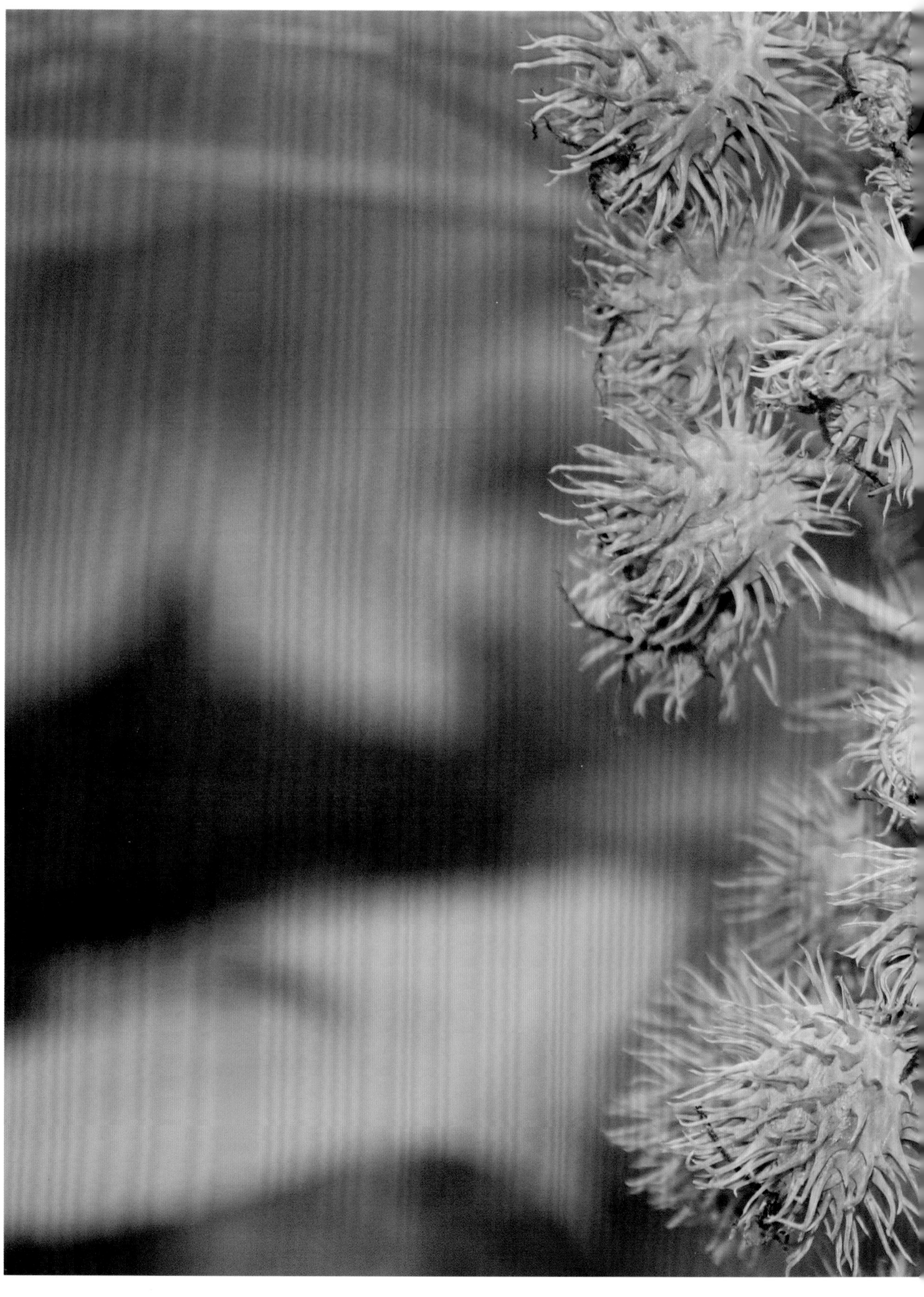

蓖麻子

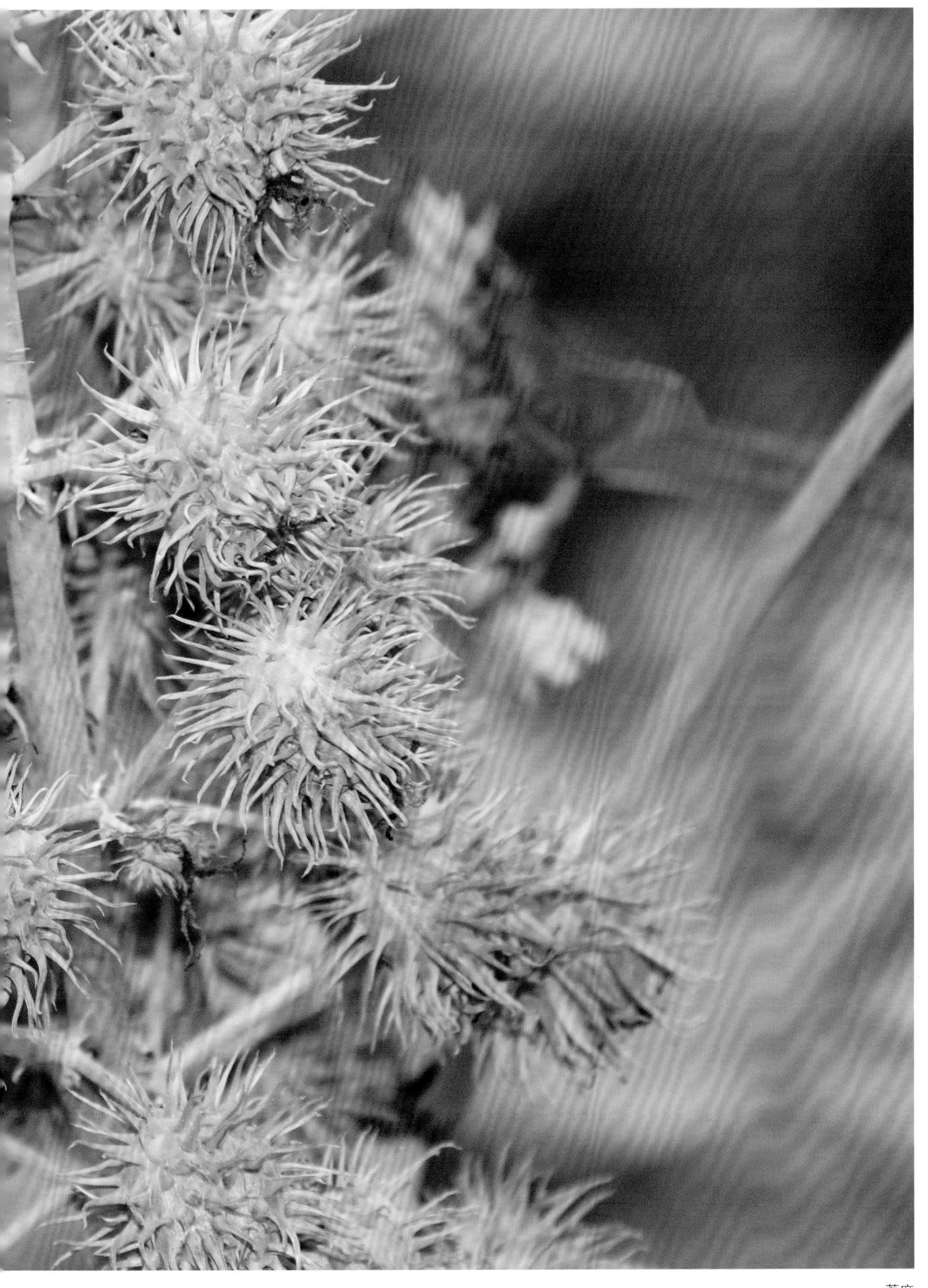

蓖麻

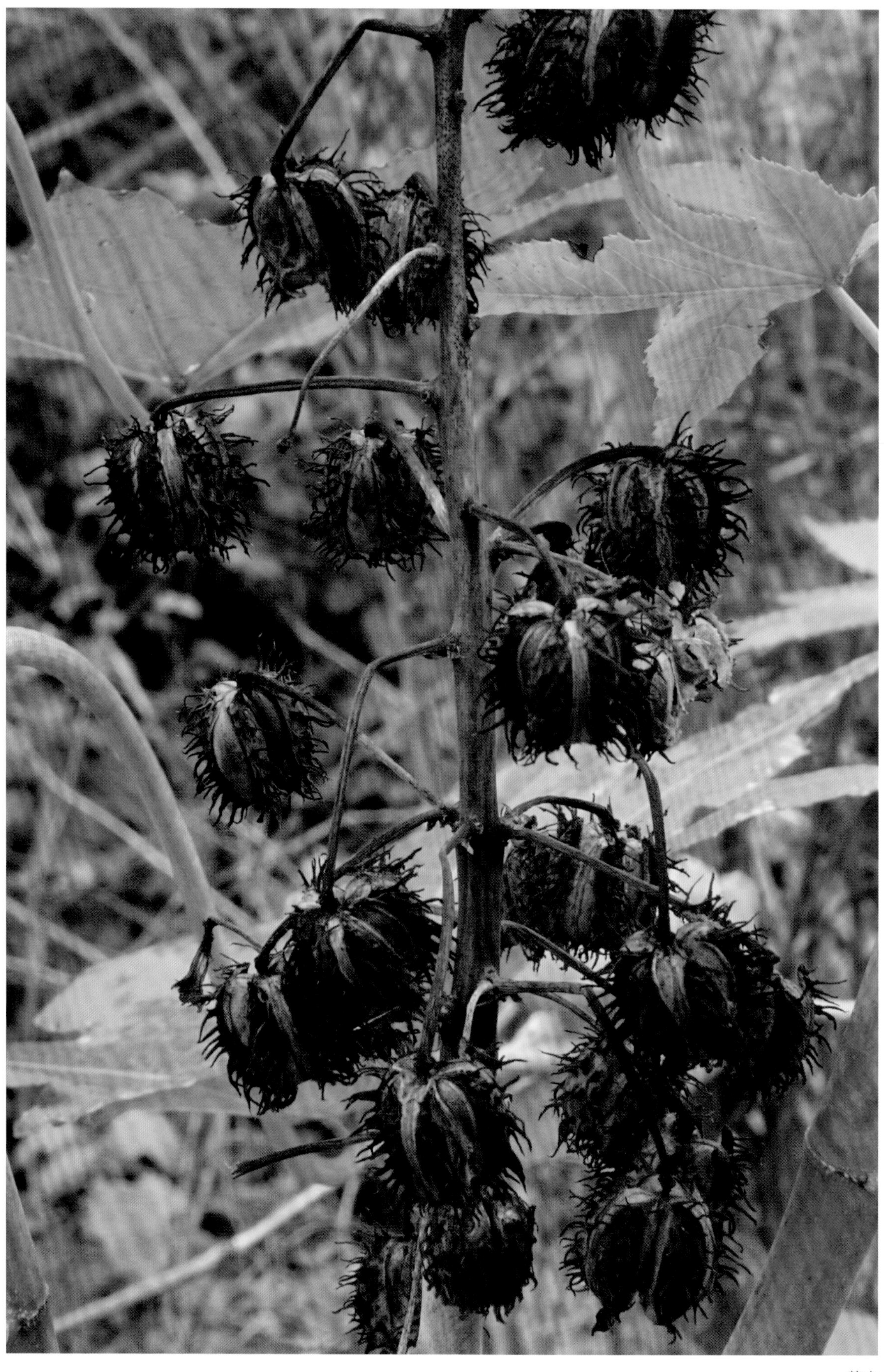

蓖麻

药材鉴别

本品呈椭圆形或卵形，稍扁，表面光滑，有灰白色与黑褐色或黄褐色与红棕色相间的花斑纹。种脊隆起，种阜灰白色或浅棕色。种皮薄而脆，富油性。无臭，味微苦辛。

功效主治

消肿拔毒，泻下导滞，通络利窍。主治痈疽肿毒、瘰疬、乳痈、喉痹、疥癞癣疮、烫伤、水肿胀满、大便燥结、口眼㖞斜、跌打损伤。

药理作用

本品有泻下作用。蓖麻油本身刺激性小，可作为皮肤滑润剂用于皮炎及其他皮肤病，做成油膏剂用于烫伤及溃疡，种子的糊剂用于皮肤黑热病的溃疡，此外可用于眼睑炎。

用法用量

内服：5 ~ 10 枚。入丸剂、生研或炒食。外用：适量，捣敷或调敷。

民族药方

1．宫颈癌 用 3% ~ 5% 蓖麻毒蛋白的冷霜式软膏加 3% 二甲亚砜，以增加渗透作用，将软膏掺入胶囊，推入子宫颈内，每日 1 次，每周 5 ~ 6 次，月经期停药。

2．面神经麻痹 蓖麻仁 10 粒，全虫、冰片各 3 g，葱 5 g，露蜂房 6 g。共捣烂如泥，摊于敷料上，贴于面部下关穴（左歪贴右下关，右歪贴左下关），每日 1 次。

3．淋巴结结核瘘 蓖麻子、生山药各等份。共捣如泥膏，以无菌敷料摊膏盖在瘘口上，每个瘘口可用 4 ~ 6 g，每日 1 次。

4．酒渣鼻 蓖麻子、大枫子各 30 g，木鳖子 10 g。研成细末，加樟脑用力研磨，加核桃仁 30 g 捣泥后，再加水银 30 g 研磨，看不见水银珠为止，搽抹患处。

使用注意

孕妇及便滑者忌服。

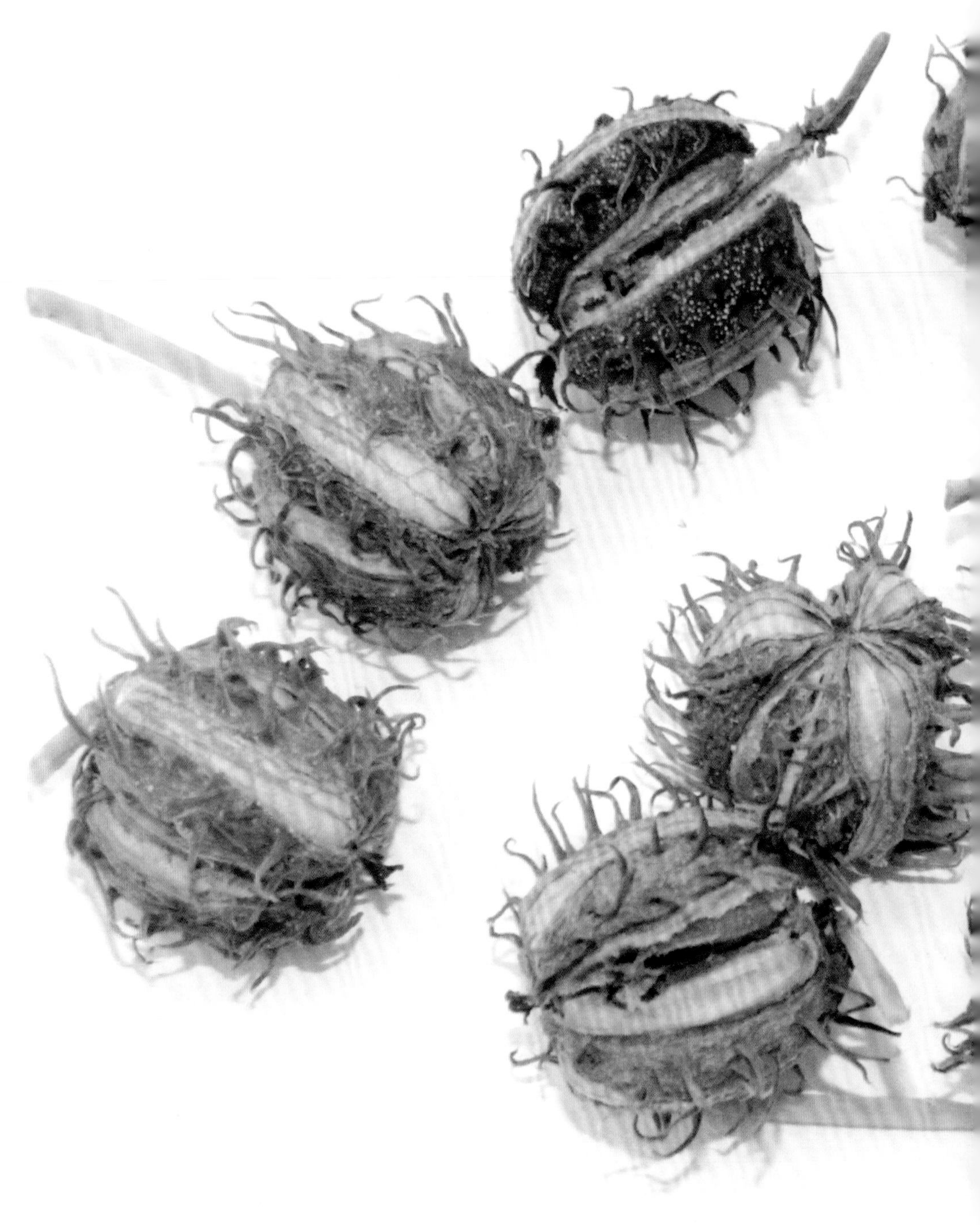

蓖麻子

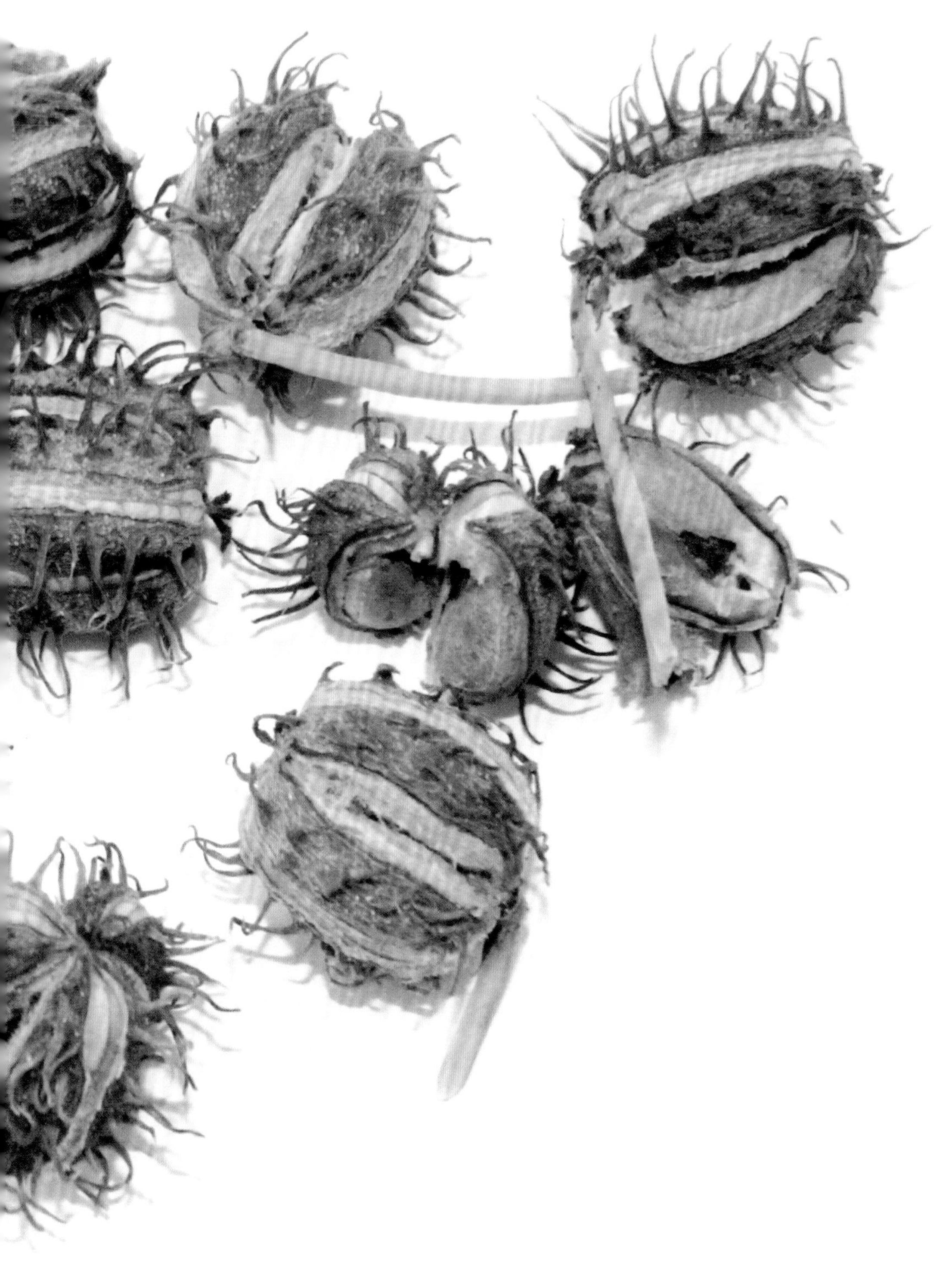

蓖麻子药材

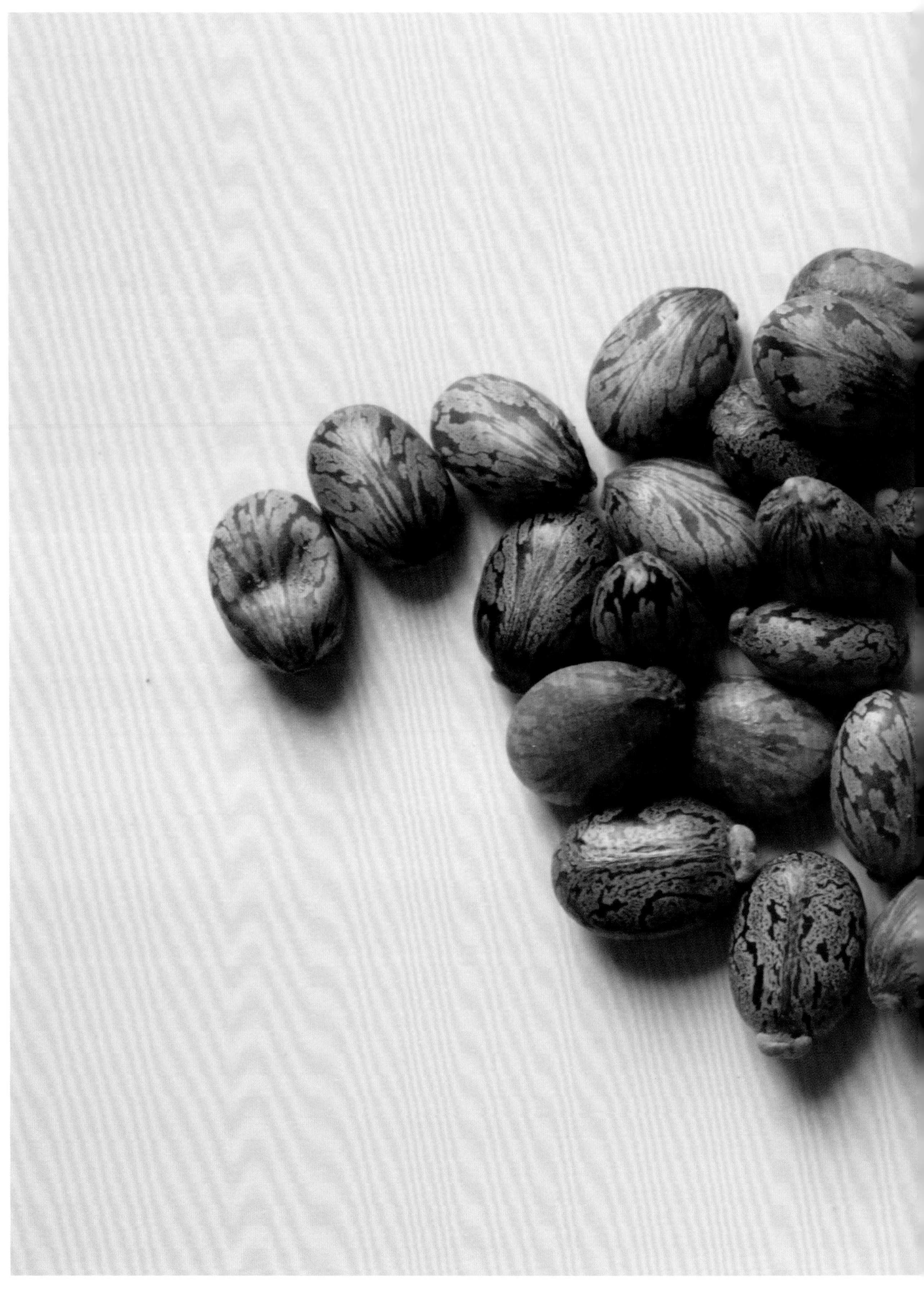

蓖麻子

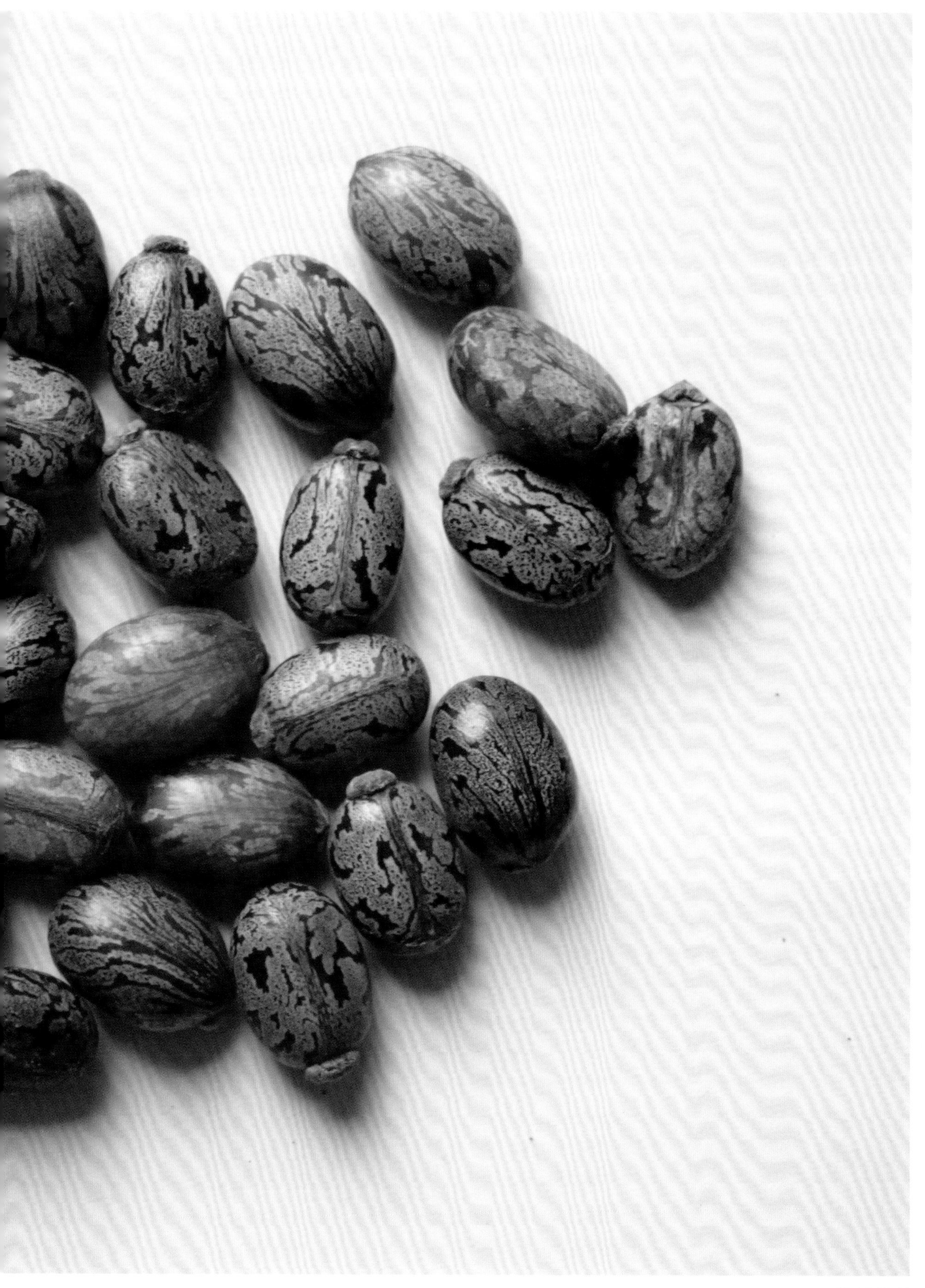

蓖麻子饮片

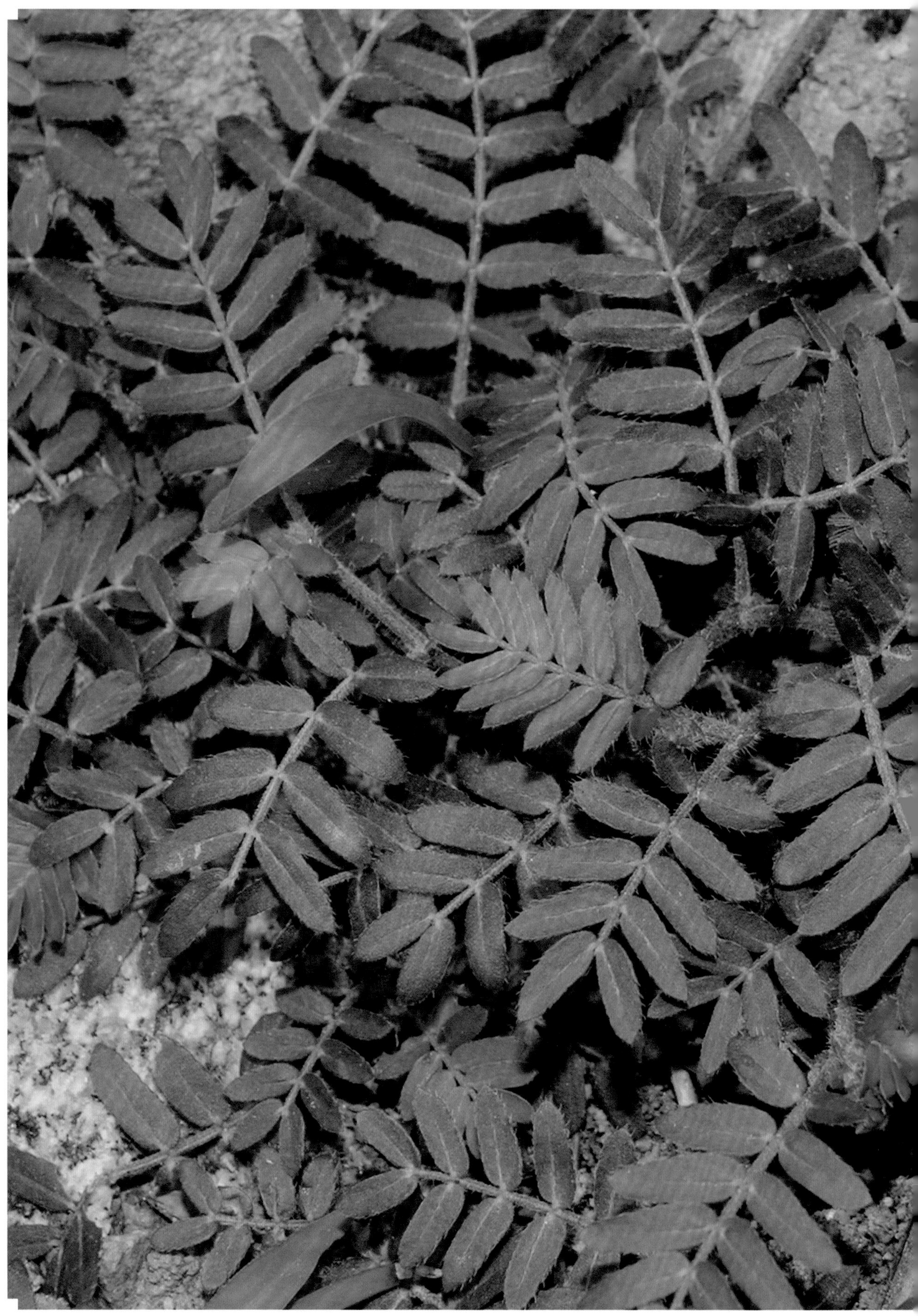

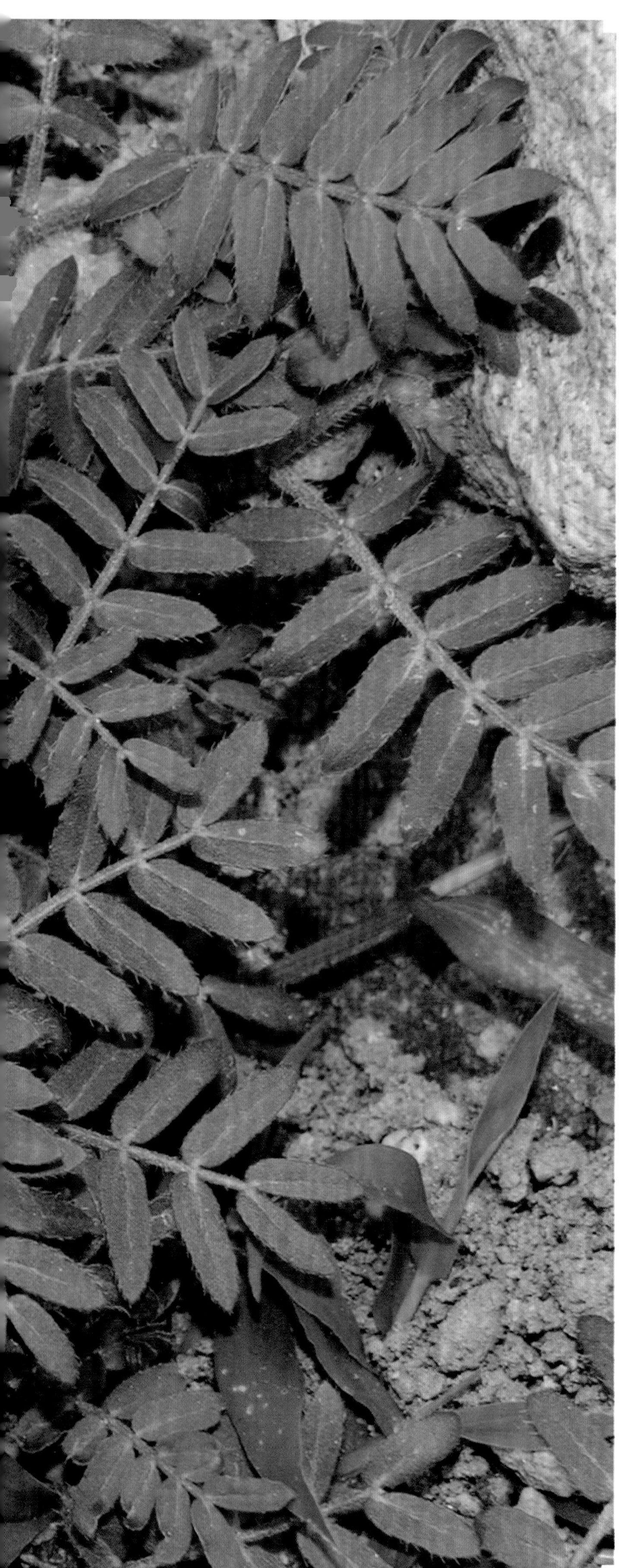

蒺藜

【蒙药名】亚蔓章古。

【别　名】色玛、蒺藜、白蒺藜、蒺藜子、色玛拉高。

【来　源】本品为蒺藜科一年生或多年生草本植物蒺藜 *Tribulus terrestris* L. 的成熟果实。

【性味归经】味苦、辛，性平。归肝经。

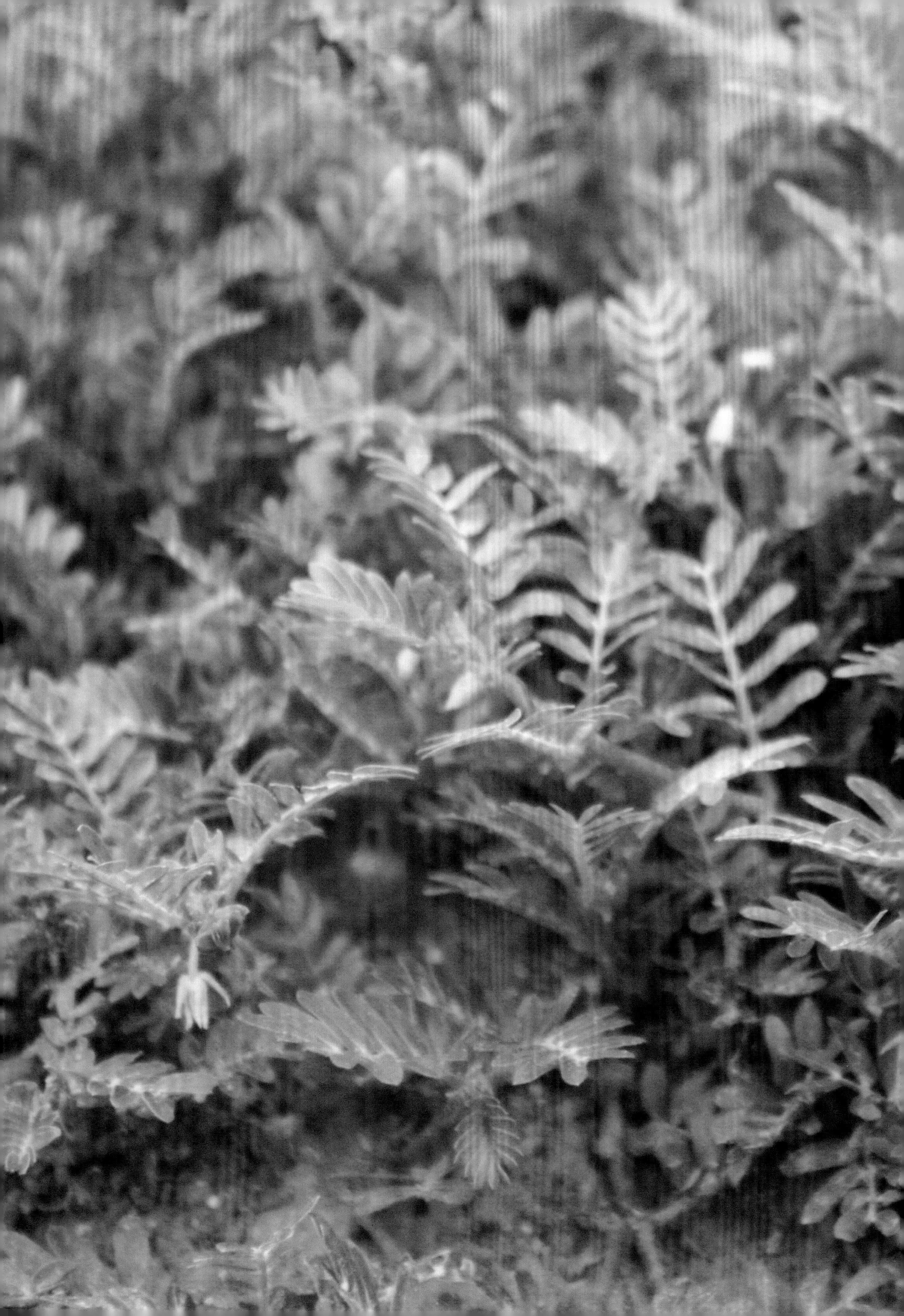

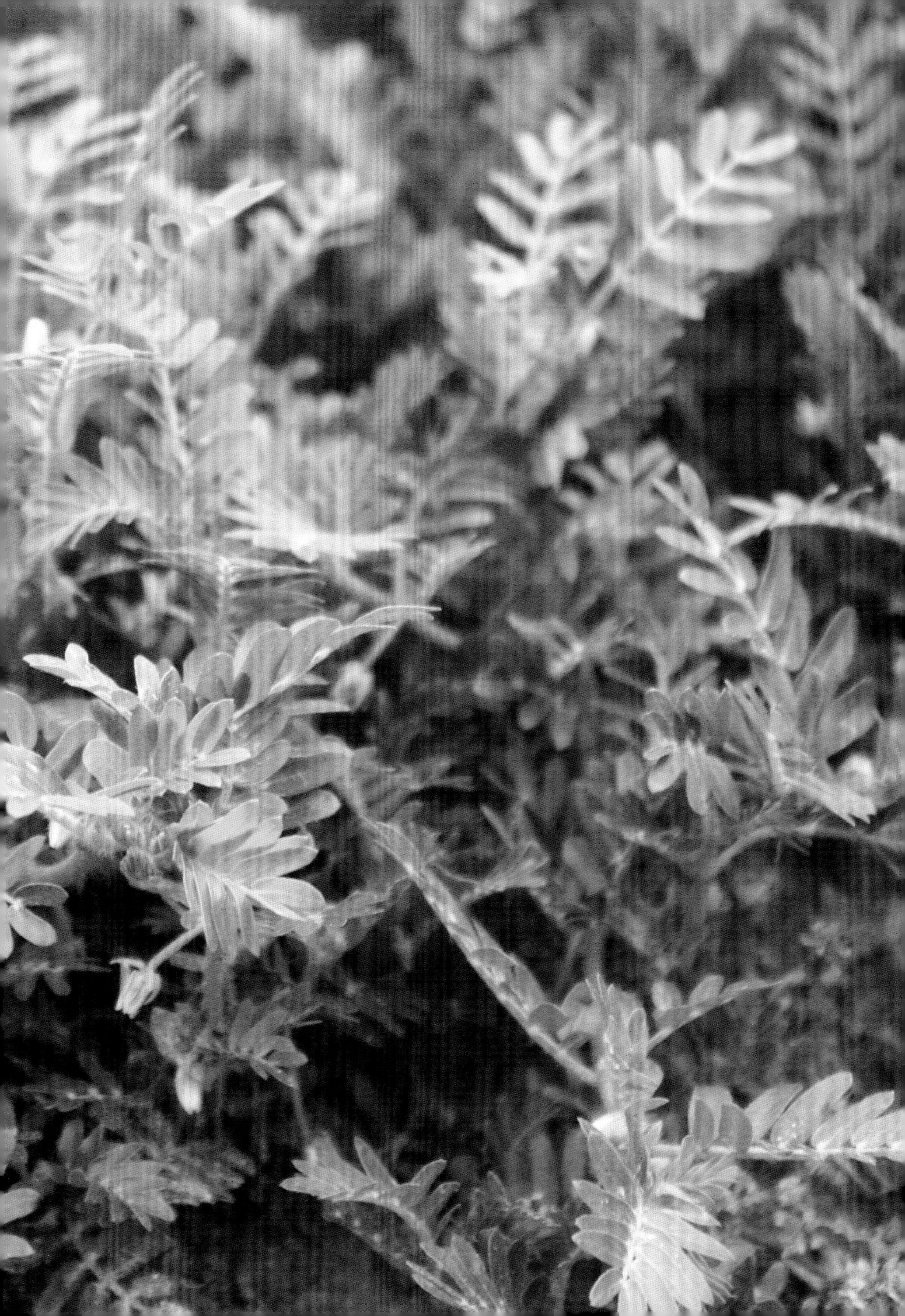

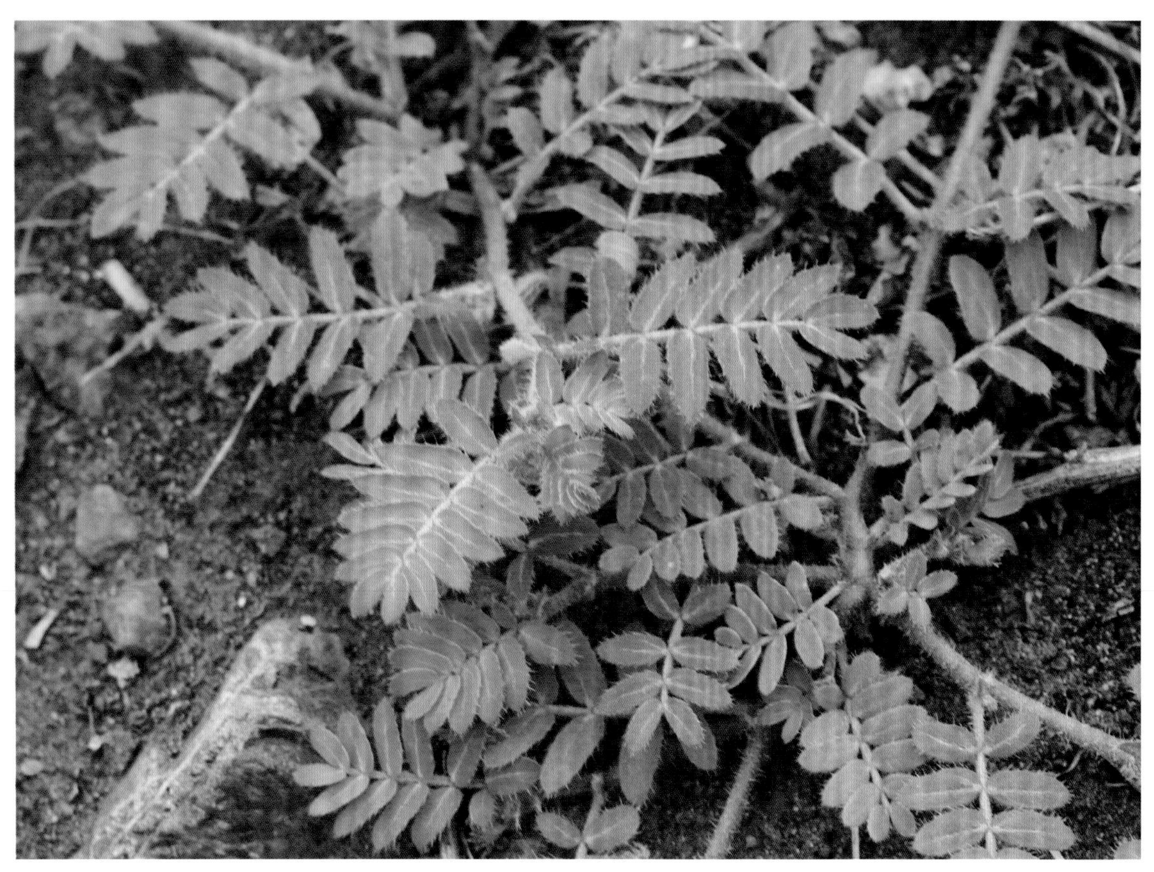

蒺藜

识别特征

一年生或多年生草本，全株密被灰白色柔毛。茎匍匐，由基部生出多数分枝，枝长 30 ~ 60 cm，表面有纵纹。双数羽状复叶，对生，叶连柄长 2.5 ~ 6.0 cm；托叶对生，形小，卵形至卵状披针形；小叶 5 ~ 7 对，具短柄或几无柄，小叶片长椭圆形，长 5 ~ 16 mm，宽 2 ~ 6 mm，先端短尖或急尖，基部常偏斜，上面仅中脉及边缘疏生细柔毛，下面毛较密。花单生叶腋间，直径 8 ~ 20 mm，花梗丝状；萼片 5，卵状披针形，边缘膜质透明；花瓣 5，黄色，倒广卵形；花盘环状；雄蕊 10，生于花盘基部，其中 5 枚较长且与花瓣对生，在基部的外侧各有一小腺体，花药椭圆形，花丝丝状；子房上位，卵形，通常 5 室，花柱短，圆柱形，柱头 5，线形。果五角形，直径约 1 cm，由 5 个果瓣组成，成熟时分离，每果瓣呈斧形，两端有硬尖刺各 1 对，先端隆起，具细短刺。每分果有种子 2 ~ 3 枚。花期 5—7 月，果期 7—9 月。

生境分布

生长于沙丘、路旁。分布于河南、河北、山东、安徽等省区。

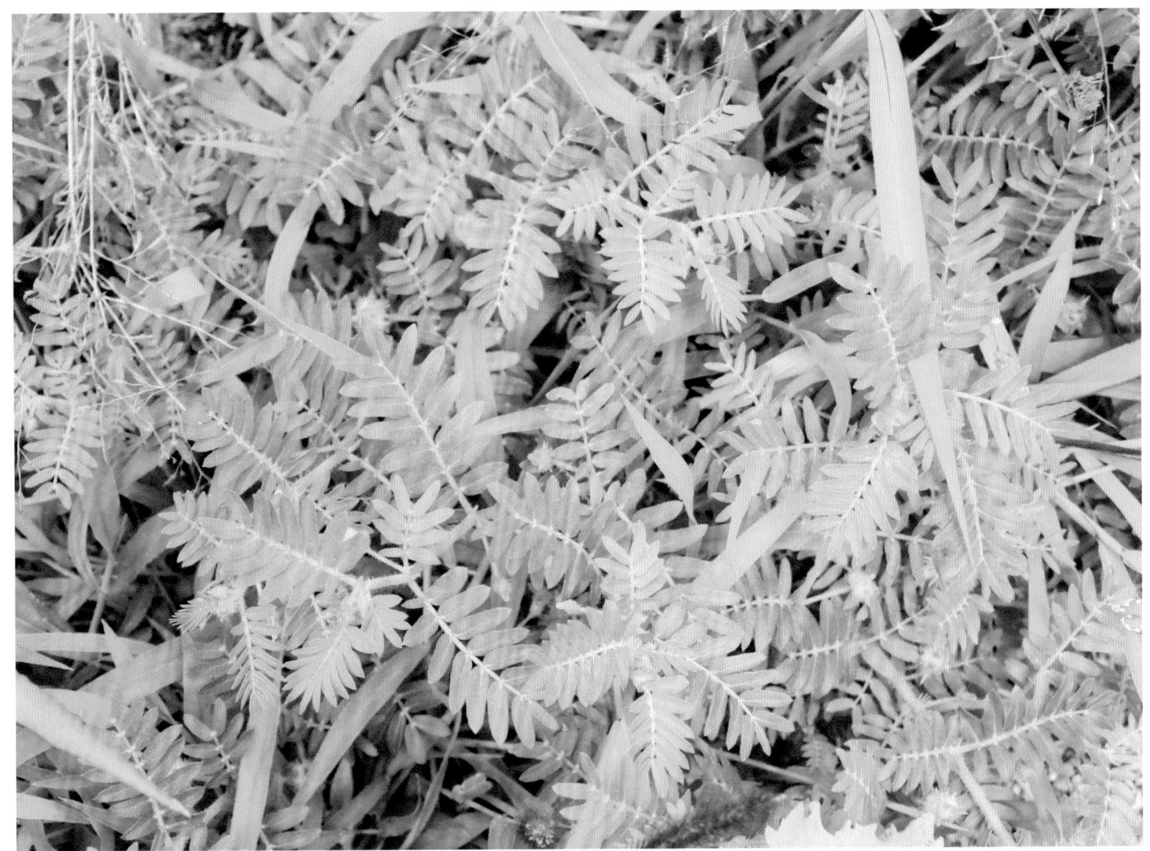

蒺藜

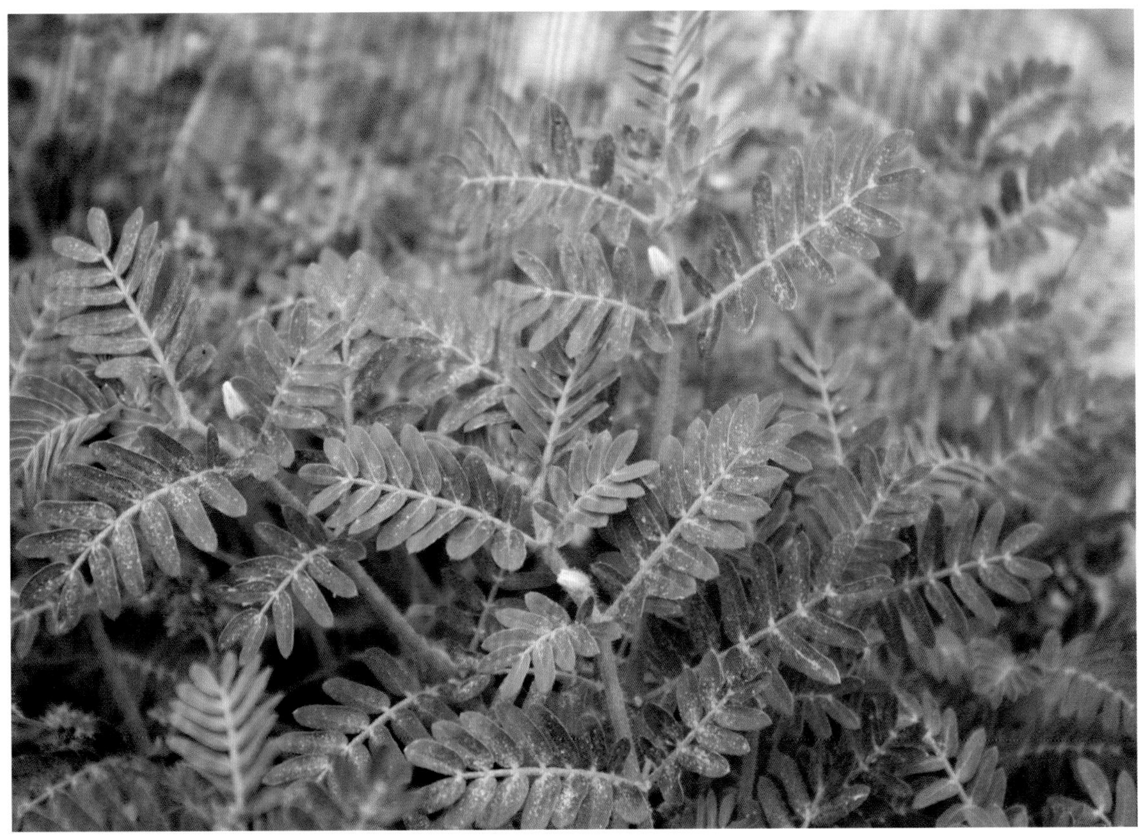

蒺藜

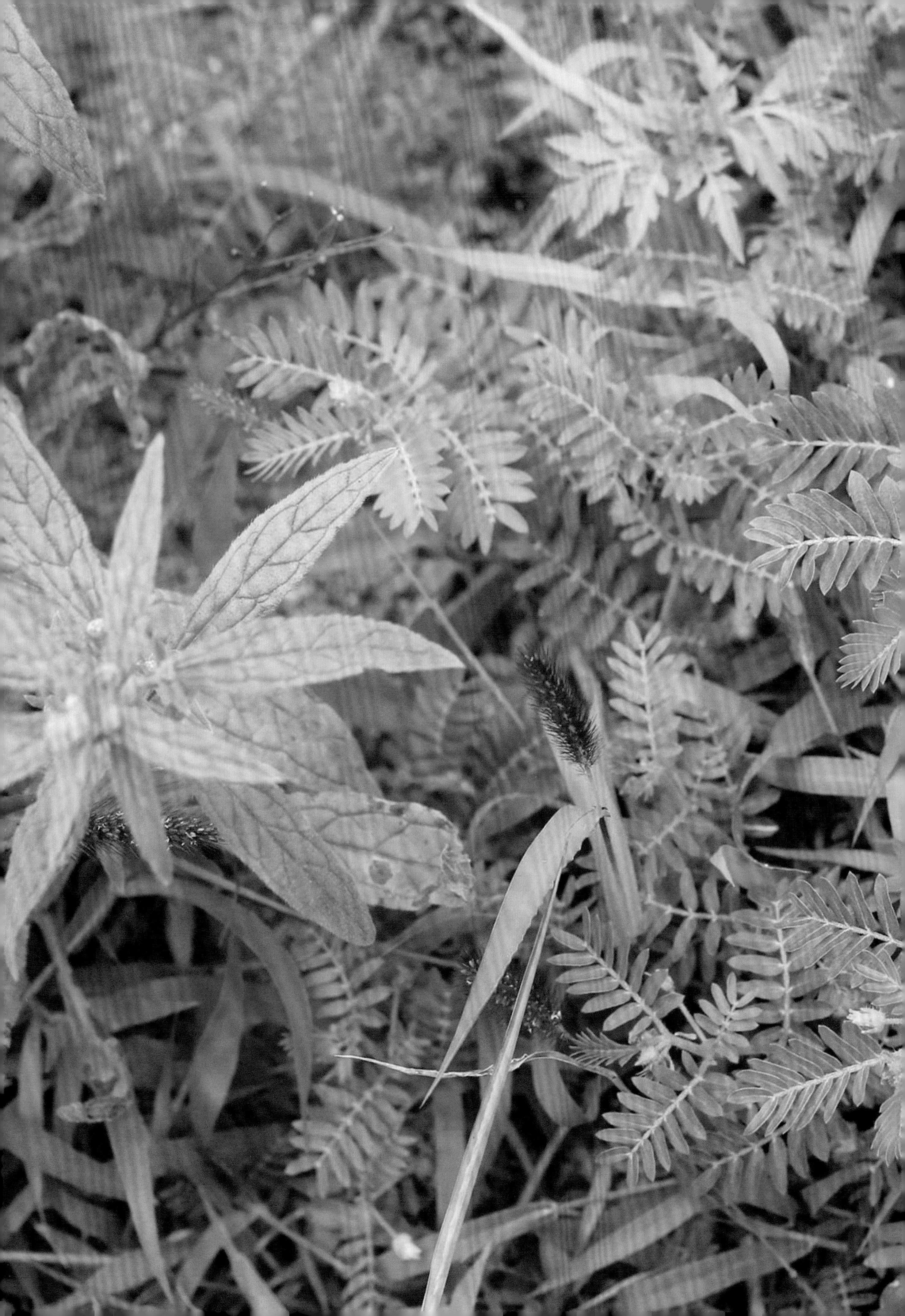

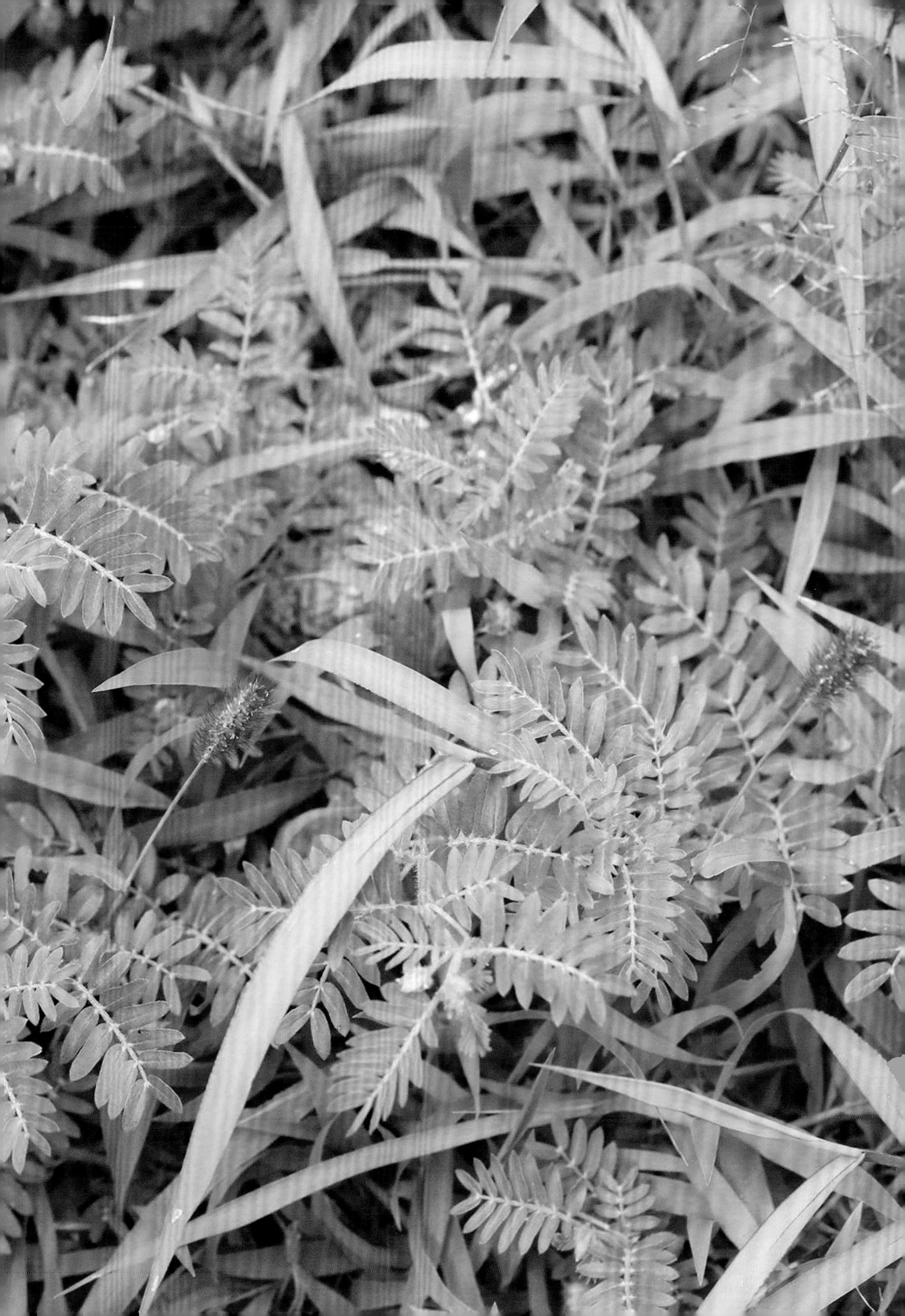

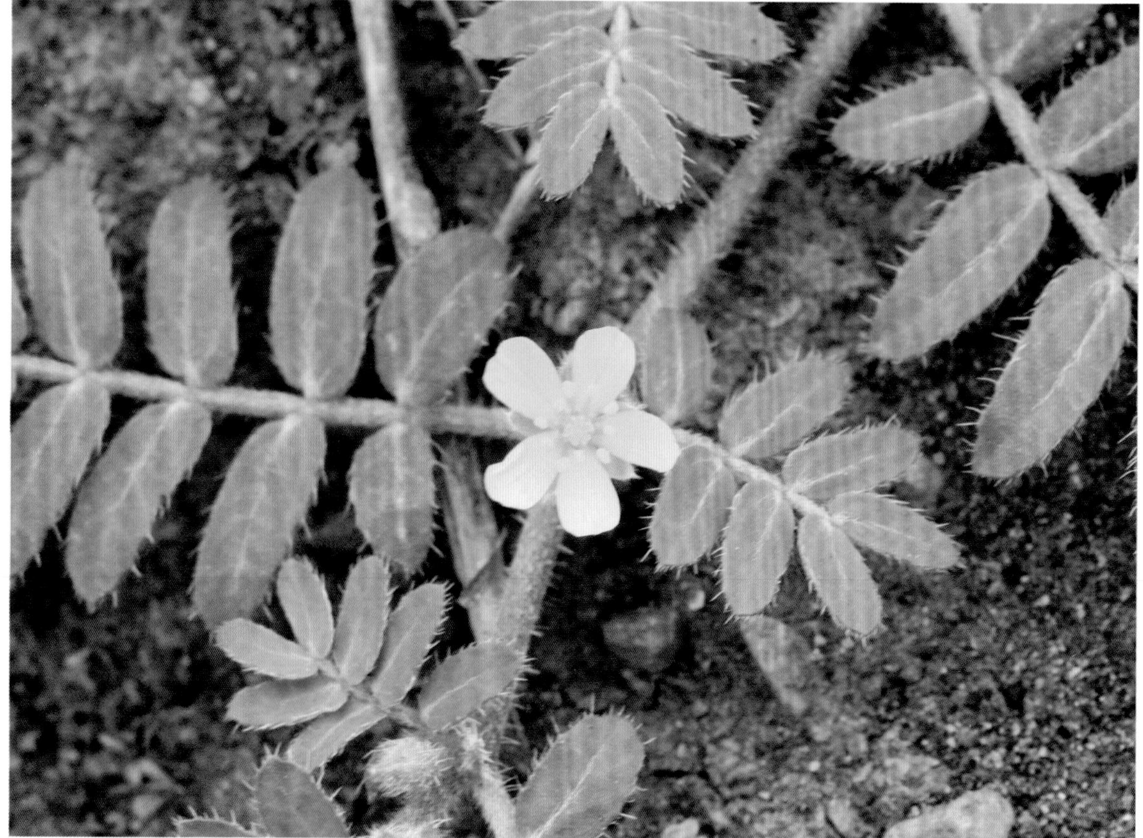

蒺藜

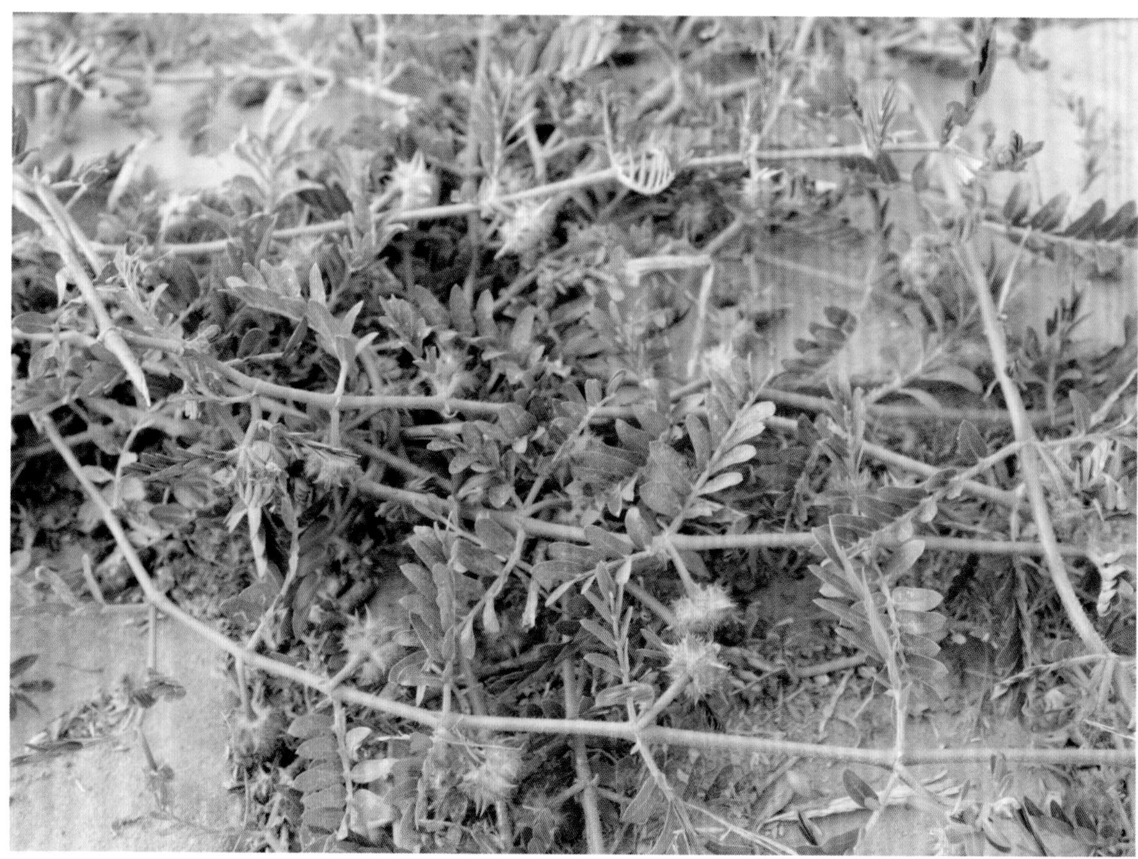

蒺藜

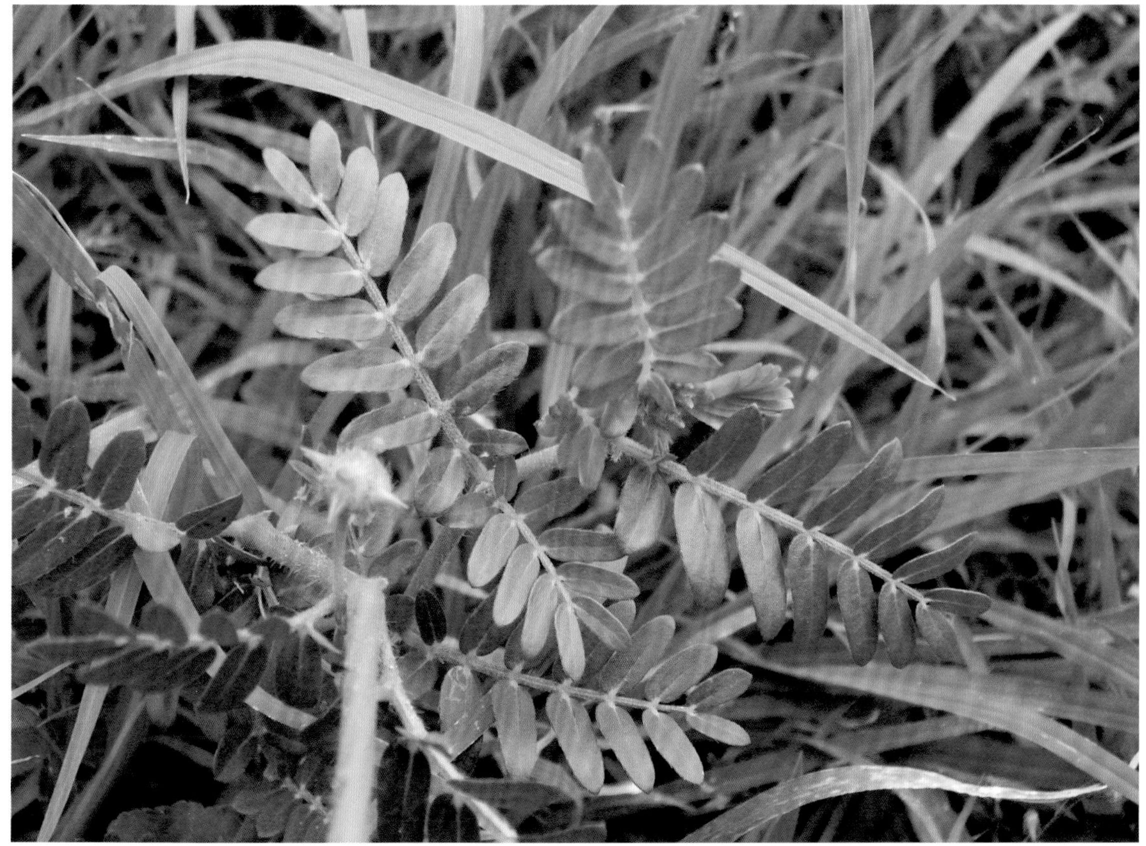

蒺藜

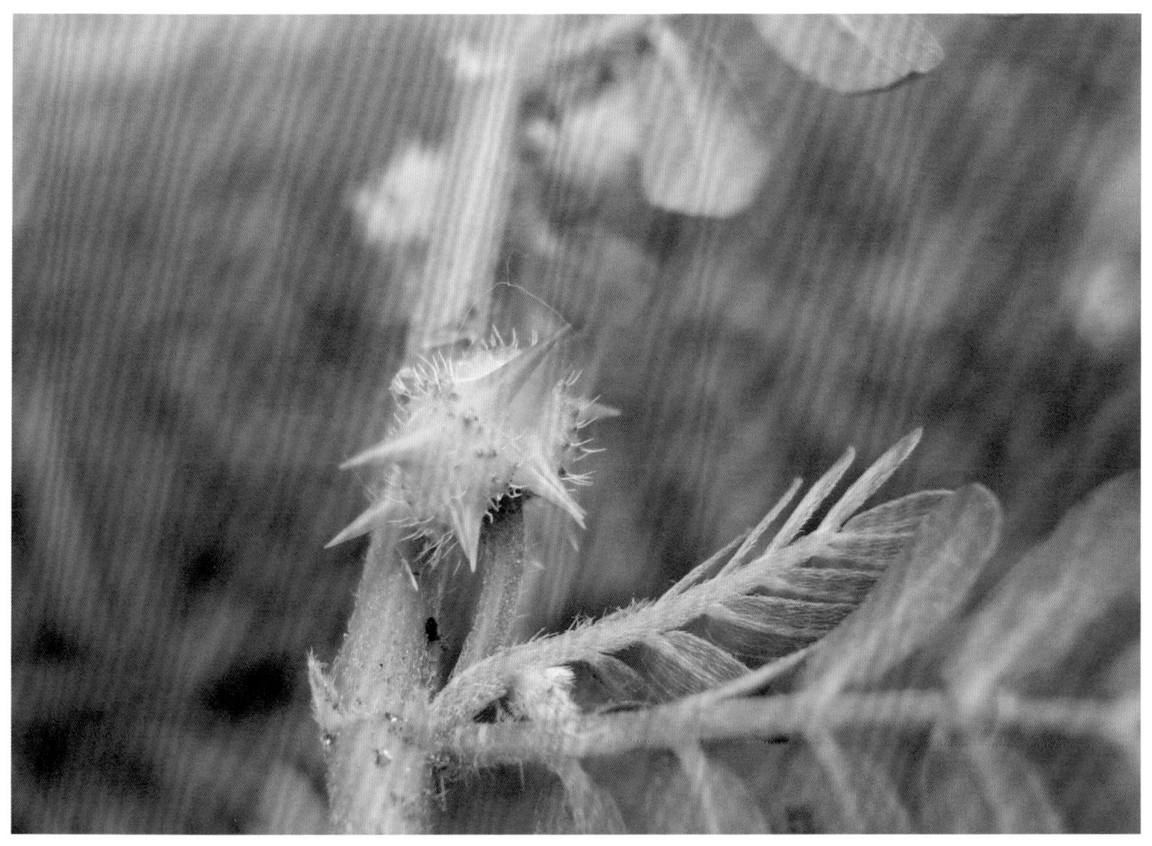

蒺藜

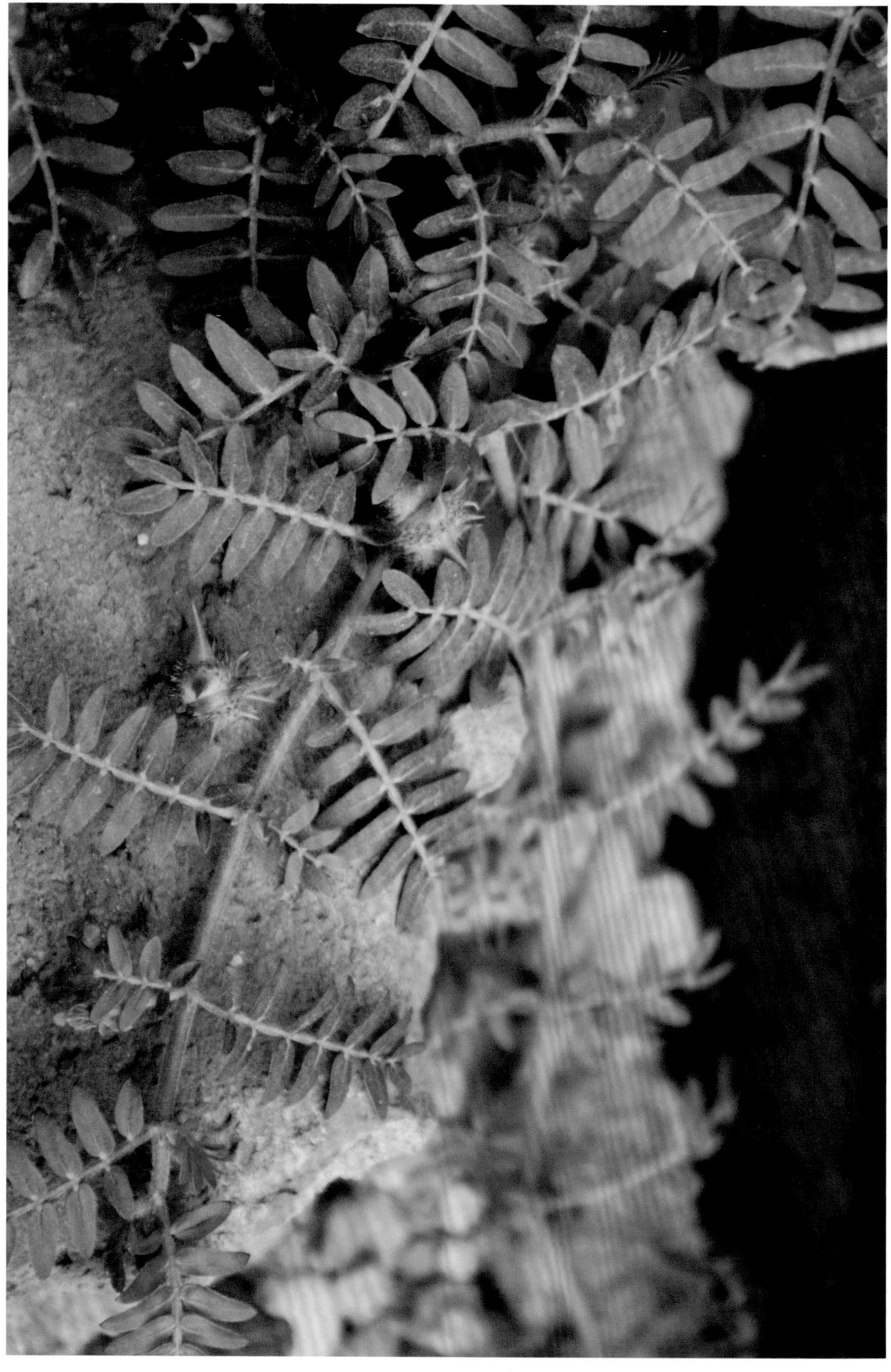

蒺藜

采收加工

秋季果实成熟时采割植株，晒干，打下果实，碾去硬刺，簸净杂质。

药材鉴别

本品呈放射状五棱形。表面绿白色或灰白色，背部隆起，有许多网纹及小刺。质坚硬，破面可见白色且有油性的种仁。无臭，味苦、辛。

功效主治

平肝疏肝，祛风明目。本品苦泄辛散，主入肝经，能平肝阳、解肝郁，兼能疏散肌肤及肝经风热，故有平肝疏肝、祛风明目之效。

用法用量

内服：6 ~ 15 g，煎服。外用：适量。

民族药方

1．白癜风　刺蒺藜、补骨脂、白鲜皮、生地黄各 15 g，白芷、菟丝子、赤芍、防风各 10 g，僵蚕 6 g，红花 6 ~ 10 g，丹参 15 ~ 20 g。水煎服，每日或隔日 1 剂。

2．肝虚视物模糊　刺蒺藜、女贞子、枸杞子、生地黄、菊花各 10 g。水煎服，每日 1 剂。

3．尿频　蒺藜（制）35 g，黄柏、姜黄各 25 g，栀子 30 g。制成煮散剂，水煎温服，每次 3 ~ 5 g，每日 1 ~ 2 次。

4．膀胱热，尿闭，水肿　蒺藜（制）、蜀葵、螃蟹各 50 g。制成煮散剂，水煎温服，每次 3 ~ 5 g，每日 1 ~ 3 次。

使用注意

孕妇慎用。

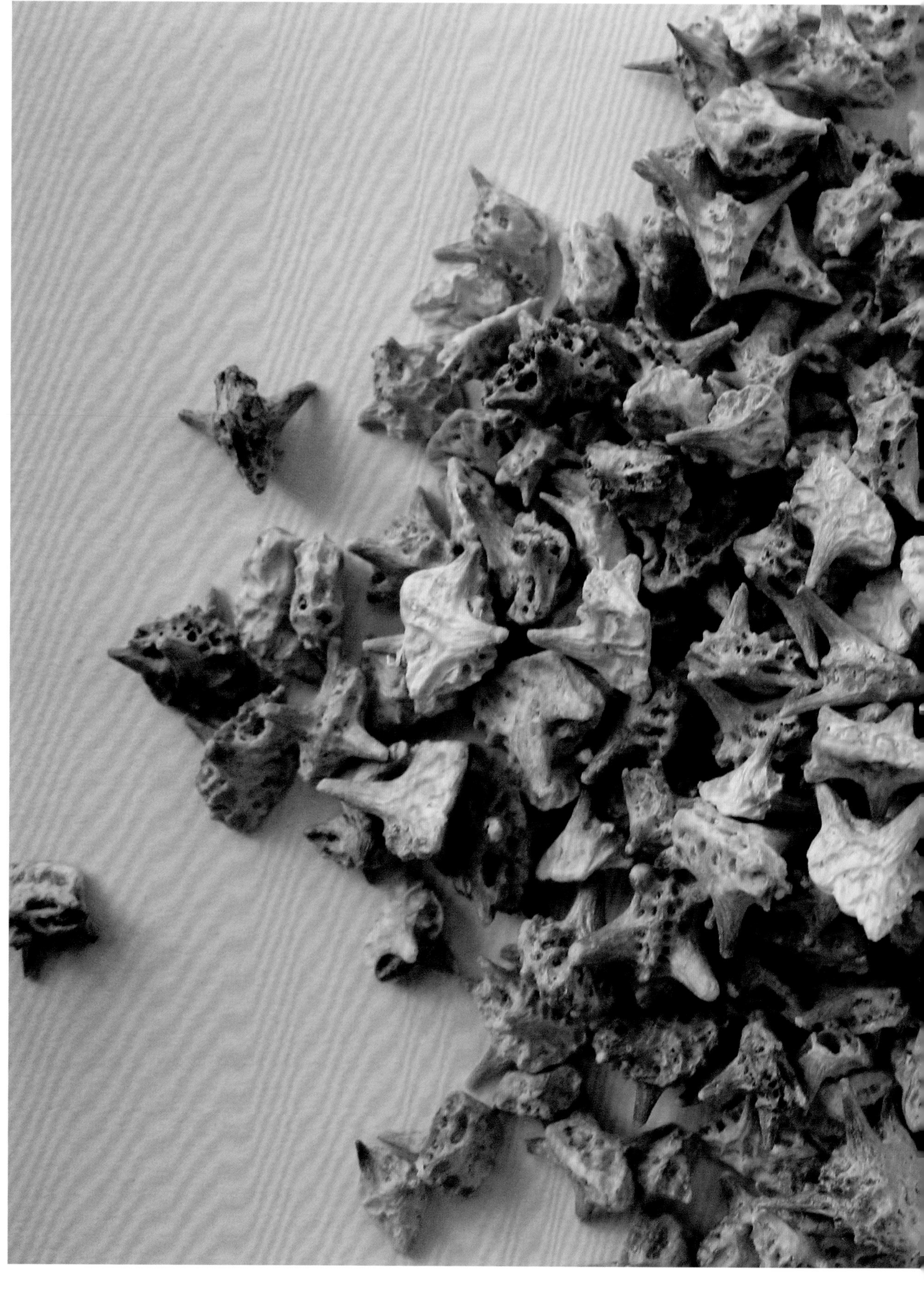

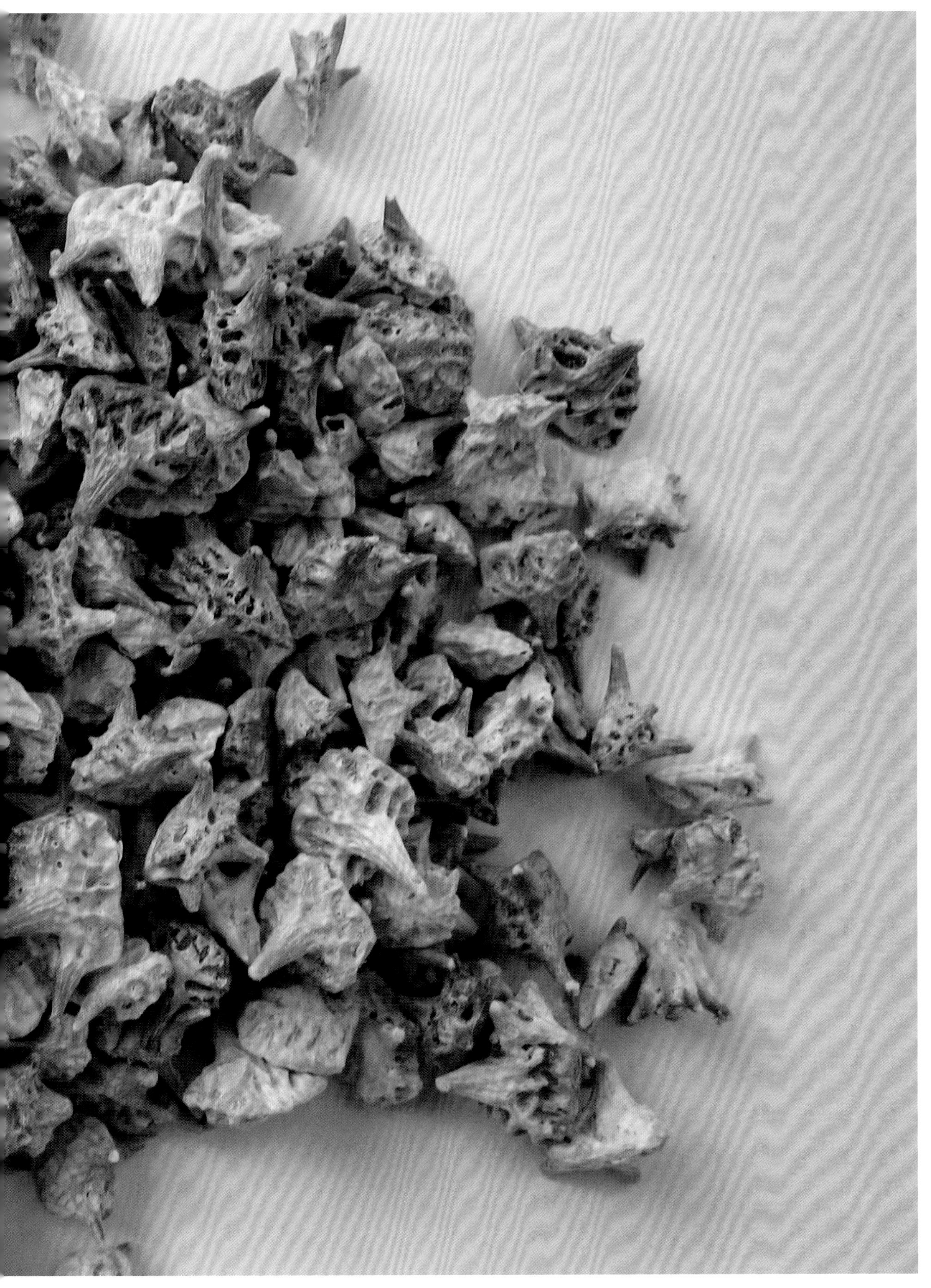

蒺藜饮片

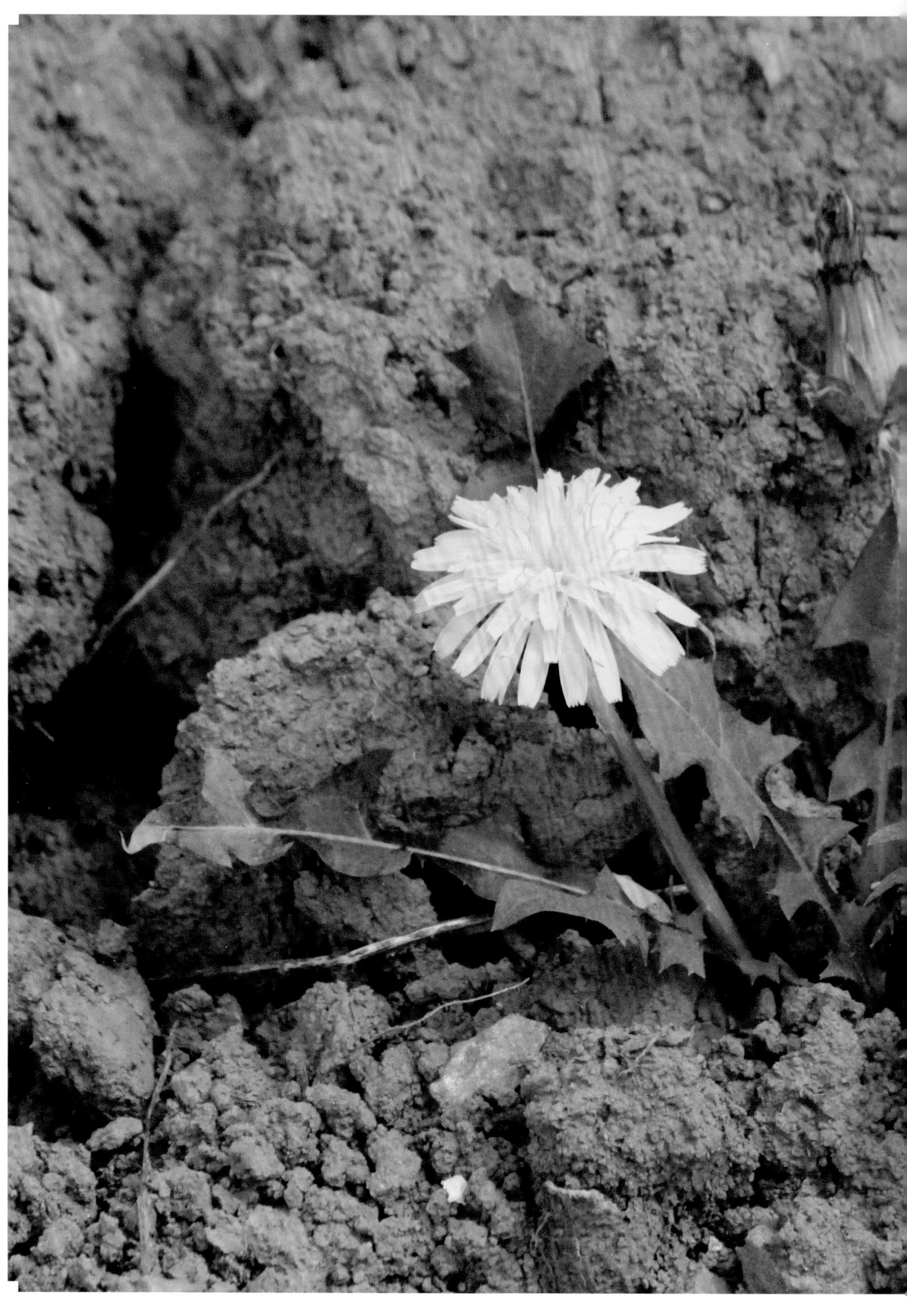

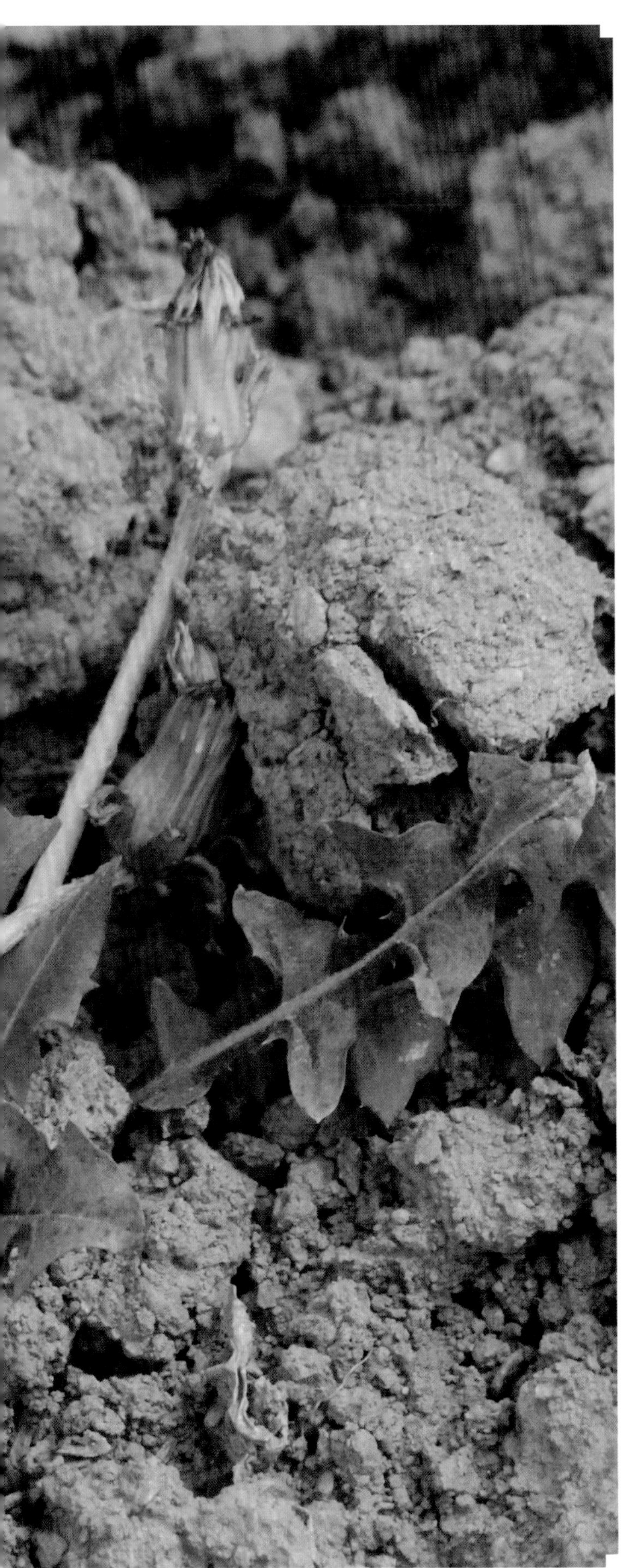

蒲公英

【蒙药名】毕力格图。

【别　名】阿尔山、婆婆丁、瓦枯尔、巴格巴盖。

【来　源】本品为菊科植物蒲公英 *Taraxacum mongolicum* Hand. -Mazz. 的全草。

【性味归经】味苦，性寒。归热经。

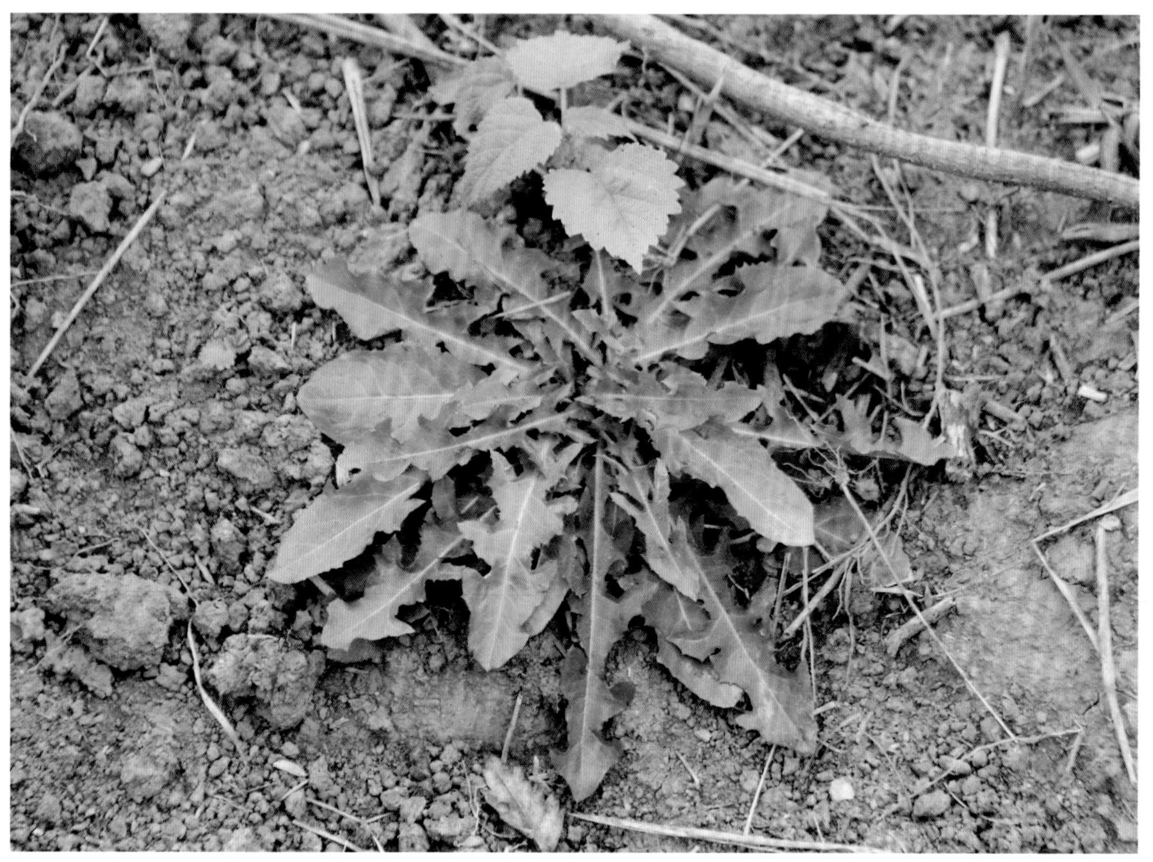

蒲公英

识别特征

多年生草本植物，高 10 ~ 25 cm。全株含白色乳汁，被白色疏软毛，根垂直生长，单一或分枝，直径通常 3 ~ 5 mm，外皮黄棕色。叶根生，排列成莲座状；具叶柄，柄基部两侧扩大呈鞘部；叶片矩圆状倒披针形或全披针形，长 5 ~ 15 cm，宽 1.0 ~ 5.5 cm，先端尖或钝，基部狭窄，下延，边缘浅裂或作不规则羽状分裂，裂片齿牙状或三角状，全缘或具疏齿，裂片间有细小锯齿，绿色或有时在边缘带淡紫色斑迹，被白色蛛丝状毛。侧裂片 4 ~ 5 对，矩圆状披针形或三角形。花茎由叶丛中抽出，比叶片长或稍短，上部密被白色蛛丝状毛；头状花序单一，顶生，全为舌状花，两性；总苞片淡绿色，多层，外面数层较短，卵状披针形，内面一层线状披针形，边缘膜质，缘具蛛丝状毛，内、外苞片先端均有小角状突起；花托平坦；花冠黄色，先端平截，常裂；雄蕊 5，花药合生成筒状包于花柱外，花丝分离；雌蕊 1，子房下位，花柱细长，柱头 2 裂，有短毛。瘦果倒披针形，长 4 ~ 5 mm，宽 1.5 mm，具纵棱，并有横纹相连，果上全部有刺状突起，冠毛白色，长约 7 mm。花期 4—5 月，果期 6—7 月。

生境分布

生长于山坡草地、路旁、河岸沙地及田间。分布于东北、华北、华东、华中及西南等地。

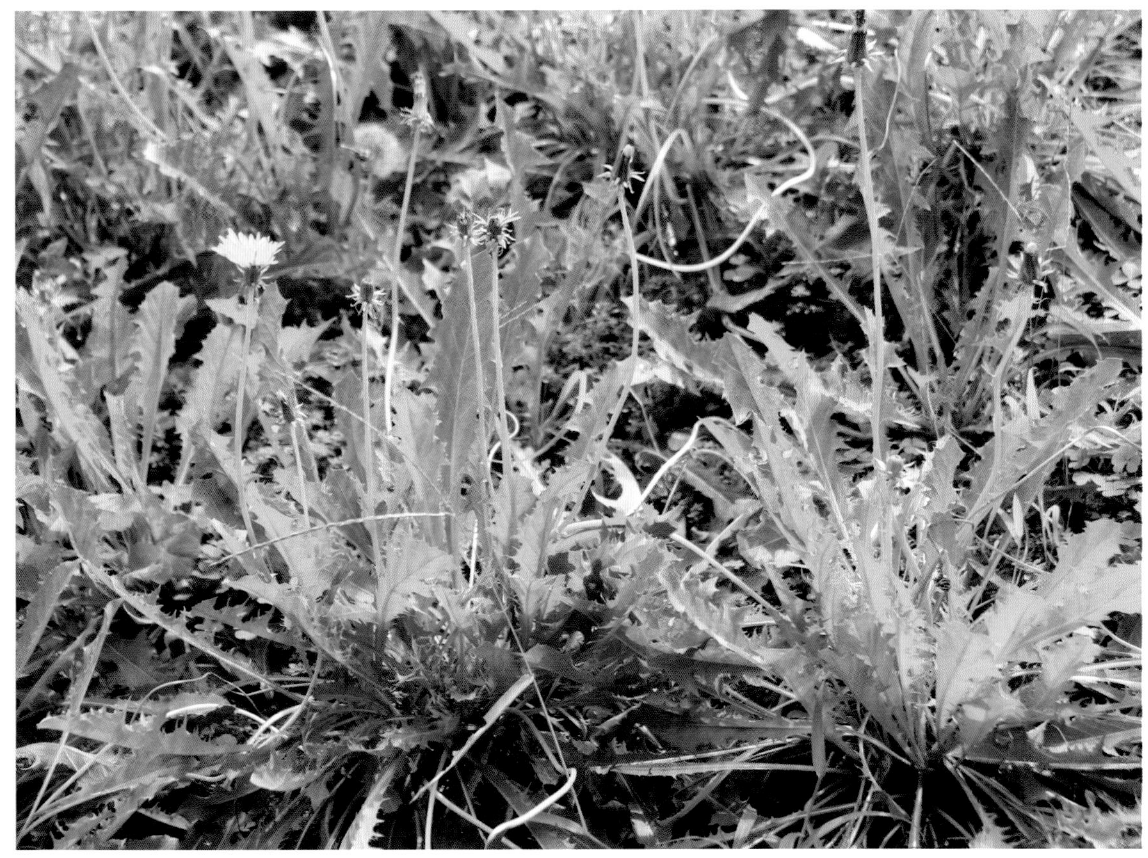

蒲公英

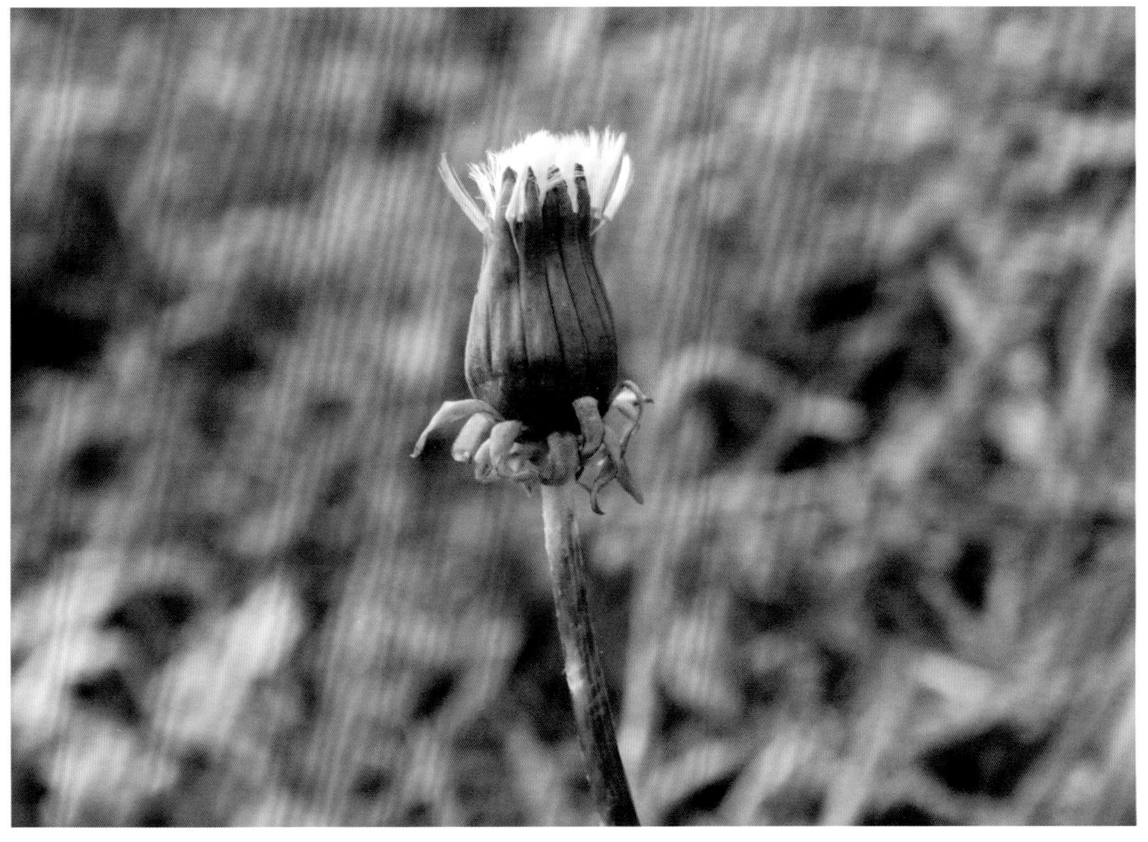

蒲公英

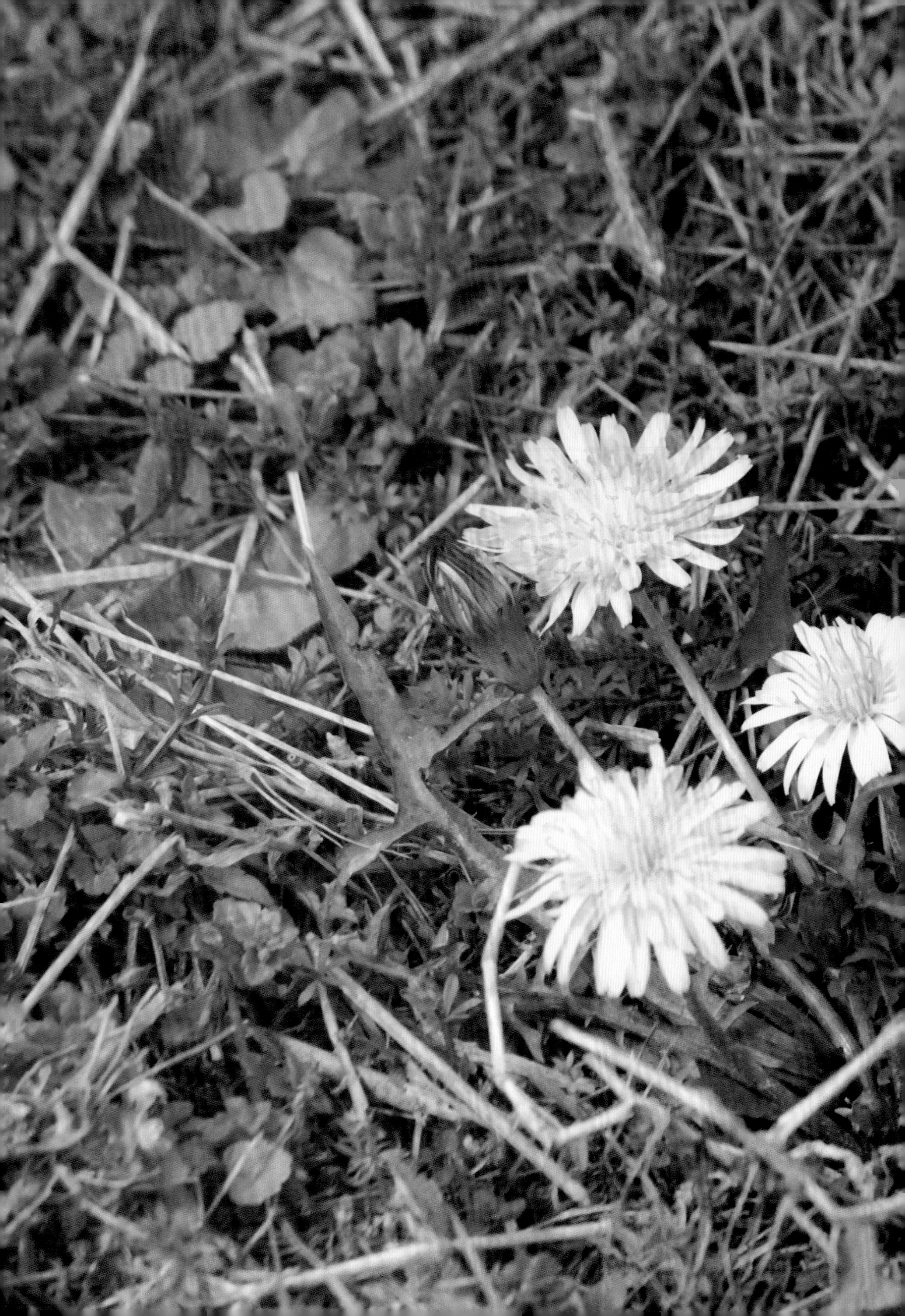

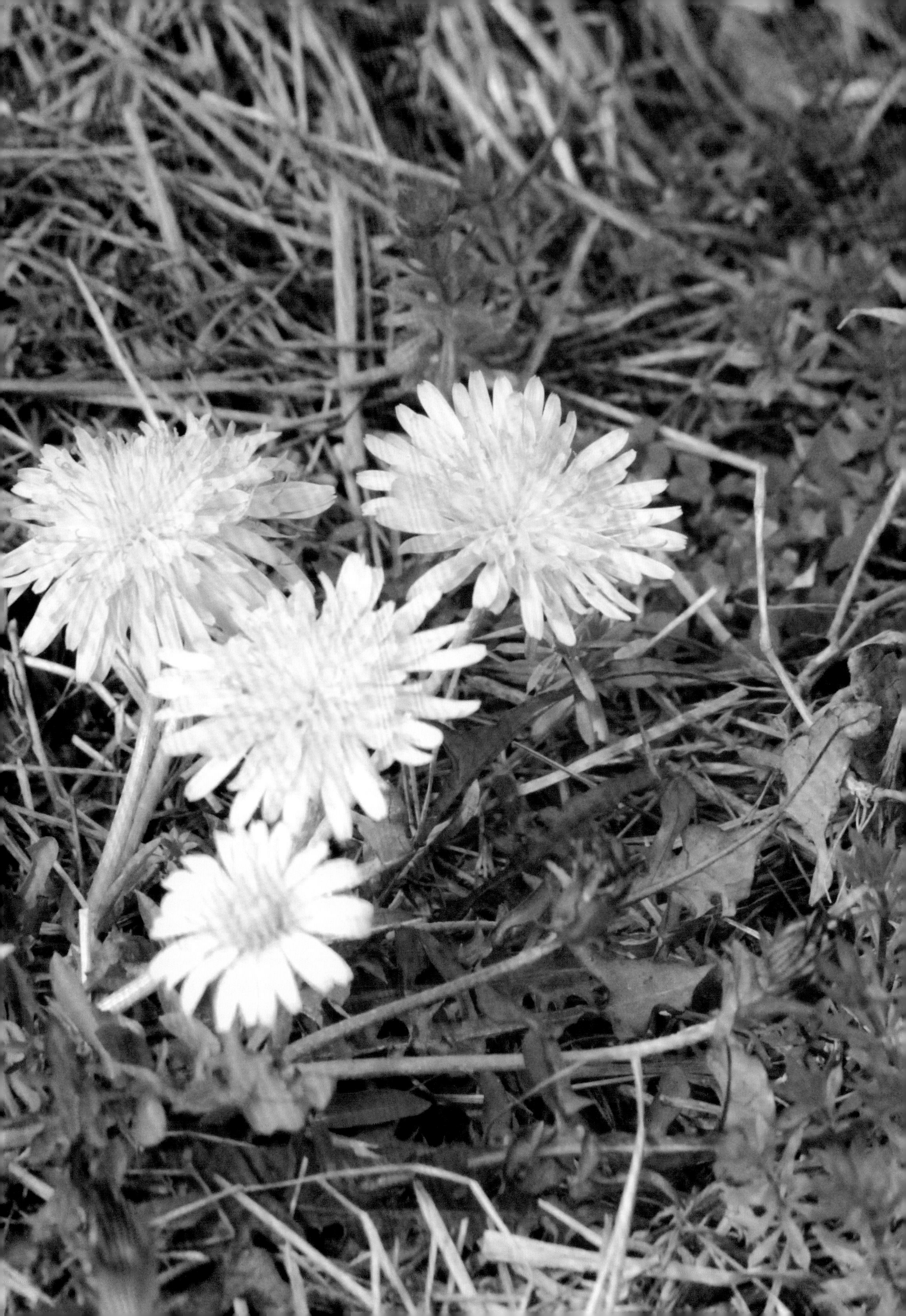

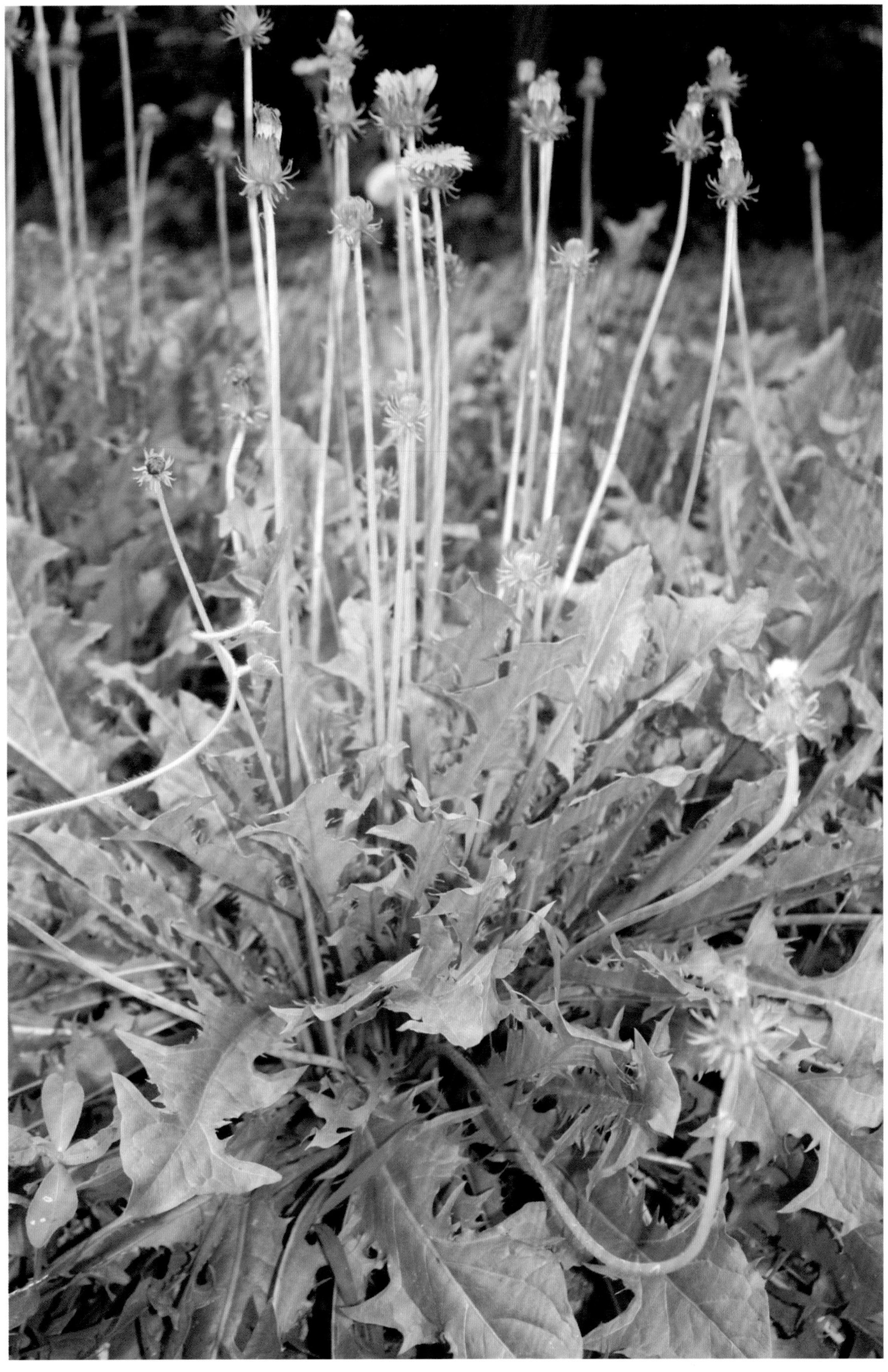

蒲公英

采收加工

4—5 月开花前或刚开花时连根挖取，除净泥土，晒干。

药材鉴别

全草呈皱缩卷曲的团块。完整叶基生，倒披针形，长 6 ~ 15 cm，宽 2.0 ~ 3.5 cm，绿褐色或暗灰色，先端尖，边缘浅裂或羽状分裂，裂片齿牙状或三角形，基部渐狭，下延呈柄状，下表面主脉明显，被蛛丝状毛。花茎 1 至数条，每条顶生头状花序；总苞片多层，外面总苞片数层，先端有或无小角，内面 1 层长度是外层的 1.5 ~ 2.0 倍，先端有小角，花冠黄褐色或淡黄白色。有的可见多数具白色冠毛的长椭圆形瘦果。气微，味微苦。根圆锥状，多弯曲，长 3 ~ 7 cm，表面棕褐色，抽皱，根头部有棕褐色或黄白色的茸毛，有的已脱落。

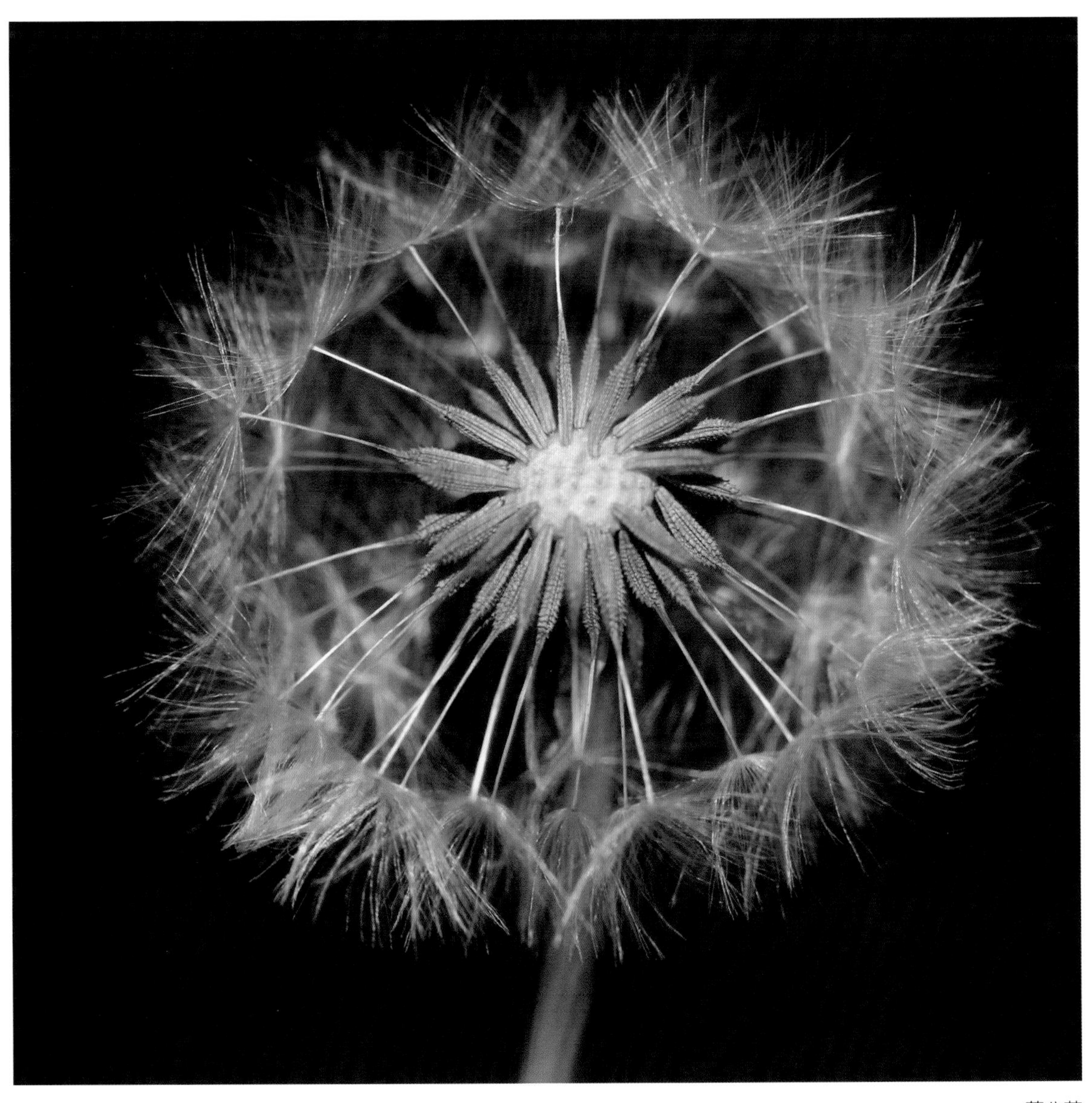

蒲公英

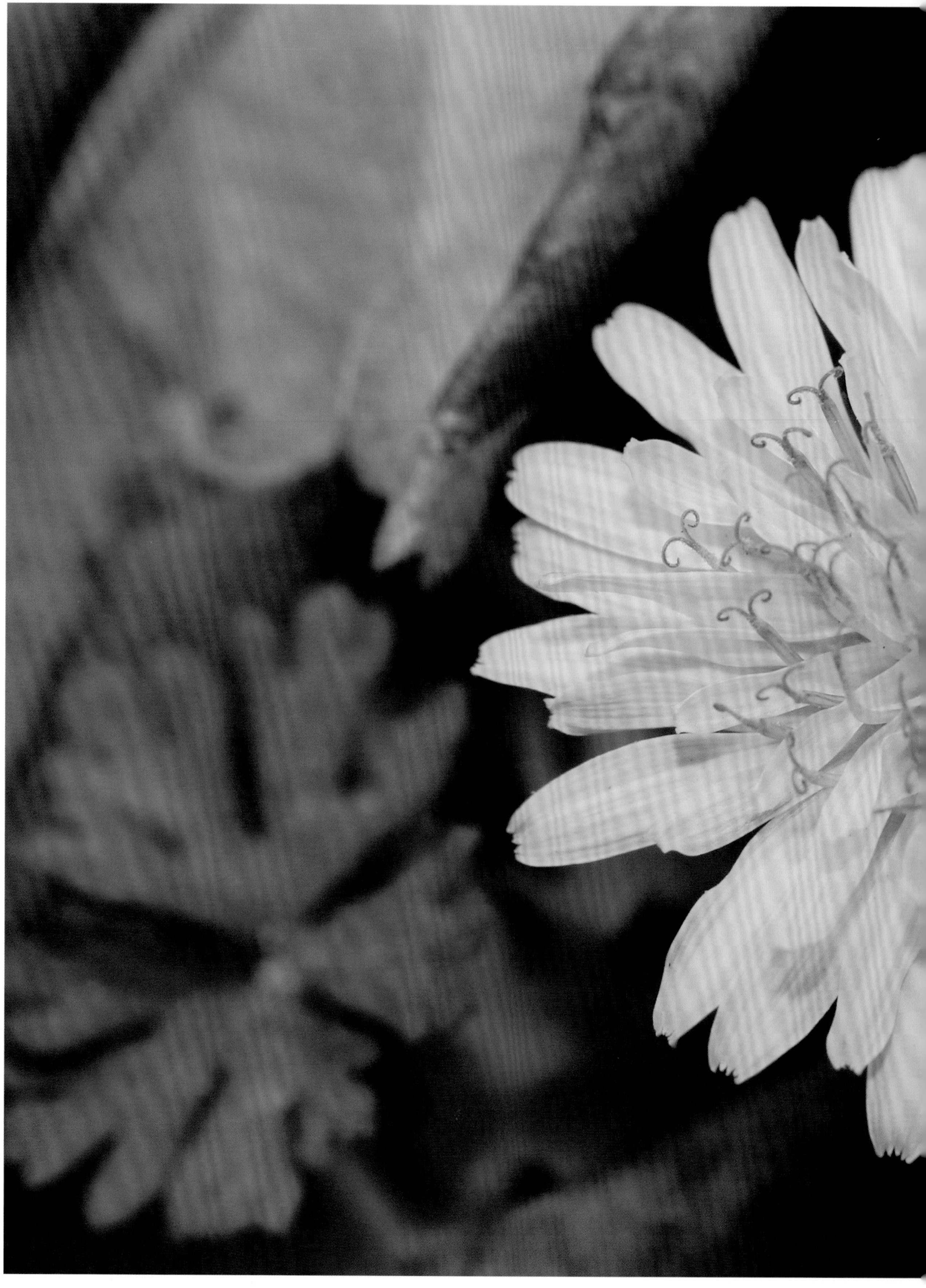

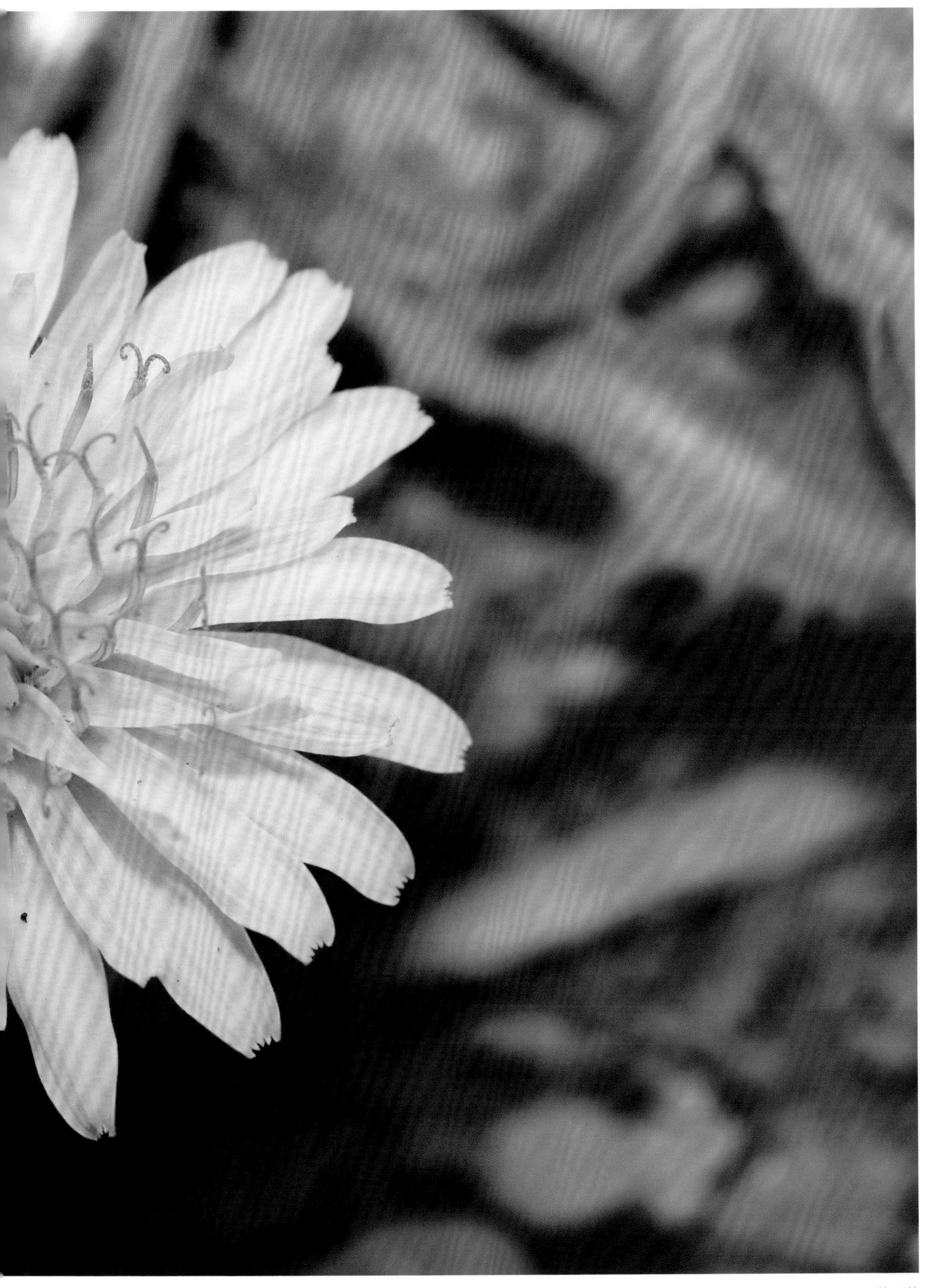

蒲公英

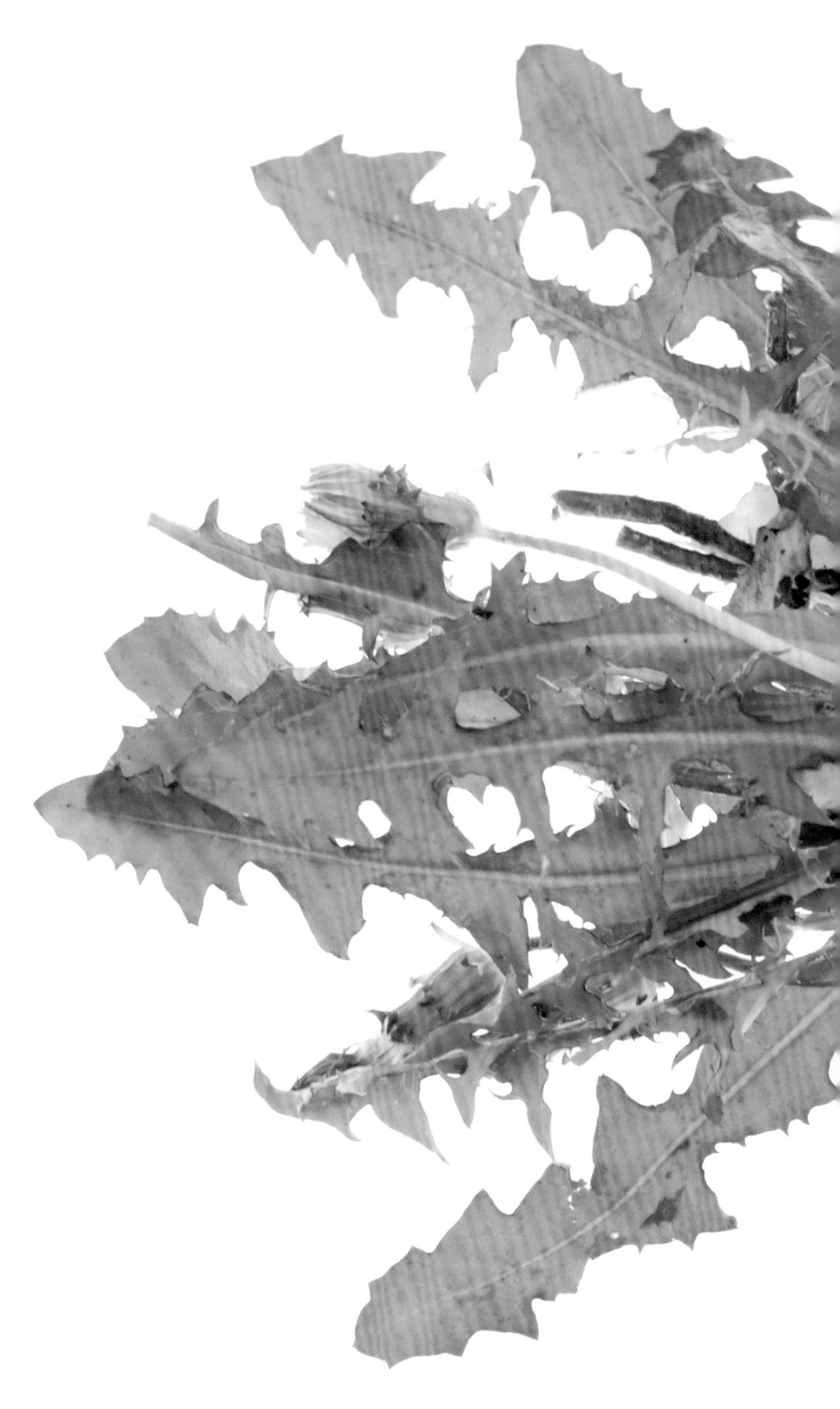

蒲公英

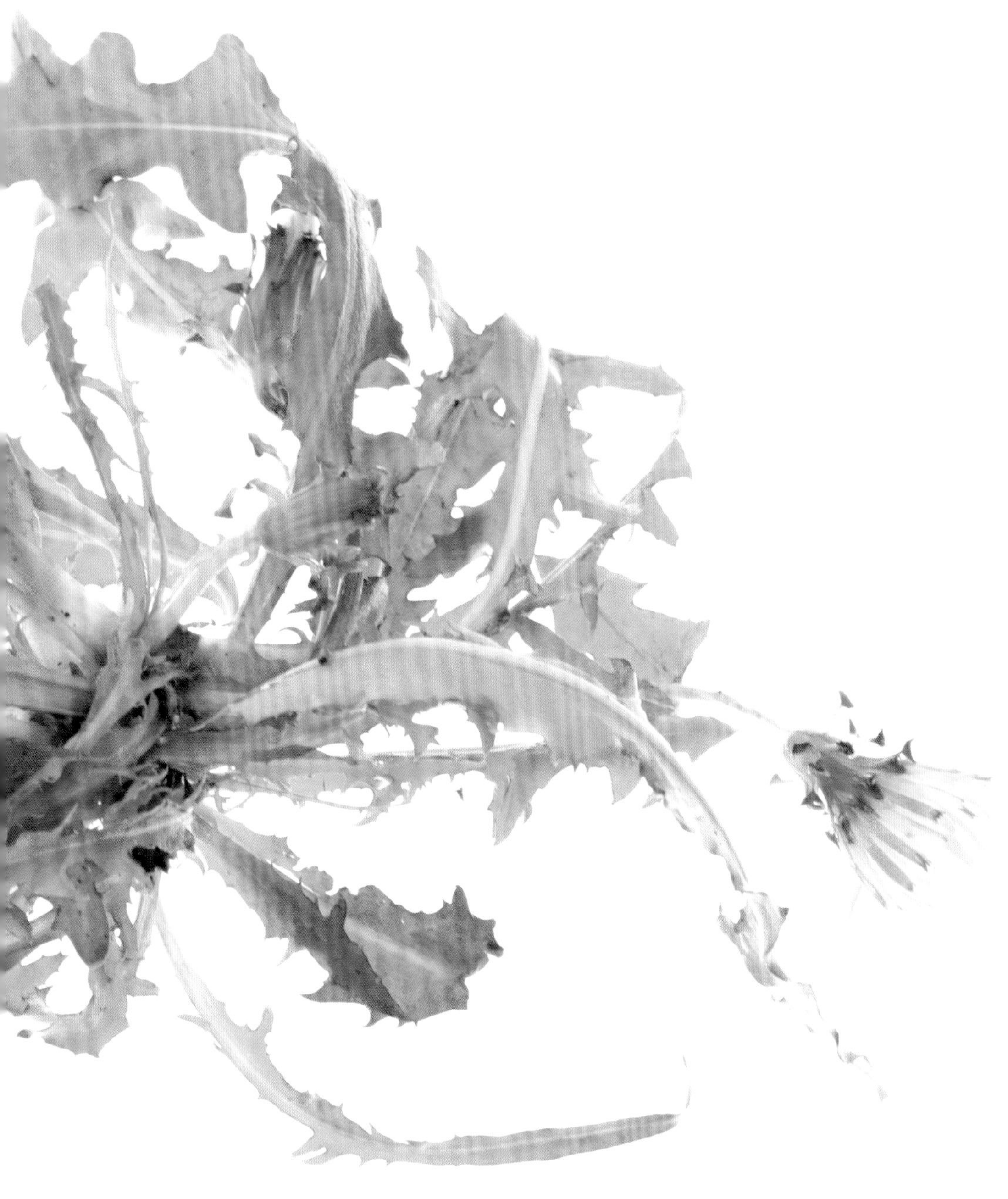

蒲公英

功效主治

清热解毒，消肿散结，利尿通淋。主治疔疮肿毒、乳痈、目赤、咽痛、肺痈、湿热黄疸、上呼吸道感染、急性咽喉炎、腮腺炎、慢性胃炎、急性黄疸性肝炎、烫伤、消化性溃疡、毛囊炎、小儿龟头炎、中耳炎、结膜炎、眼睑炎、乳腺炎。

民族药方

1．乳腺炎　鲜蒲公英 20 g。水煎服，并将全草捣烂，加白酒炒热外敷患处。

2．疥疮　蒲公英 15 g，千里光 20 g。煎水去渣，将汁熬成糊状，直接涂患处。

3．肾炎　蒲公英、三颗针、红牛膝各 30 g。水煎服。

4．慢性胃炎，胃溃疡　蒲公英根 90 g，青藤香、白及、鸡蛋壳各 30 g。研细末。开水吞服，每次 3 g。

5．预防小儿麻疹后感染　蒲公英 15 g。煨水服。

6．高热　①蒲公英 60 g，生石膏、鲜绿豆各 30 g。共研细末，用猪胆汁 40 ml 调成糊状，均匀涂在纱布上外敷大椎、曲池、合谷三穴，用胶布固定。每次敷 8 小时，每日 2 次。②蒲公英、玄参各 6 ~ 12 g，葎草（干茎叶，不含根）15 ~ 30 g，柴胡 3 ~ 6 g。加水煎至 100 ~ 150 ml，分 2 次服，每日 1 剂，3 剂为 1 个疗程。

7．上呼吸道感染　蒲公英、鱼腥草各 4000 g，葶苈子 1500 g，赤芍 500 g。用鱼腥草蒸馏提取芳香水 500 ml，药渣与剩余药同煎 2 次，煎液浓缩过滤，回收乙醇，稀释至 9500 ml，加入鱼腥草蒸馏液 500 ml，混匀，装入 100 ml 的盐水瓶中灭菌备用。采用直肠滴注，每次 100 ml，2 日 1 次。

8．腮腺炎　①鲜蒲公英 30 g（或干品 20 g）。捣碎，加入 1 个鸡蛋清，搅匀，再加冰糖适量，共捣成糊剂，摊于纱布上，外敷耳前区及下颌角区的肿胀处，每日换药 1 次，一般 2 ~ 4 次即愈。②鲜蒲公英 30 ~ 60 g，白糖 30 g。加水 300 ~ 400 ml，煎煮后过滤取汁，早、晚服。③鲜蒲公英适量。捣烂外敷，每日 1 次。

9．急性扁桃体炎　蒲公英片或冲剂（每片 0.5 g，15 片相当于蒲公英干品 30 g；冲剂 1 袋 20 g，相当于蒲公英干品 120 g）。成人每次 15 片，冲剂每次 1/4 袋，每日 4 次，饭后服。或用蒲公英干品，每日 120 g，病重者每日 180 g，煎水分 4 次服。

10．小儿龟头炎　蒲公英根、苦菜根各 30 g（如鲜根可各用 60 g）。置锅内加水 1 碗，煮沸后以干净白布蘸药液洗龟头发炎部位即可。

11．高脂血症　蒲公英、山楂、桑寄生、黄芪和五味子按 7 ∶ 3 ∶ 3 ∶ 3 ∶ 1 的比例制成片剂，每片含生药 0.35 g。

12．泌尿系感染　蒲公英 30 ~ 60 g，金银花、滑石各 20 ~ 30 g，甘草 6 g。加水 500 ~ 600 ml。煎成药液 300 ml，每日 1 剂。高热重症，口服 2 剂。10 日为 1 个疗程，一般服药 1 ~ 2 个疗程。随证加减。

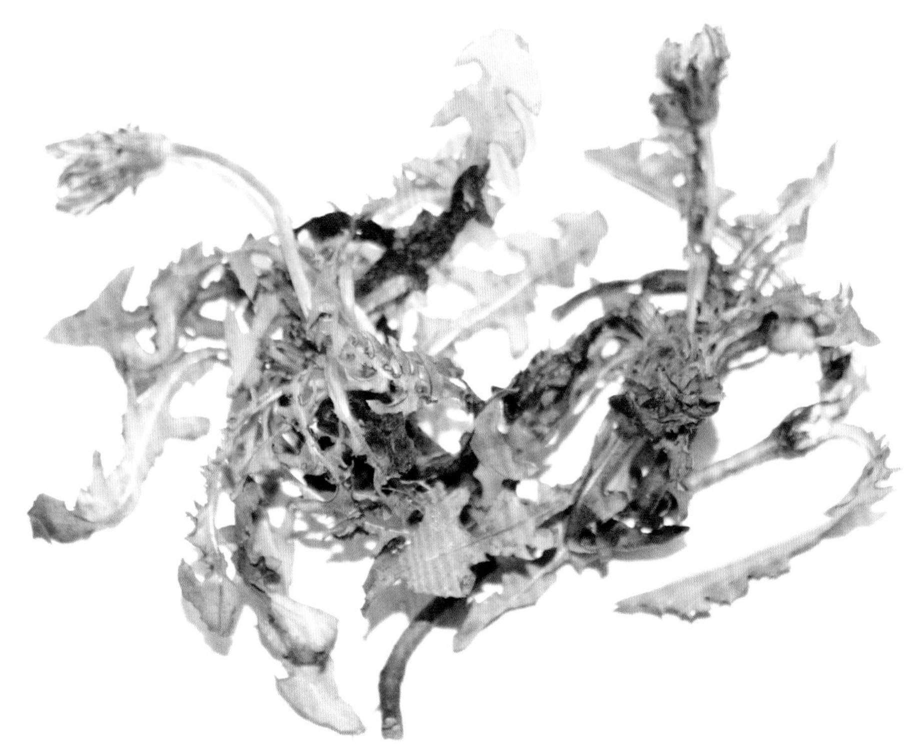

蒲公英药材

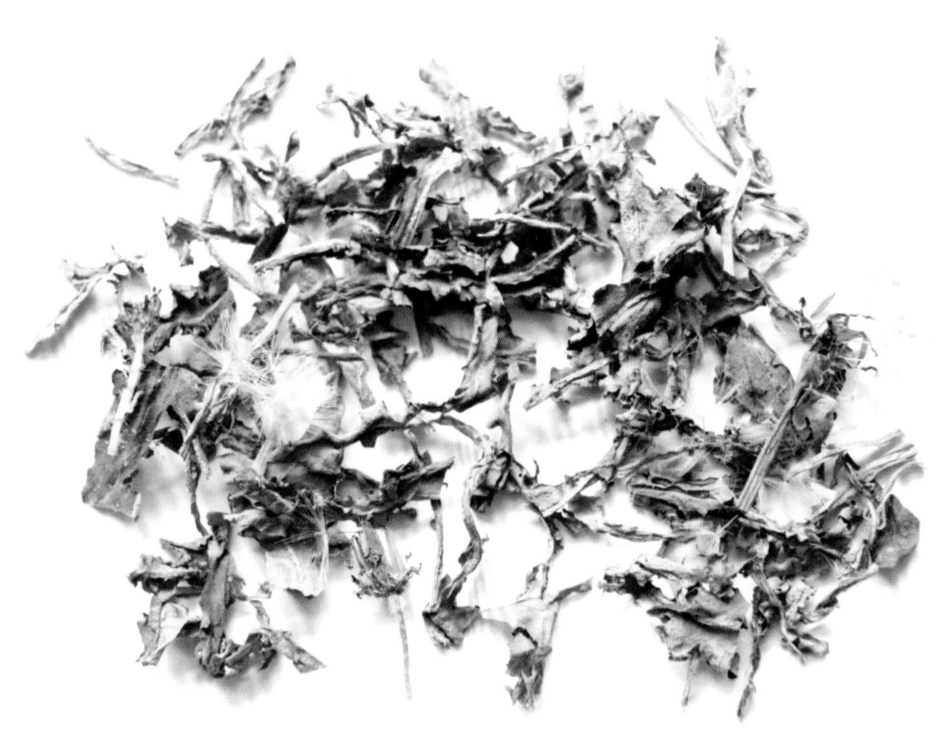

蒲公英饮片

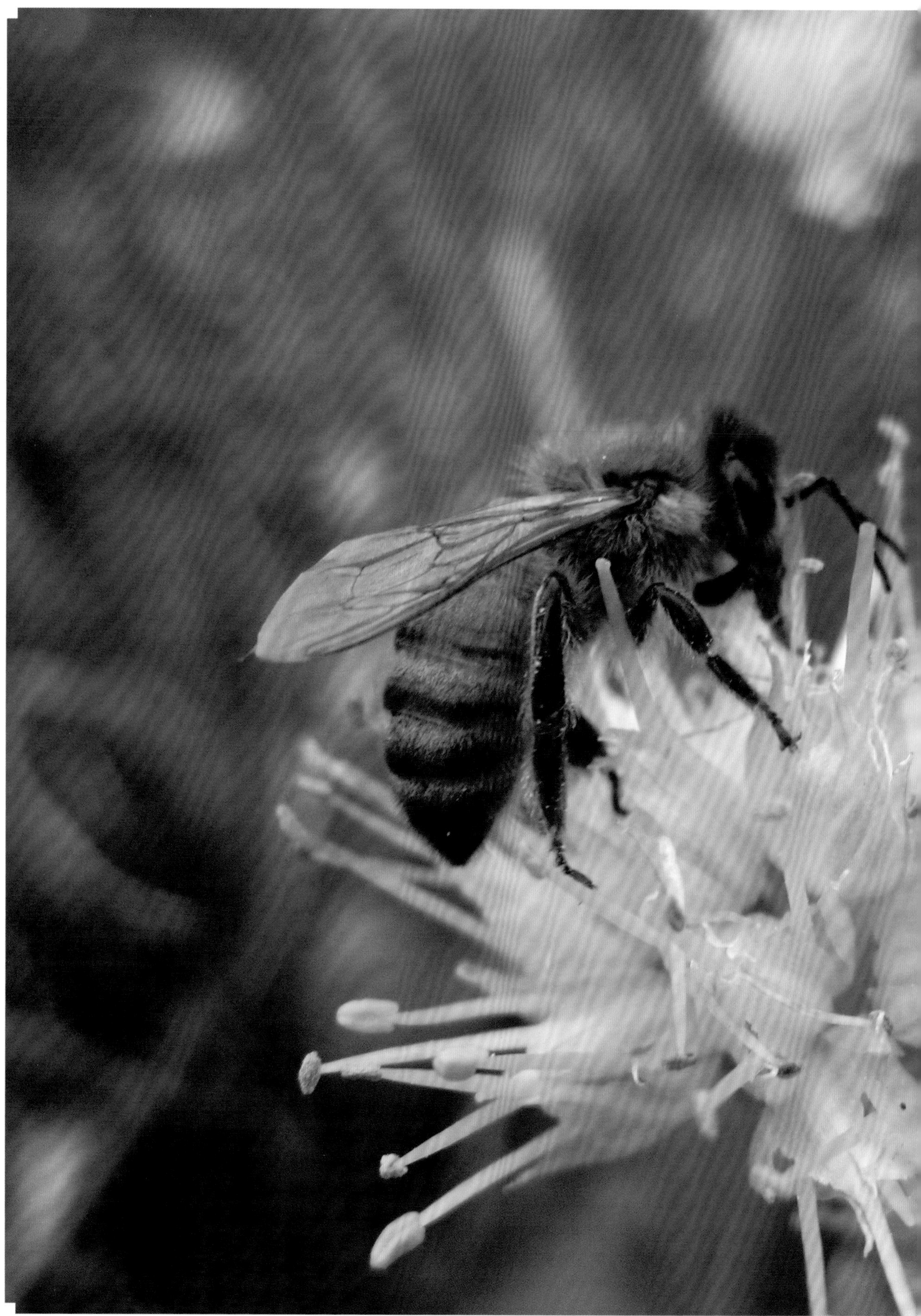

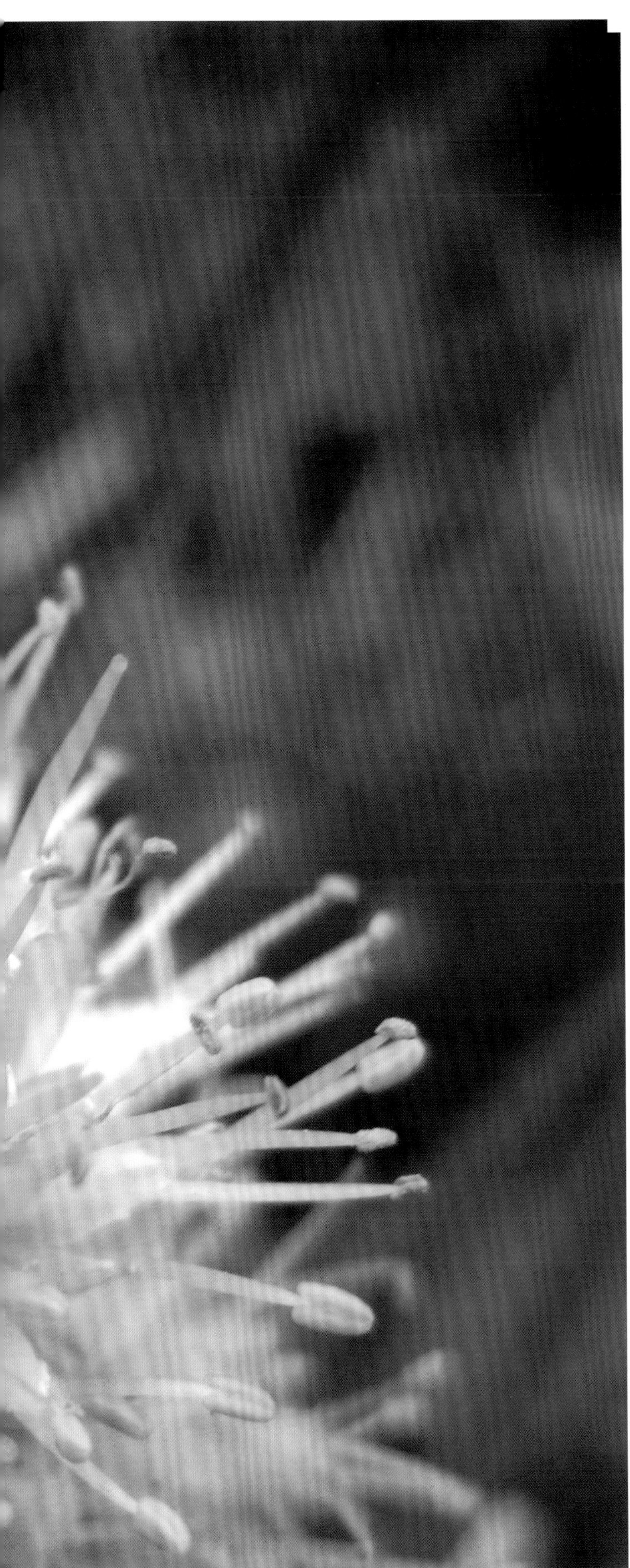

蜂蜜

【蒙药名】巴勒。

【别　名】珠给音、巴让孜、其其格音通拉嘎。

【来　源】本品为蜜蜂科昆虫中华蜜蜂 *Apis cerana* Fabricius 等所酿的蜜糖。

【性味归经】味甘，性热。归肺、脾、大肠经。

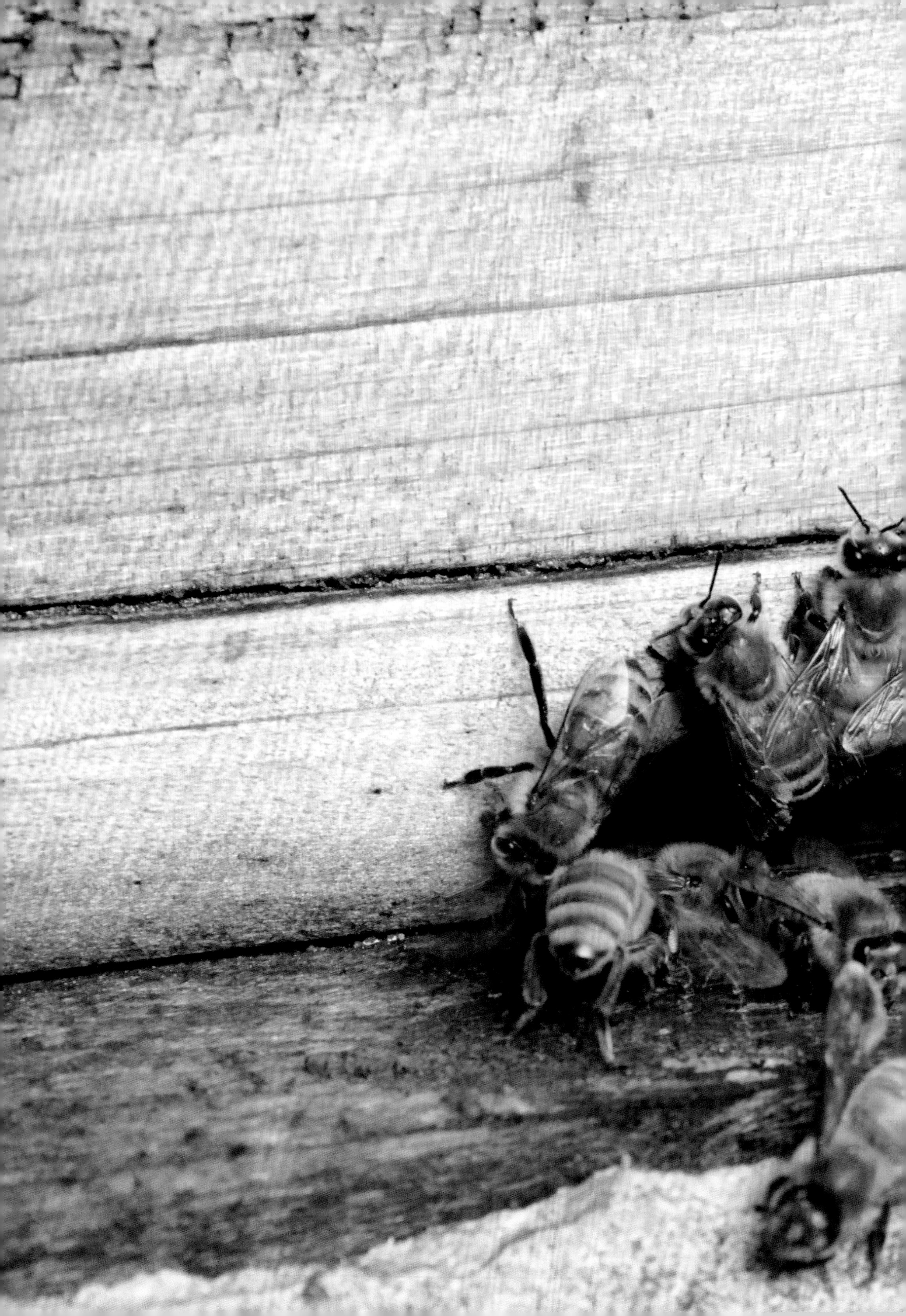

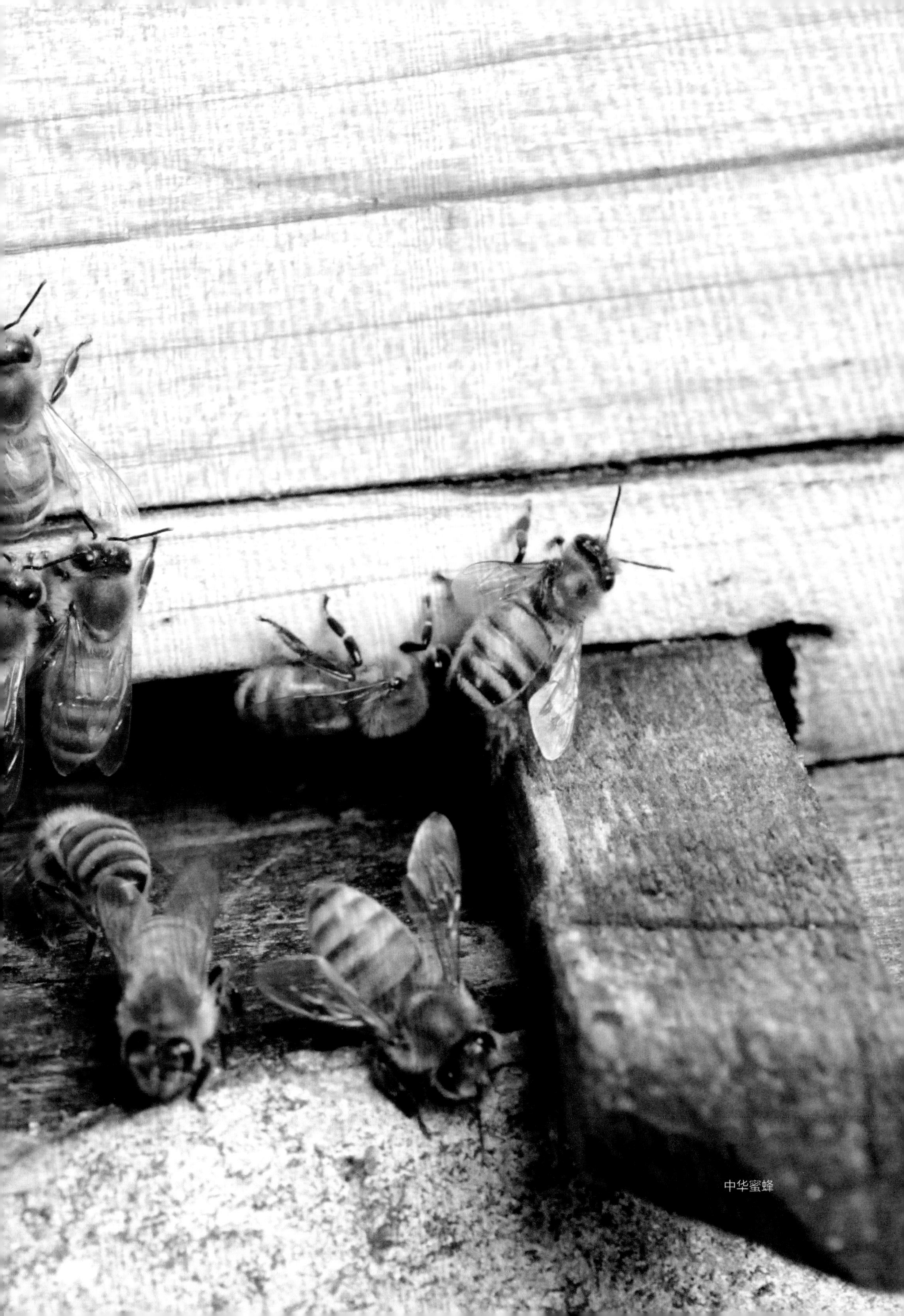

中华蜜蜂

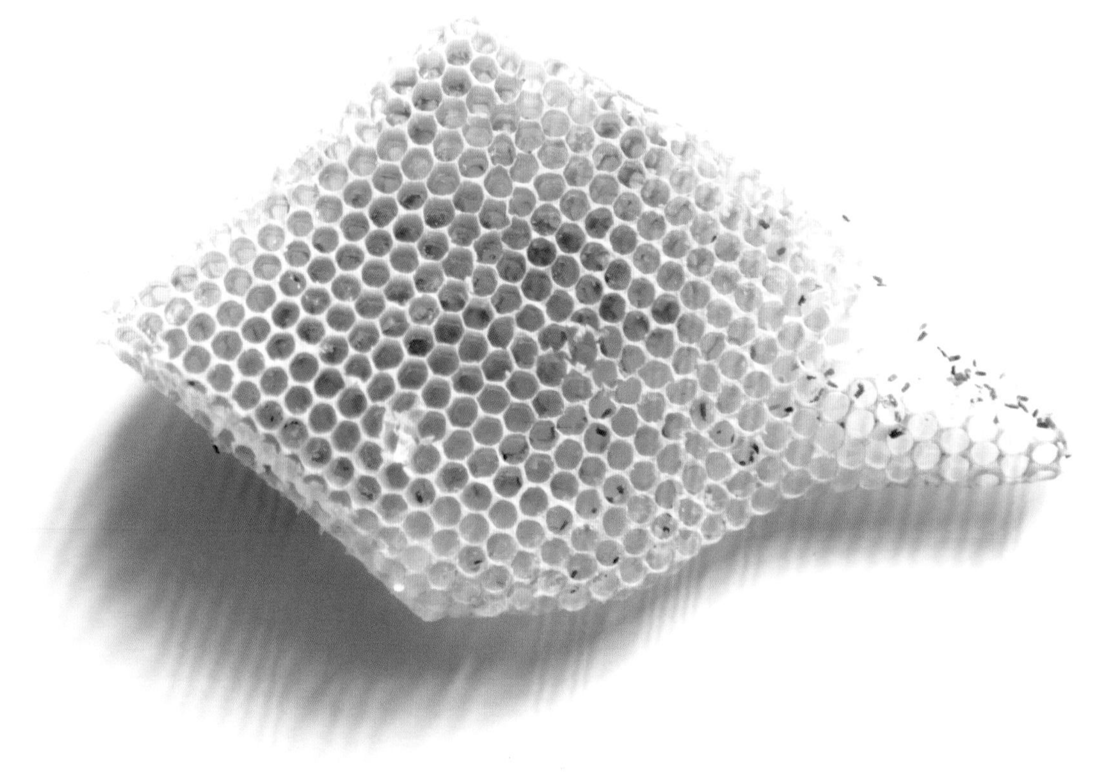

蜂蜜

识别特征

蜜蜂体形中等，体长 13 mm 左右。头部前端略小，触角膝状。后足胫节呈三角形，扁平。颜面、触角鞭节和中胸黑色，足节 3 ~ 4 节红色，腹部节 5 ~ 6 节色较暗。各节均具黑环带，体被浅黄色毛。

生境分布

产于全国各地，大多为人工饲养。

采收加工

将蜜置于锅内，加等量的水，加温搅拌，待蜜溶解后去水，放置片刻，乘温过滤，除去杂质，再加热蒸发水分，即纯品。

药材鉴别

本品为半透明、带光泽、浓稠的液体，白色至淡黄色或橘黄色至黄褐色，放久或遇冷渐有白色颗粒状结晶析出。气芳香，味极甜。

功效主治

补虚，润燥，止痛，解毒。主治干咳无痰、肠燥便结，外治口疮、疮疡及治中毒症。

用法用量

内服：调服 5 ~ 30 g。外用：适量，涂敷。

民族药方

1．巴达干增盛症　蜂蜜（炼）20 g，诃子、川楝子、栀子、黄柏各 10 g。制成搅合剂，早、晚空腹服，每次 5 ~ 10 g。

2．肾寒，尿频，遗精　六味小檗皮散：蜂蜜、香附子各 30 g，小檗皮 50 g，蒺藜 45 g，苍耳、西藏猫乳各 35 g。共研碎成细粉，过筛，口服，每次 3 g，每日 2 次。

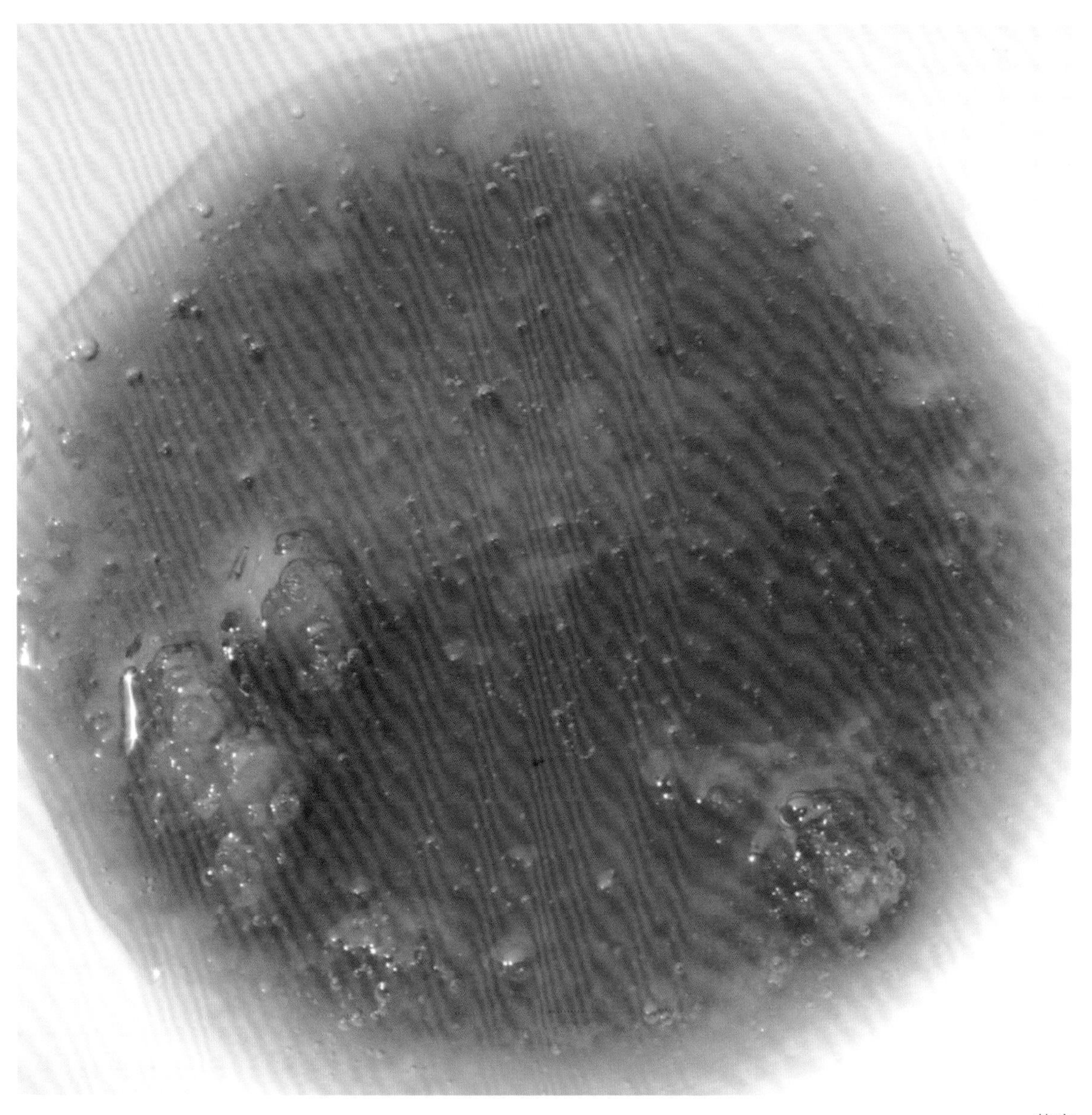

蜂蜜

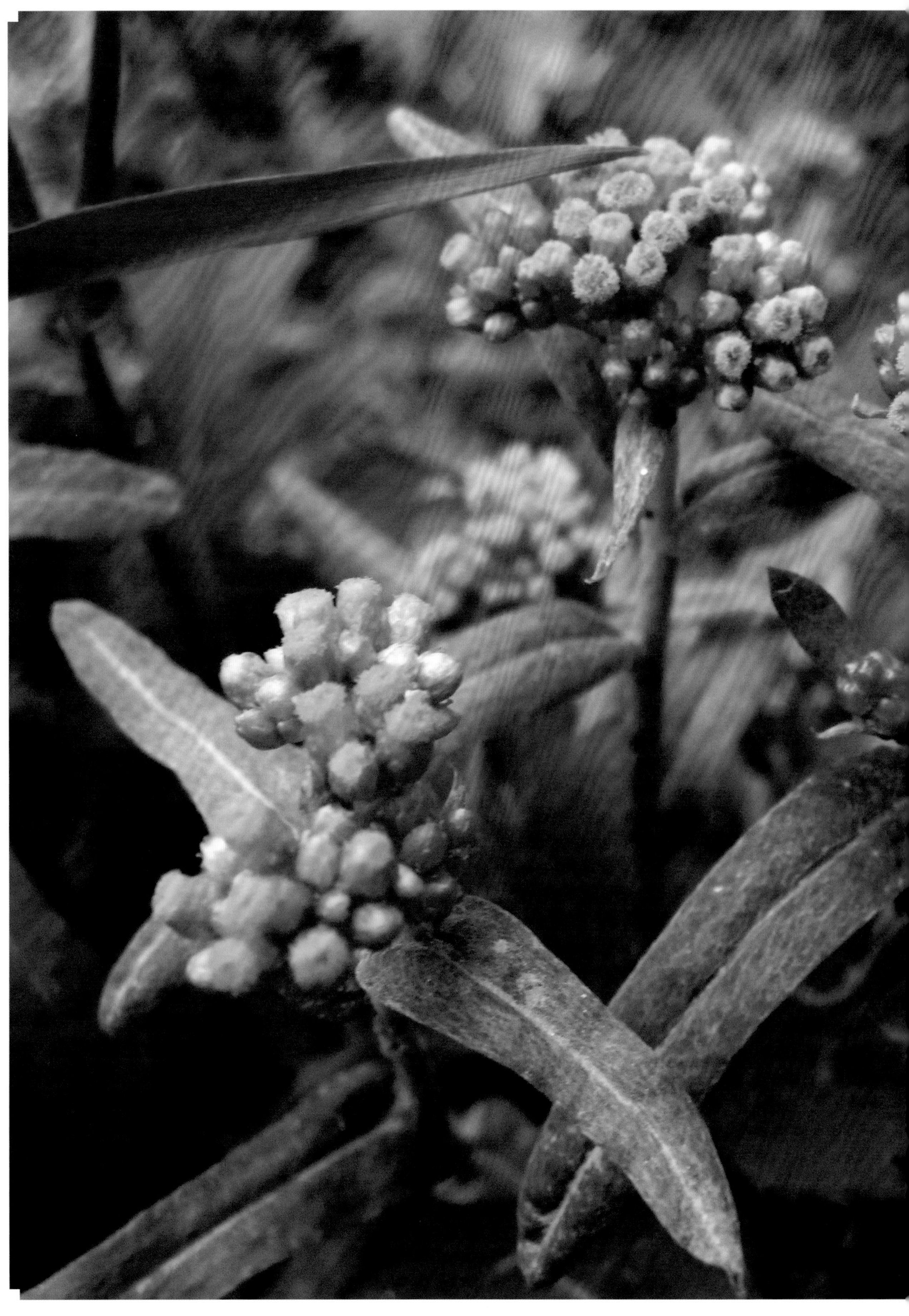

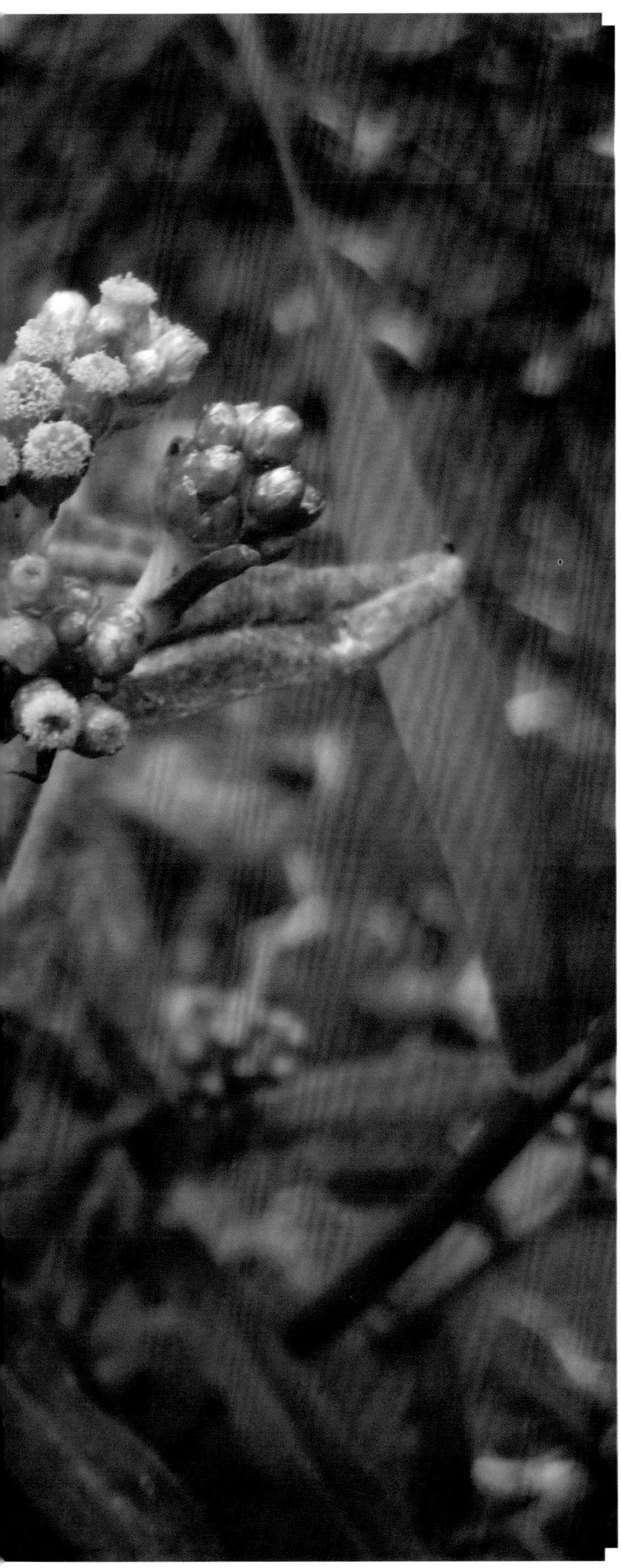

鼠曲草

【蒙药名】黑布日格讷。

【别　名】巴达拉、干达拉达拉、黑毕古日格讷。

【来　源】本品为菊科植物鼠曲草 *Gnaphalium affine* D. Don. 的地上部分。

【性味归经】味甘、辛，性温。归肺经。

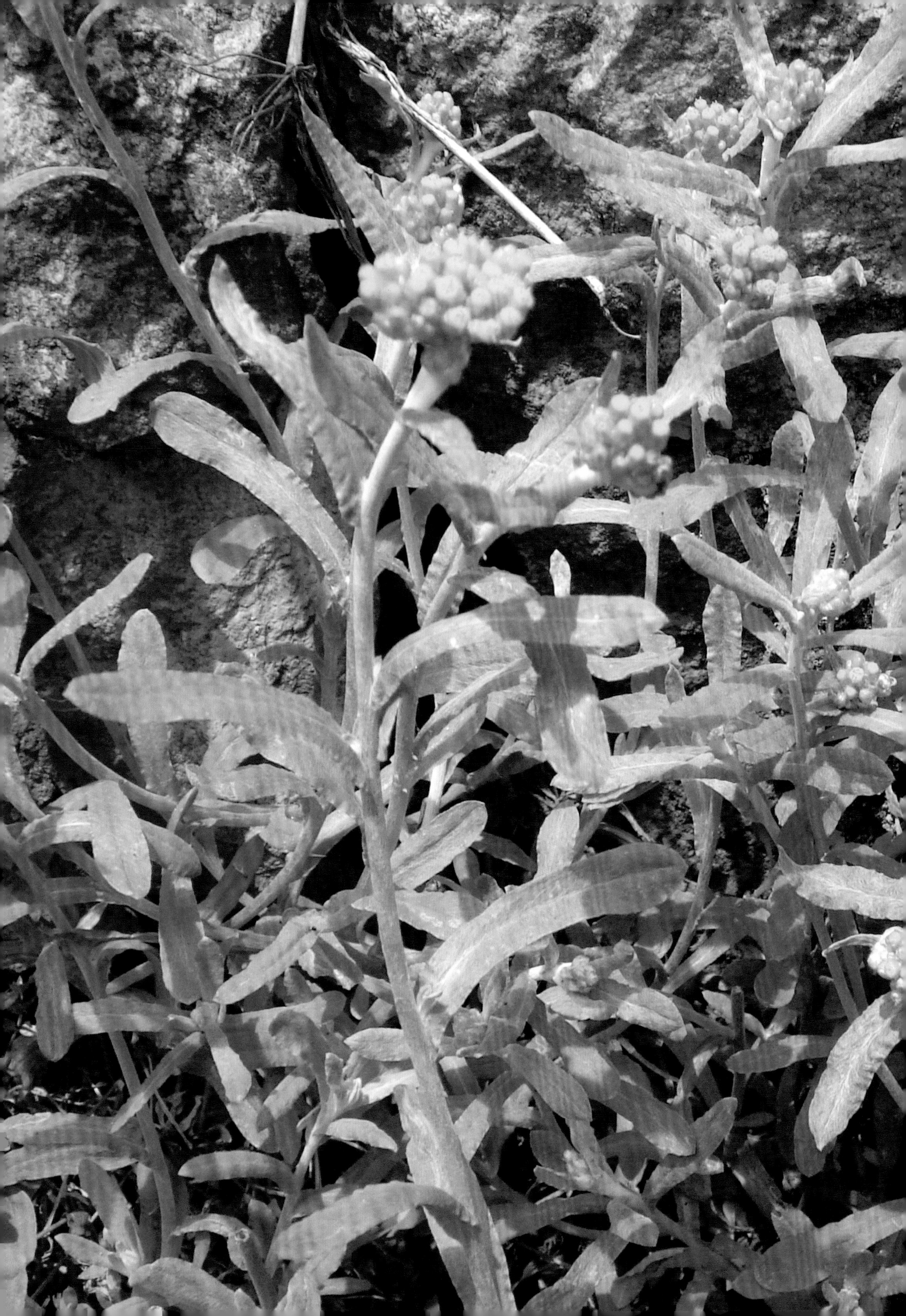

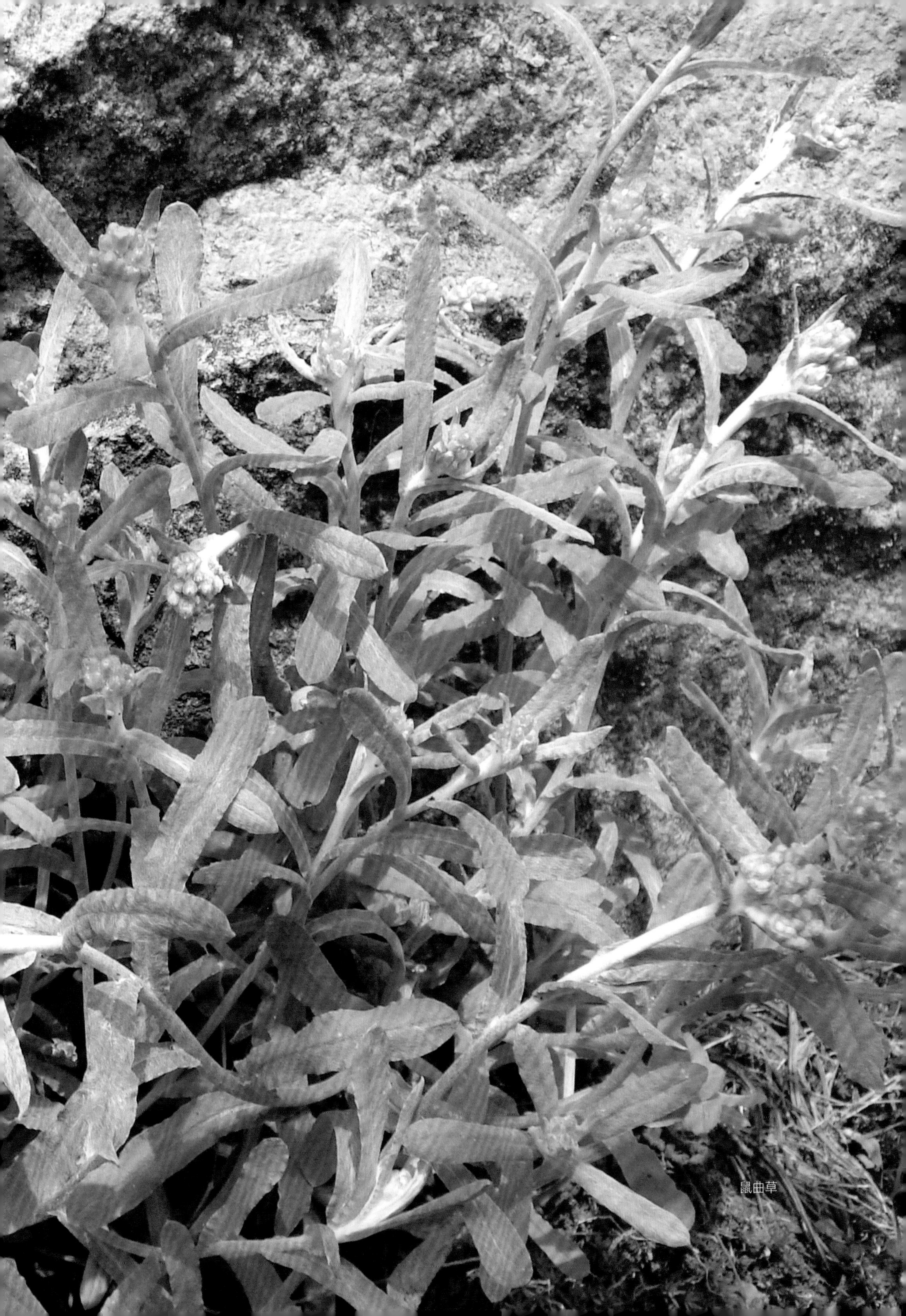

鼠曲草

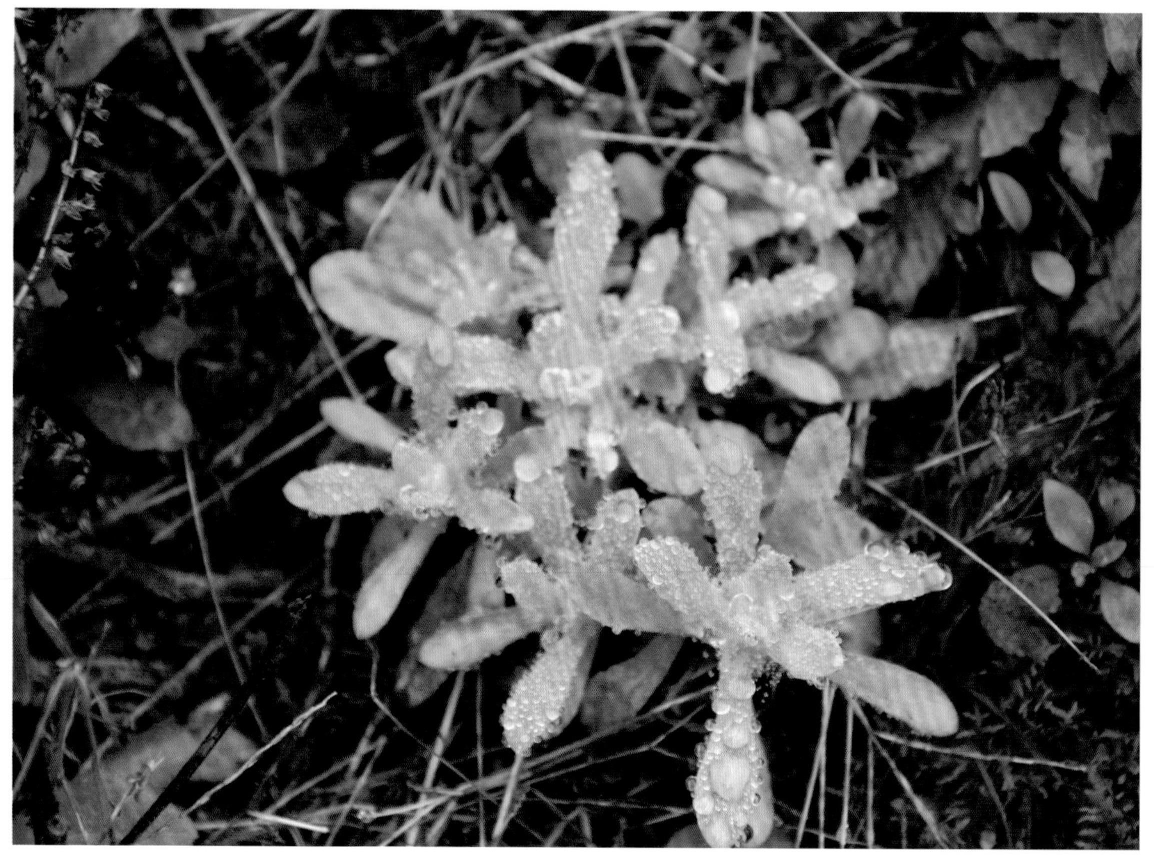

鼠曲草

识别特征

一年生草本，高 10 ~ 40 cm。茎直立或斜升，不分枝，密被白色绵毛，基部叶花期枯萎，下部和中部叶匙形或倒披针形，长 5 ~ 7 cm，宽 1.1 ~ 1.4 cm，先端钝，具小尖头，基部渐狭，稍下延，两面被灰白色的绵毛。头状花序小，多数，在茎端密集成伞房花序，总苞钟形，总苞片 2 ~ 3 层，膜质，金黄色或绿黄色，有光泽，外层倒卵形或倒卵状匙形，内层长匙形，长 2.5 ~ 3.0 mm，小花长约 3 mm，雌花花冠丝状，顶端 3 裂；两性花管状，较少顶端 5 裂。瘦果长圆状倒卵形，有乳头状突起，冠毛 1 层，污白色，基部联合成 2 束，易脱落。花期 7—8 月，果期 9—10 月。

生境分布

生长于田边、路旁、山坡草丛中。分布于西藏大部分地区，青海、甘肃、云南等省区也有分布。

采收加工

7—8 月花期采全草，除尽杂质，晒干，备用。

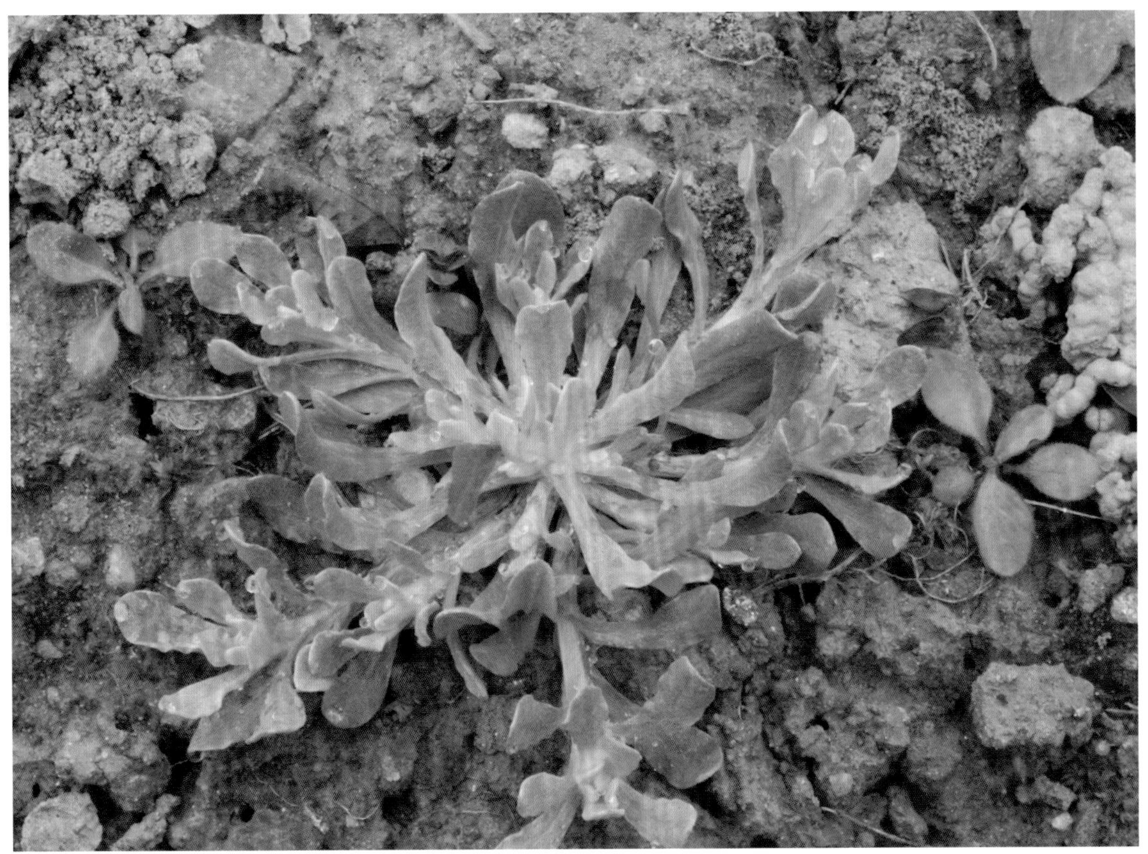

鼠曲草

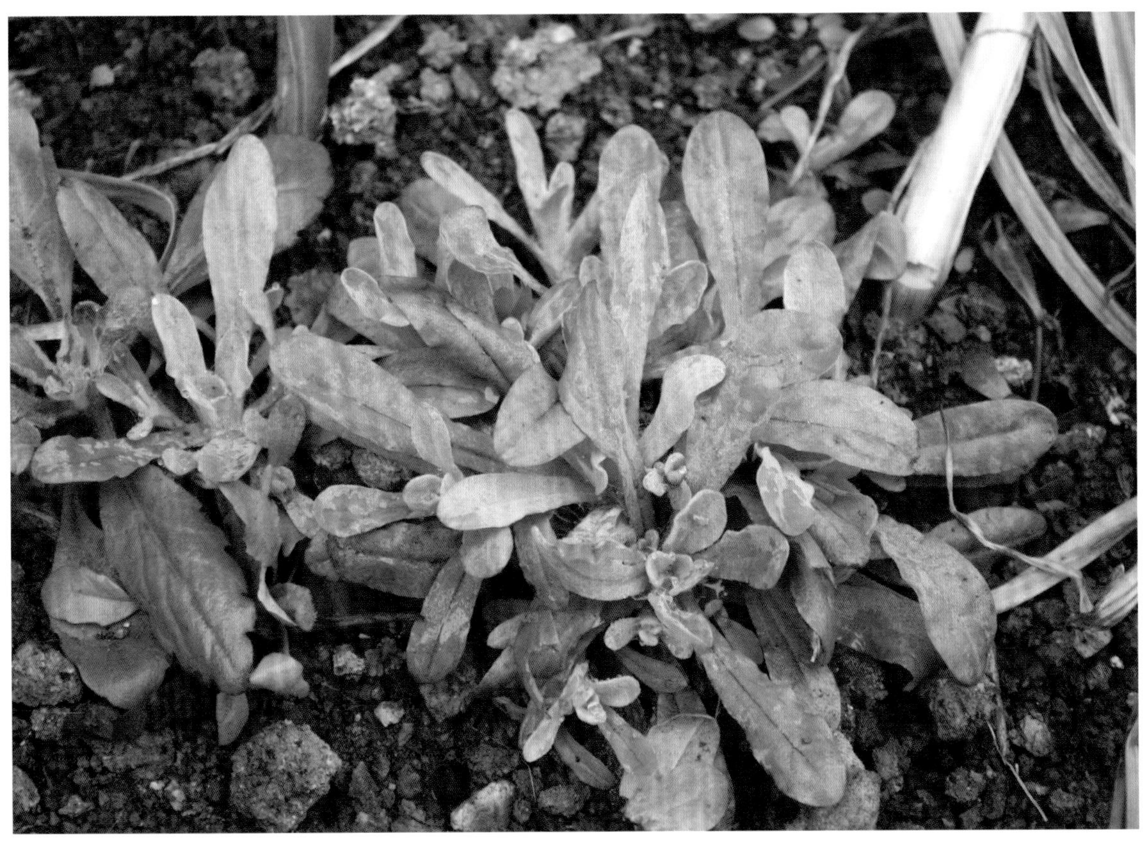

鼠曲草

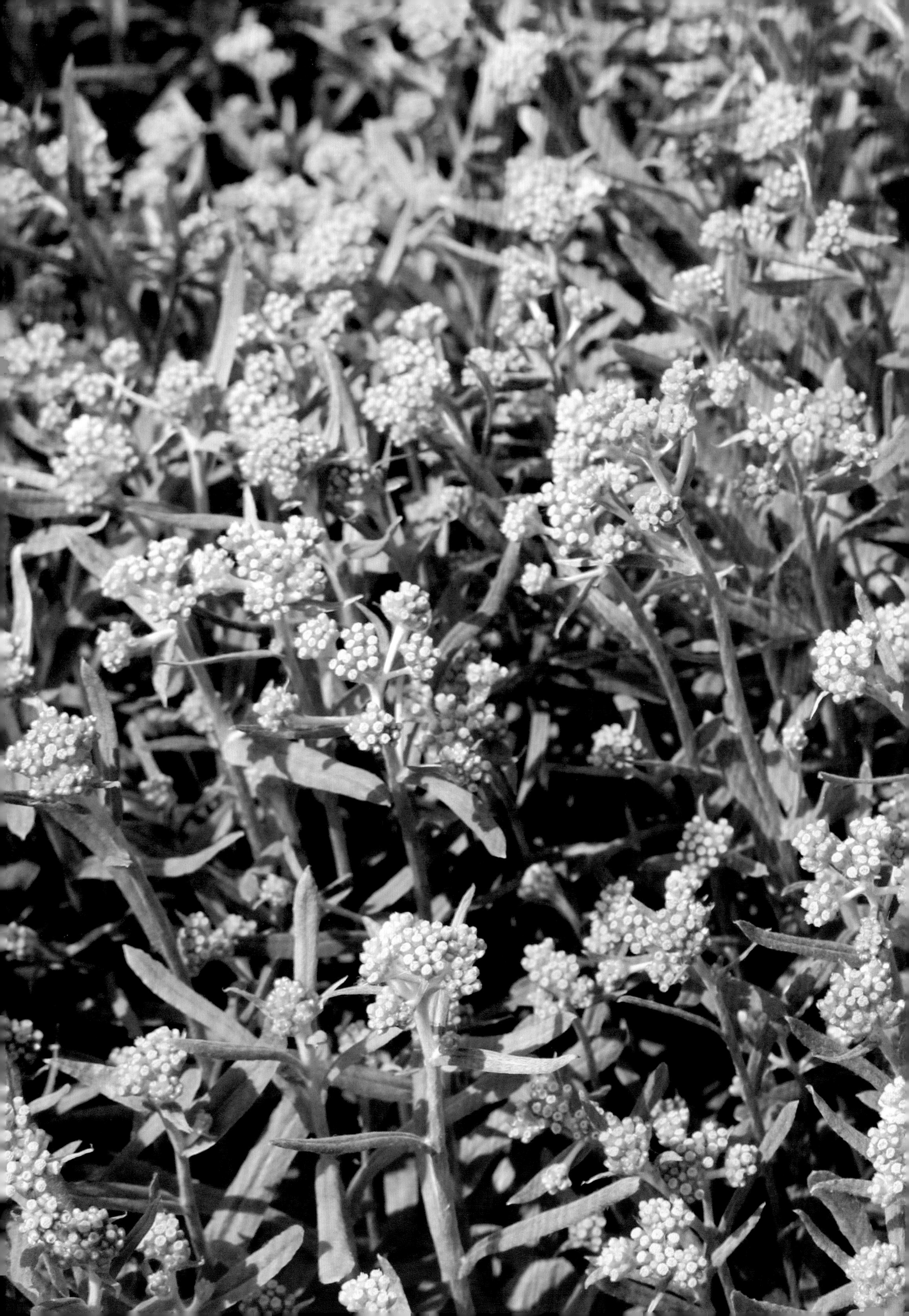

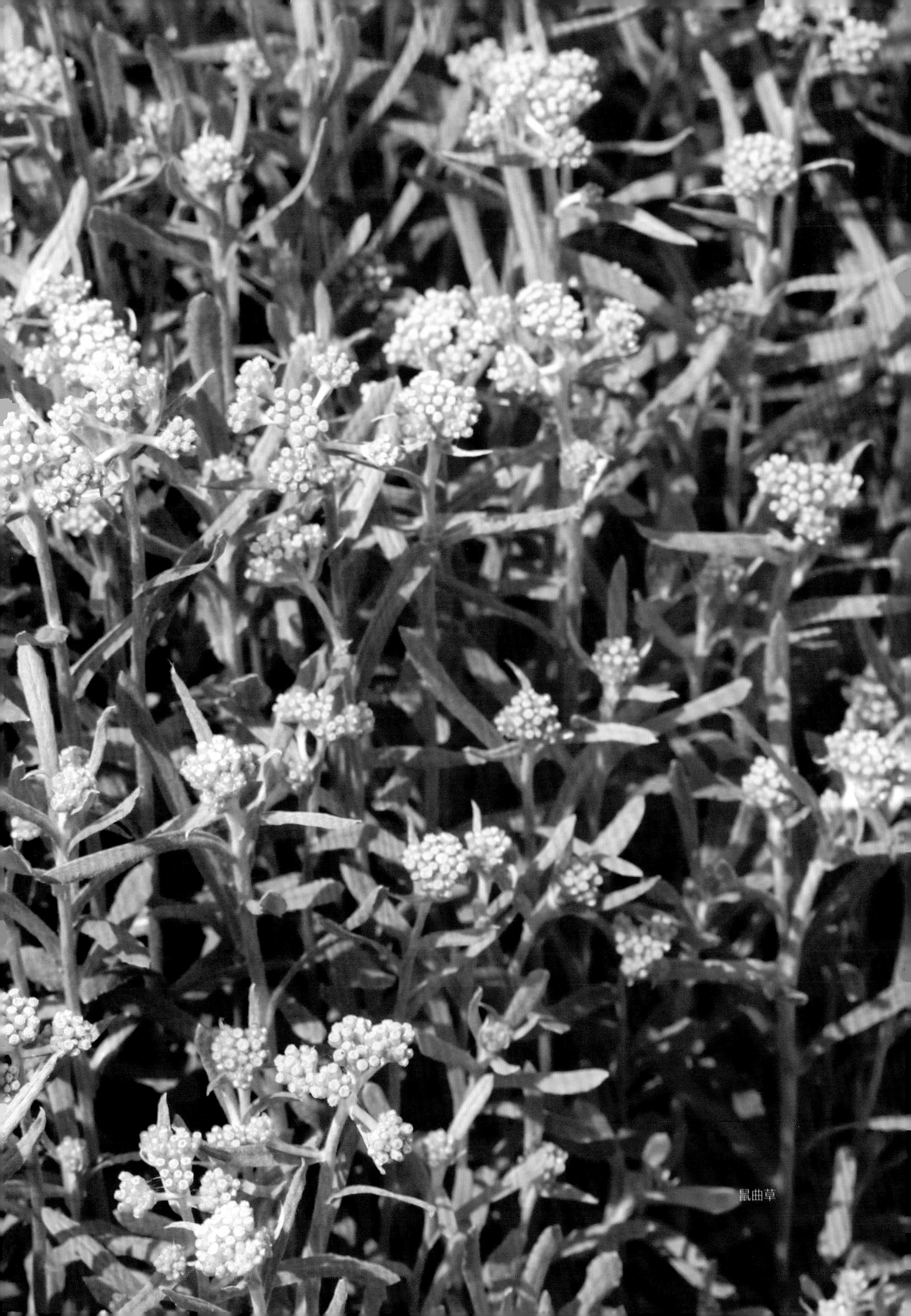

鼠曲草

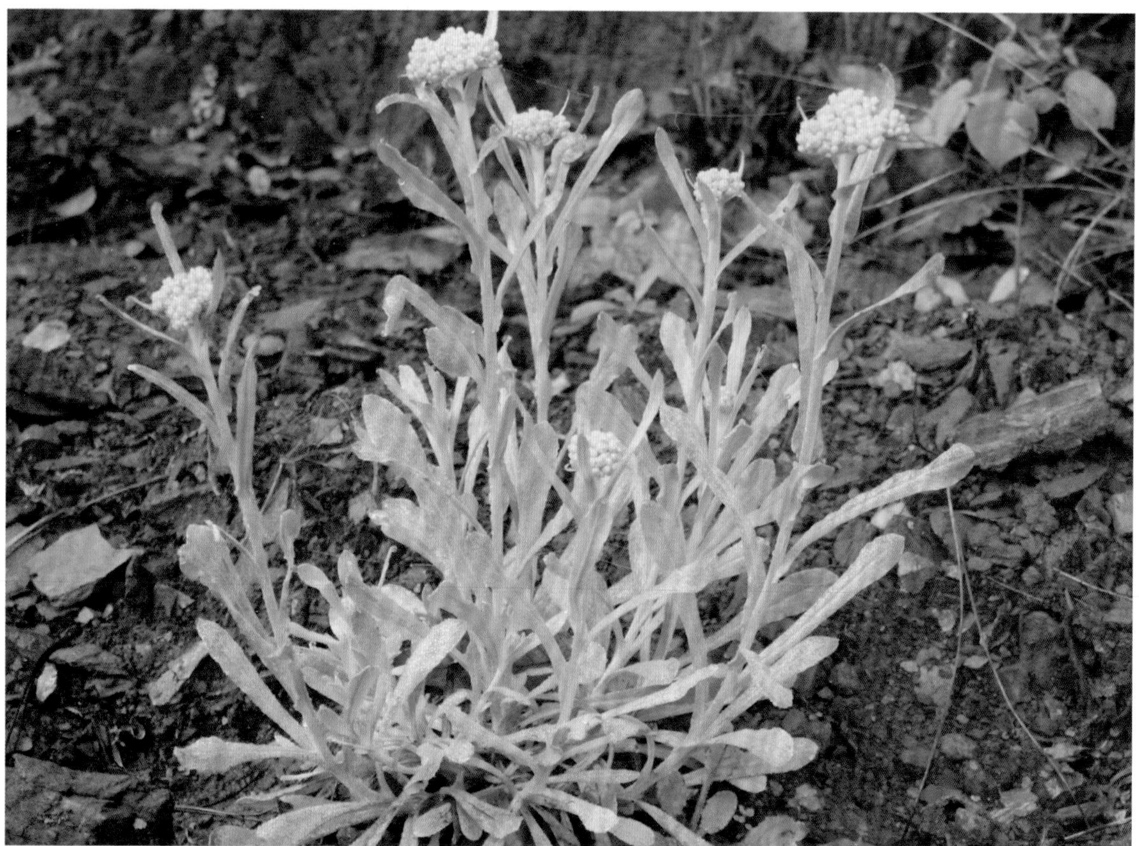

鼠曲草

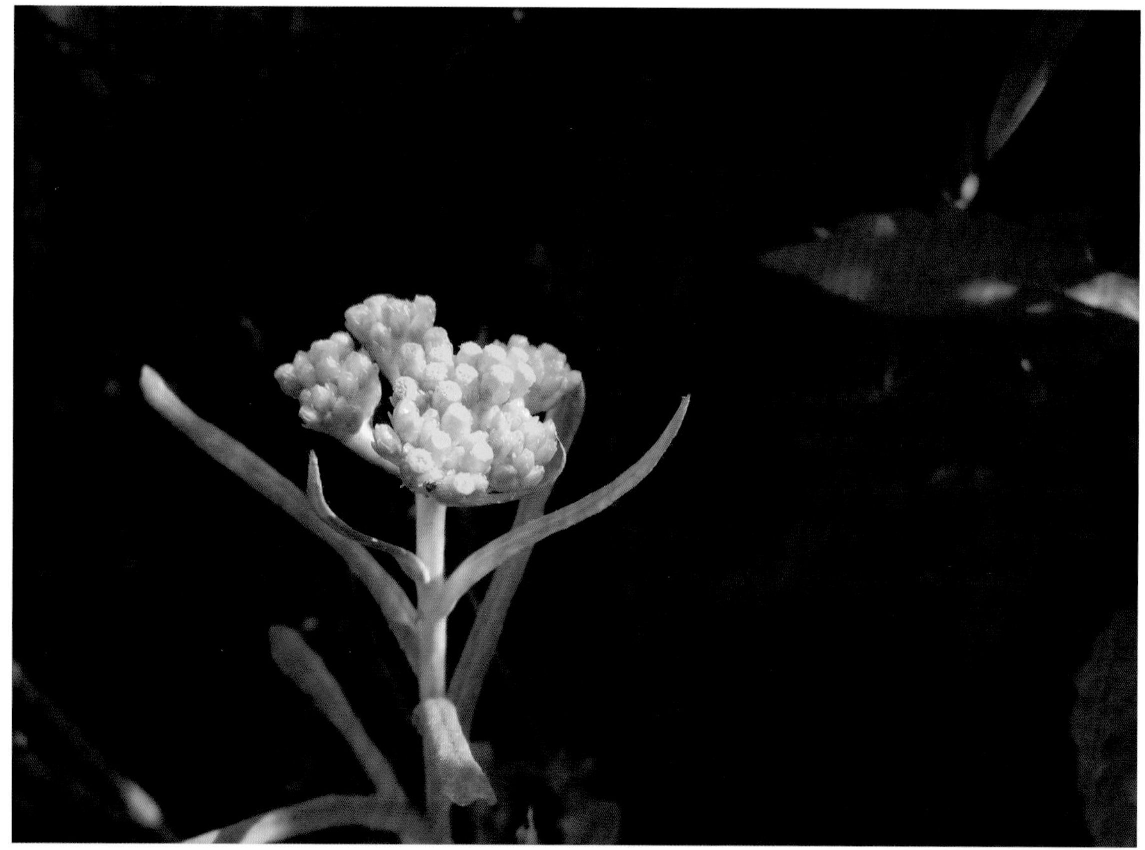

鼠曲草

药材鉴别

干燥全草带有花序，茎灰白色，密被绵毛，质较柔软，叶片两面密被灰白色绵毛，皱缩卷曲，柔软不易脱落。花序顶生，苞片卵形，赤黄色，膜质，多数存在，花托扁平，花冠多数萎落。

功效主治

祛风湿，消痞瘤，主治“培根”病、痞瘤、风湿病。

用法用量

内服：研末，3 g；或入丸、散。

民族药方

1．水肿，浮肿　鼠曲草 15 g，诃子、藜芦（制）、土木香、缬草、希力汗达各 10 g。制成水丸，温开水送服，每次 1.0 ～ 1.5 g，每日 1 ～ 2 次。

2．营养不良引起的水肿，黄疸性肝炎、寒性肝病引起的水肿等　五味红花丸：鼠曲草、藏木香各 40 g，红花 50 g，葫芦 35 g，齐当嘎 30 g。共研细末，过筛混匀，用蜂蜜水制成蜜丸，口服，每次 3 g，每日 2 次。

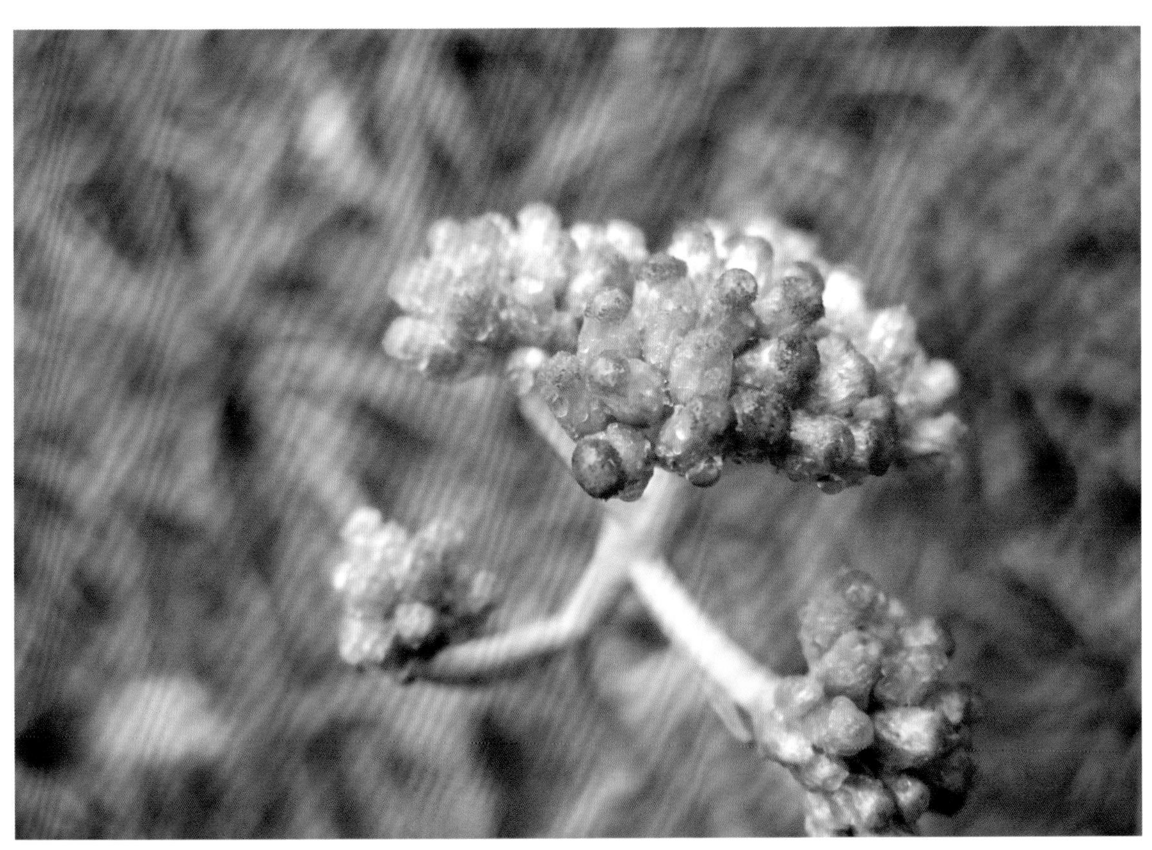

鼠曲草

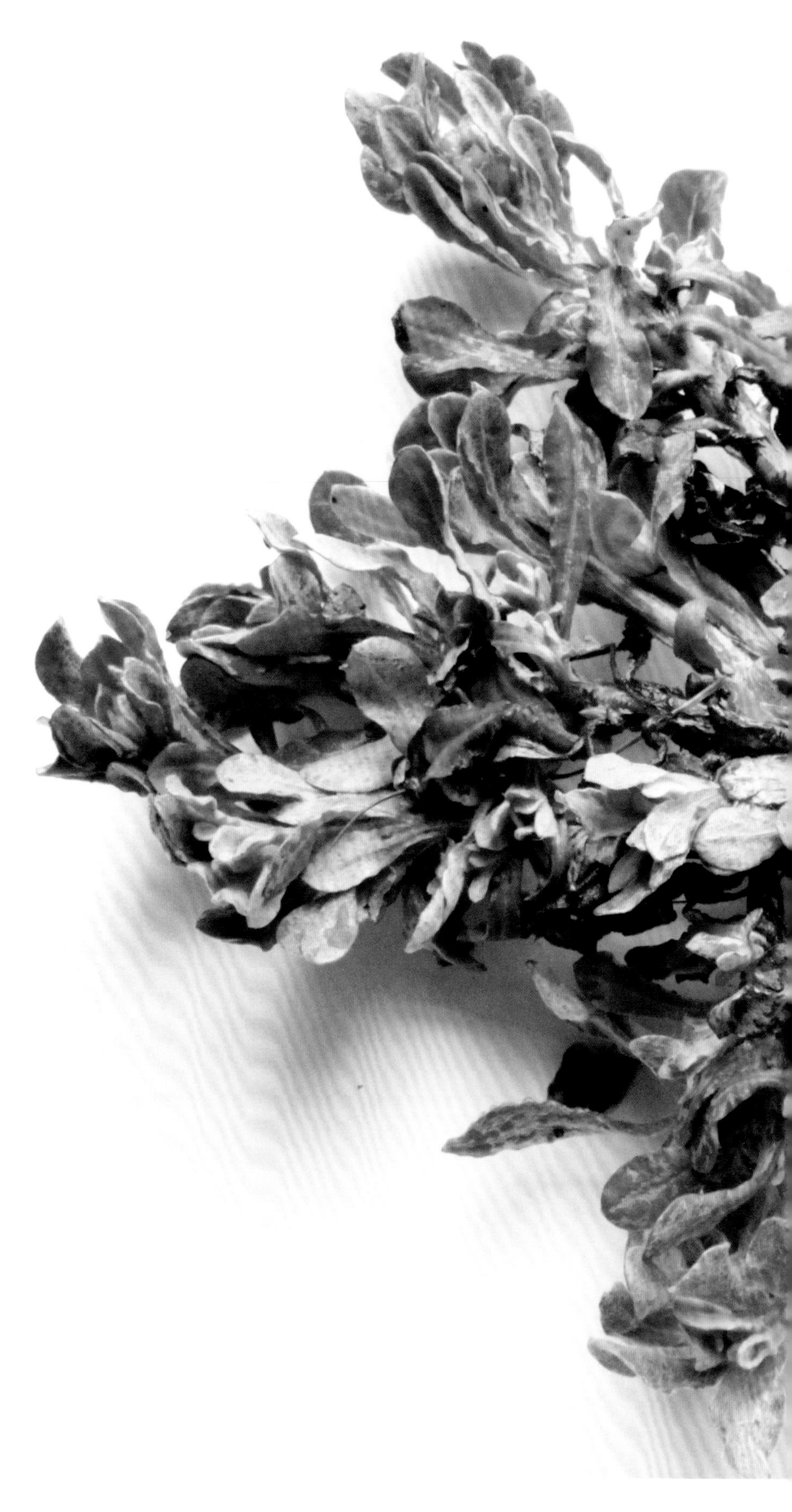

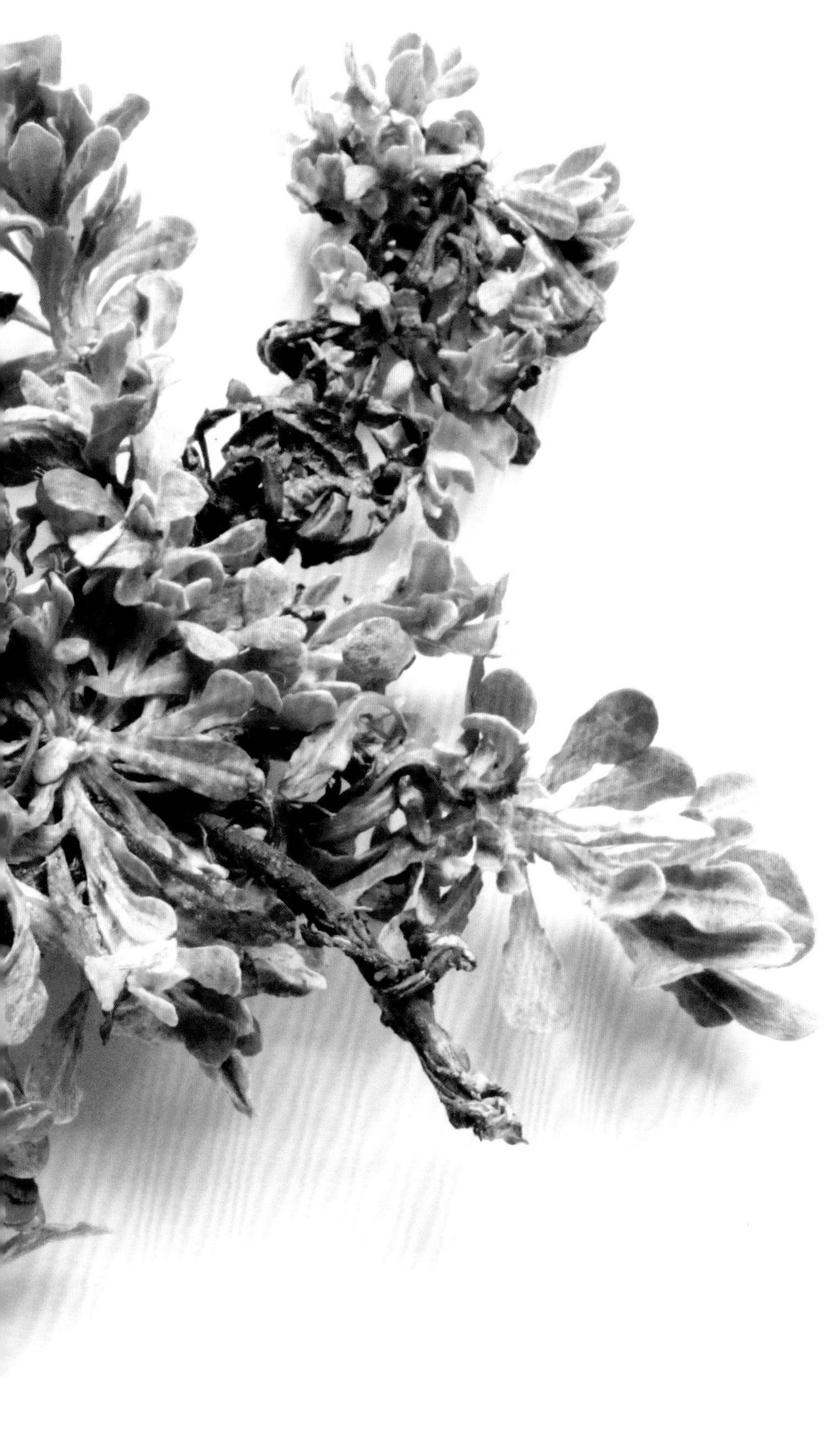

鼠曲草药材

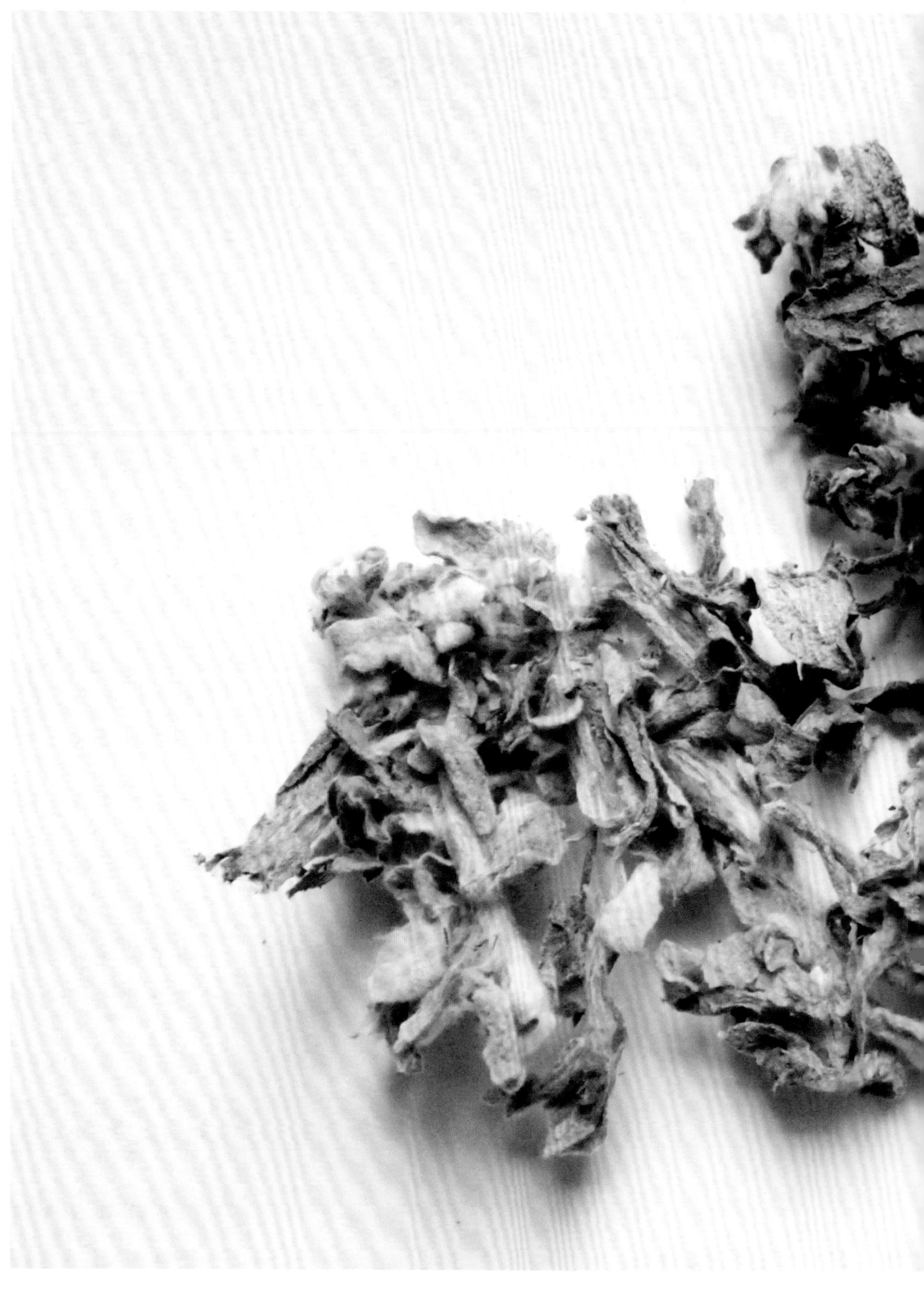

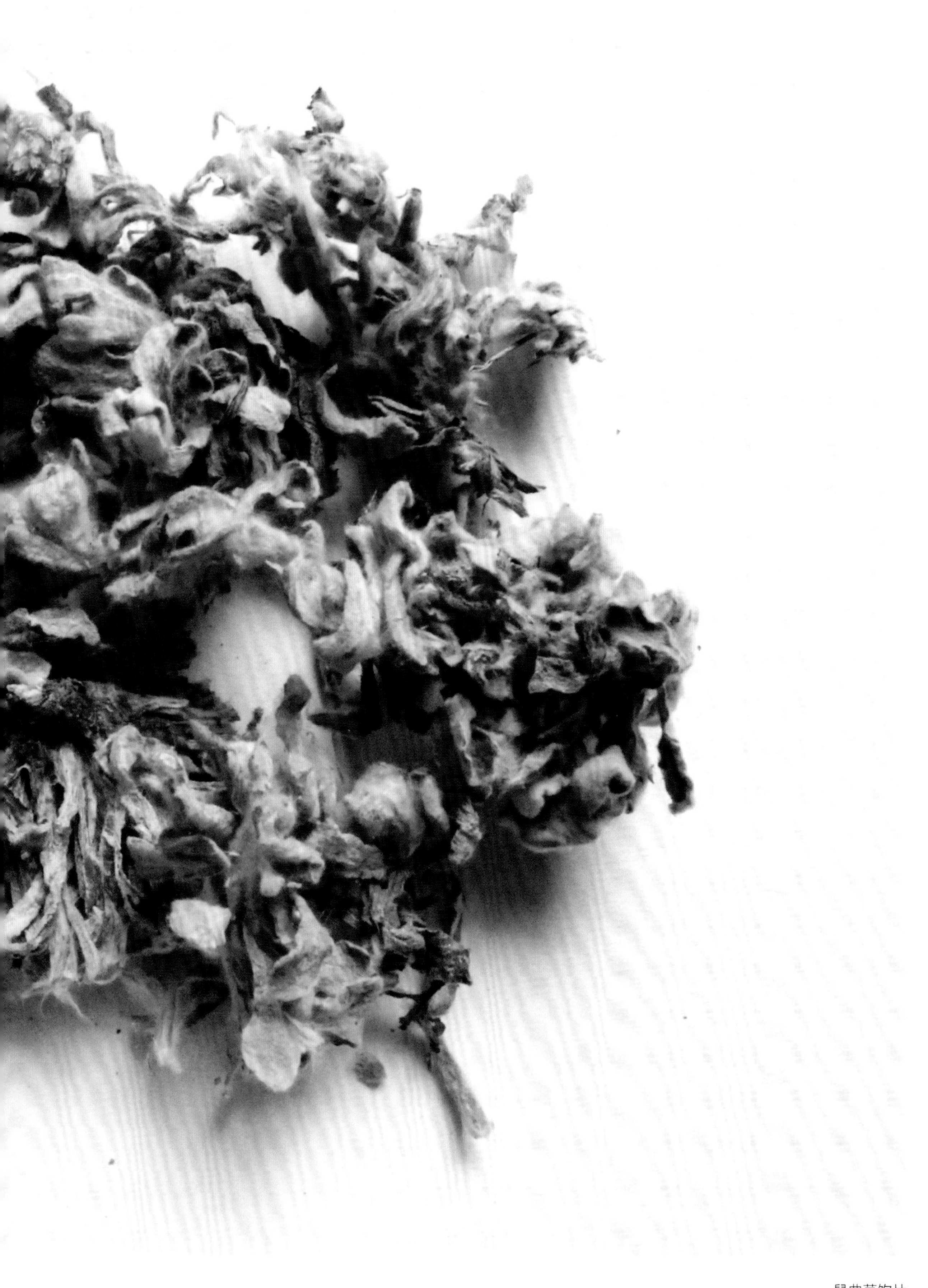

鼠曲草饮片

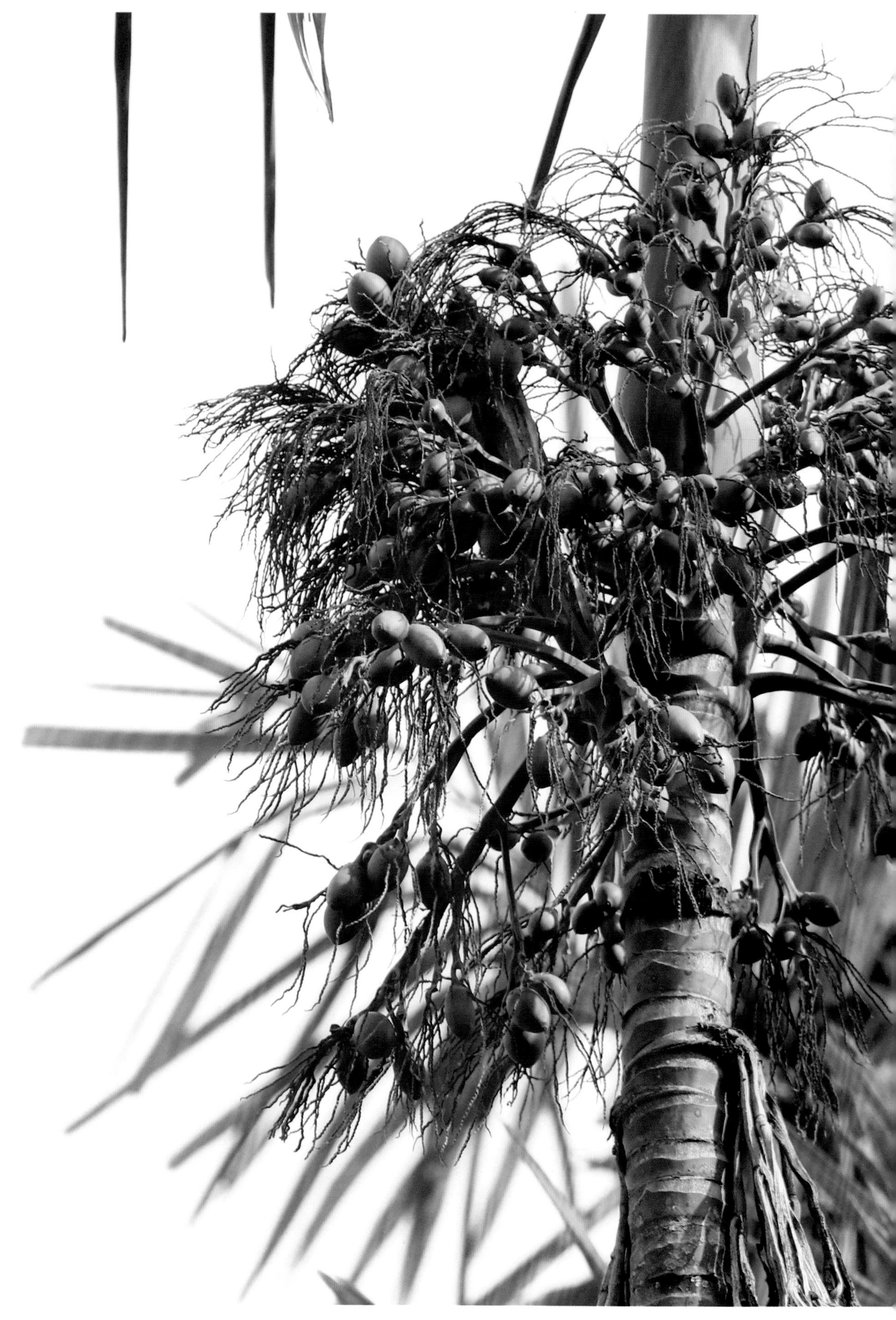

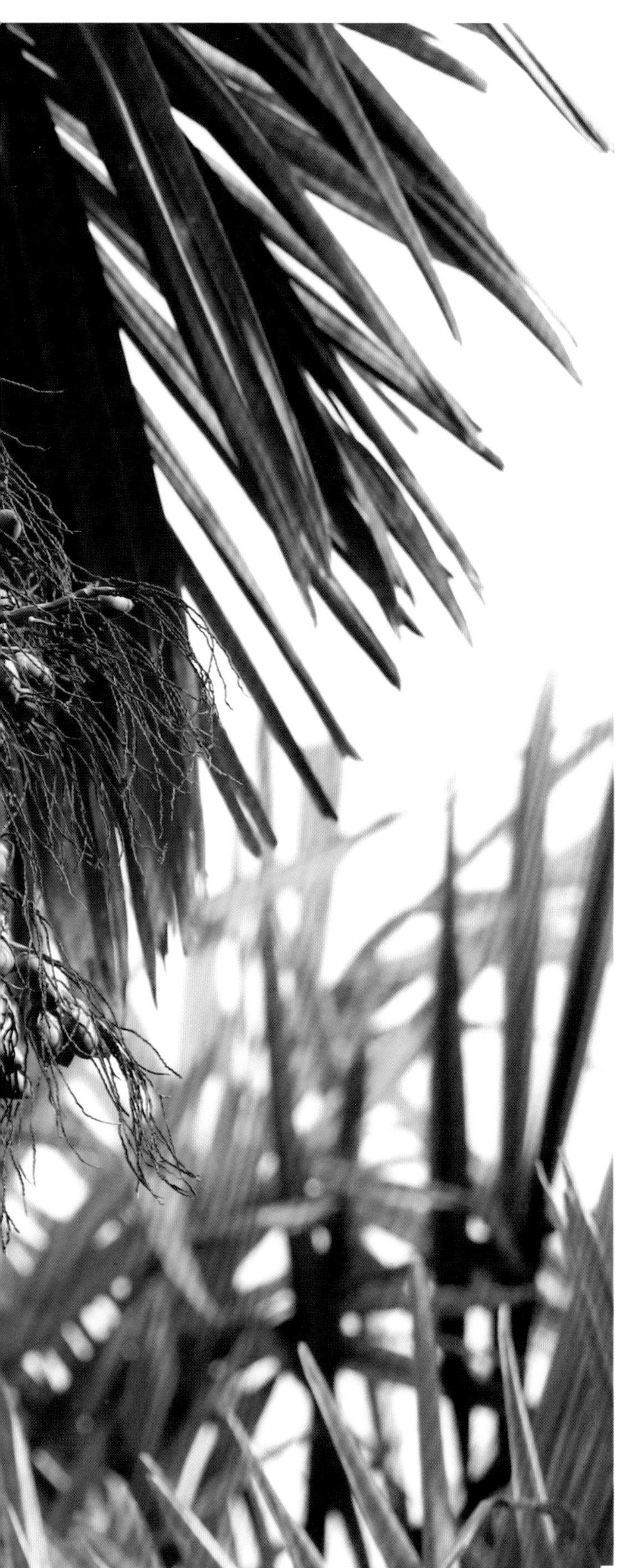

槟榔

【蒙药名】高优。

【别　名】巴塔、花槟榔、槟榔片、大白片、大腹子。

【来　源】本品为棕榈科常绿乔木植物槟榔 *Areca catechu* L. 的成熟种子。

【性味归经】味苦、辛，性温。归胃、大肠经。

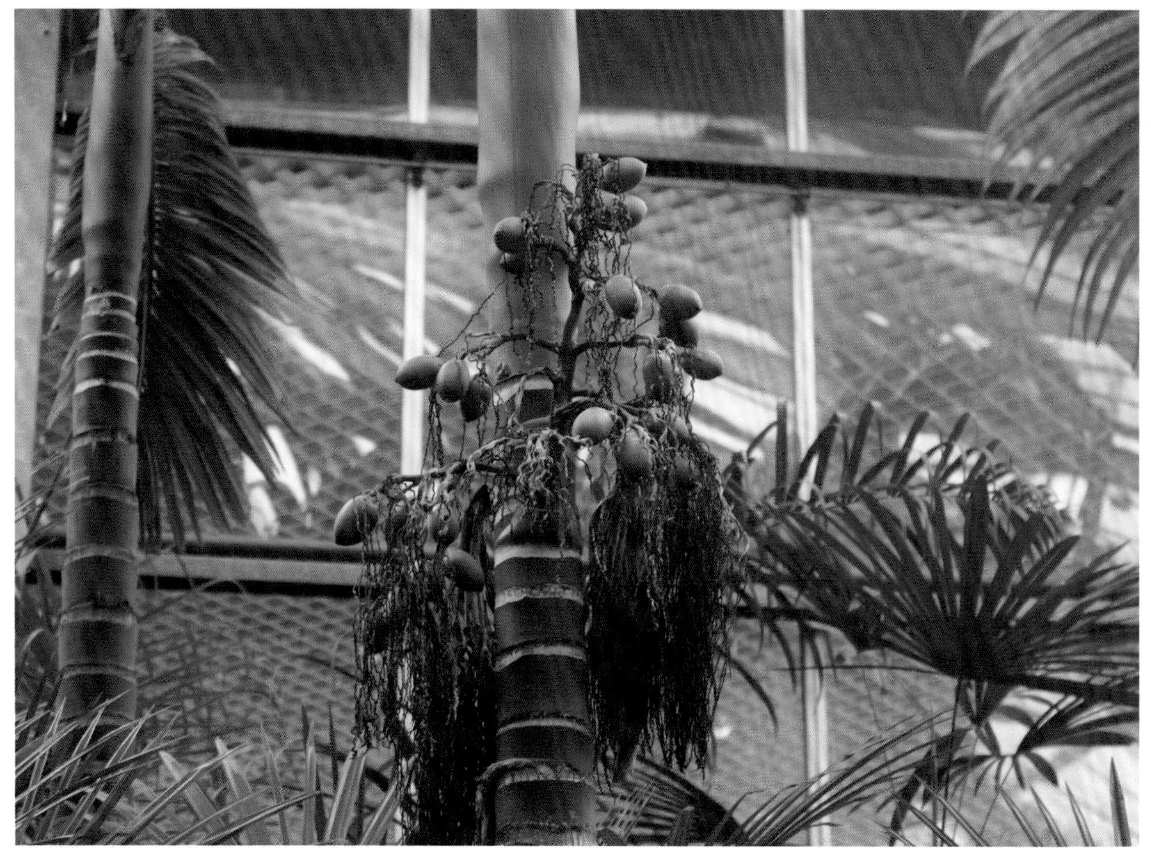

槟榔

识别特征

羽状复叶，丛生于茎顶，长达 2 m，光滑无毛，小叶线形或线状披针形，先端渐尖，或不规则齿裂。肉穗花序生于叶鞘束下，多分枝，排成圆锥形花序式，外有佛焰苞状大苞片，花后脱落；花单性，雌雄同株，雄花小，着生于小穗顶端。坚果卵圆形或长椭圆形，有宿存的花被片，熟时橙红色或深红色。花期 3—8 月，冬花不结果，果期 12 月至翌年 2 月。

生境分布

生长于阳光较充足的林间或林边。分布于海南、福建、云南、广西、台湾等省区。

采收加工

春末至秋初采收成熟果实，用水煮后，干燥，剥去果皮，取出种子，晒干。浸透切片或捣碎用。

药材鉴别

本品为圆形或类圆形的薄片，直径 1.5 ~ 3.0 cm。外表皮淡棕色或暗棕色，切面具红棕色种皮与白色相间的大理石样花纹，中间有的呈孔洞。质坚脆。气微，味涩、微苦。

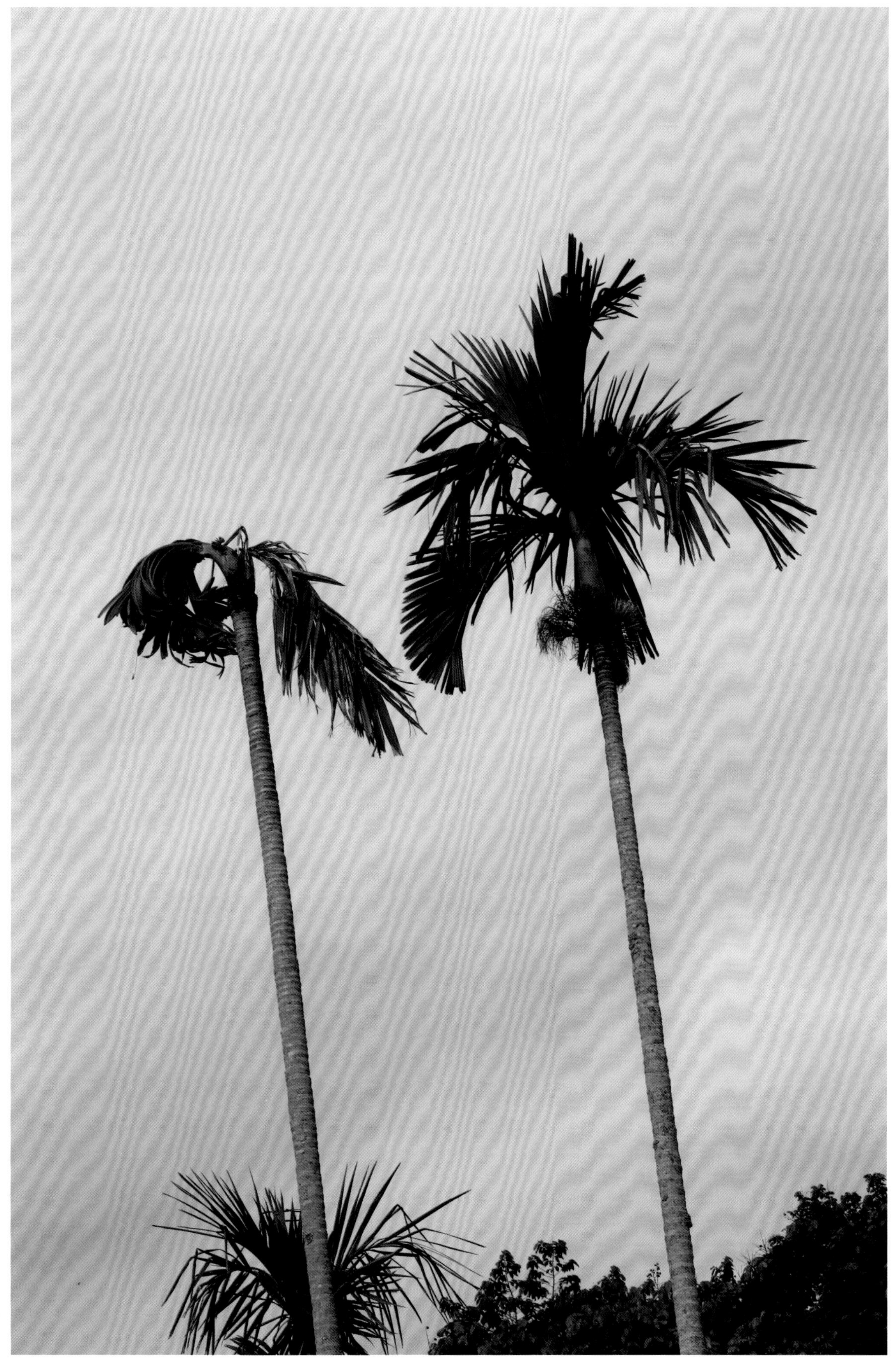

槟榔

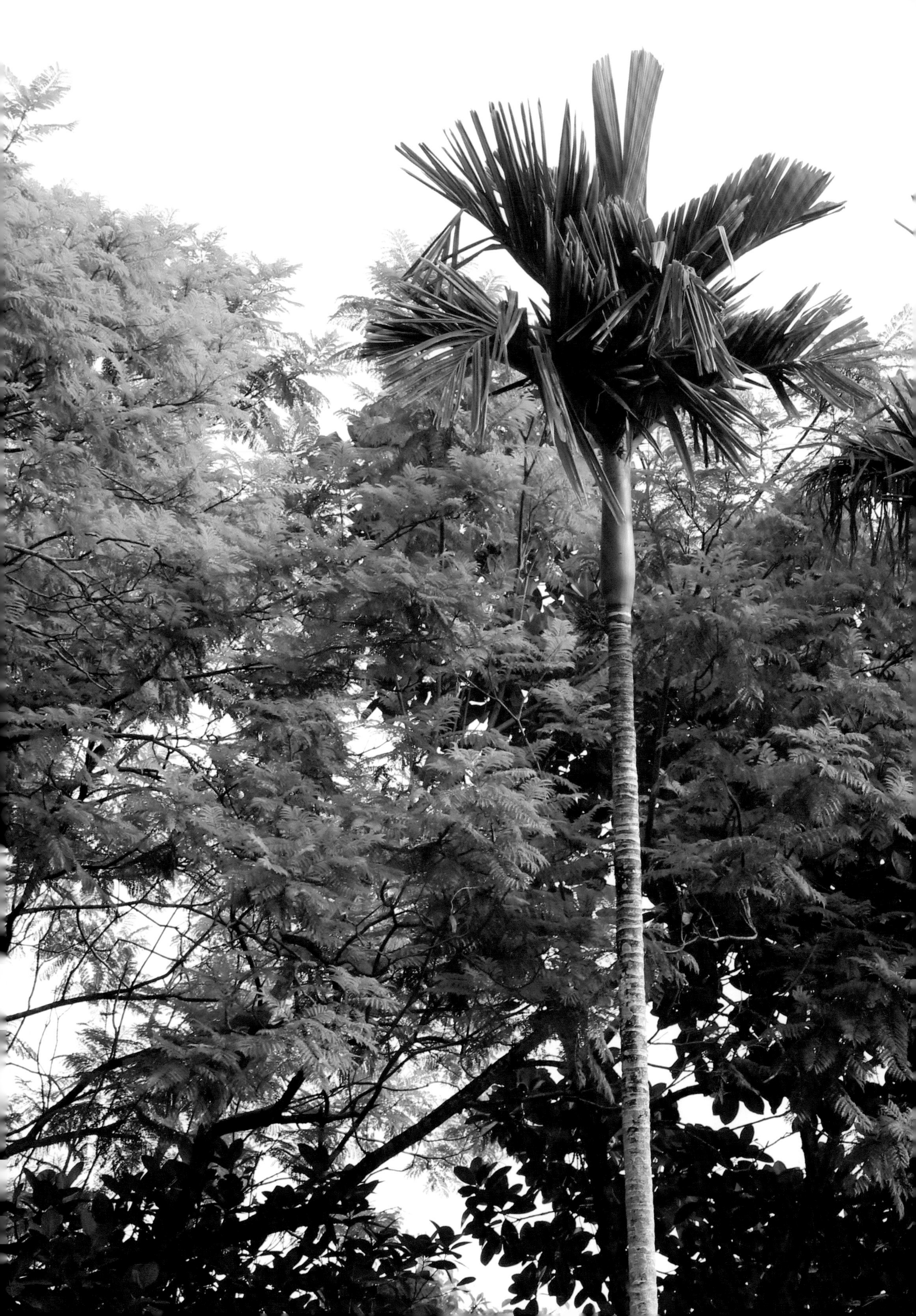

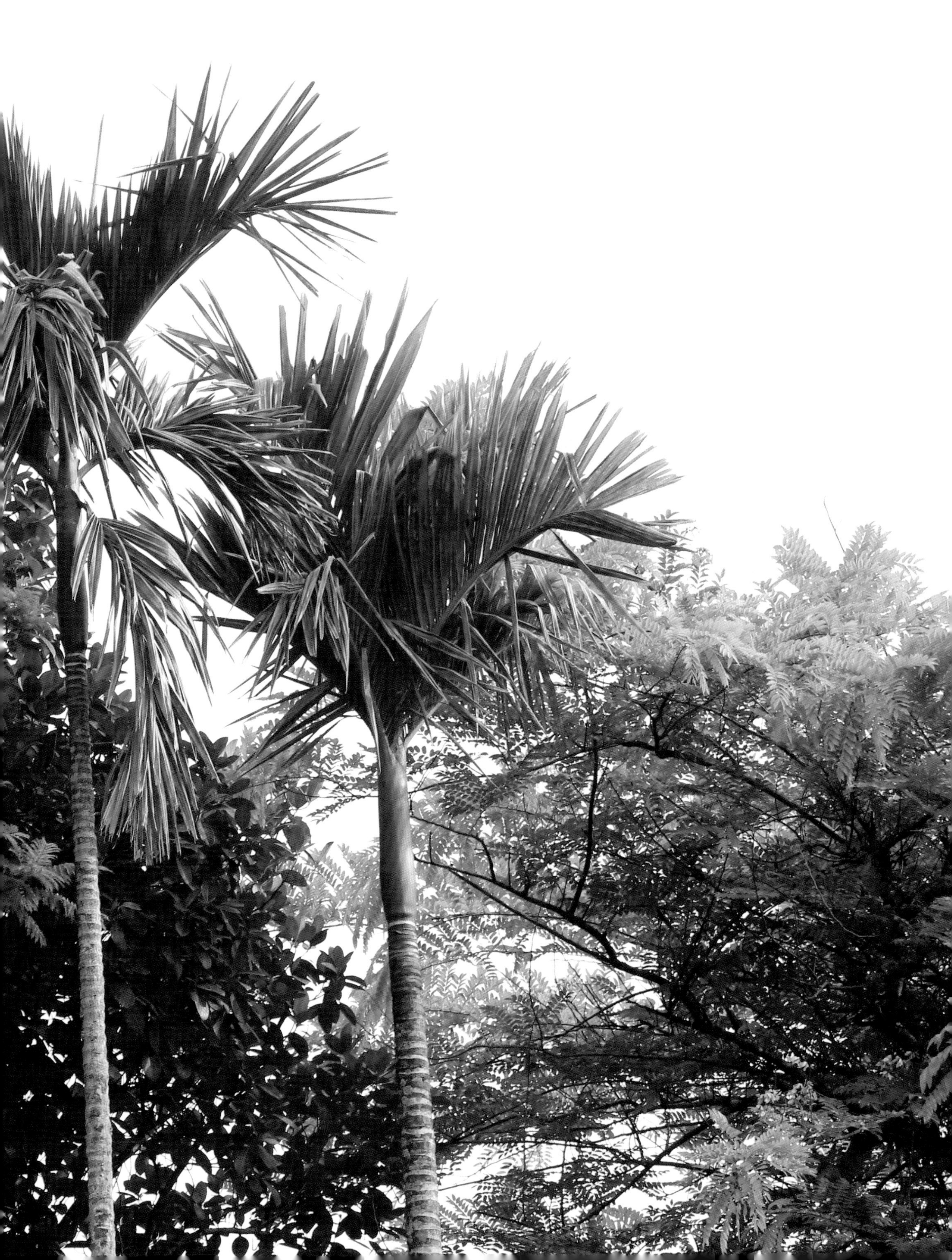

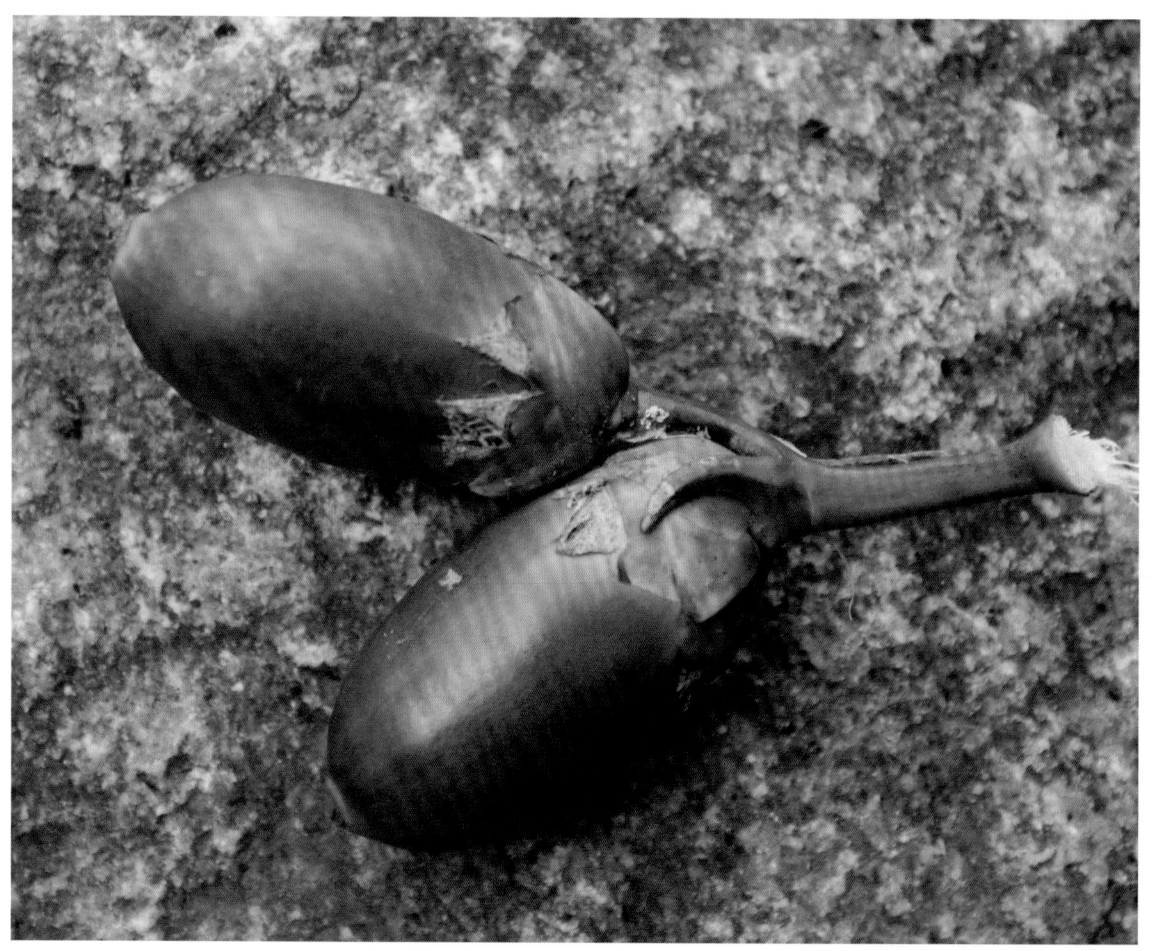

槟榔药材

功效主治

杀虫消积，降气，行水，截疟。主治绦虫、蛔虫、姜片虫病和虫积腹痛、积滞泻痢、里急后重、水肿脚气、疟疾。

药理作用

本品以驱绦虫为主，对猪肉绦虫的疗效优于牛肉绦虫，头节与未成熟节片比成熟节片敏感，其麻痹虫体的作用部位可能在神经系统而不在肌肉。因南瓜子能麻痹绦虫中段和后段节片，故两者合用有协同作用，可使全虫麻痹而提高疗效。对蛲虫、蛔虫、钩虫、鞭虫、姜片虫等也有驱杀作用，对血吸虫的感染有一定的预防效果。

用法用量

内服：6 ~ 15 g，煎服。单用驱杀绦虫、姜片虫时，可用至 60 ~ 120 g，或入丸、散。外用：适量，煎水洗或研末调敷。

民族药方

1．腰痛 槟榔适量。研为末，酒服 5 g。

2．肠道蛔虫 槟榔（炮）25 g。研为末，每次 10 g，以葱、蜜煎汤调服 5 g。

3．小儿营养不良 槟榔炭、白术、荷叶、绵马贯众各 10 g，鸡内金、水红花子各 15 g，党参 25 g，山药 20 g，木香、芫荑各 7.5 g。水煎服，每日 1 剂，每日 3 次。

4．流行性感冒 槟榔、黄芩各 15 g。水煎服。

5．消化不良 槟榔 10 g，焦山楂、焦神曲、焦麦芽各 15 g。将槟榔洗净，与另三味加水煎汁，代茶饮。

6．胃下垂 槟榔片、木香、厚朴、大腹皮、枳壳、莱菔子各 30 g，乌药 25 g。水煎取药汁，每日 1 剂，分 2 次服，24 日为 1 个疗程。

7．细菌性痢疾 槟榔、苍术（炒）、厚朴（制）、黄连、黄芩、泽泻、木香、陈皮、甘草各 45 g。合研为细末，装瓶备用，用时取药末 9 g，用米汤煎，去渣，温服，每日 2 ~ 3 次。

使用注意

脾虚便溏或气虚下陷者忌用。

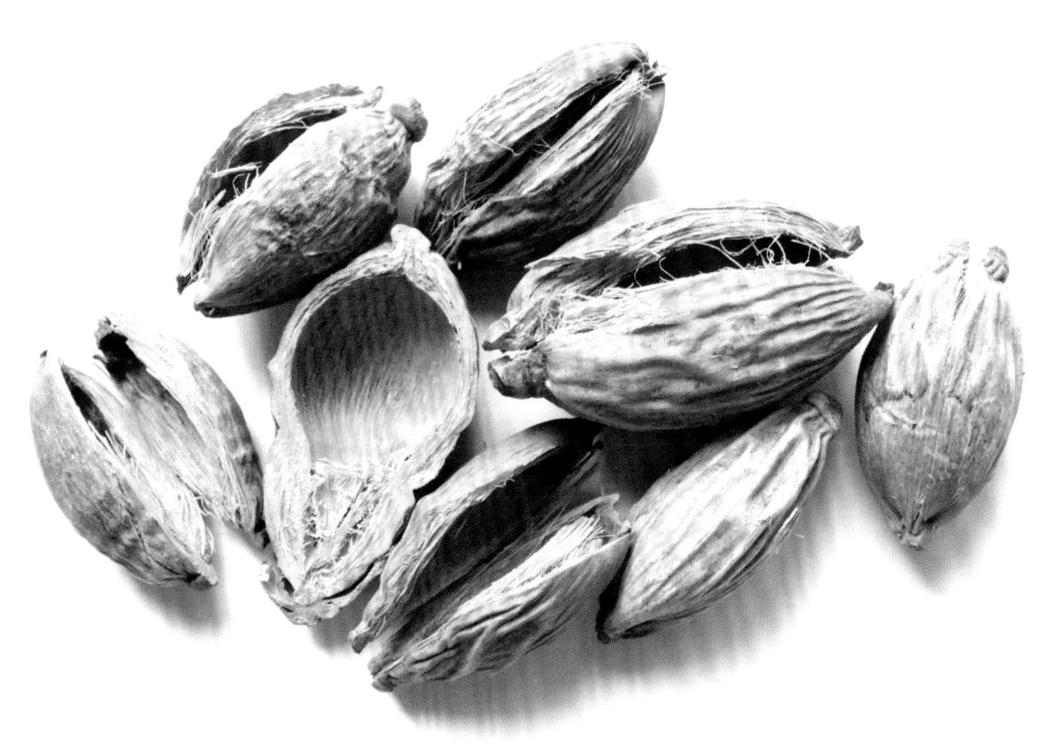

槟榔药材

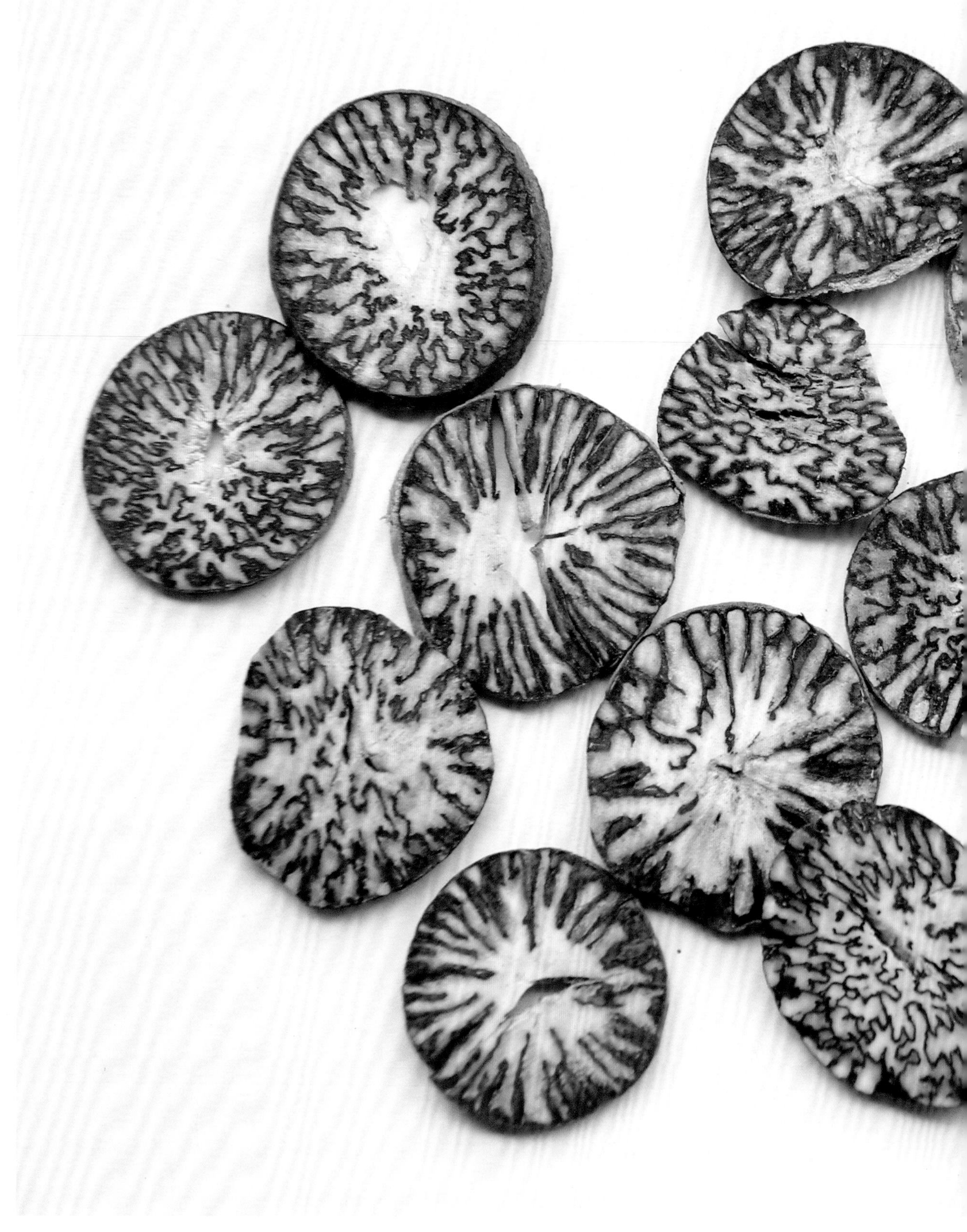

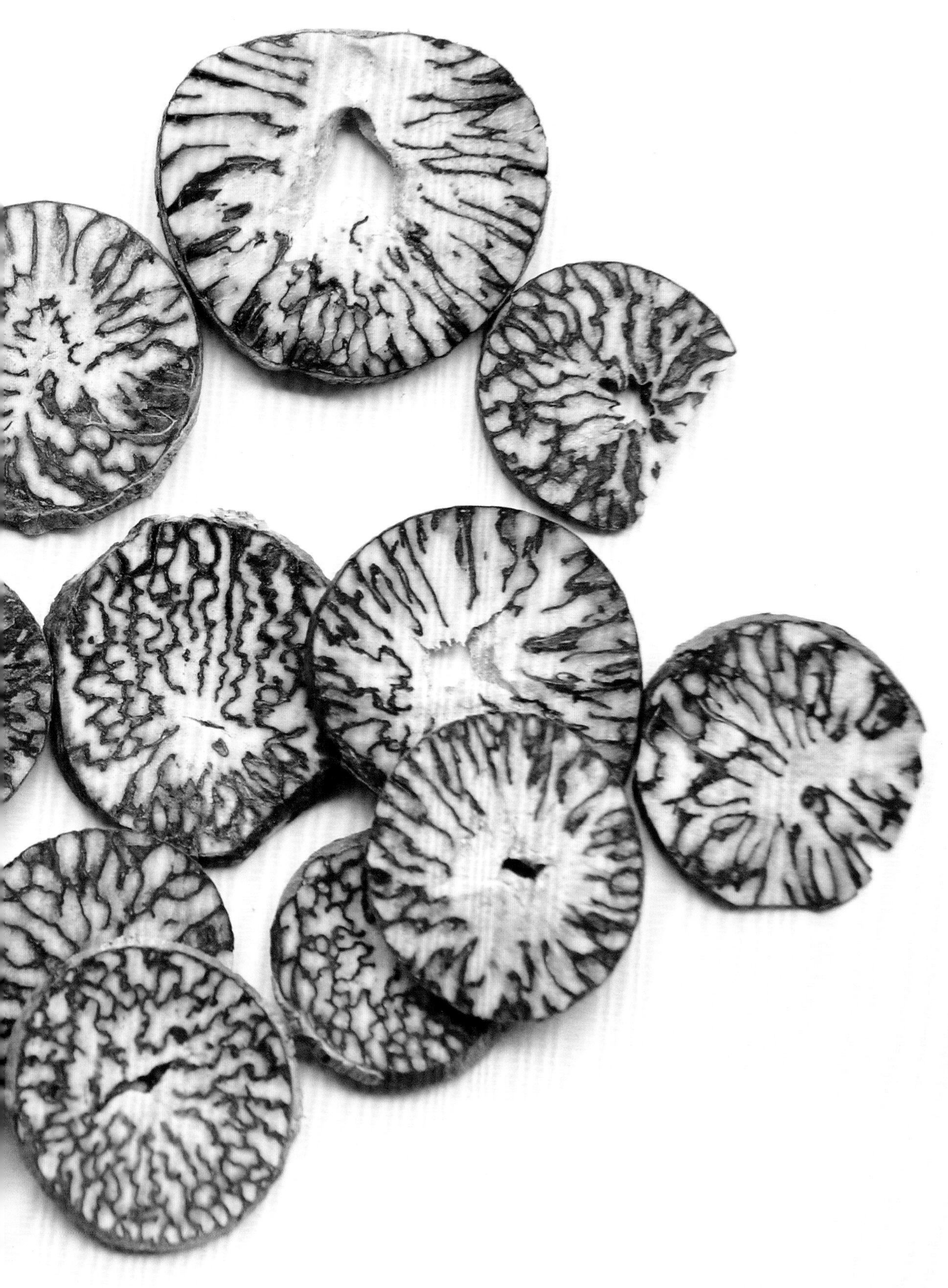

槟榔饮片

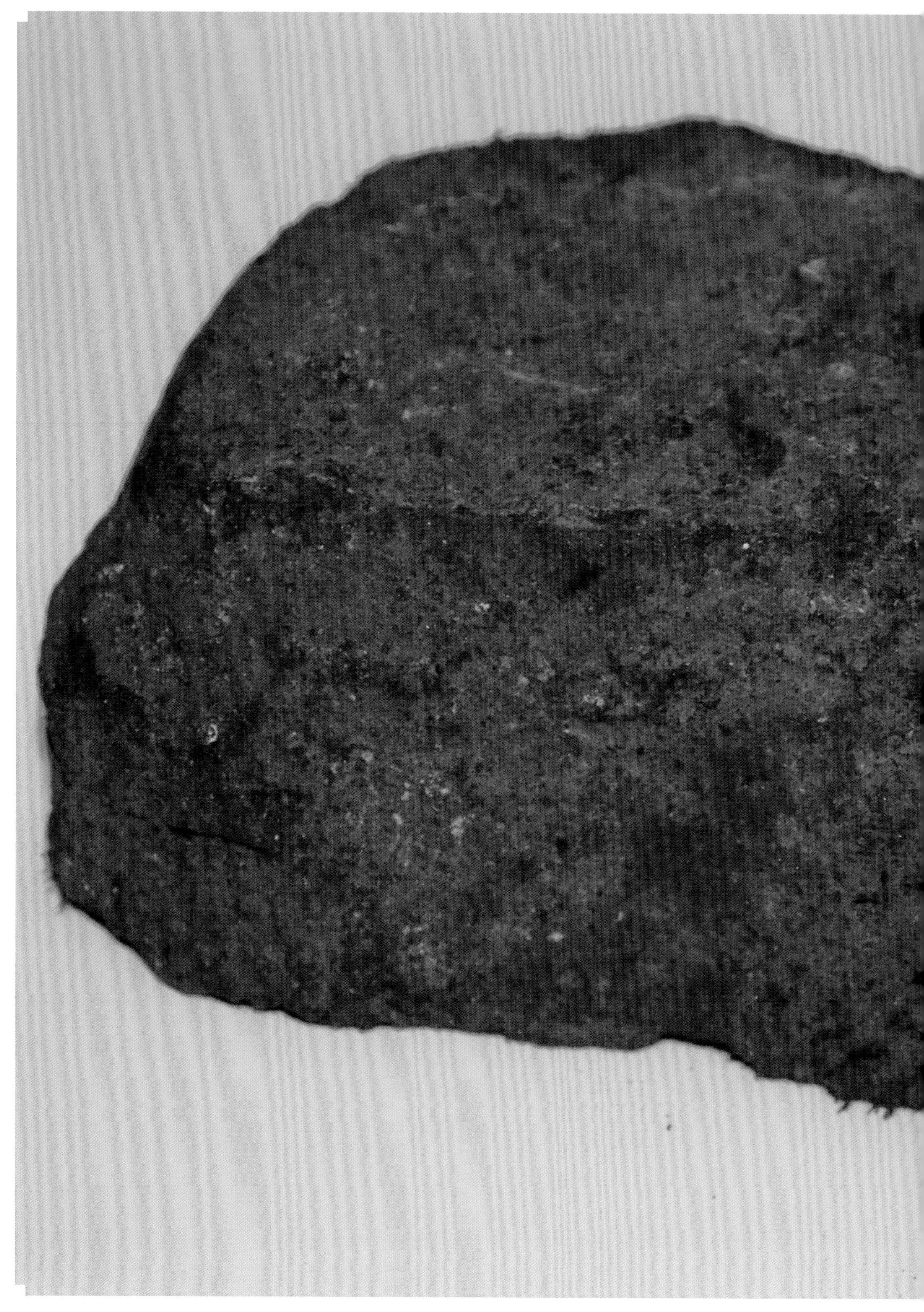

磁石

【蒙药名】扫仁金。

【别　名】卡布冷、灵磁石、活磁石、煅磁石。

【来　源】本品为等轴晶系氧化物类矿物尖晶石族磁铁矿的矿石，主含四氧化三铁（Fe_3O_4）。

【性味归经】味咸，性寒。归心、肝、肾经。

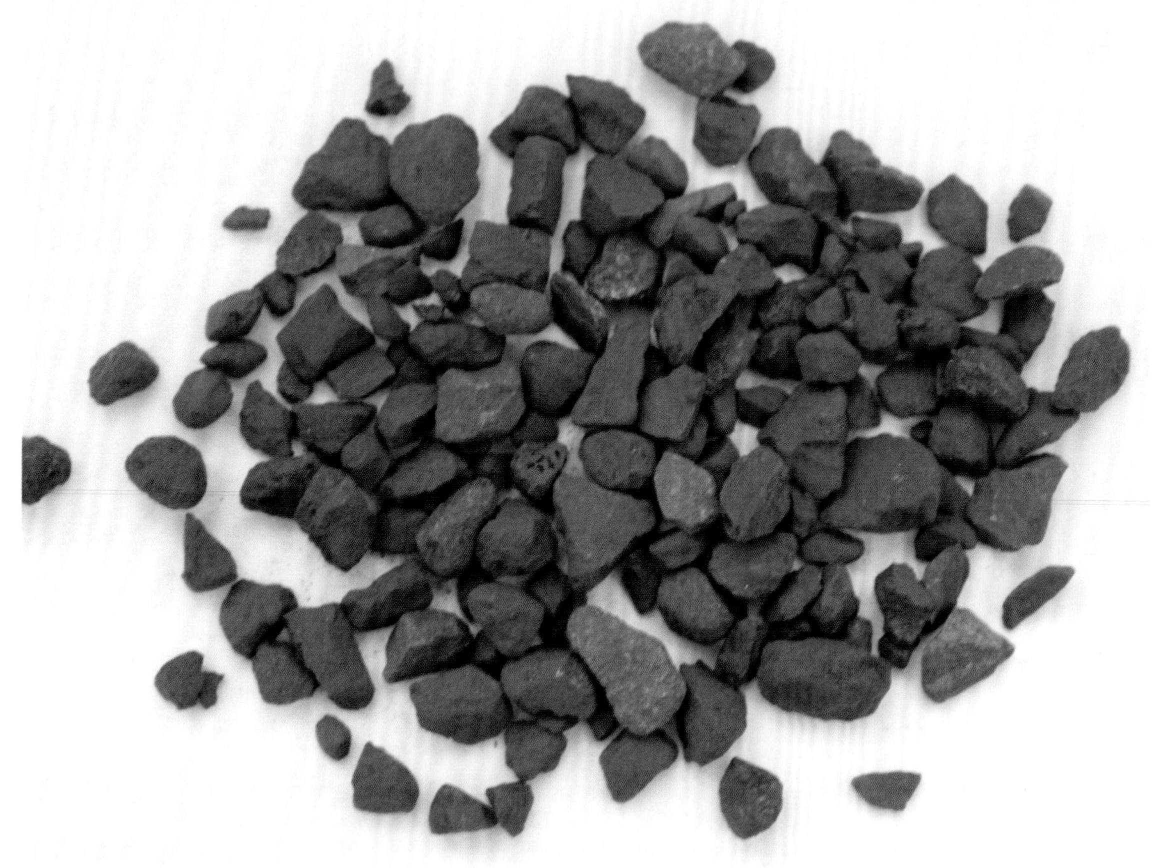

磁石

识别特征

本品为等轴晶系磁铁矿的矿石。常与石英、透闪石及其变化产物——黏土矿共存。晶形为菱形十二面体、八面体，多为粒块状集合体。呈不规则块状，大小不一，多具棱角。表面铁黑色或呈暗蓝的锖色。条痕黑，具半金属光泽，不透明，质坚硬，硬度5.5 ~ 6.0，相对密度4.9 ~ 5.2，无解理，含钛多可有八面体或立方体裂开，断口不平坦，具磁性，日久磁性渐弱。有土腥气，无味。

生境分布

分布于山东、江苏、辽宁、河北、安徽、广东等省区。

采收加工

随时可采，除去杂质，选择吸铁能力强者入药。生用或煅后醋淬研细用。

药材鉴别

本品呈不规则块状，或略带方形，多具棱角。棕褐色或灰黑色，条痕黑色，具金属光泽。体重，质硬，断面不整齐。具磁性。有土腥气，无味。

功效主治

镇惊安神，平肝潜阳，聪耳明目，纳气定喘。本品咸寒质重且降下，归心、肝经，则镇惊安神，平肝潜阳；归肾经则聪耳明目，纳气定喘。

药理作用

本品有补血及镇静中枢神经作用。可用于缺铁性贫血及神经衰弱失眠等。

用法用量

内服：15 ~ 30 g，煎服，入汤剂宜打碎先煎。入丸、散服，每次 1 ~ 3 g，宜煅用。

民族药方

1．牙痛 细辛 1.2 g，煎水冲磁石粉 3 g，噙患处。每日 2 次。

2．产后尿潴留 磁石、商陆各 5 g，麝香 0.1 g。研细末，外敷于脐眼、关元穴上。

3．扁平疣 磁石、赭石、紫贝齿、紫草各 30 g，生石决明 12 g，生白芍 6 g。水煎服。

4．血协日性疾流脓，头痛 磁石（制）、干姜各 15 g，莱菔 10 g，木香、孔雀翎炭各 5 g，硇砂 25 g。制成煮散剂，每次 3 ~ 5 g，每日 2 ~ 3 次，水煎少加黄油，凉后取适量清凉液滴耳。

5．视力减退 磁石（制）30 g，麝香 3 g，铜绿（制）20 g，牛黄、西红花各 10 g，石膏（制）50 g，贝齿炭 20 g。共研细粉，用白酒浸泡数日，稀释后取适量清凉液滴眼，每日 2 次。

6．白脉病，中风，四肢麻木，筋骨疼痛，风湿 磁石（制）、丁香各 20 g，诃子、草乌（制）各 100 g，石菖蒲 80 g，木香 60 g，沉香、甘草各 40 g，珊瑚（制）、珍珠（制）、肉豆蔻、禹粮土各 30 g，麝香 10 g。制成丸剂，晚临睡前温开水送服，每次 1 ~ 3 g，每日 1 次。

使用注意

吞服后不易消化，如入丸、散不可多服，最好配神曲、鸡内金以助消化。脾胃虚弱者慎服。内服过量或长期服用易发生铁剂中毒。

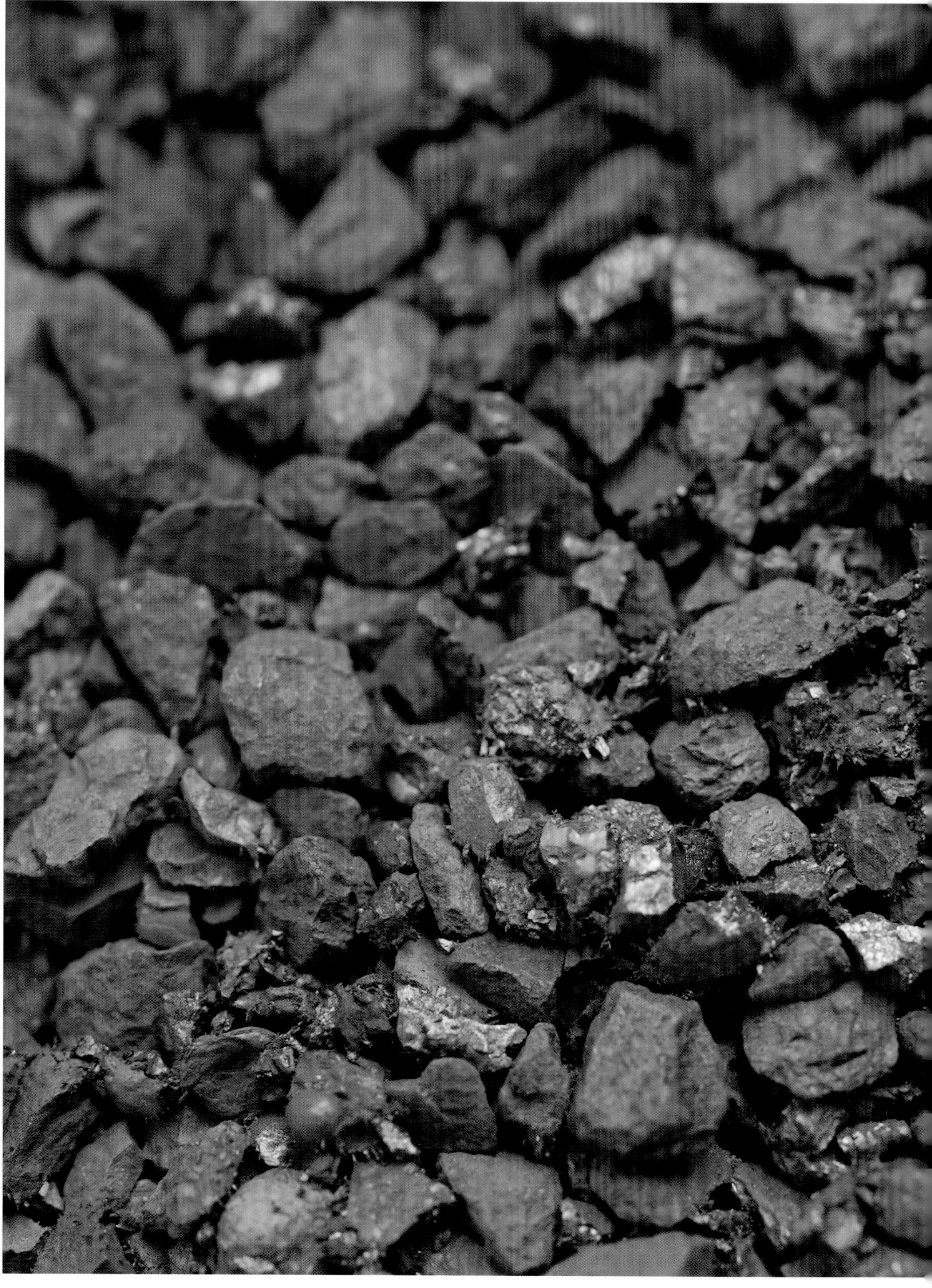

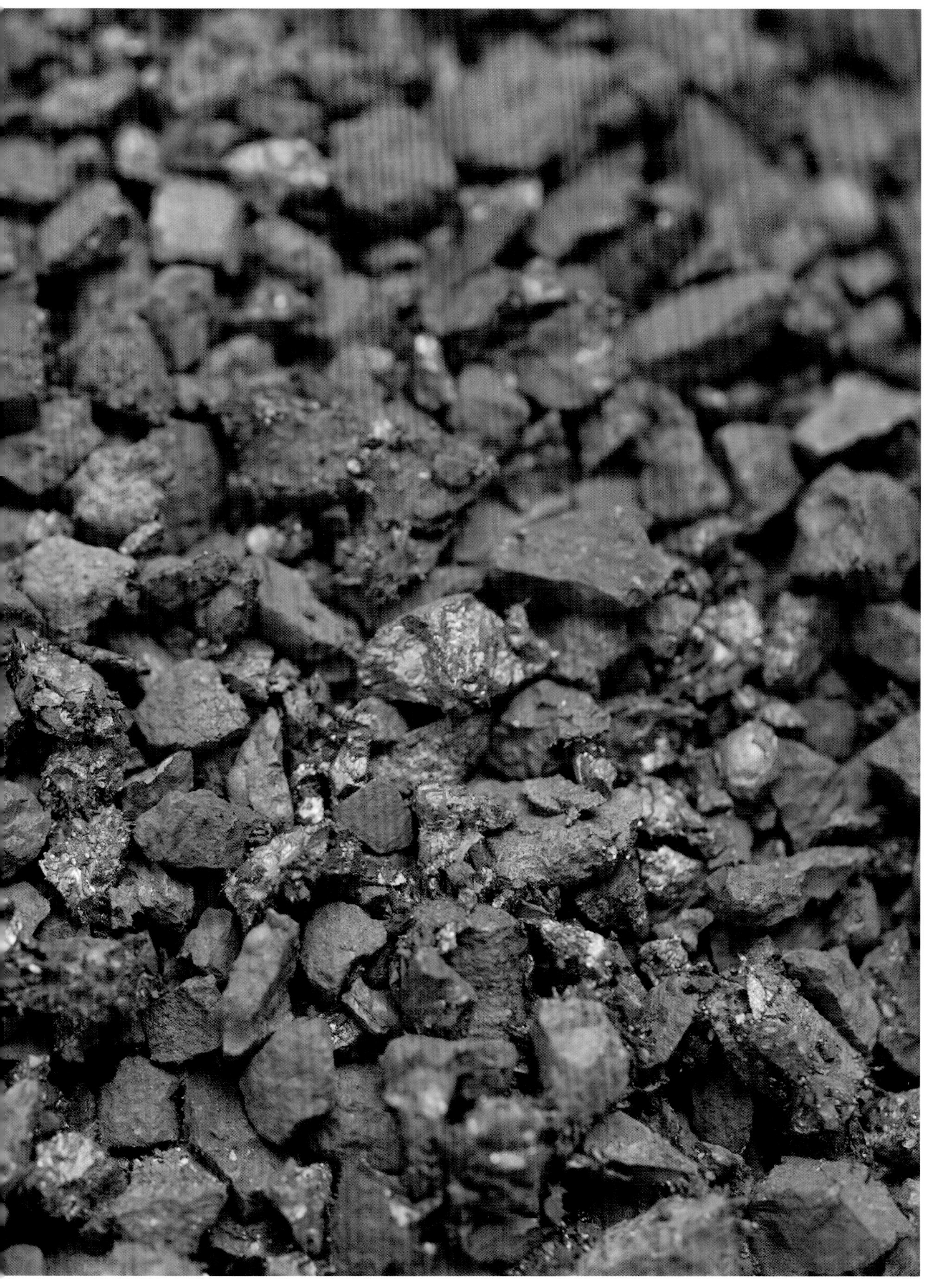

磁石

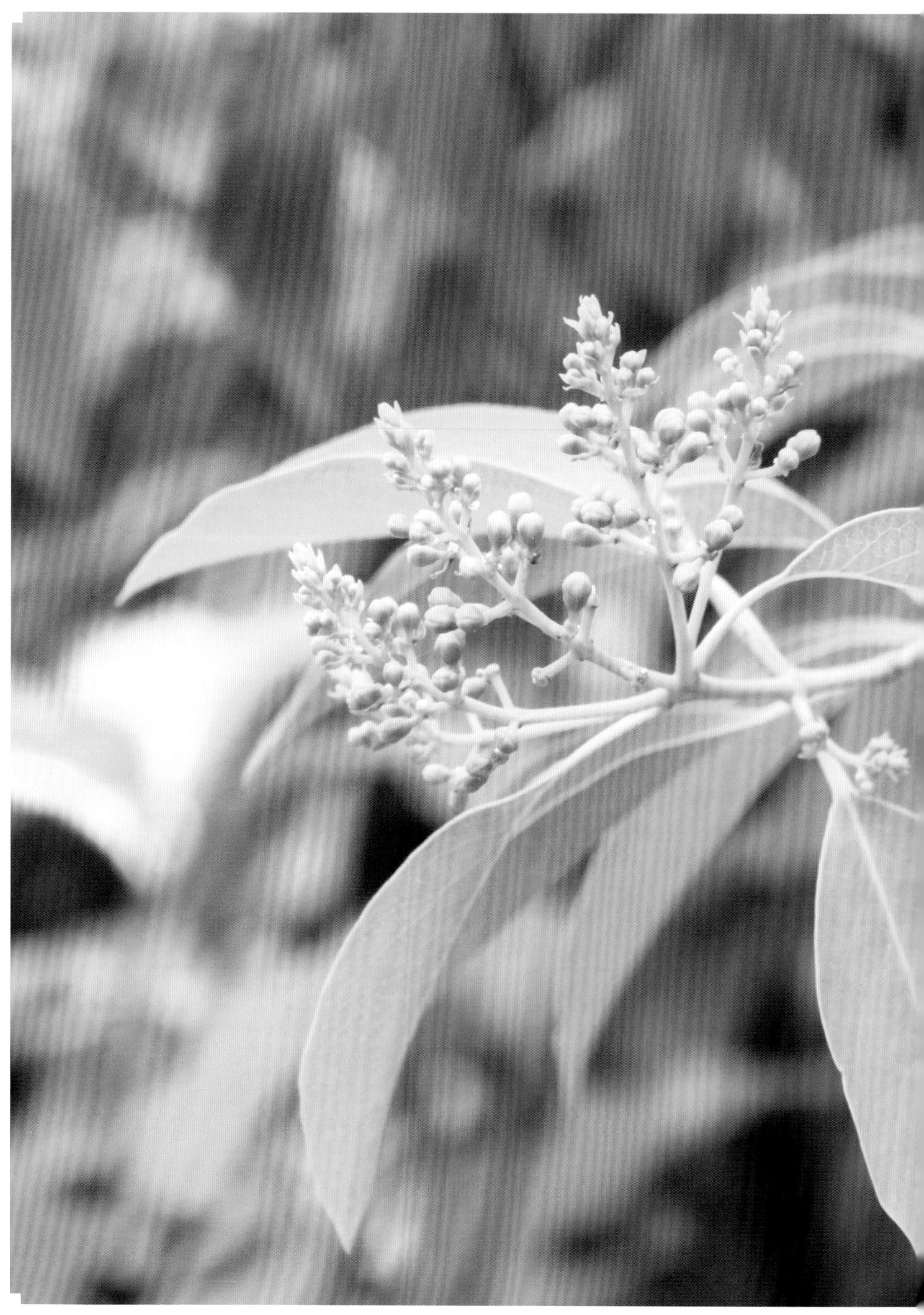

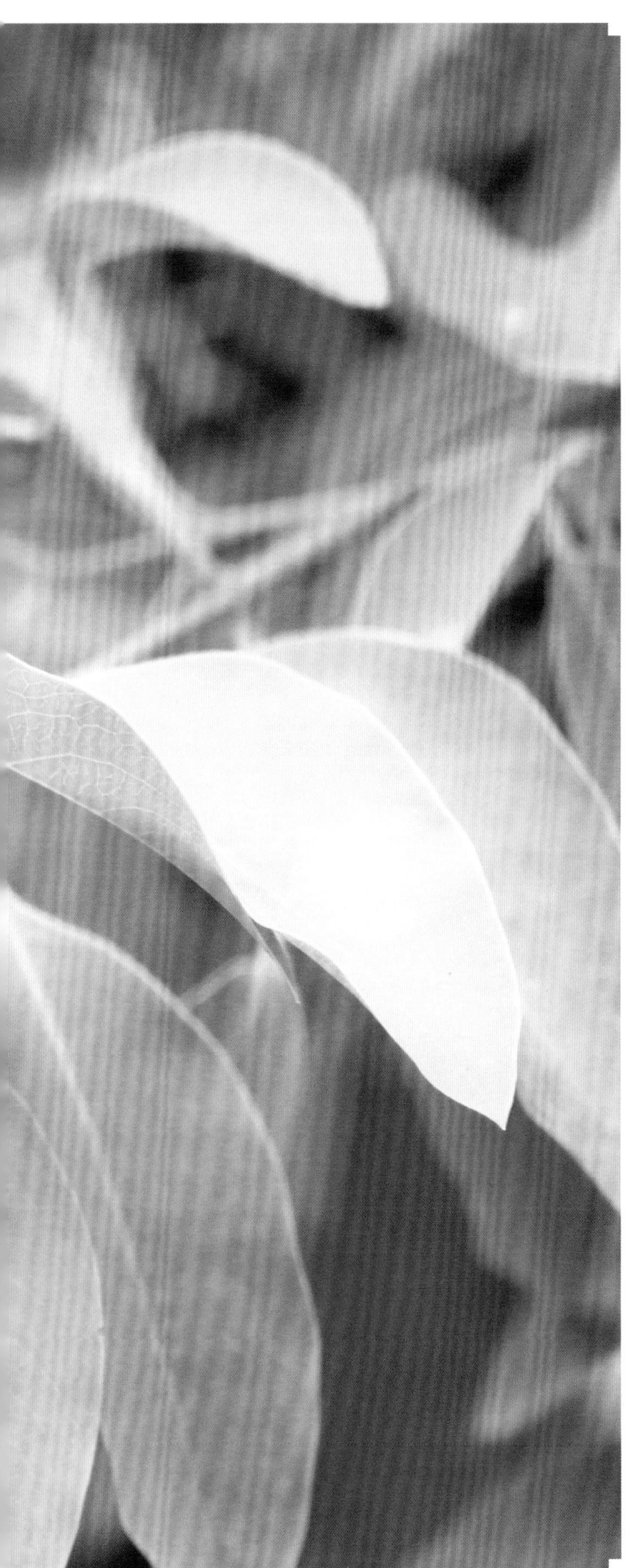

檀香

【蒙药名】查干。

【别　名】赞丹、萨朝格、哈丽赞丹。

【来　源】本品为檀香科植物檀香 *Santalum album* L. 树干的干燥心材。

【性味归经】味辛，性温。归脾、胃、肺经。

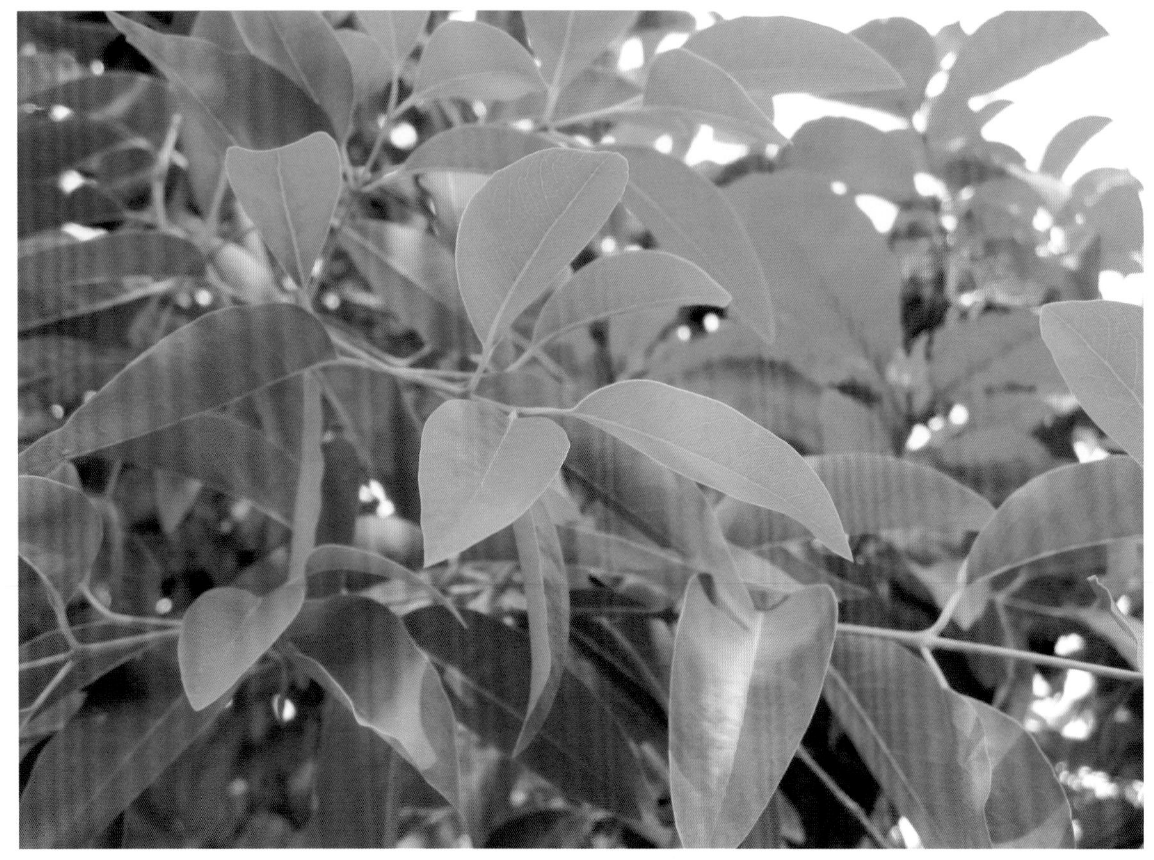

檀香

识别特征

常绿小乔木，高 6 ~ 9 m。具寄生根。树皮褐色，粗糙或有纵裂；多分枝，幼枝光滑无毛。叶对生，革质；叶片椭圆状卵形或卵状披针形，长 3.5 ~ 5.0 cm，宽 2.0 ~ 2.5 cm，先端急尖或近急尖，基部楔形，全缘，上面绿色，下面苍白色，无毛；叶柄长 0.7 ~ 1.0 cm，光滑无毛。花腋生和顶生，为三歧式的聚伞状圆锥花序；花梗对生，长约与花被管相等；花多数，小型，最初为淡黄色，后变为深锈紫色；花被钟形，先端 4 裂，裂片卵圆形，无毛；蜜腺 4 枚，略呈圆形，着生在花被管的中部，与花被片互生；雄蕊 4，与蜜腺互生，略与雌蕊等长，花药 2 室，纵裂，花丝线形；子房半下位，花柱柱状，柱头 3 裂。核果球形，大小似樱桃核，成熟时黑色，肉质多汁，内果皮坚硬，具 3 短棱。种子圆形，光滑无毛。花期 5—6 月，果期 7—9 月。

生境分布

野生或栽培。分布于我国广东、云南、台湾。国外分布于印度、印度尼西亚。

采收加工

四季可采，以夏季采为更好。取出心材，切成小段。

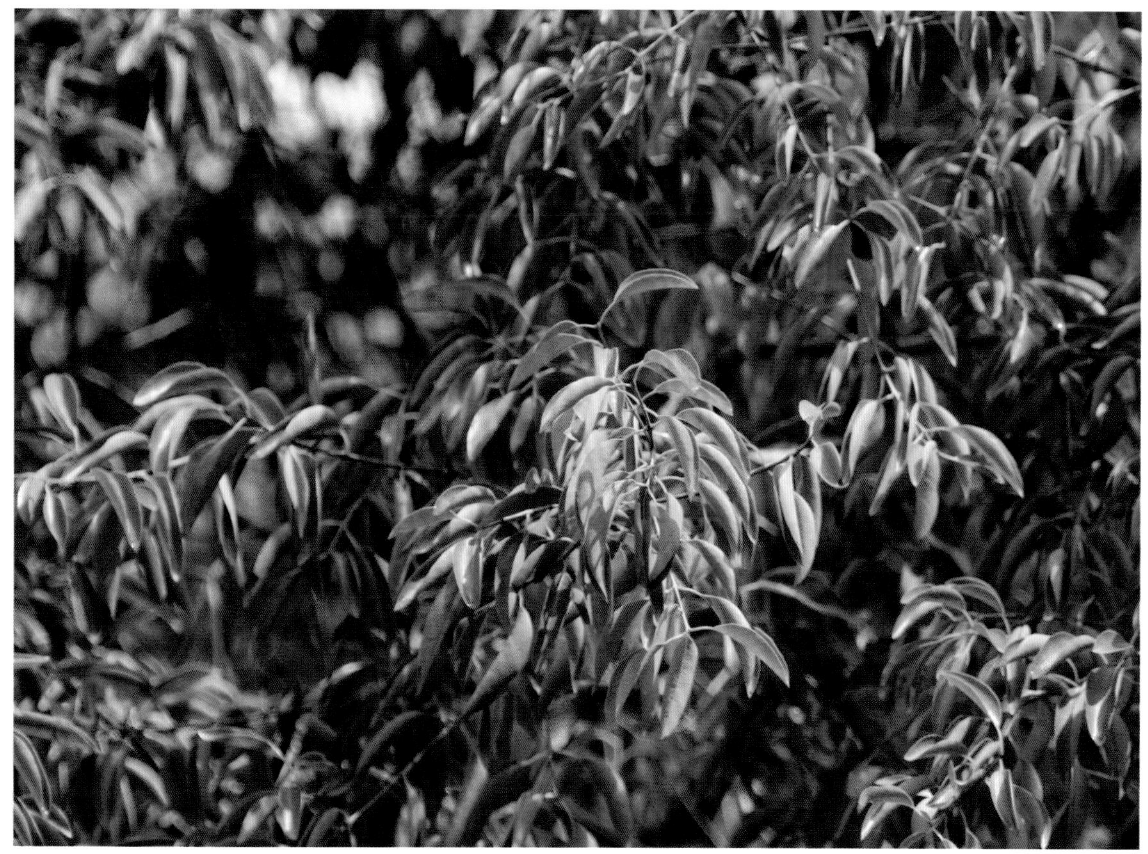

檀香

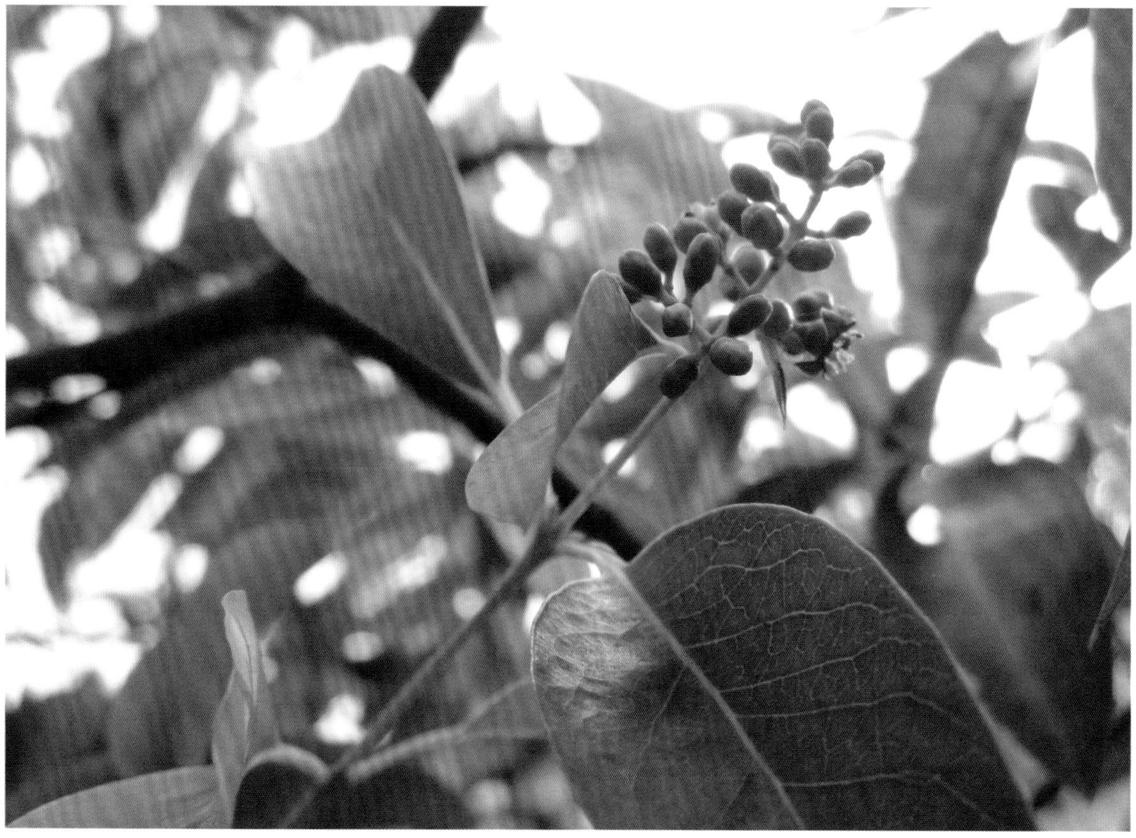

檀香

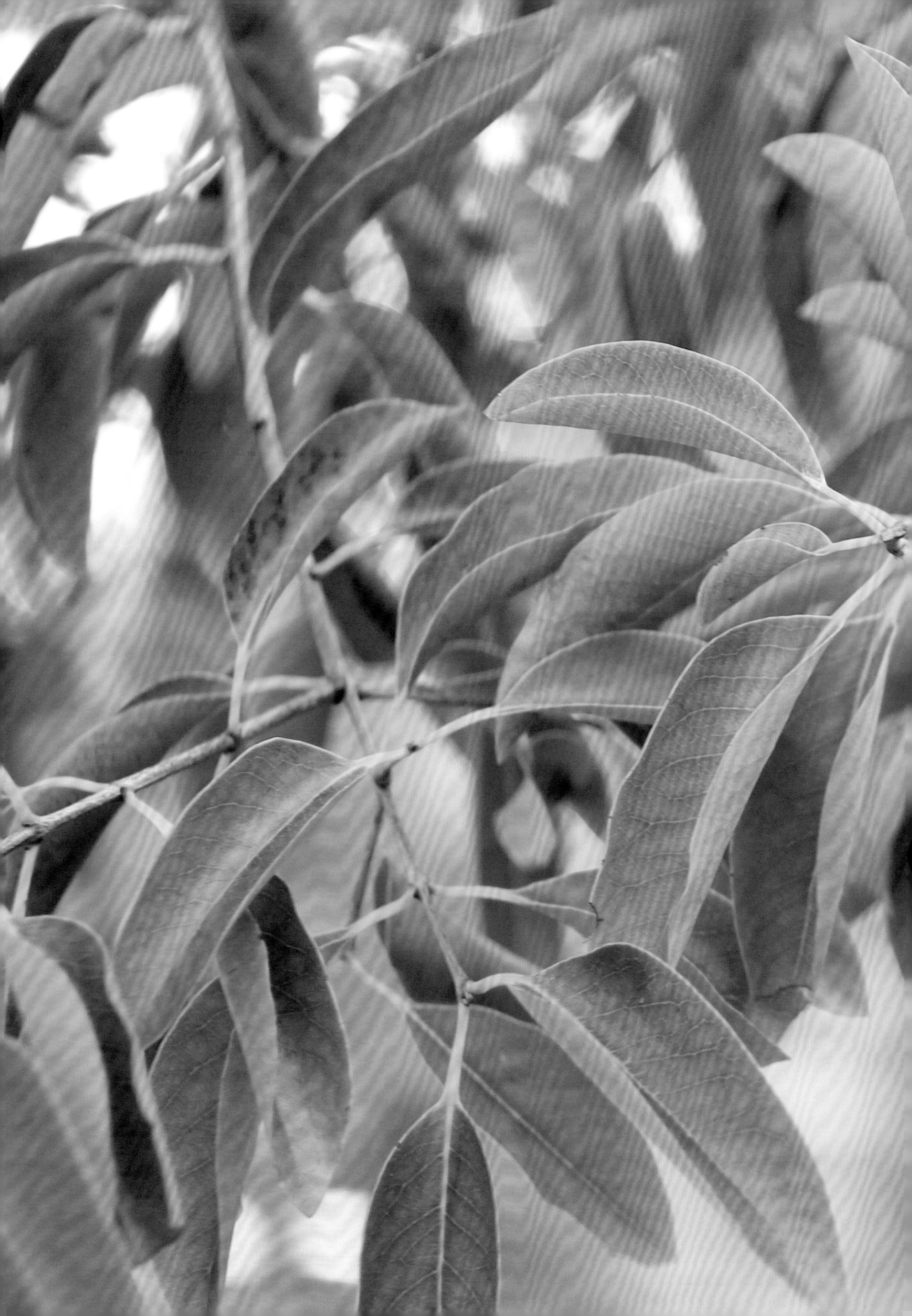

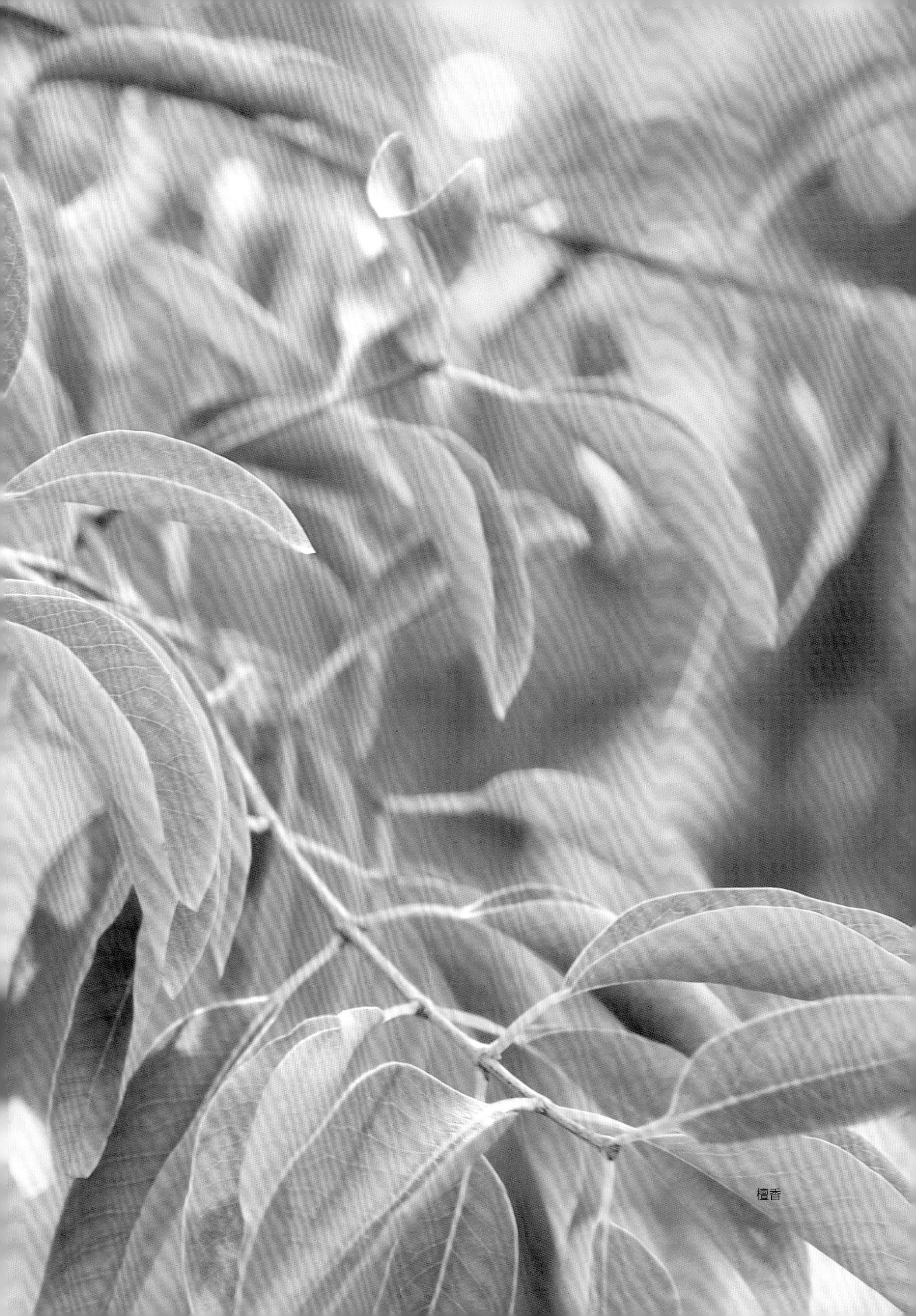

檀香

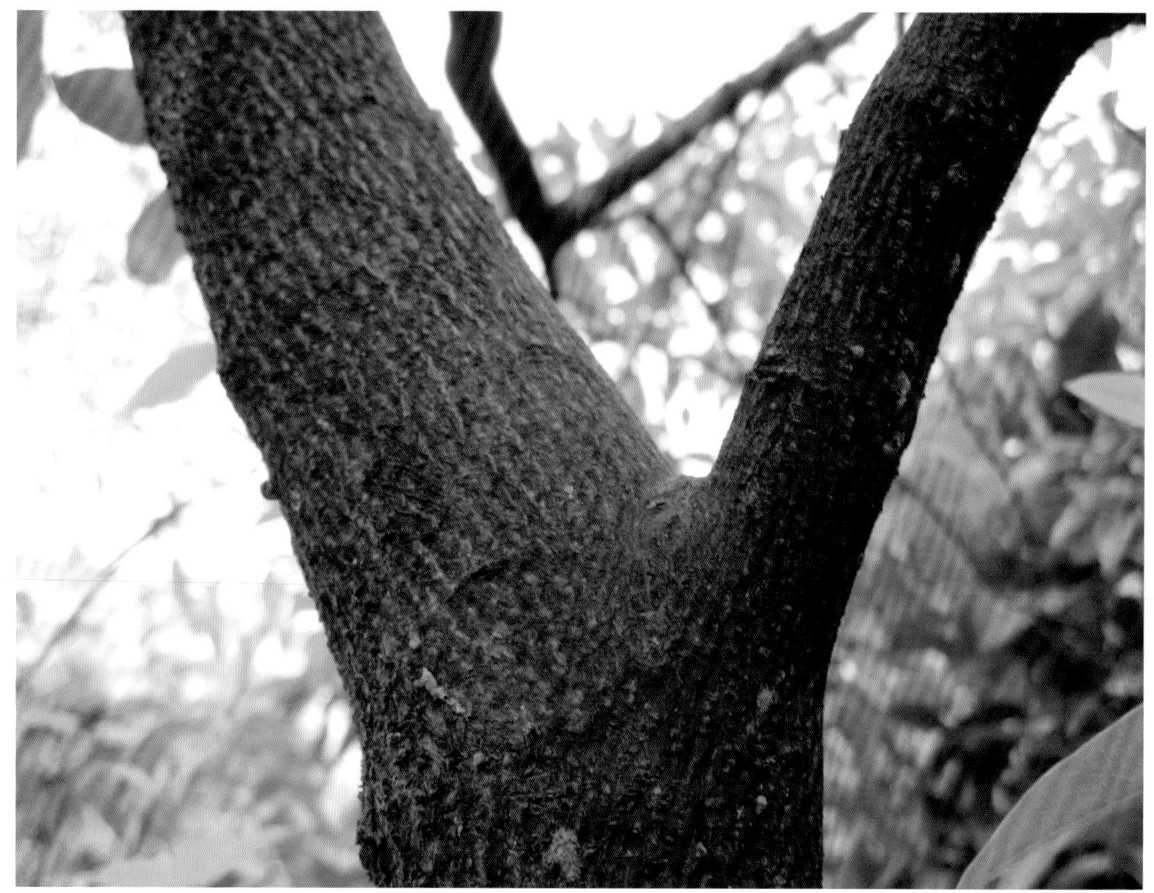

檀香

药材鉴别

本品为不规则的薄片。淡黄棕色，片面纹理纵直整齐，质致密而韧，光滑细致，具特异香气，燃烧时更为浓烈。味淡，嚼之微有辛辣感。

功效主治

行气温中，开胃止痛。主治寒凝气滞、胸痛、腹痛、胃痛食少、冠心病、心绞痛。

药理作用

将檀香液给离体蛙心灌流，呈负性肌力作用，对四逆汤、五加皮中毒所致的心律不齐，有拮抗作用。

用法用量

内服：生用。入汤剂宜后下。煎汤，2 ~ 5 g；研末，1.5 ~ 3.0 g，或磨汁冲服，也入丸、散。

民族药方

1．胃痛 檀香、丹参、砂仁、白芍、炙甘草、玄胡、佛手、玫瑰花、熟大黄等各适量。水煎服，每日 1 剂。

2．心绞痛 檀香、高良姜各 1.6 g，细辛 0.55 g，荜茇 3.2 g（5 粒量）。提取挥发油，加冰片 0.85 g，制成滴丸，对照组为硝酸甘油滴丸。

3．痛经 白檀香 6 g，生蒲黄（包煎）、丹参各 10 g，砂仁 3 g（后下）。随证加减，水煎服，每日 1 剂。每月行经前 3 ~ 5 日开始服药，服到经净为止，为 1 个疗程。

4．乳腺增生 檀香、玫瑰花、全蝎、地龙等各适量。将药碾成细末，装入布袋内，制成小药包，放入特制的乳罩内，使其贴在双侧肝俞穴、乳根穴、阿是穴上，每包药可使用 1 个月左右。

5．心腹冷痛 檀香（为极细末）9 g，干姜 15 g。泡汤调下。

6．冠心病，胸中闷痛 檀香 1.5 ~ 3.0 g。水煎服，多入丸、散服用。

使用注意

阴虚火旺、气热吐衄者慎服。

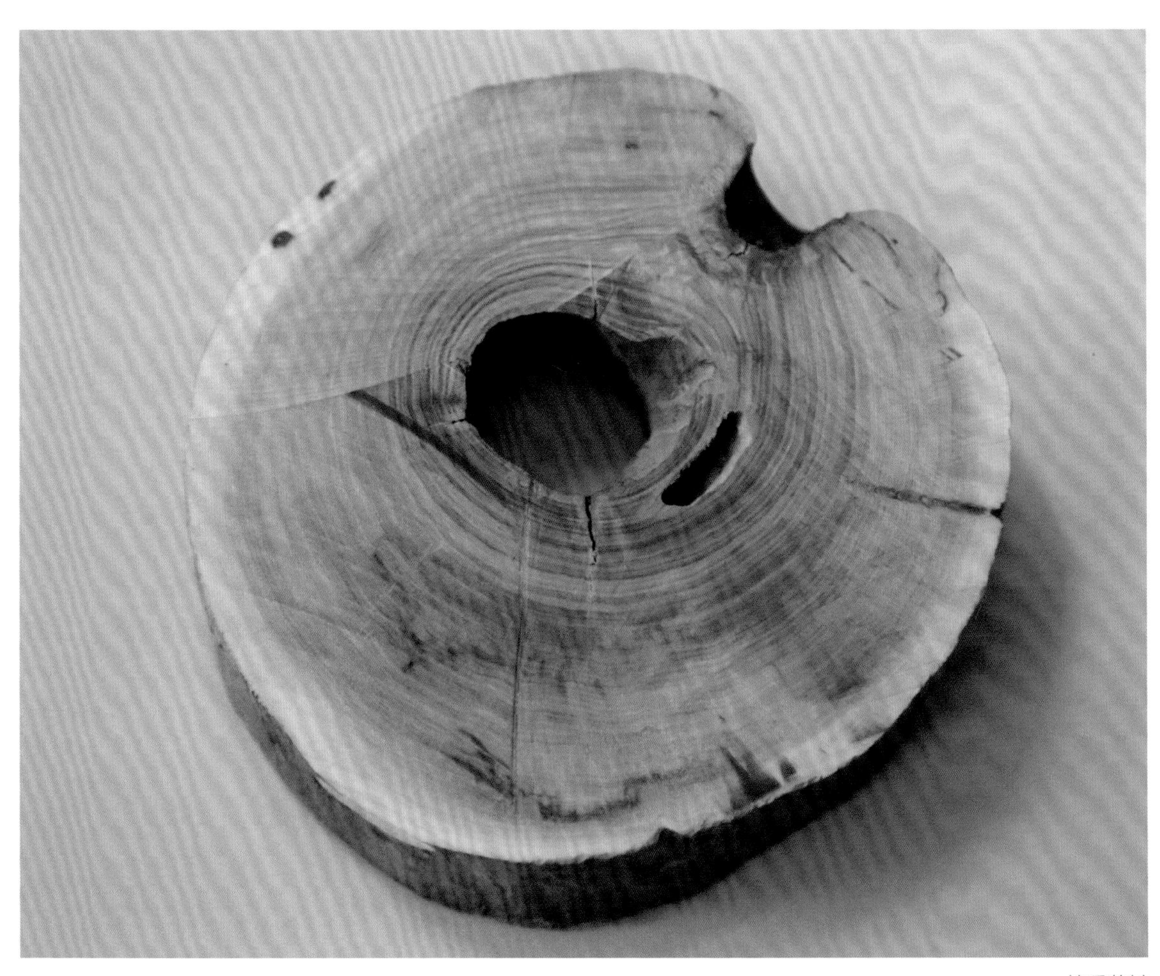

檀香药材

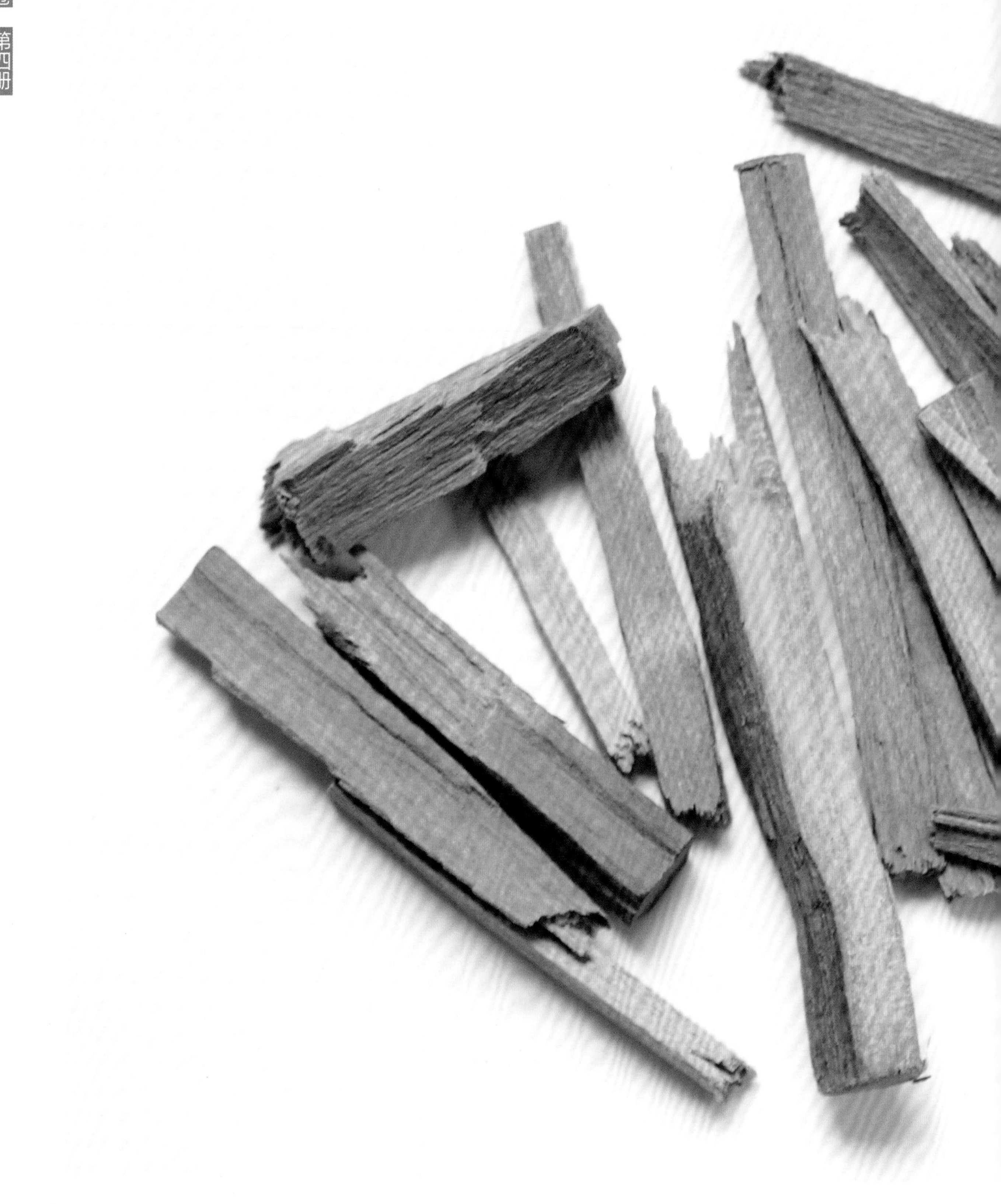

檀香

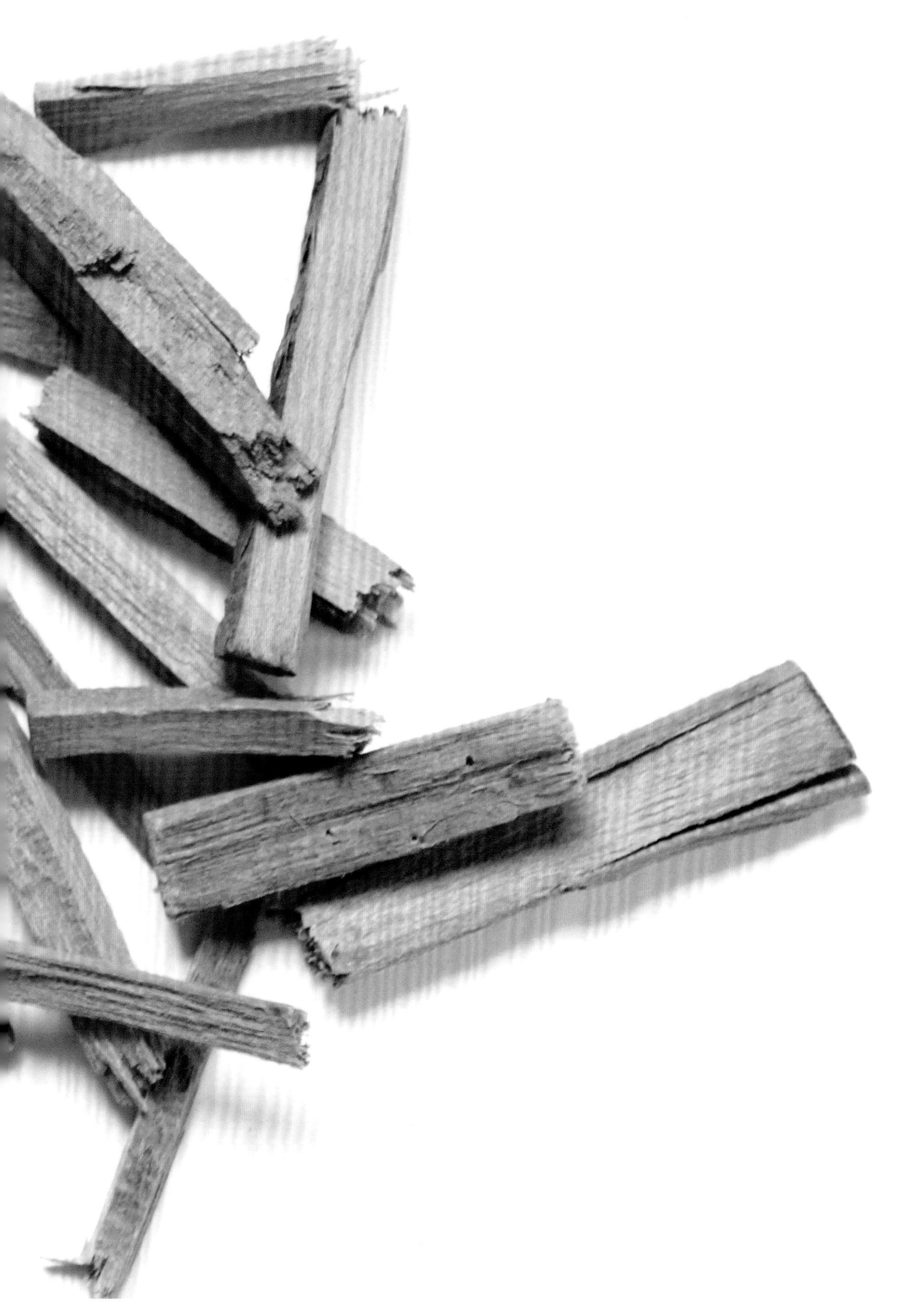

檀香饮片

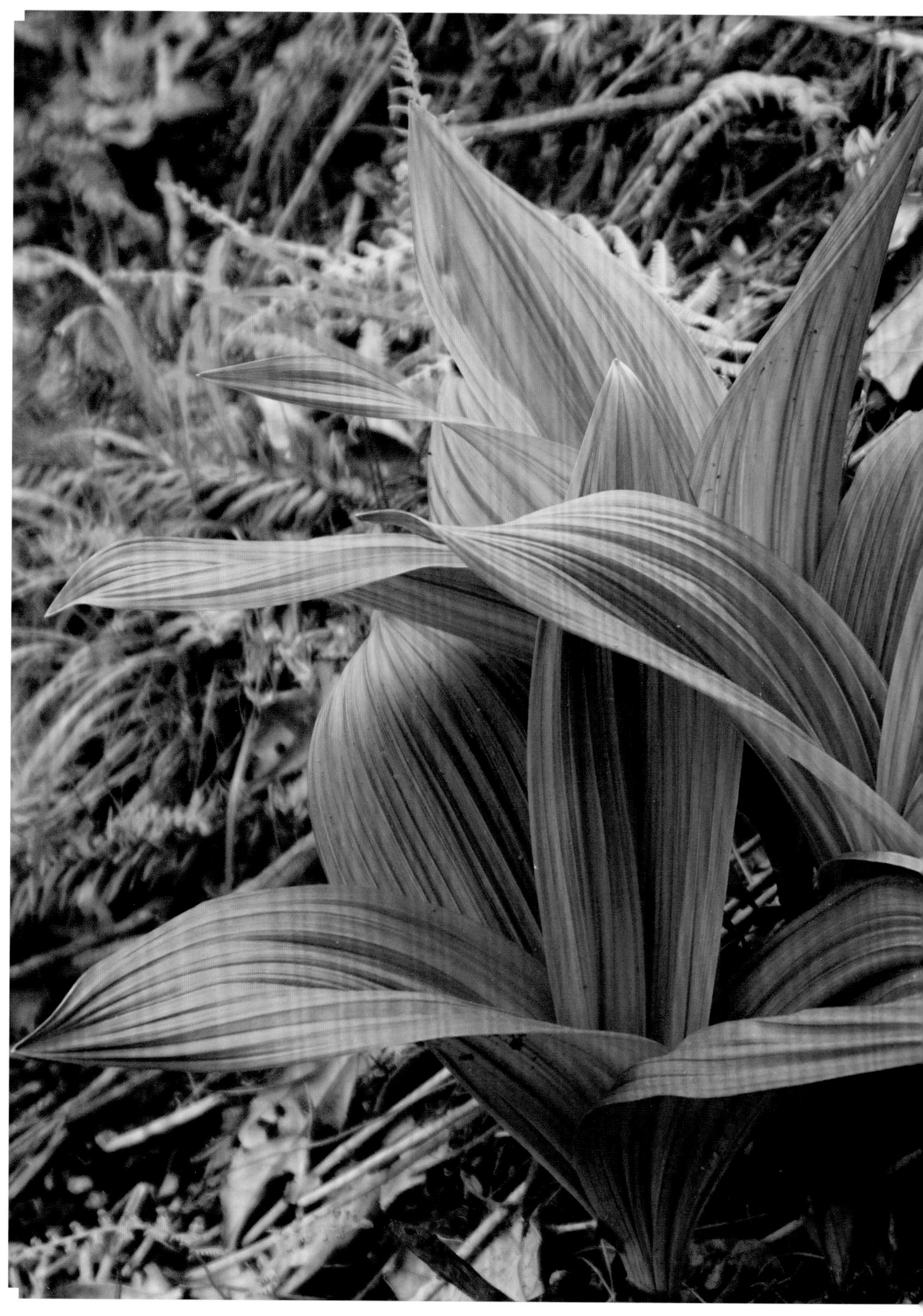

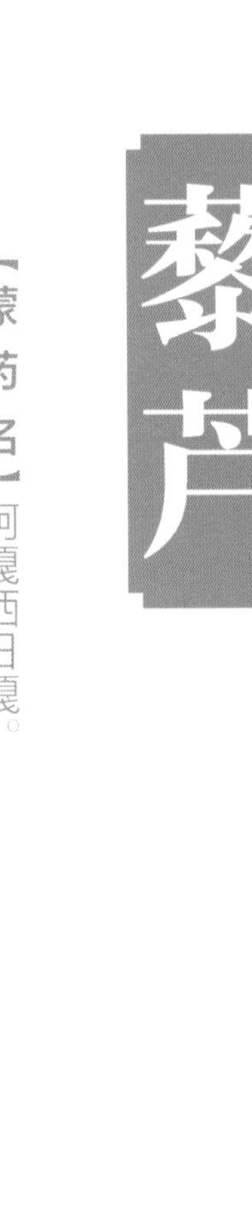

藜芦

【蒙药名】阿嘎西日嘎。

【别　名】山葱、鹿葱、黑藜芦、杜日吉德。

【来　源】本品为百合科多年生草本植物藜芦 *Veratrum nigrum* L. 的根及根茎。

【性味归经】味辛、苦，性寒；有毒。归肺、胃、肝经。

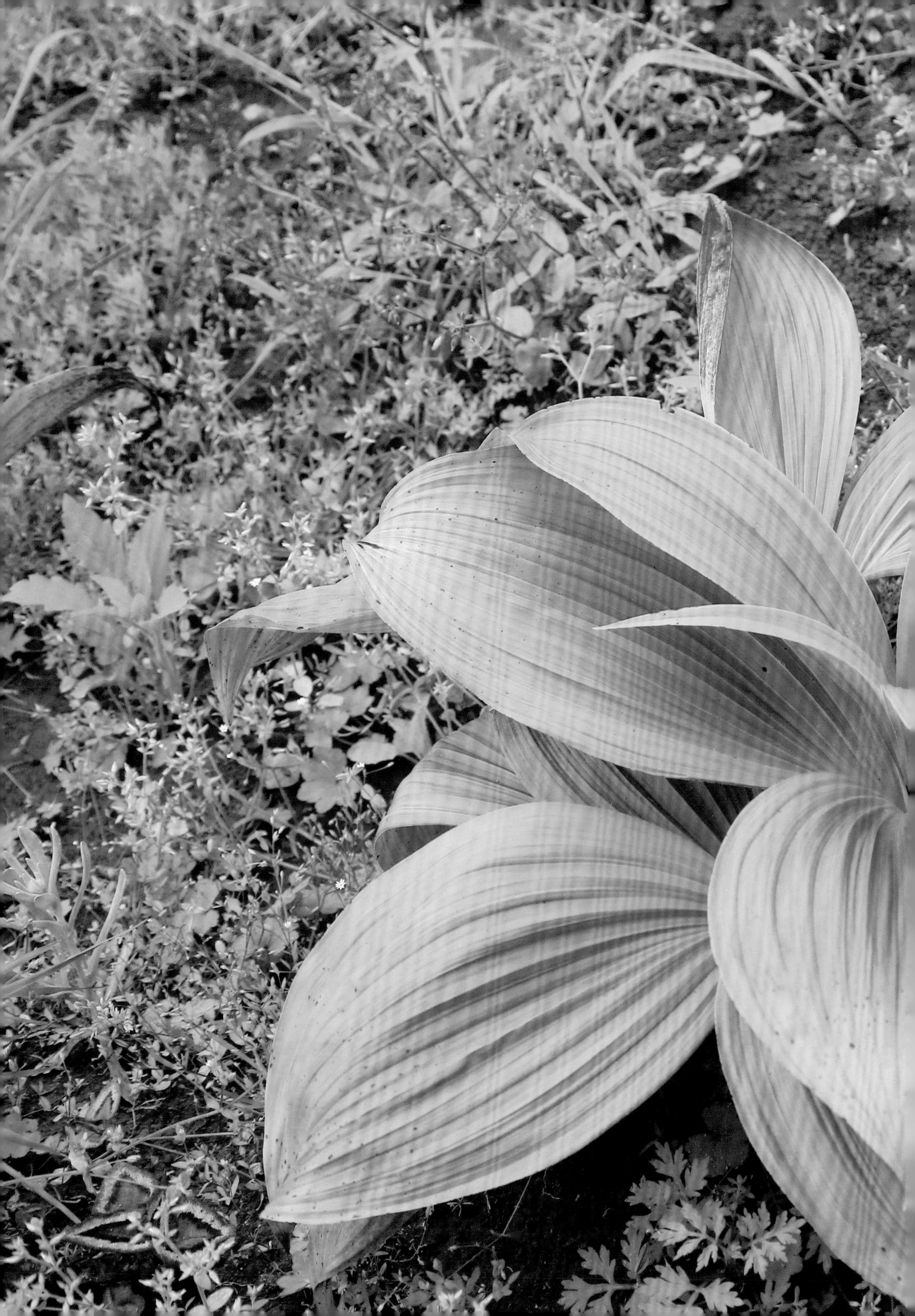

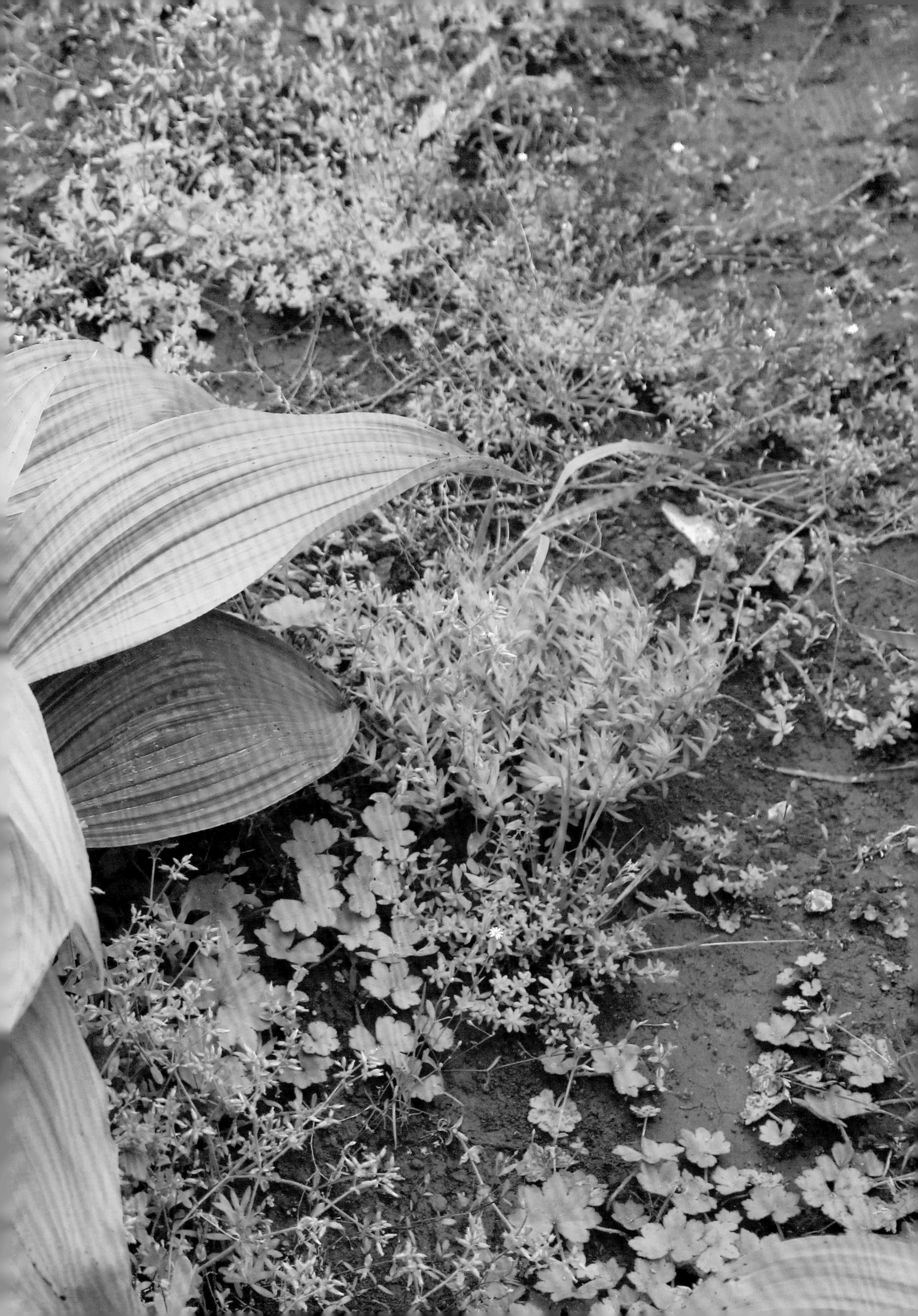

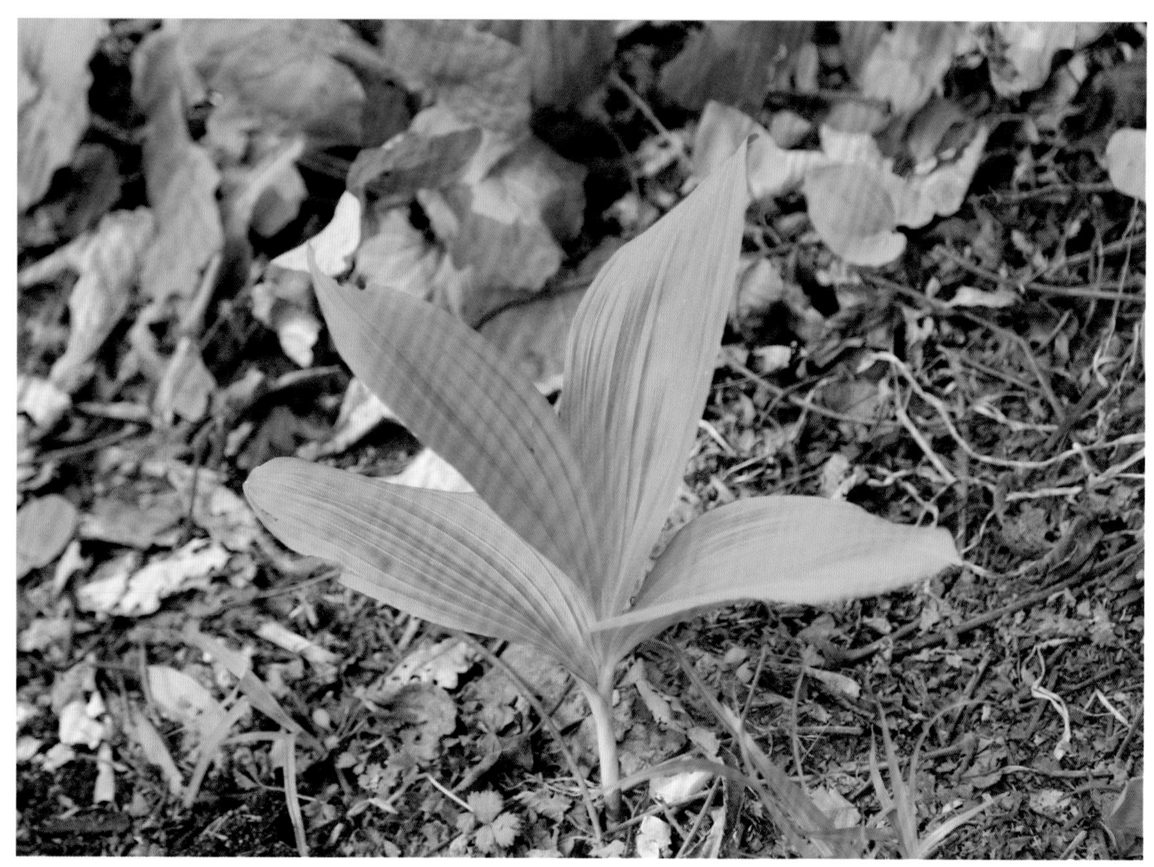

藜芦

识别特征

多年生草本，高 60 ~ 100 cm。植株粗壮，基部的鞘枯死后残留为有网眼的黑色纤维网。叶互生；无叶柄或茎上部叶具短柄；叶片薄革质，椭圆形、宽卵状椭圆形或卵状披针形，长 22 ~ 25 cm，宽约 10 cm，先端锐尖或渐尖，两面短毛。圆锥花序 30 ~ 25 cm，宽约 10 cm，先端锐尖或渐尖，两面短毛。侧生总状花序常具雄花，顶生总状花序常较偶生花序长2倍以上，几乎全部为两性花，总轴和枝轴密被白色绵状毛；花被片 6，开展或略反折，长圆形，长 5 ~ 8 mm，宽约 3 mm，全缘，黑紫色；雄蕊 6，花药肾形，背着，会合为 1 室；子房卵形，3 室，无毛，花柱 3。蒴果卵圆形，具 3 钝棱，长1.5 ~ 2.0 cm，宽1.0 ~ 1.3 cm。种子扁平，具膜质翅。花、果期7—9月。

生境分布

分布于山西、河南、河北、山东、辽宁等省区，均为野生。

采收加工

5—6 月未抽花茎时采挖，除去苗叶，晒干或用开水浸烫后晒干。

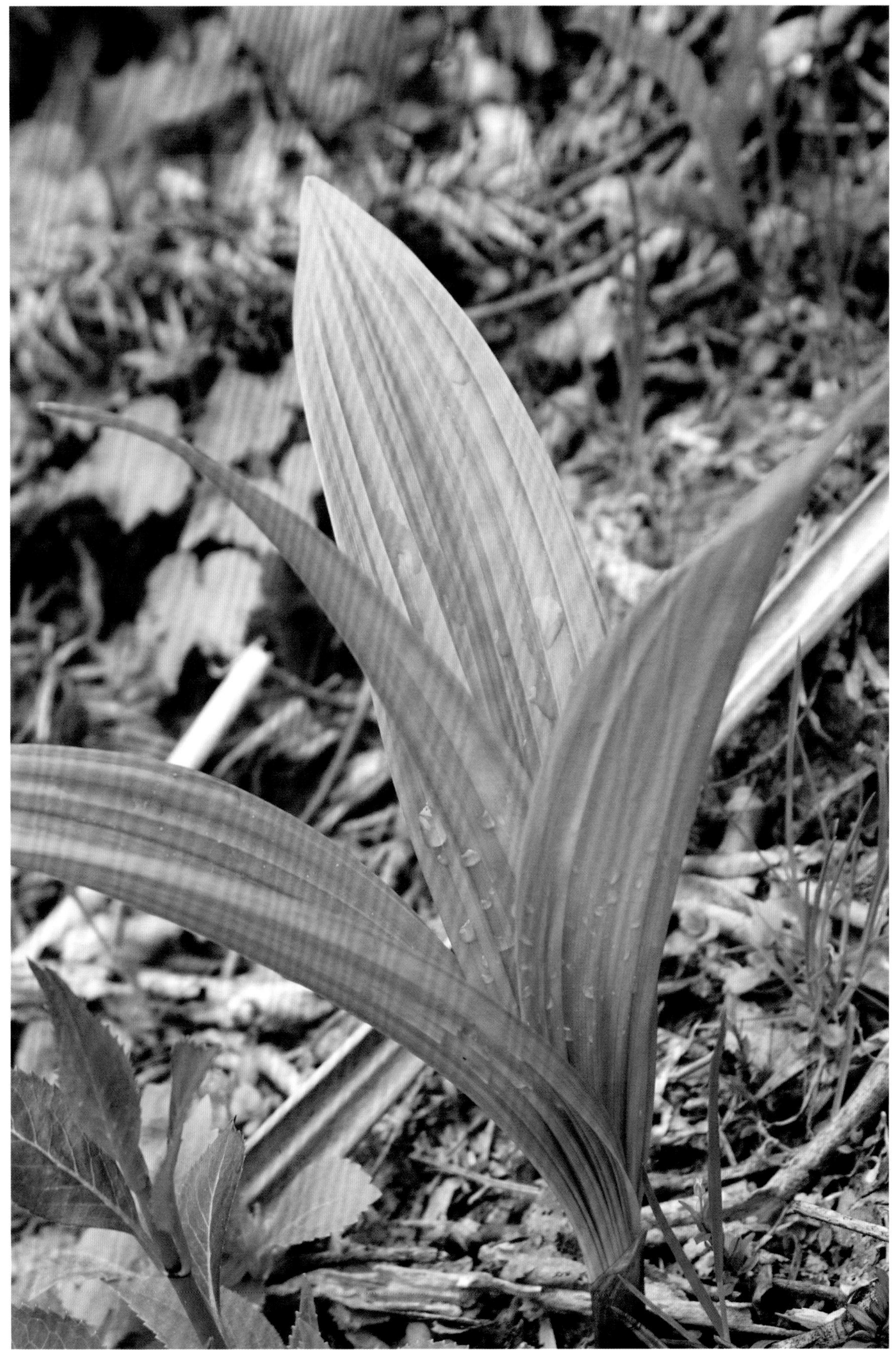

藜芦

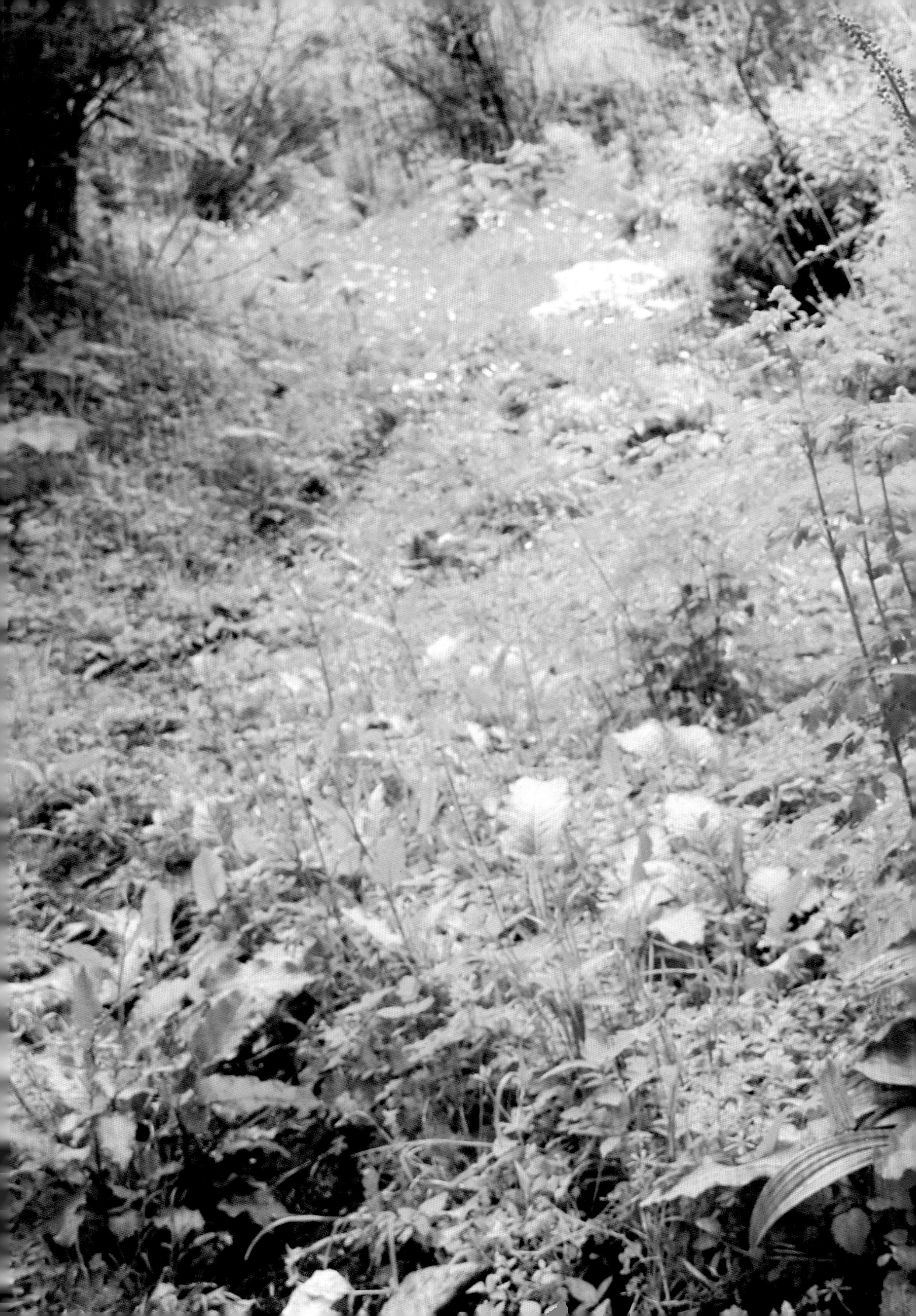

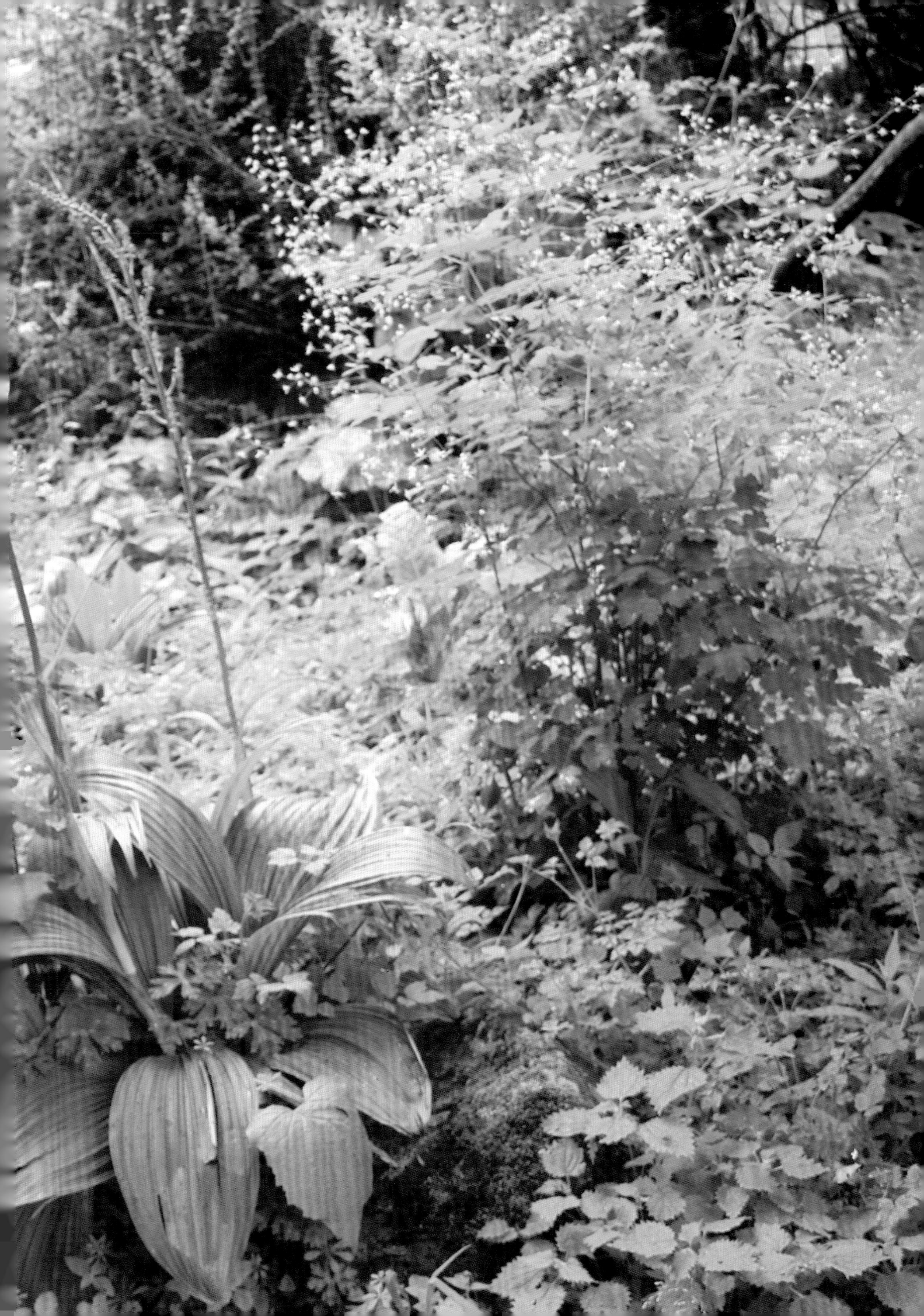

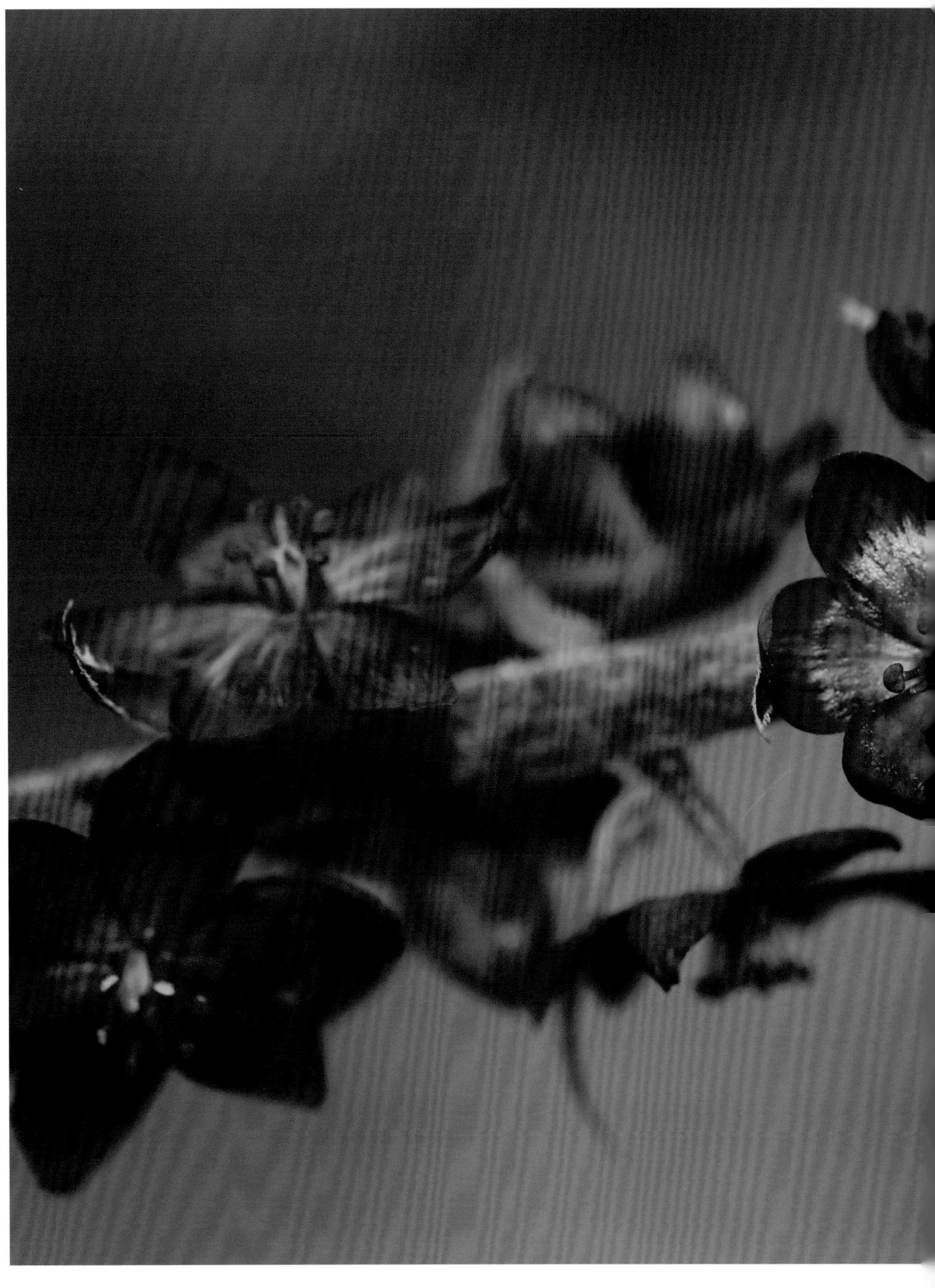

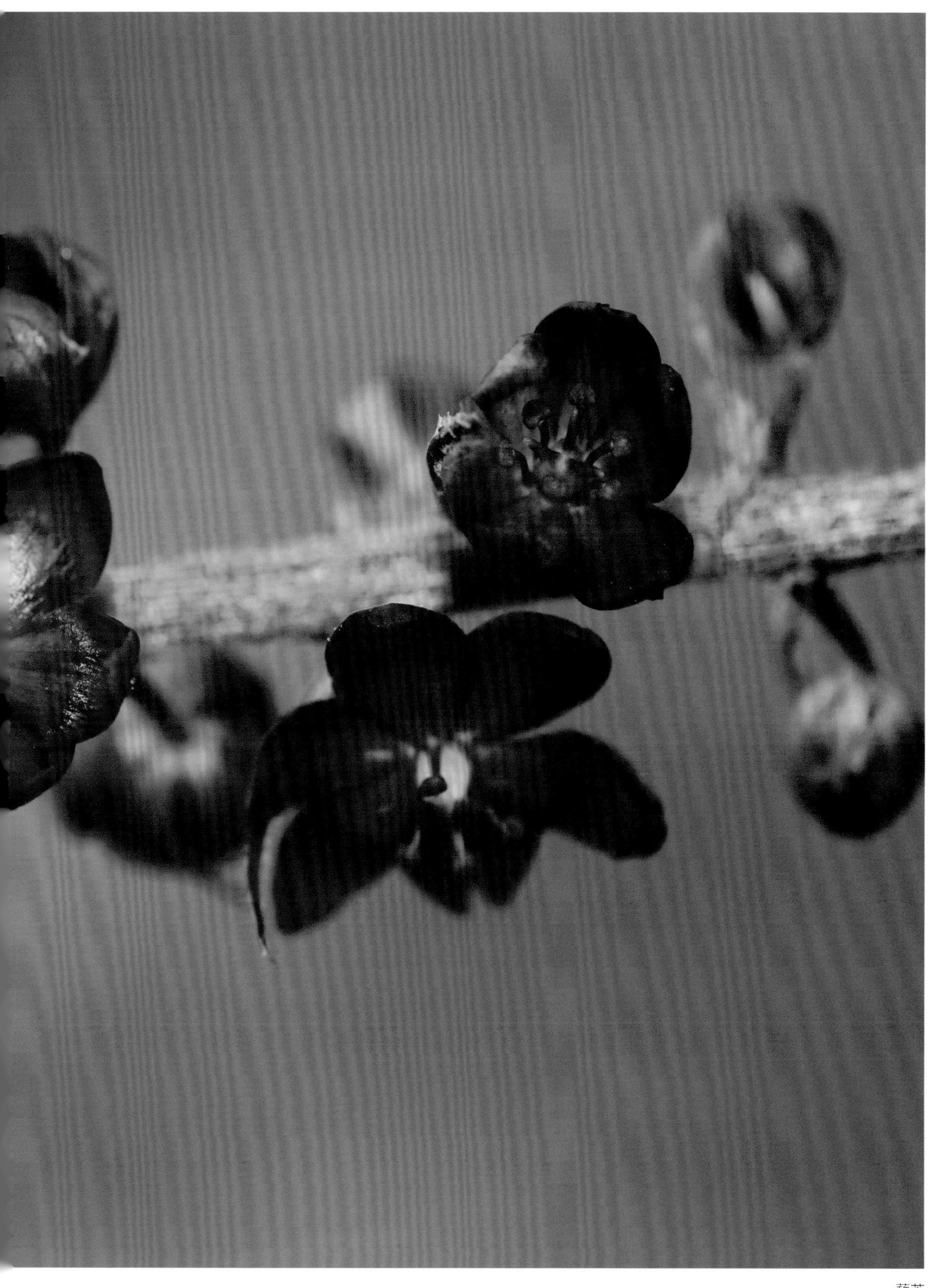

藜芦

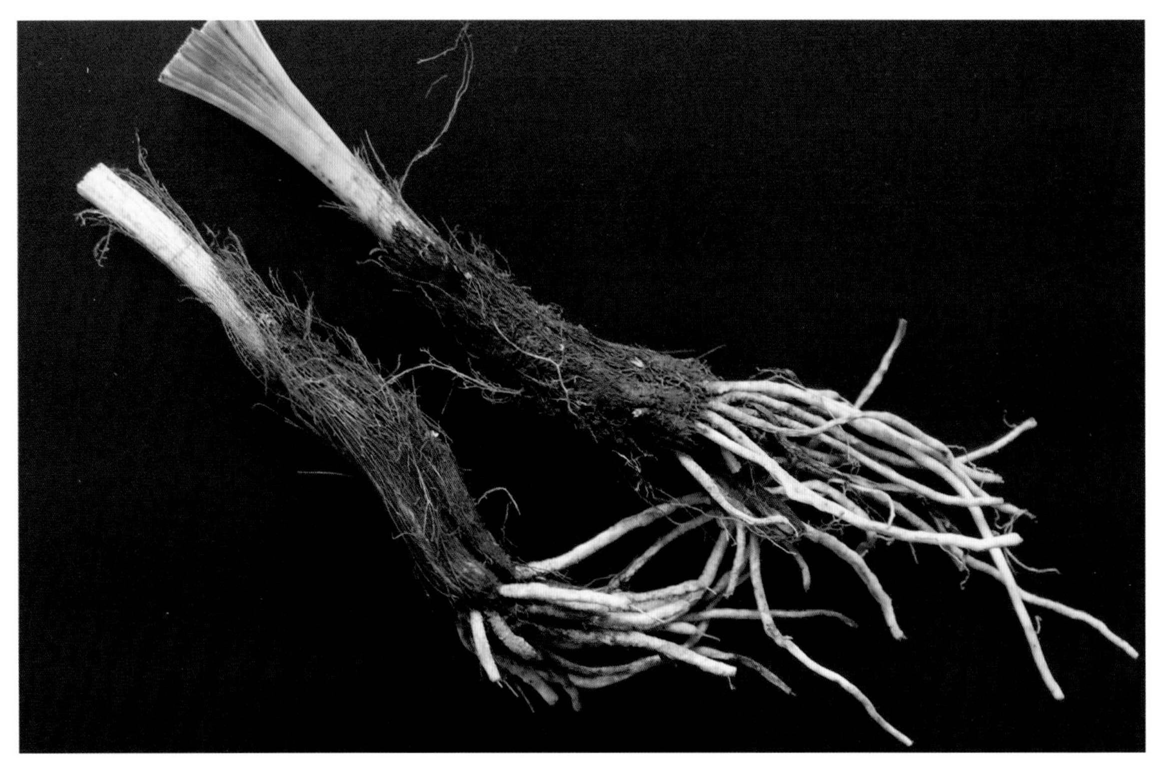

藜芦药材

药材鉴别

本品呈圆柱形或不规则中段，直径 0.7 ~ 1.5 cm，外被残留的棕色叶基维管束，形同蓑衣。下部簇生众多的须根。表面褐色，具有细而密的横皱纹，质脆，易折断，断面类白色，粉性。中心有淡黄色的木质部，易与皮部分离。气微，味辛苦，粉末有强烈的催嚏性。以根粗壮、无杂质者为佳。

功效主治

吐风痰，杀虫毒。主治中风痰涌、风痫癫疾、黄疸、久疟、泻痢、头痛、喉痹、鼻息、疥癣、恶疮。

药理作用

本品有降压作用，降压作用持久而显著，无急速耐受现象，在降压的同时伴有心率减慢、呼吸抑制或暂停。对家蝇有强大的毒杀效力。

用法用量

内服：0.3 ~ 0.9 g，宜作丸、散。外用：适量，研末，油调涂。

民族药方

1. 食物中毒　藜芦粉 1.5 ~ 3.0 g。口服，可催吐，排出胃中毒物，作用较强，不可多服。

2. 疥疮　藜芦、大枫子、蛇床子、硫黄各 20 ~ 30 g，川椒 8 ~ 10 g。随证加减，每剂加水约 4000 ml，煎 2 次，至药液 3000 ml 左右，以桶盛之，先用清水、肥皂洗净，后用药液稍加力擦洗患处，以致将皮损擦破，每次洗 20 分钟，每日 1 次，连洗 2 ~ 4 日。

3. 足癣　藜芦、蜀椒、蛇床子、白附子、煅明矾、水银各 10 g。将上药共研细末，过筛，瓶装备用。将瘙疮散撒布于患处（水疱挑破），反复加药用手指揉搓。

4. 斑秃　藜芦、蛇床子、黄柏、百部、五倍子各 4.5 g，斑蝥 3 g。用 95% 乙醇溶液 100 ml 浸泡 1 周后，用棉签蘸药酒涂擦皮损处，每日 1 ~ 2 次。

5. 寻常疣　藜芦、乌梅、千金子、急性子各 30 g。加入 75% 乙醇溶液 500 ml 浸泡 1 周。同时以药液涂患处，一般 3 ~ 5 日疣体消失。若一次未愈则继续应用。

使用注意

本品毒性强烈，内服宜慎。体弱、失血患者及孕妇忌服。反细辛、芍药及五参。

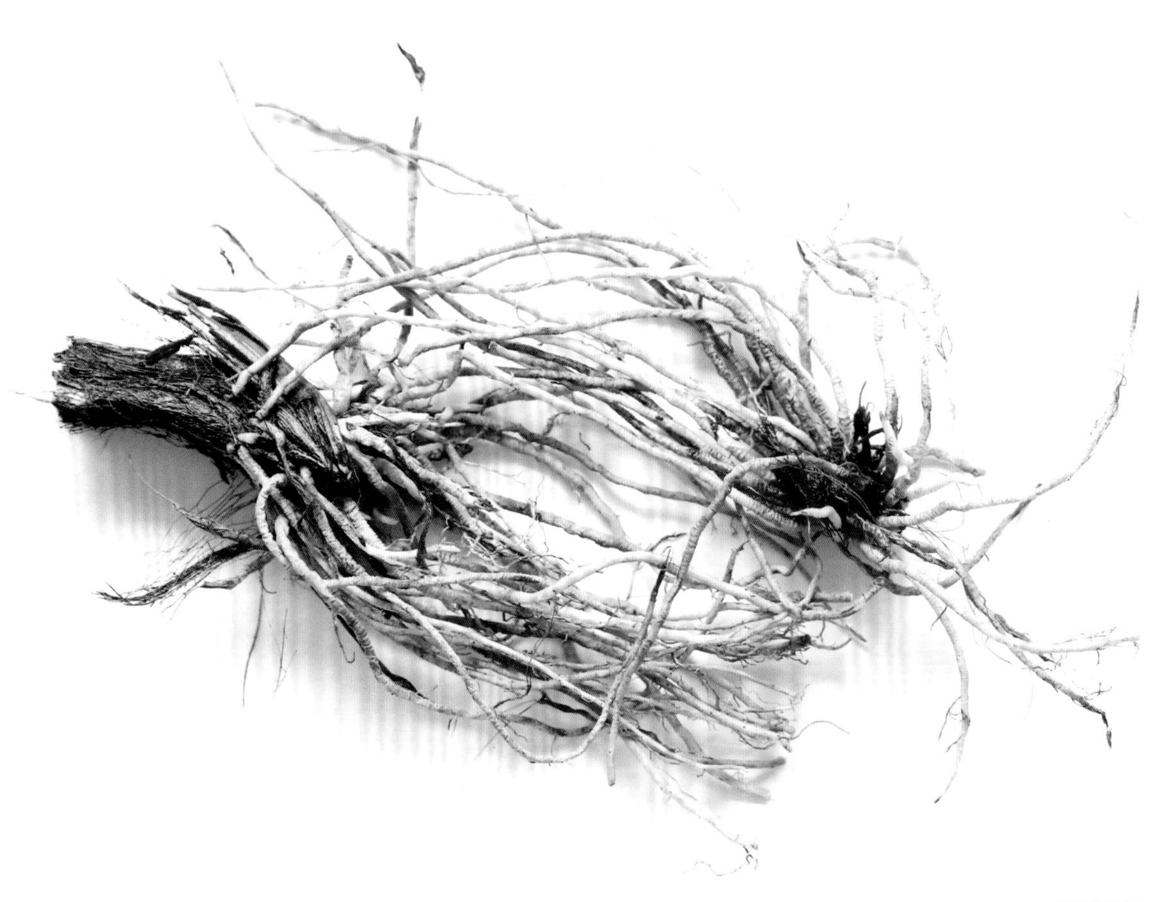

藜芦药材

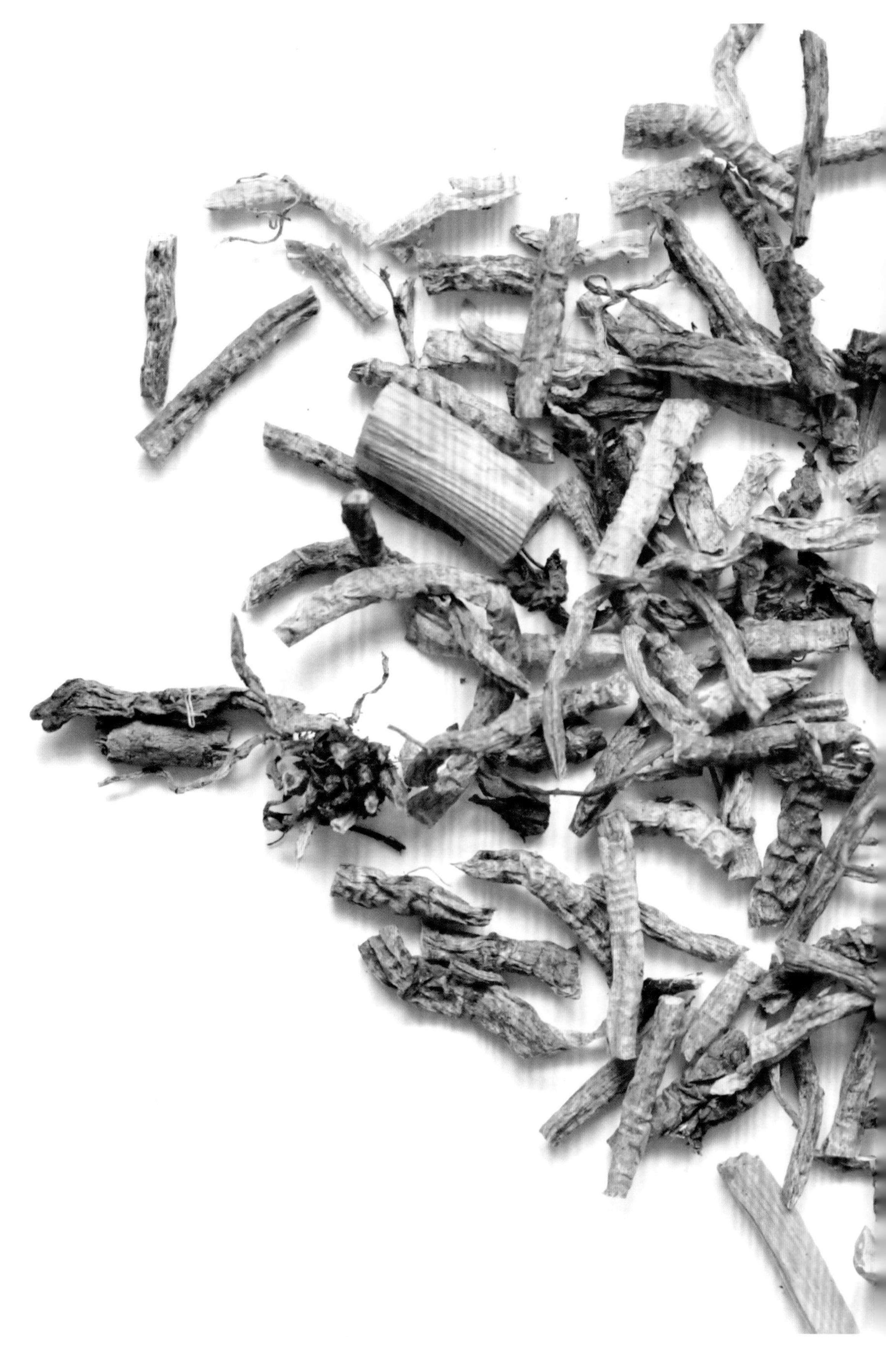

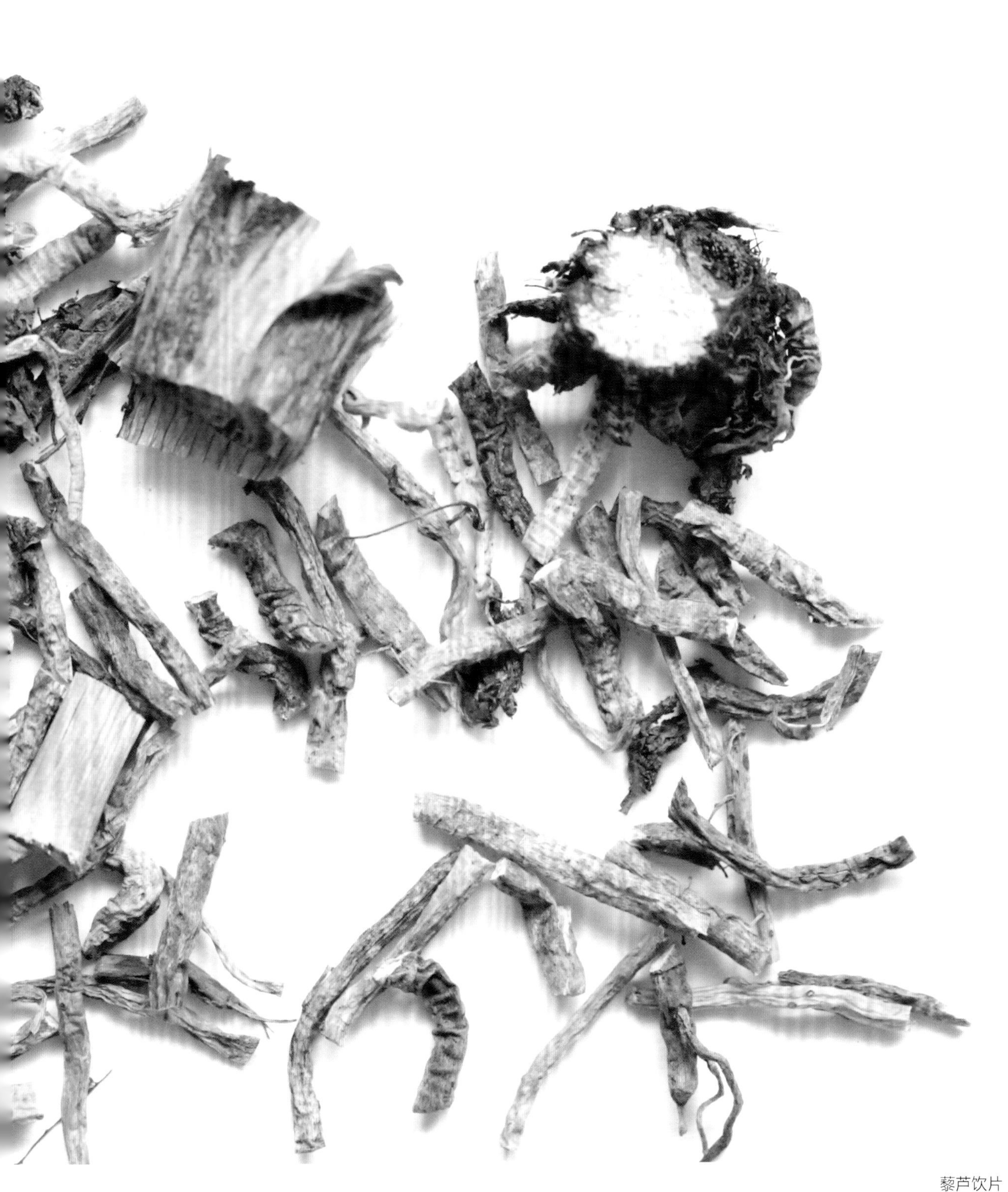

藜芦饮片

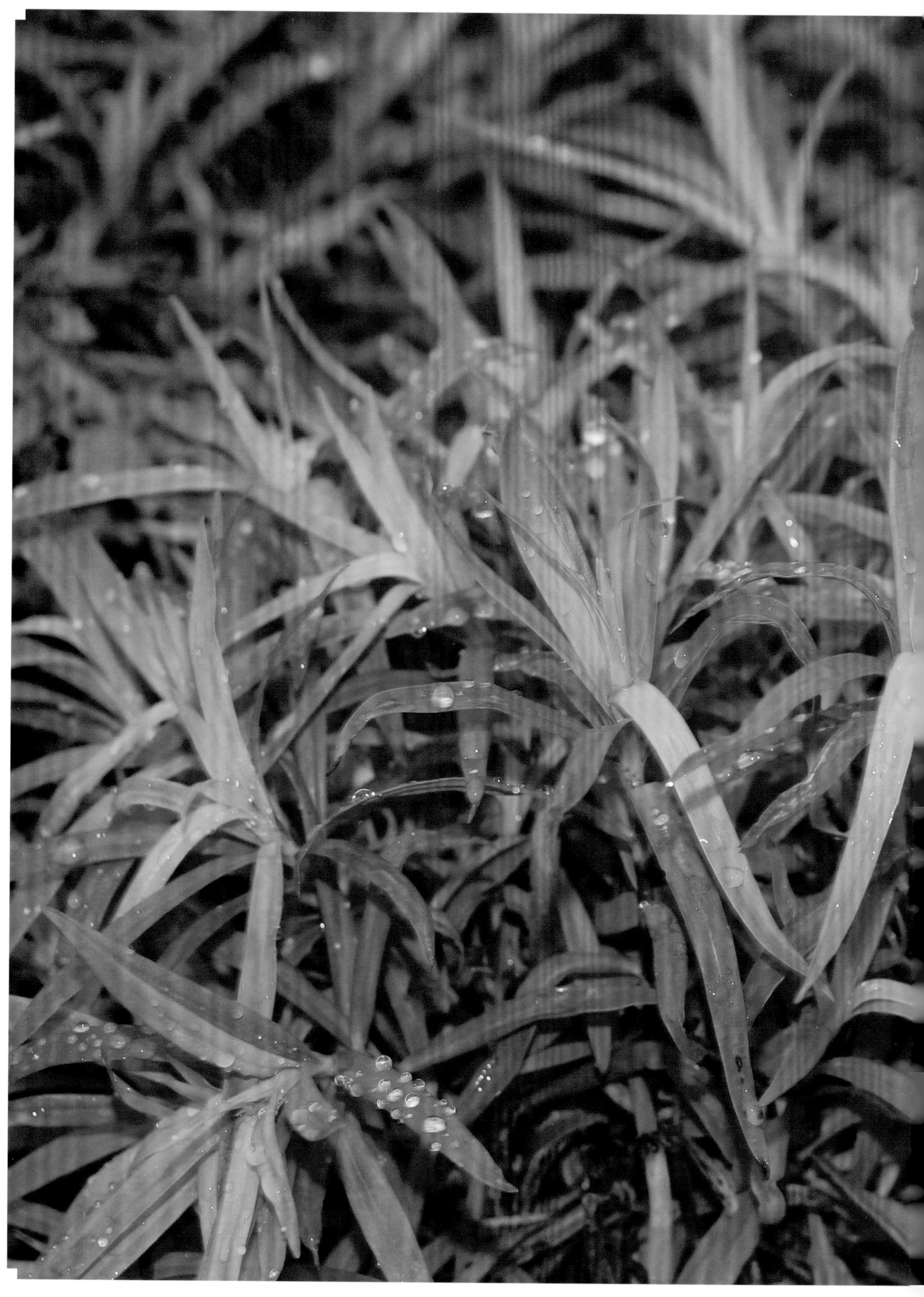

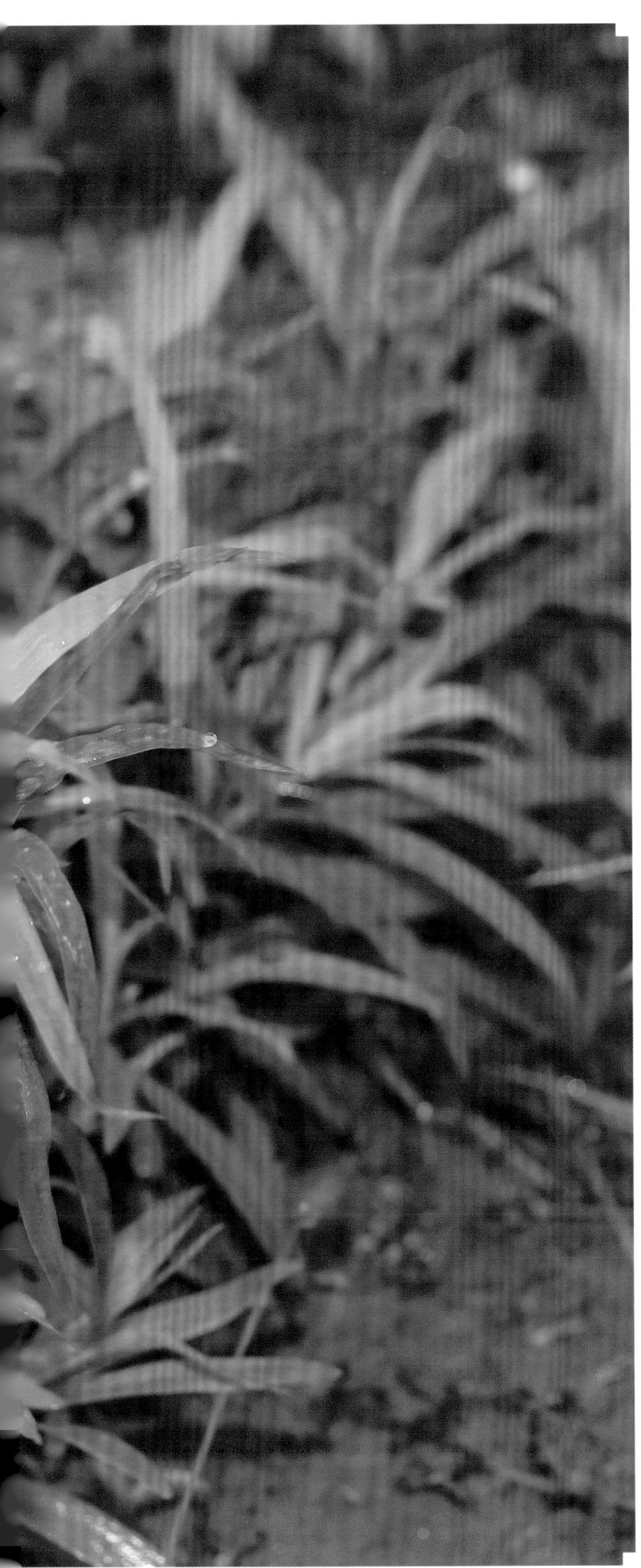

瞿麦

【蒙药名】高优。

【别　名】巴沙嘎、瞿麦穗。

【来　源】本品为石竹科植物瞿麦 *Dianthus superbus* L. 等的干燥地上部分。

【性味归经】味苦，性寒。归心、小肠、膀胱经。

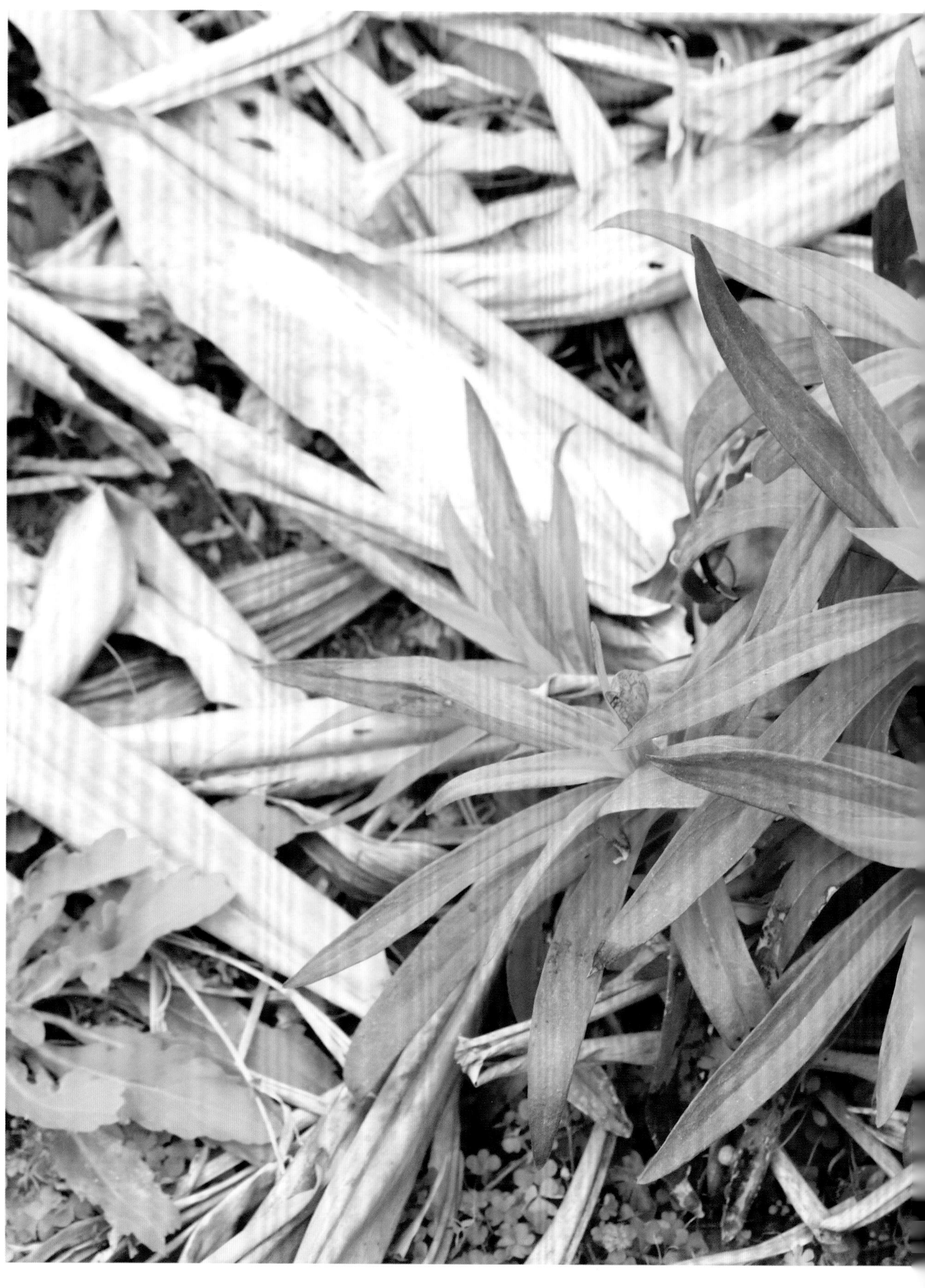

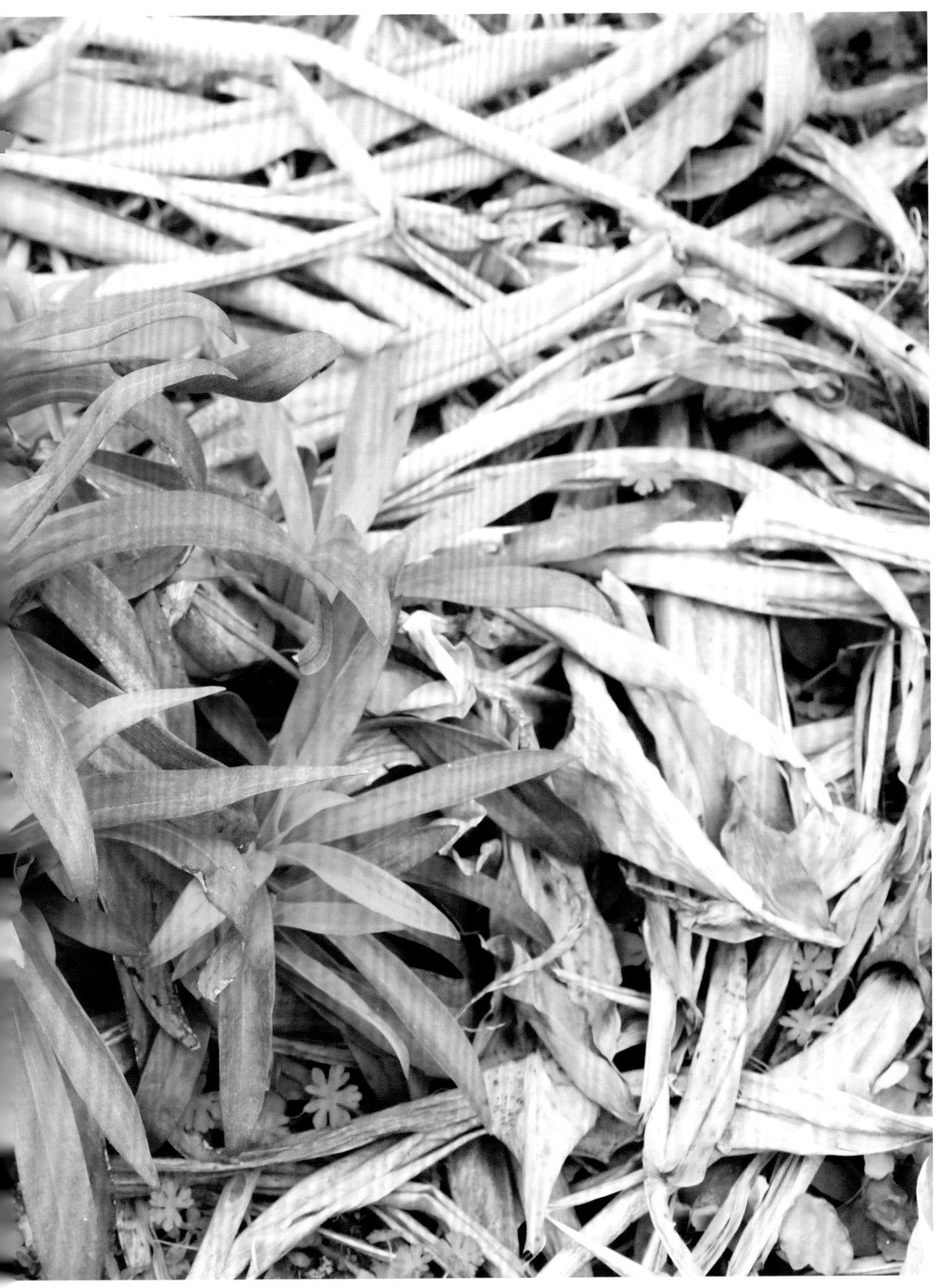

瞿麦

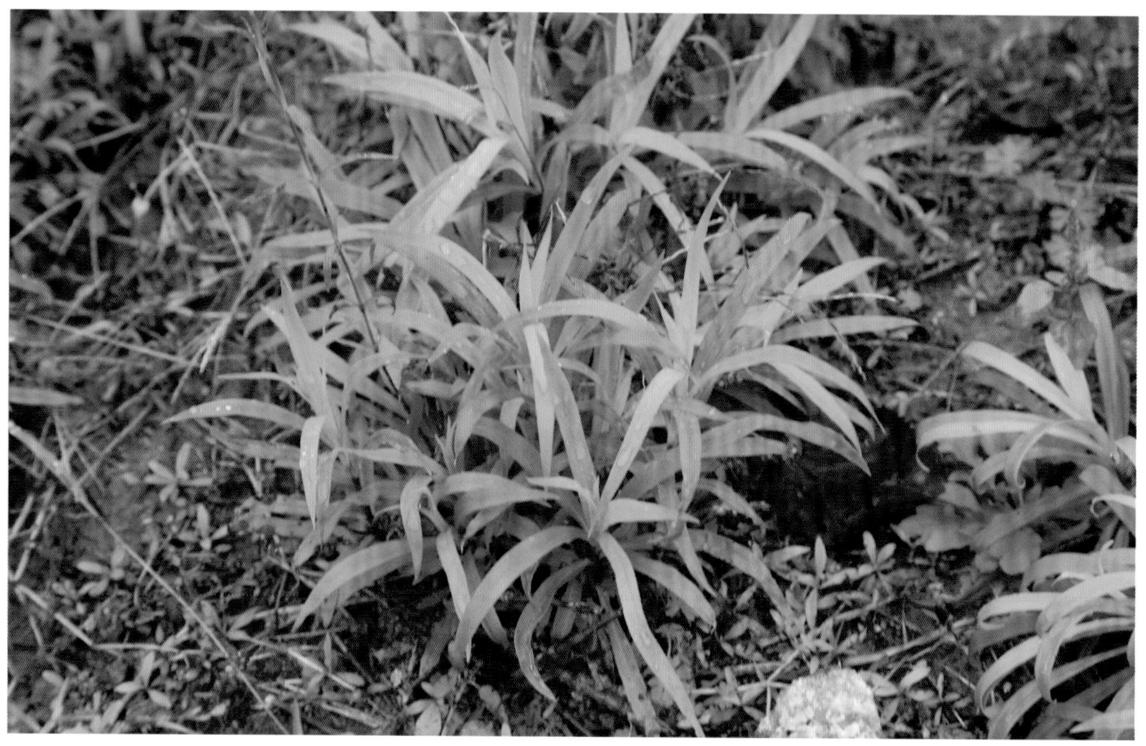

瞿麦

识别特征

多年生草本，高达 1 m。茎丛生，直立，无毛，上部二歧分枝，节明显。叶互生，线形或线状披针形，先端渐尖，基部呈短鞘状抱茎，全缘，两面均无毛。花单生或数朵集成稀疏歧式分枝的圆锥花序；花梗长达 4 cm，花瓣淡红色、白色或淡紫红色，先端深裂成细线条，基部有须毛。蒴果长圆形，与宿萼近等长。

生境分布

生长于山坡、田野、林下。分布于河北、四川、湖北、湖南、浙江、江苏等省区。

采收加工

夏、秋二季花果期均可采收。一般在花未开放前采收。割取全株，除去杂草、泥土，晒干。

药材鉴别

本品呈不规则段状。茎圆柱形，表面淡绿色或黄绿色，略有光泽，无毛，节明显，略膨大。切面中空。叶多皱缩，破碎，对生，黄绿色，展平后叶片长条披针形，叶尖稍反卷，基部短鞘状抱茎。花萼筒状，苞片 4 ~ 6。蒴果长筒形，与宿萼等长。种子细小，多数。气微，味淡。

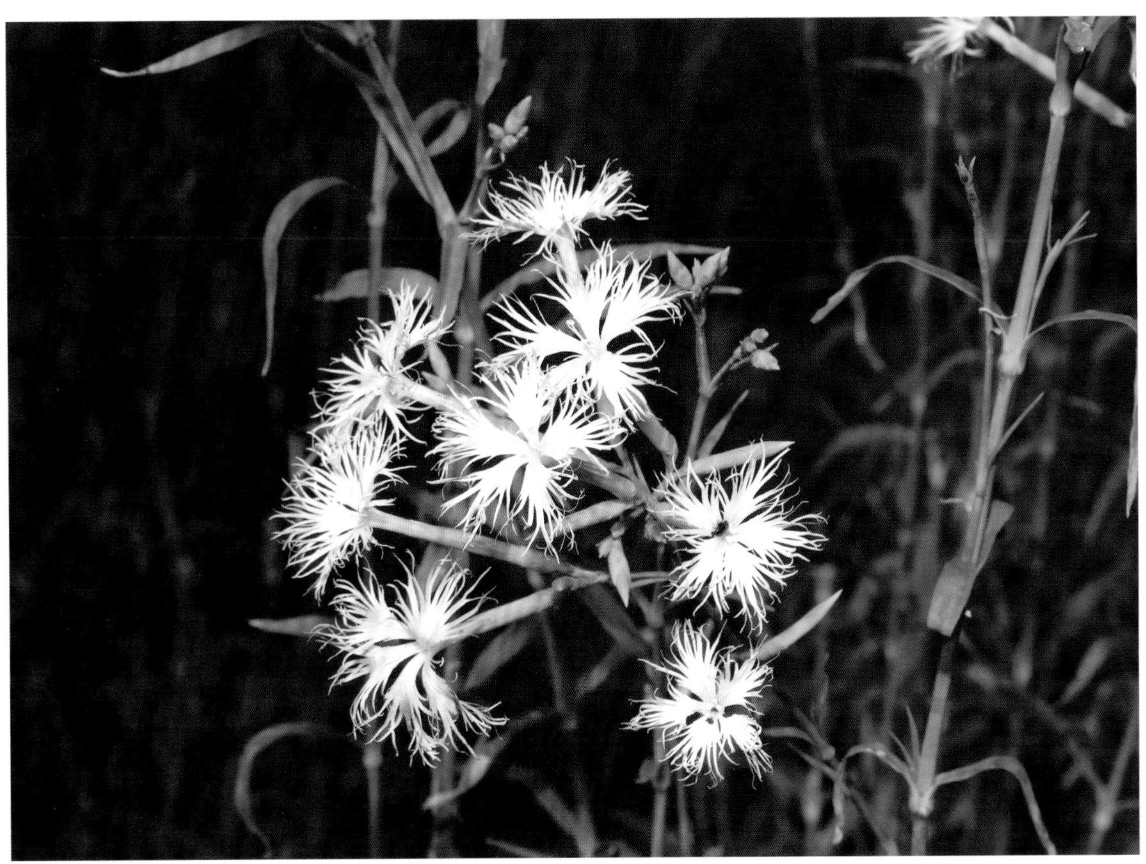

瞿麦

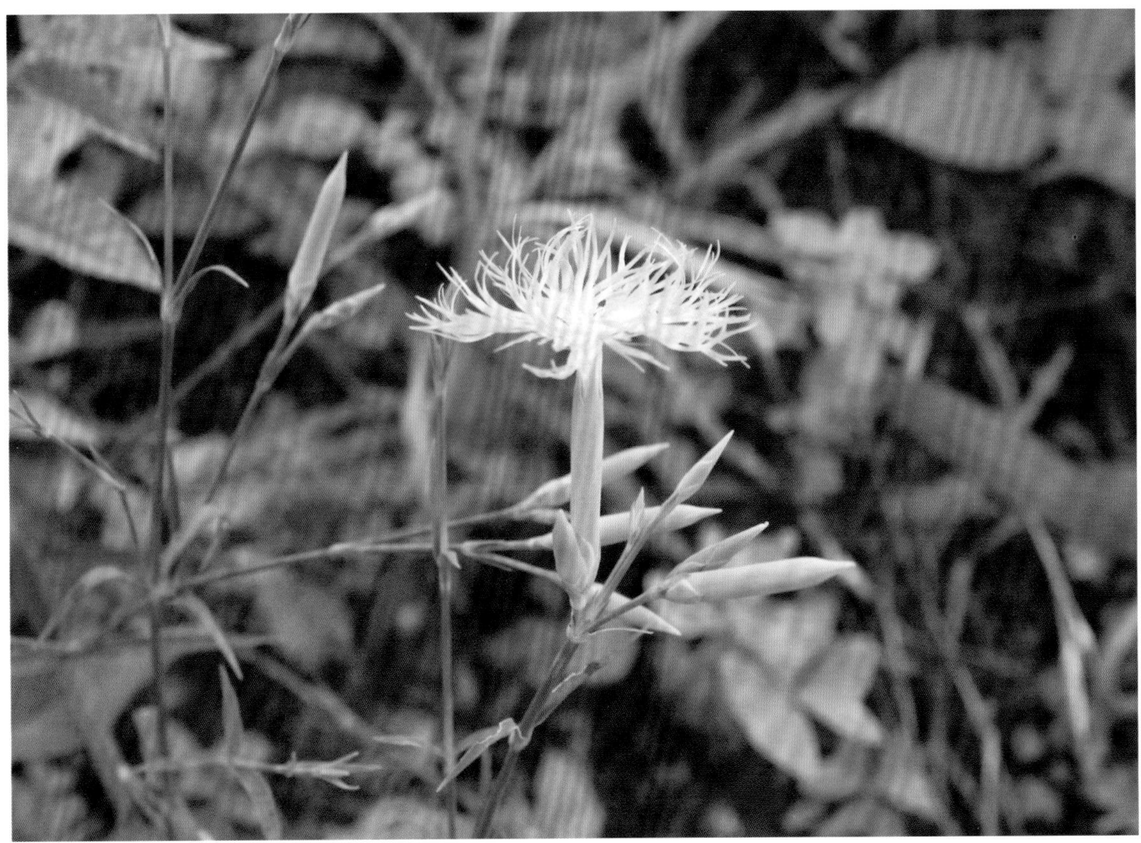

瞿麦

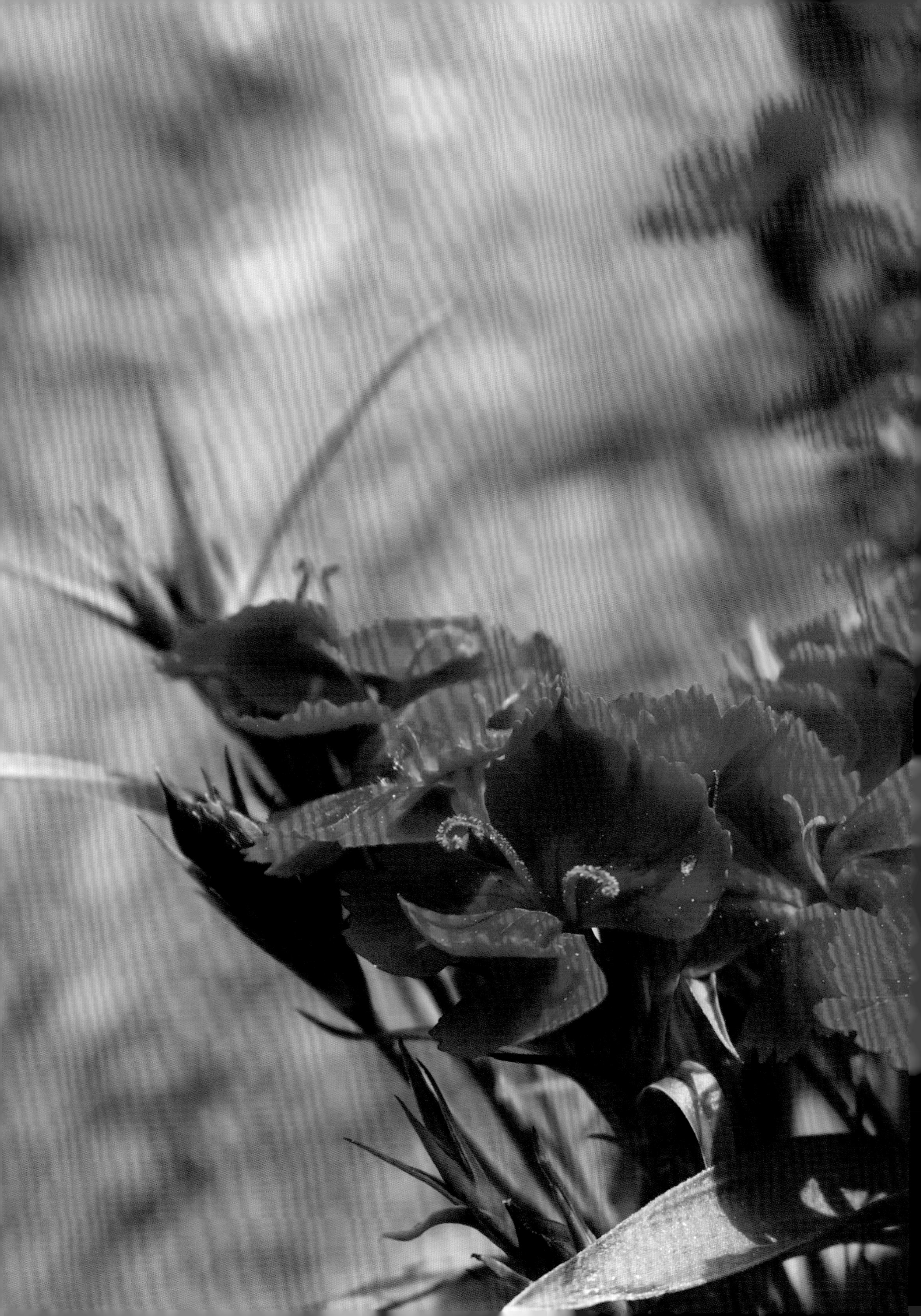

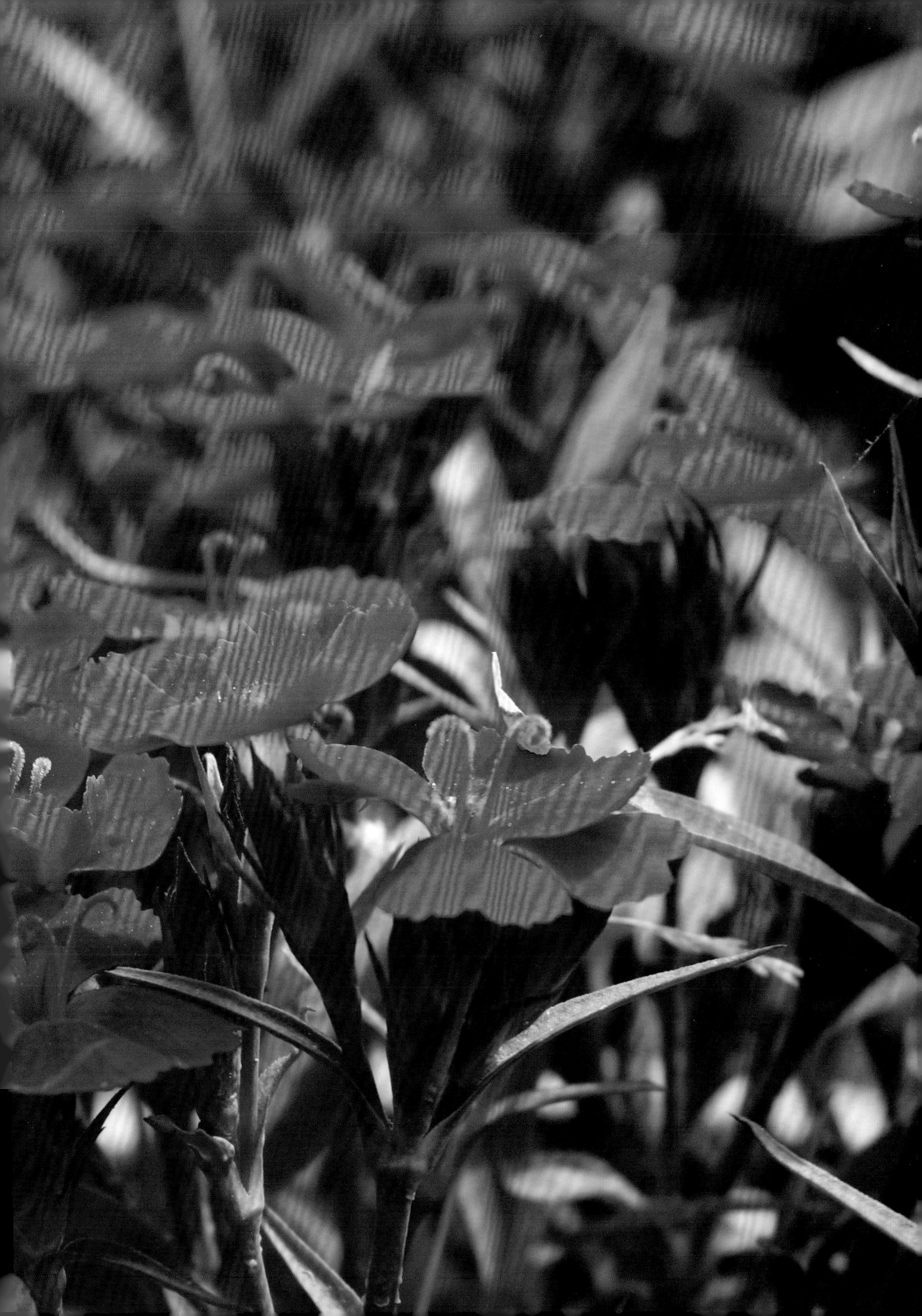

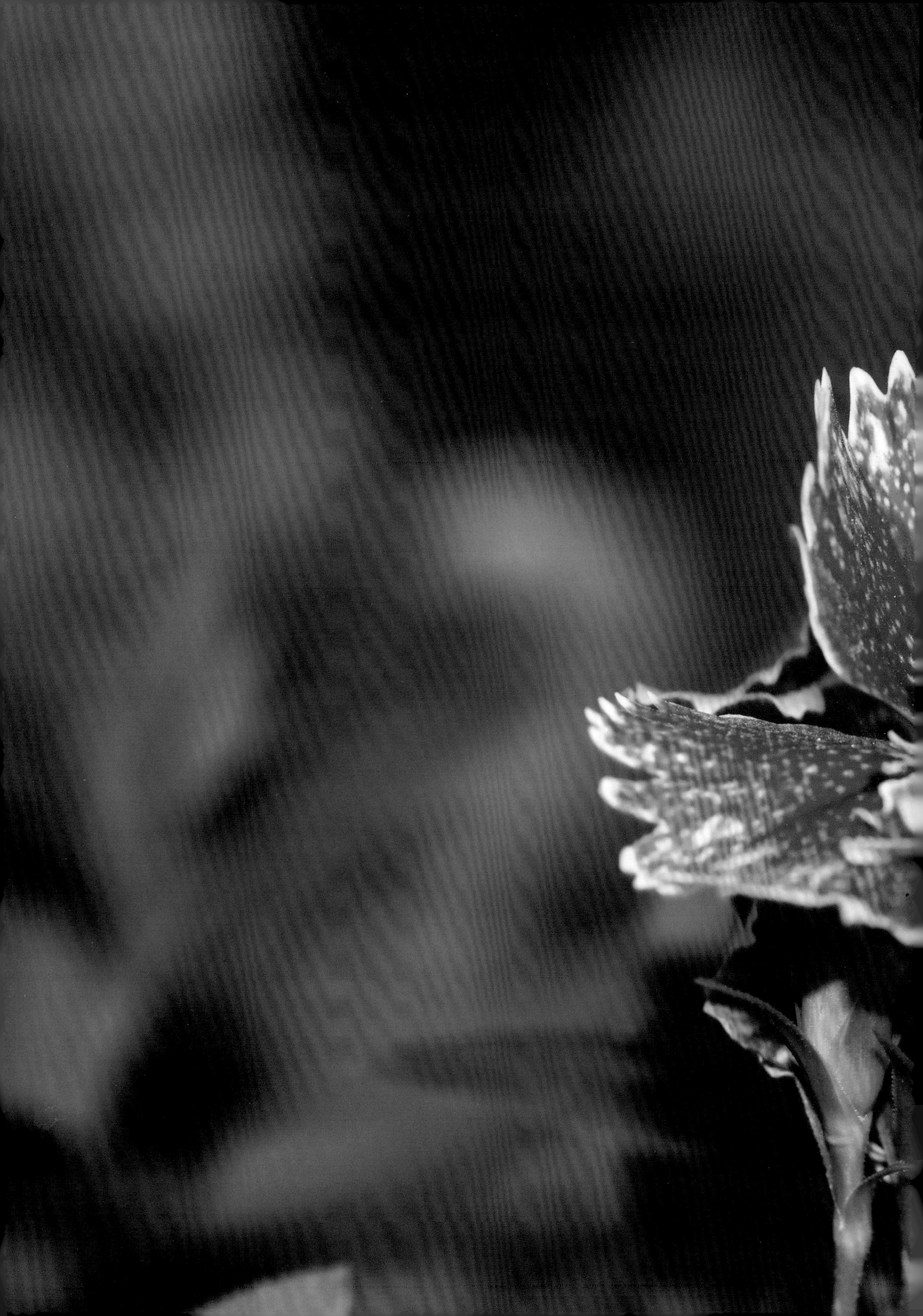

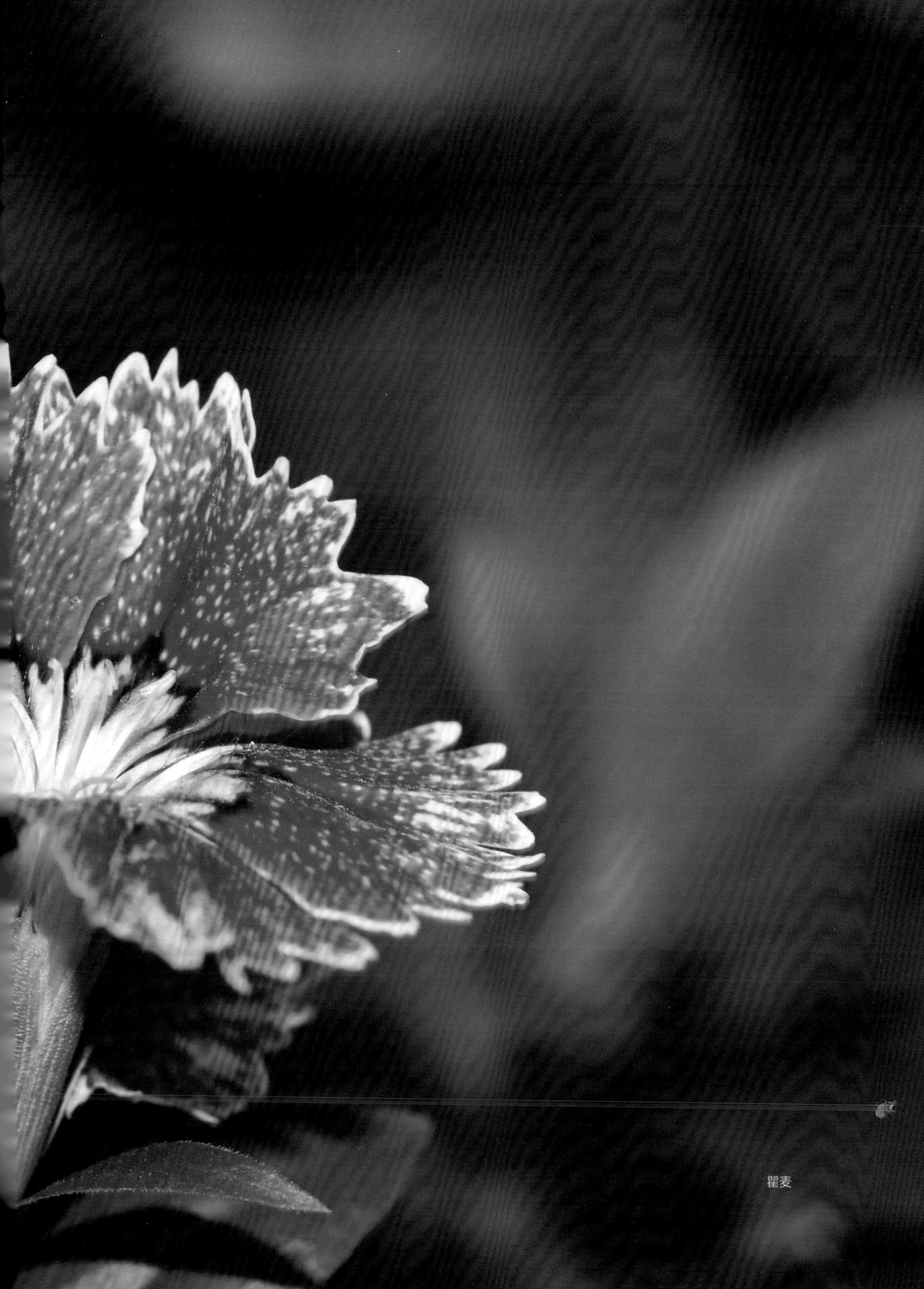

瞿麦

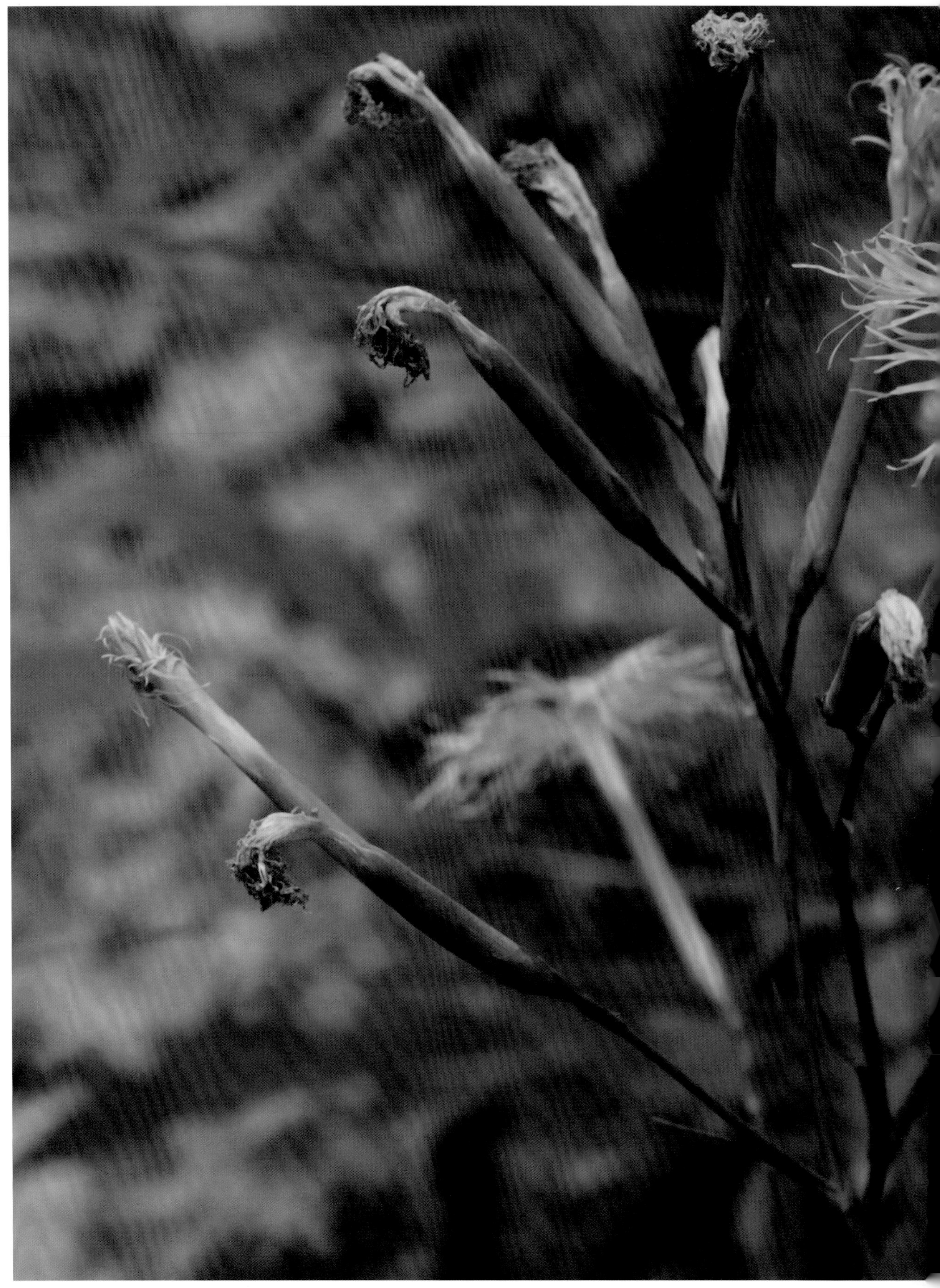

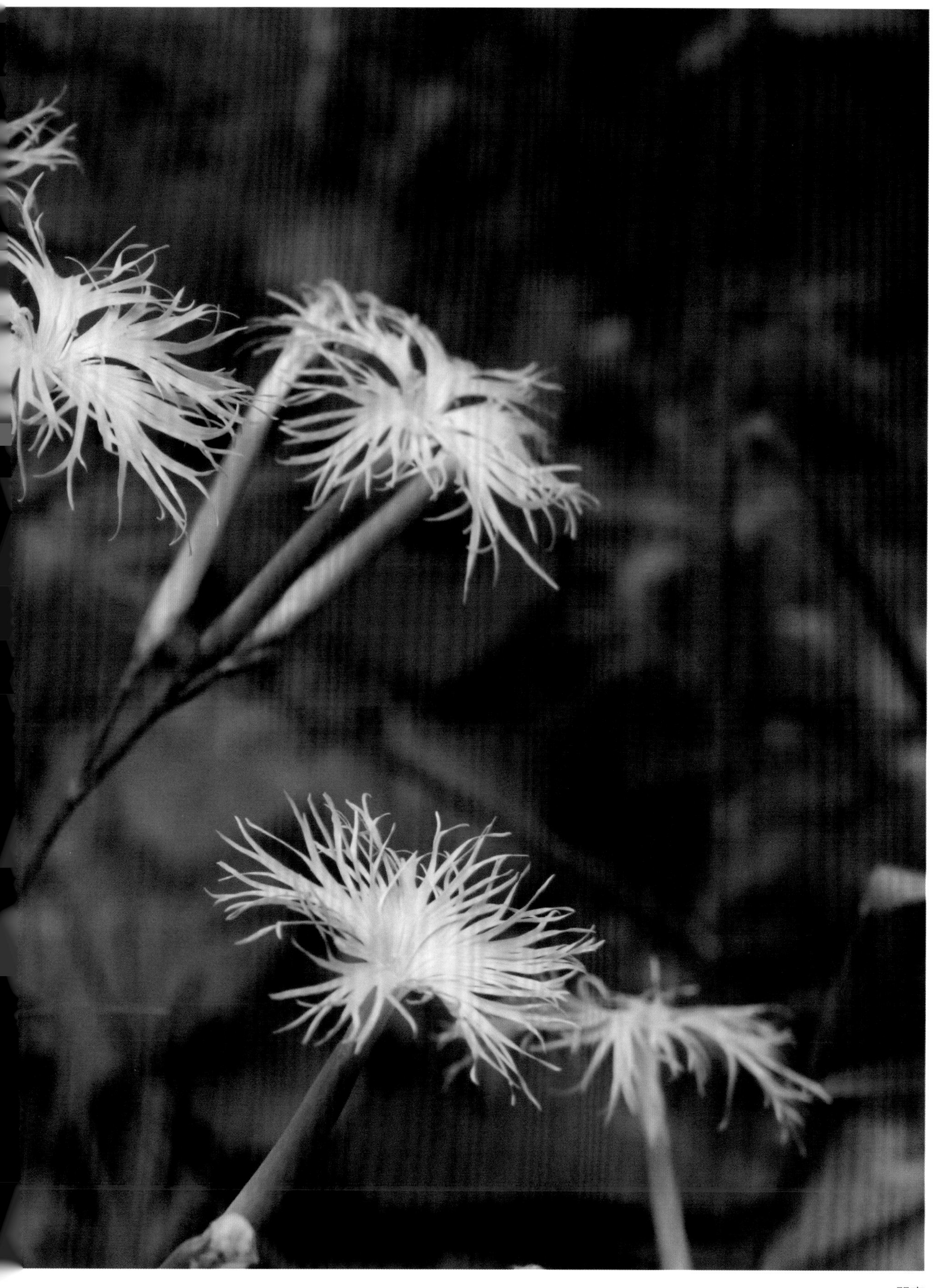

瞿麦

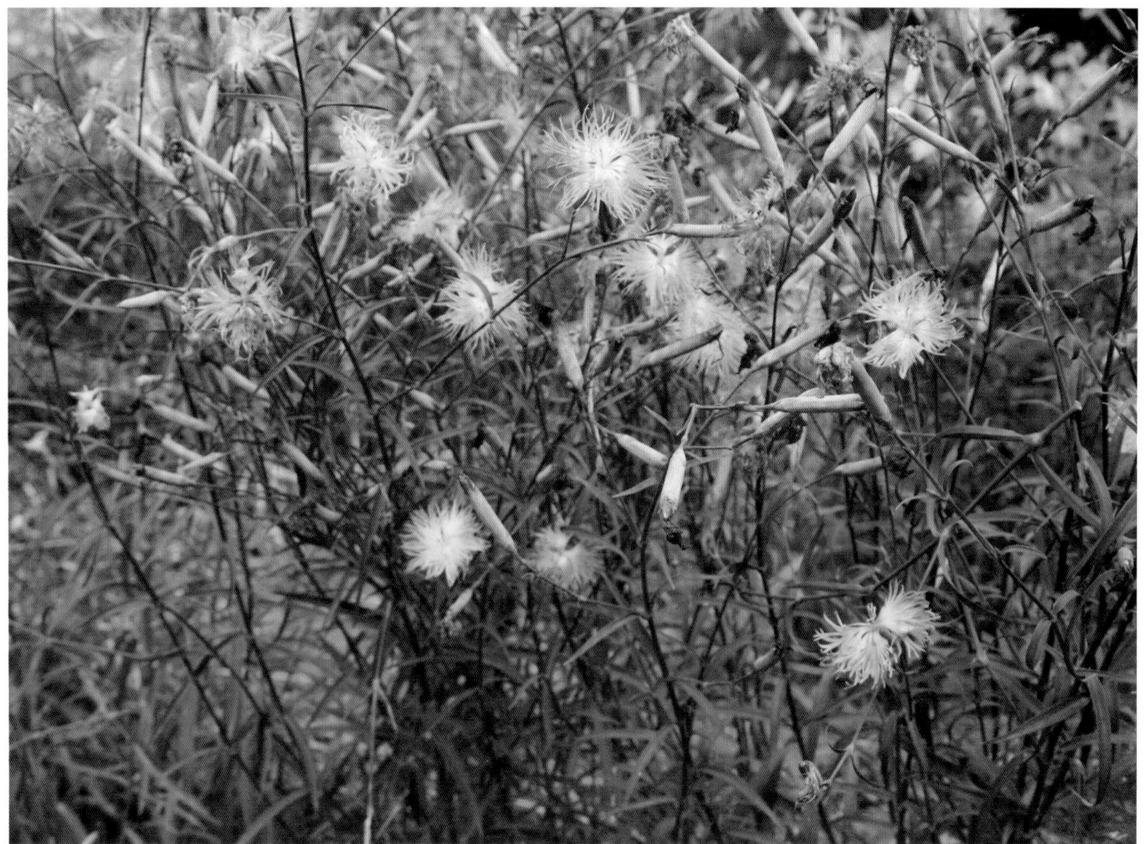

瞿麦

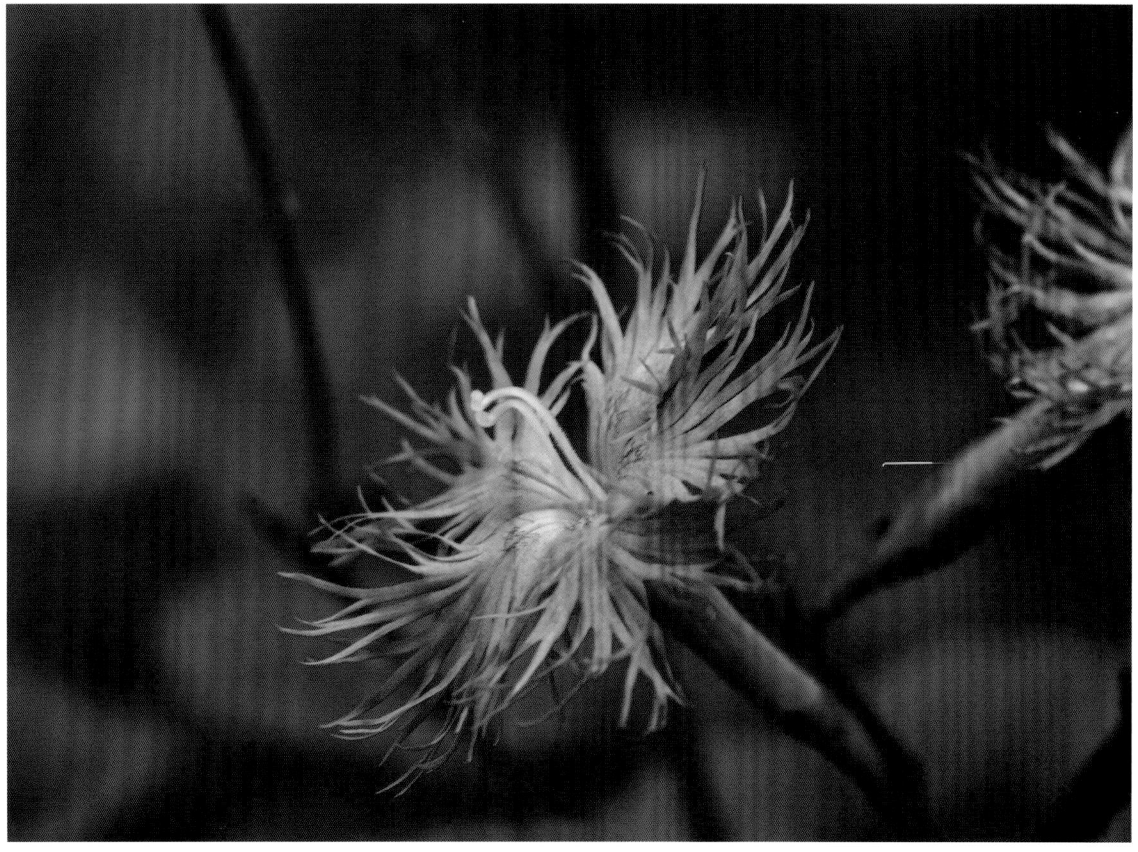

瞿麦

功效主治

利尿通淋，活血通经。本品苦寒清热泄降，能清心、小肠之火，导热下行而利小便，能泄血分之积而活血，故能利尿通淋、活血通经。

用法用量

内服：10 ~ 15 g，煎服。

民族药方

1．尿血、尿急、尿痛（热性病引起者） 瞿麦、白茅根、小蓟各 15 g，赤芍、生地黄各 12 g。水煎服。

2．湿疹，阴痒 鲜瞿麦 60 g。捣汁外涂或煎汤外洗。

3．闭经，痛经 瞿麦、丹参各 15 g，赤芍、桃仁各 8 g。水煎服。

4．卵巢囊肿 瞿麦 50 g。加水 1 L，开锅后文火煎 20 分钟，取汁当茶饮，连续用 30 ~ 60 日。

5．泌尿系感染 瞿麦、萹蓄各 20 g，蒲公英 50 g，黄柏 15 g，灯心草 5 g。水煎服。

6．食管癌，直肠癌 瞿麦根适量。晒干研末，撒于直肠癌肿瘤创面。

7．前列腺癌 瞿麦 60 ~ 120 g。加水煎汤，代茶饮，每日 1 剂。

使用注意

孕妇忌服。

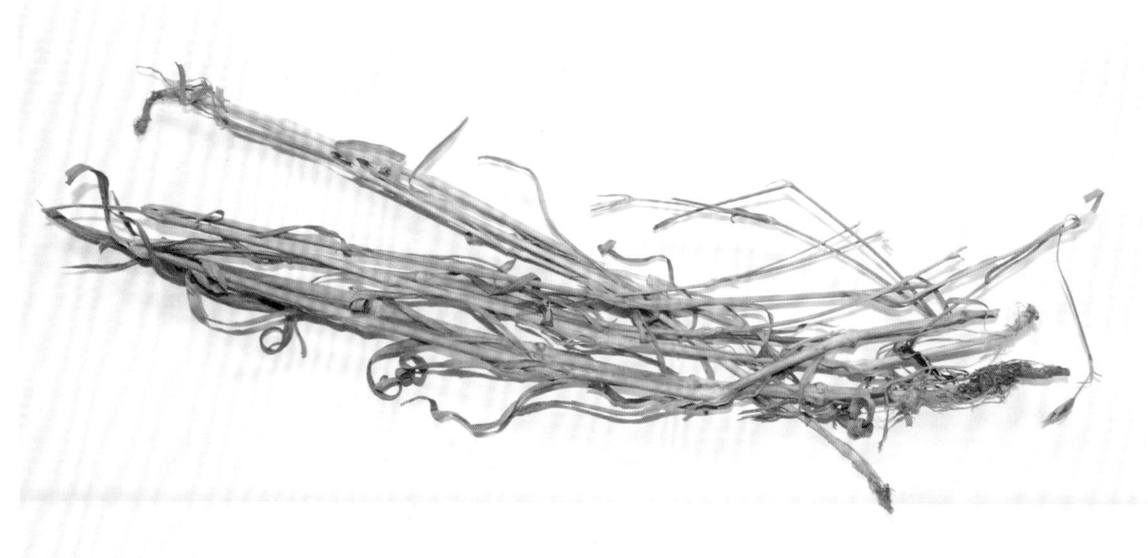

瞿麦药材

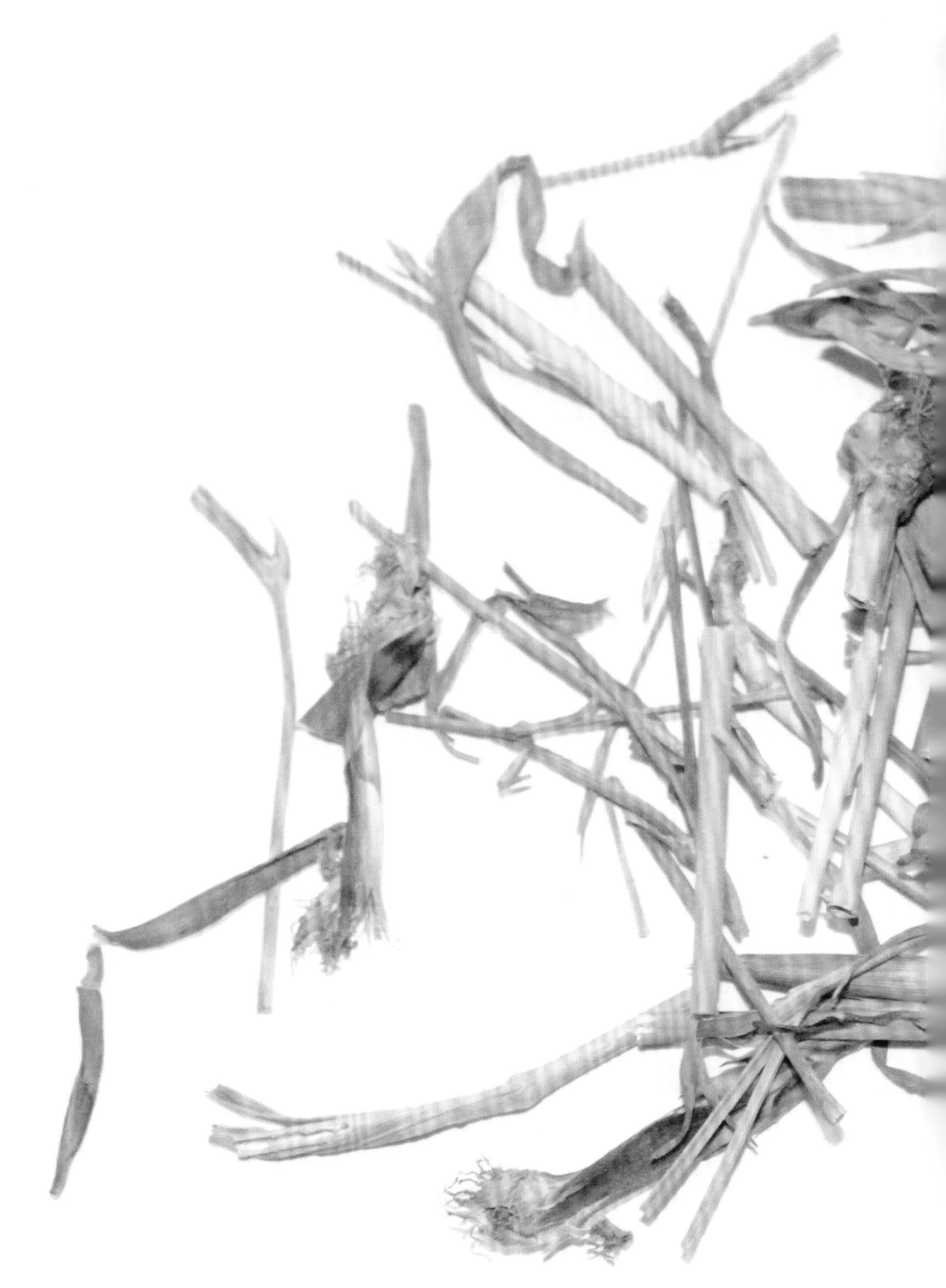

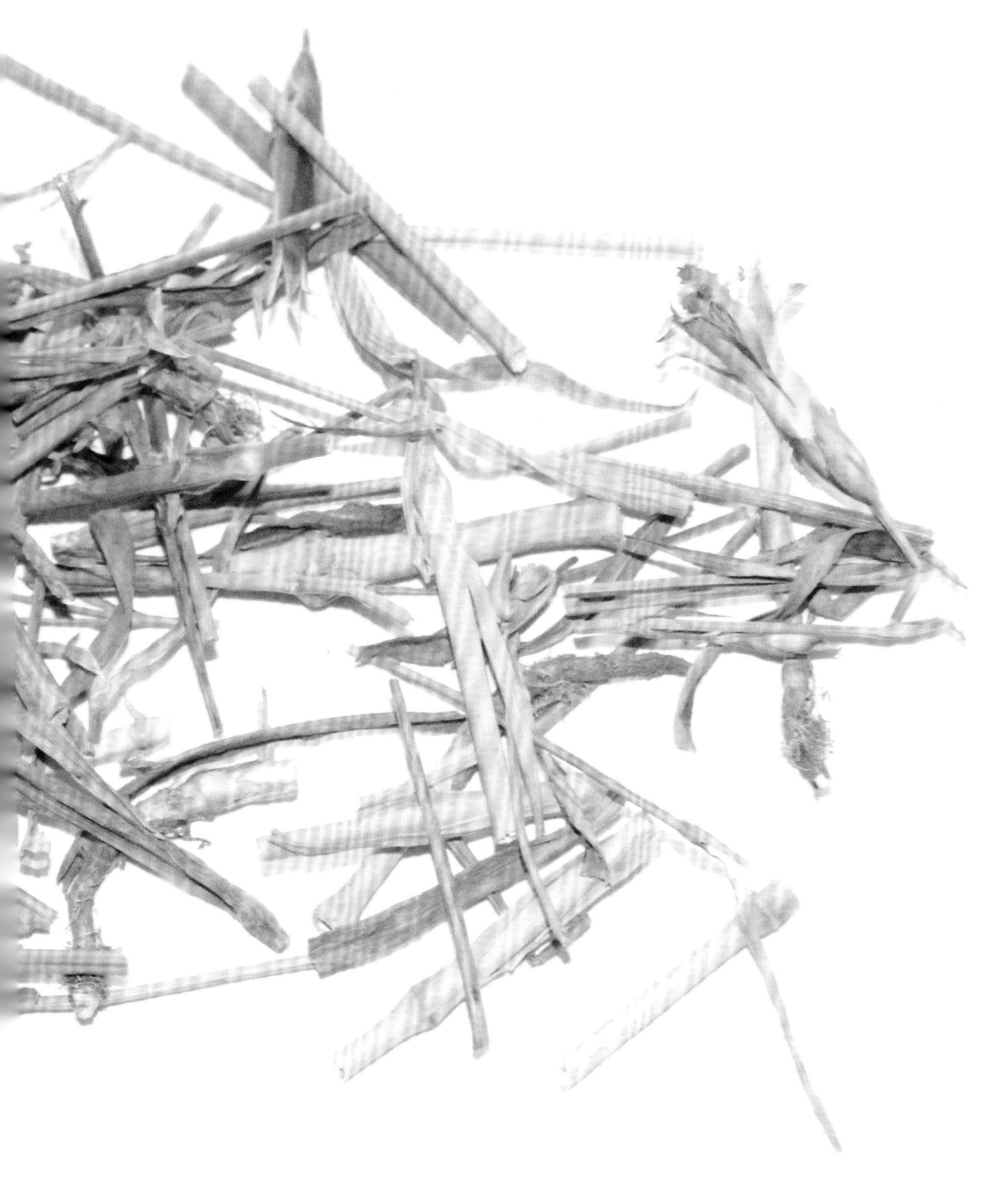

瞿麦饮片

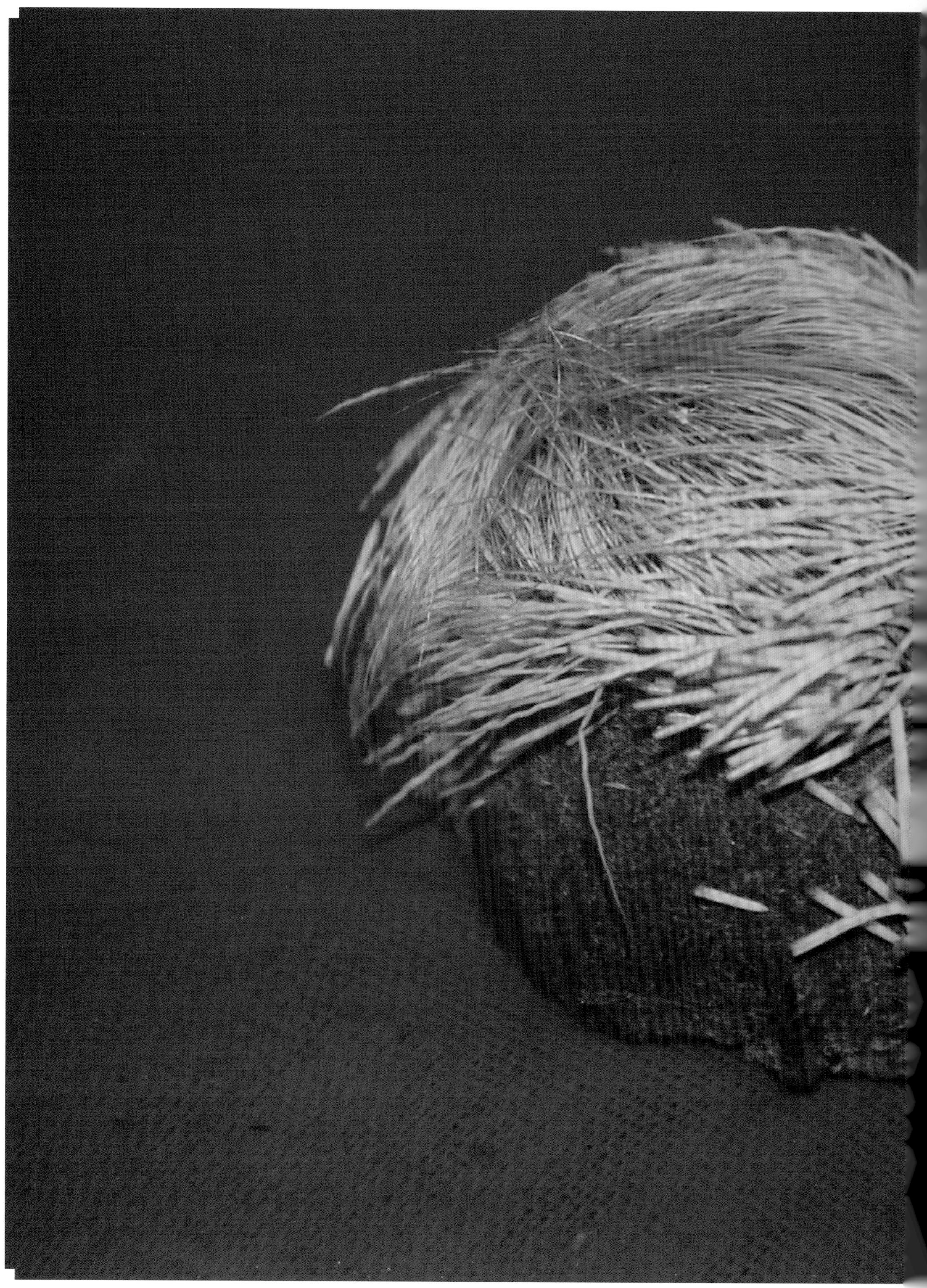

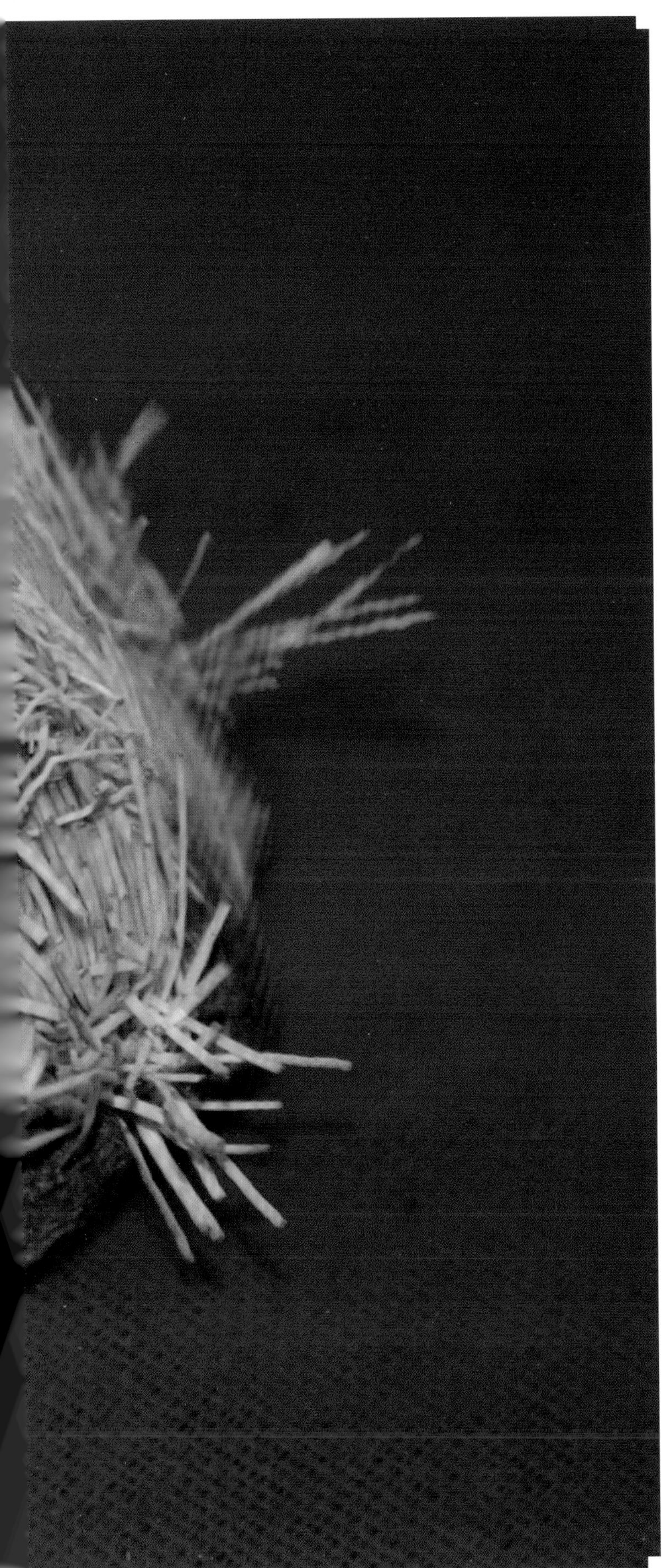

麝香

【蒙药名】札阿日。

【别　名】宝日、当门子、拉尔泽、乌奴日图、孜玛给达。

【来　源】本品为鹿科动物林麝 *Moschus berezovskii* Flerov、马麝 *Moschus sifanicus* Przewalski 或原麝 *Moschus moschiferus* Linnaeus 成熟雄体香囊中的干燥分泌物。

【性味归经】味辛，性温。归心、脾经。

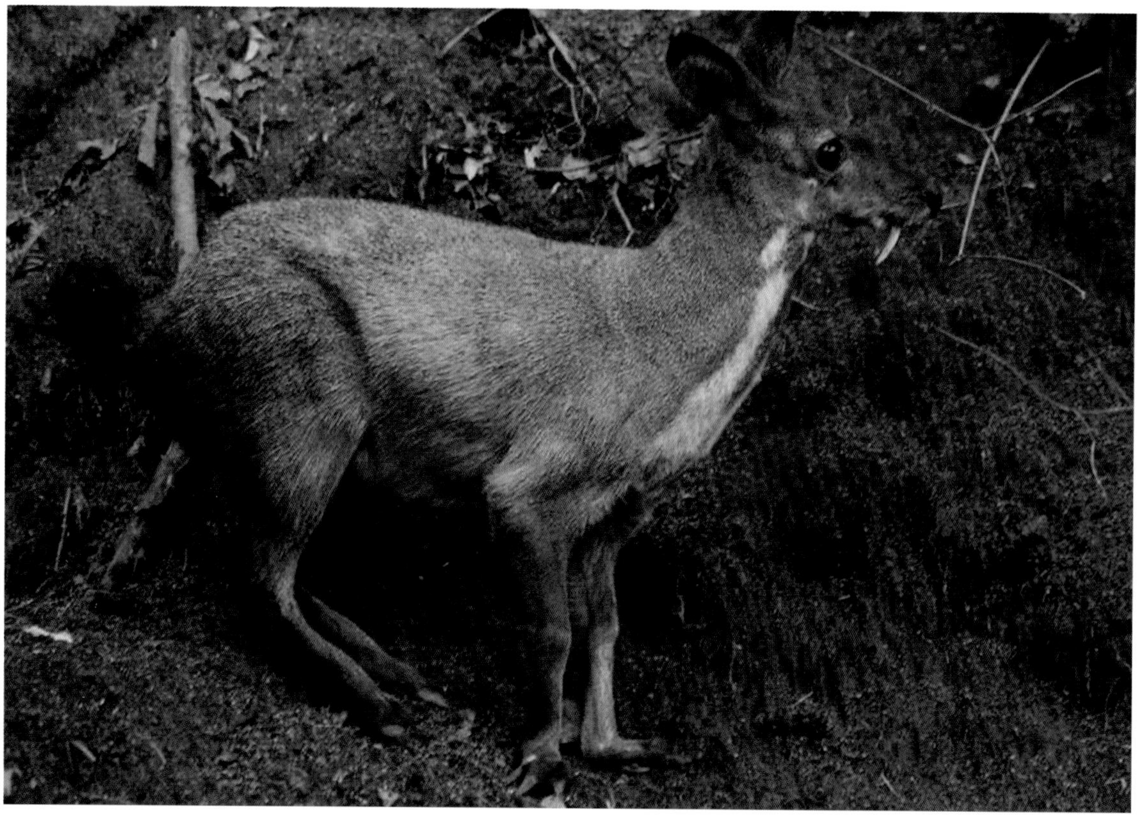

林麝

识别特征

体形小，长 65 ~ 95 cm，体重 8 ~ 13 kg。体毛粗硬，曲折如波浪状，易折断。雌雄均无角。耳长直立，上部圆形。眼大，吻端裸露，无眶下腺，雄兽上犬齿发达，露出唇外，向下微曲。四肢细长，后肢较前肢长；主蹄狭尖，侧蹄显著，尾短，雄兽有香腺囊，囊内分泌麝香，外部略隆起；香囊外毛细短，稀疏，皮肤外裸，囊的外皮中央有两小口，在前面的为香囊口，在后面的为尿道，口外都有细毛一撮。体毛深棕色，体背体侧较深，腹毛较淡，下颌白色，颈两侧各有白色毛延至腋下，呈 2 条白带纹，颈背、体背有土黄色斑点，排列成四五纵行，在腰及臀部两侧的斑点，明显而密集。

生境分布

栖息于多岩石的针叶林和针、阔混交林中。分布于四川、西藏、云南、陕西、内蒙古等省区。

采收加工

野麝多在冬季至次春猎取，猎获后，割取香囊，阴干，习称“毛壳麝香”；剖开香囊，除去囊壳，习称“麝香仁”。家麝直接从其香囊中取出麝香仁，阴干或用干燥器密闭干燥。

药材鉴别

麝香仁：野生者质软，油润，疏松。其中不规则圆球形或颗粒状者习称“当门子”，表面多呈紫黑色，油润光亮，微有麻纹，断面深棕色或黄棕色。粉末状者多呈棕褐色或黄棕色，并有少量脱落的内层皮膜和细毛。气味香浓烈而特异，味微辣、微苦。

功效主治

开窍醒神，活血通经，消肿止痛，催产。主治中风、痰厥、窍闭神昏等。

药理作用

本品对中枢神经系统的影响：小剂量麝香及麝香酮对中枢神经系统呈兴奋作用，大剂量则呈抑制作用。可以显著地减轻脑水肿，增强中枢神经系统对缺氧的耐受性，改善脑循环。麝香还具有神经胶质成熟因子样作用。

用法用量

内服：0.03 ~ 0.10 g，入丸、散服，不入煎剂。外用：0.3 ~ 0.6 g，研末入药膏中敷贴。

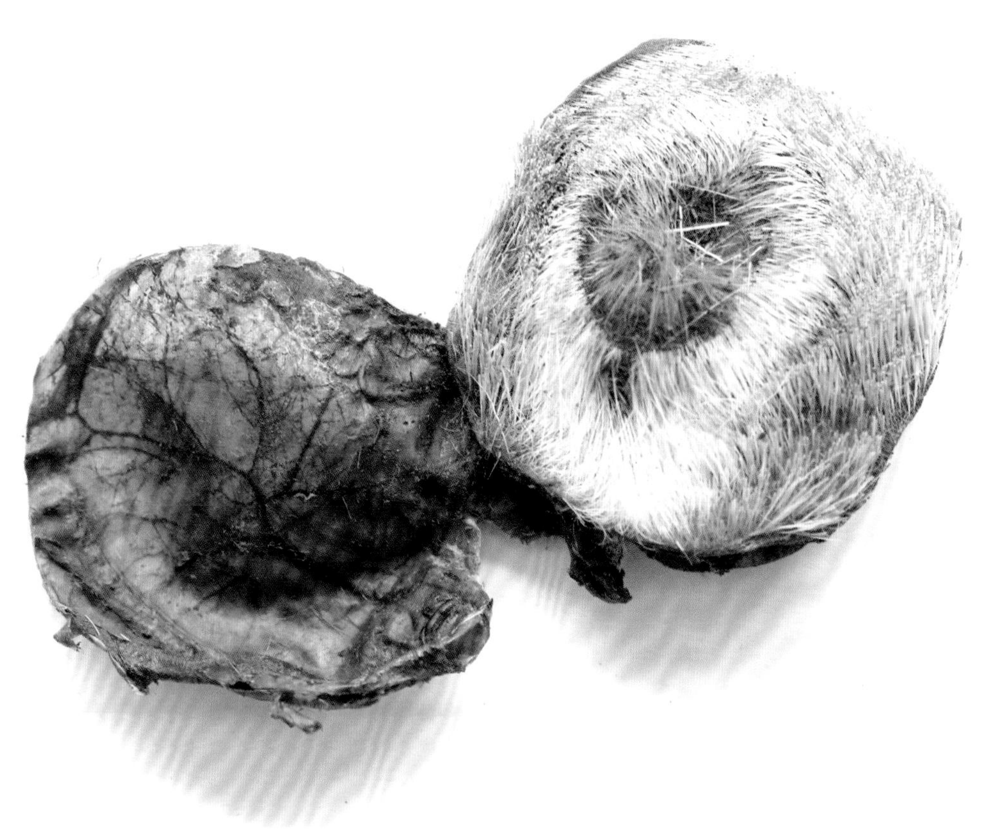

麝香仁（林麝）药材

民族药方

1．昏迷不醒 麝香 0.03 g，大葱适量。切碎，用纱布包裹，将麝香放脐窝内，将大葱放在脐上，温敷。

2．腹痛 麝香 0.03 g，小茴香 21 g，泡姜 15 g，吴茱萸 12 g。共研粗末，用烧酒调和，纱布包好，放在脐上，用艾炷或艾条灸。

3．脉管炎 麝香 0.65 g，白胡椒 10 g，香油 120 ml。将香油倒入锅内，以小火烧至油沸，放入白胡椒炸至微黄色，然后将油倒入放有麝香的瓷罐内，密封，药油即成。以棉球蘸药油少许涂敷患处，然后盖上纱布，用胶布固定。每日换药 1 次，7 ~ 10 日为 1 个疗程。

4．毛囊炎 麝香、肉桂、胡椒各 3 g，雄黄 30 g。共研极细末，装瓶备用，用时，取药末掺在膏药内，外敷。

使用注意

孕妇及虚脱者禁用。

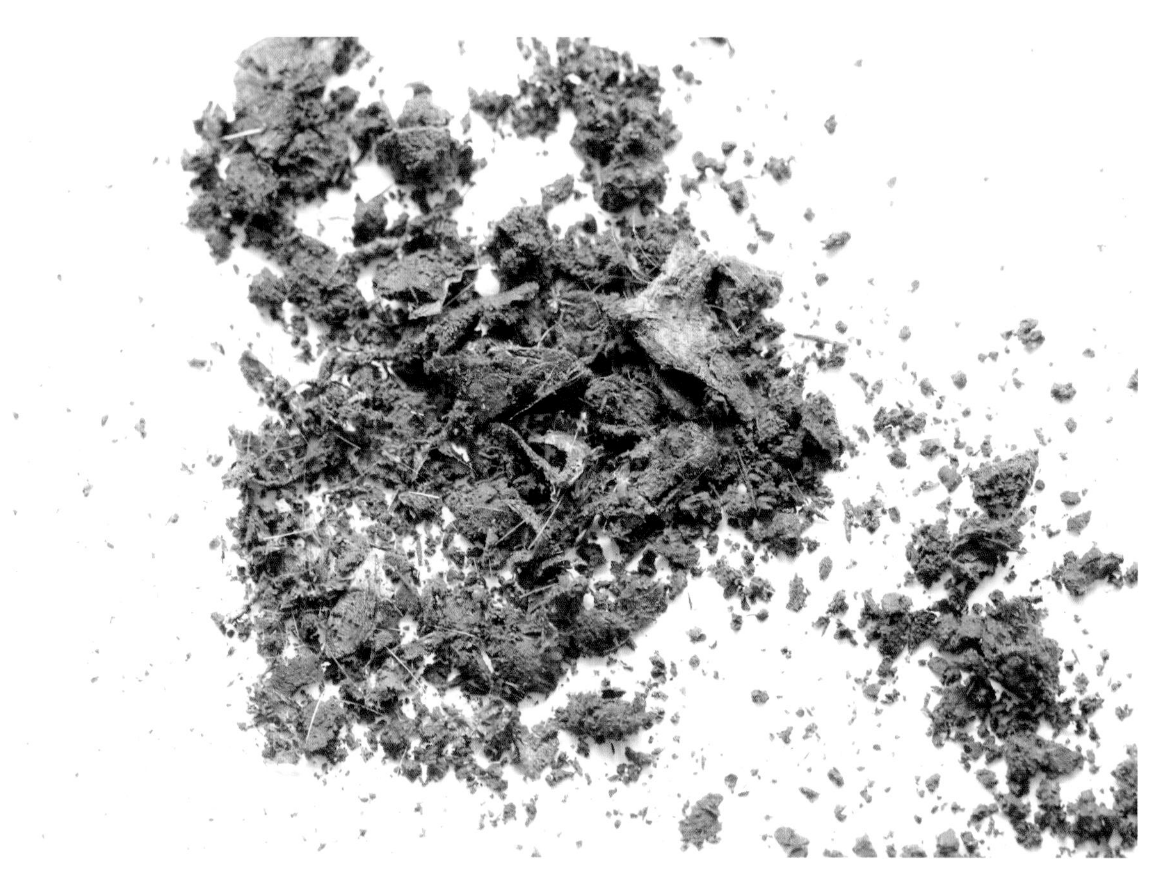

麝香囊（林麝）药材

图书在版编目（C I P）数据

中国民族药用植物图典. 蒙古族卷 / 肖培根，诸国本总主编. — 长沙：湖南科学技术出版社，2023.7

ISBN 978-7-5710-2324-9

Ⅰ. ①中… Ⅱ. ①肖… ②诸… Ⅲ. ①民族地区－药用植物－中国－图集②蒙古族－中草药－图集 Ⅳ. ①R282.71-64

中国国家版本馆 CIP 数据核字(2023)第 138942 号

“十四五”时期国家重点出版物出版专项规划项目

ZHONGGUO MINZU YAOYONG ZHIWU TUDIAN MENGGUZU JUAN DI-SI CE

中国民族药用植物图典 蒙古族卷　第四册

总 主 编：肖培根　诸国本

主　　编：李其信　谢　宇　周重建

出 版 人：潘晓山

责任编辑：李　忠　杨　颖

出版发行：湖南科学技术出版社

社　　址：长沙市芙蓉中路一段 416 号泊富国际金融中心

网　　址：http://www.hnstp.com

湖南科学技术出版社天猫旗舰店网址：

http://hnkjcbs.tmall.com

邮购联系：0731-84375808

印　　刷：长沙新湘诚印刷有限公司

（印装质量问题请直接与本厂联系）

厂　　址：长沙市开福区伍家岭街道新码头路 9 号

版　　次：2023 年 7 月第 1 版

印　　次：2023 年 7 月第 1 次印刷

开　　本：889mm×1194mm　1/16

印　　张：20.25

字　　数：302 千字

书　　号：ISBN 978-7-5710-2324-9

定　　价：1280.00 元(共四册)

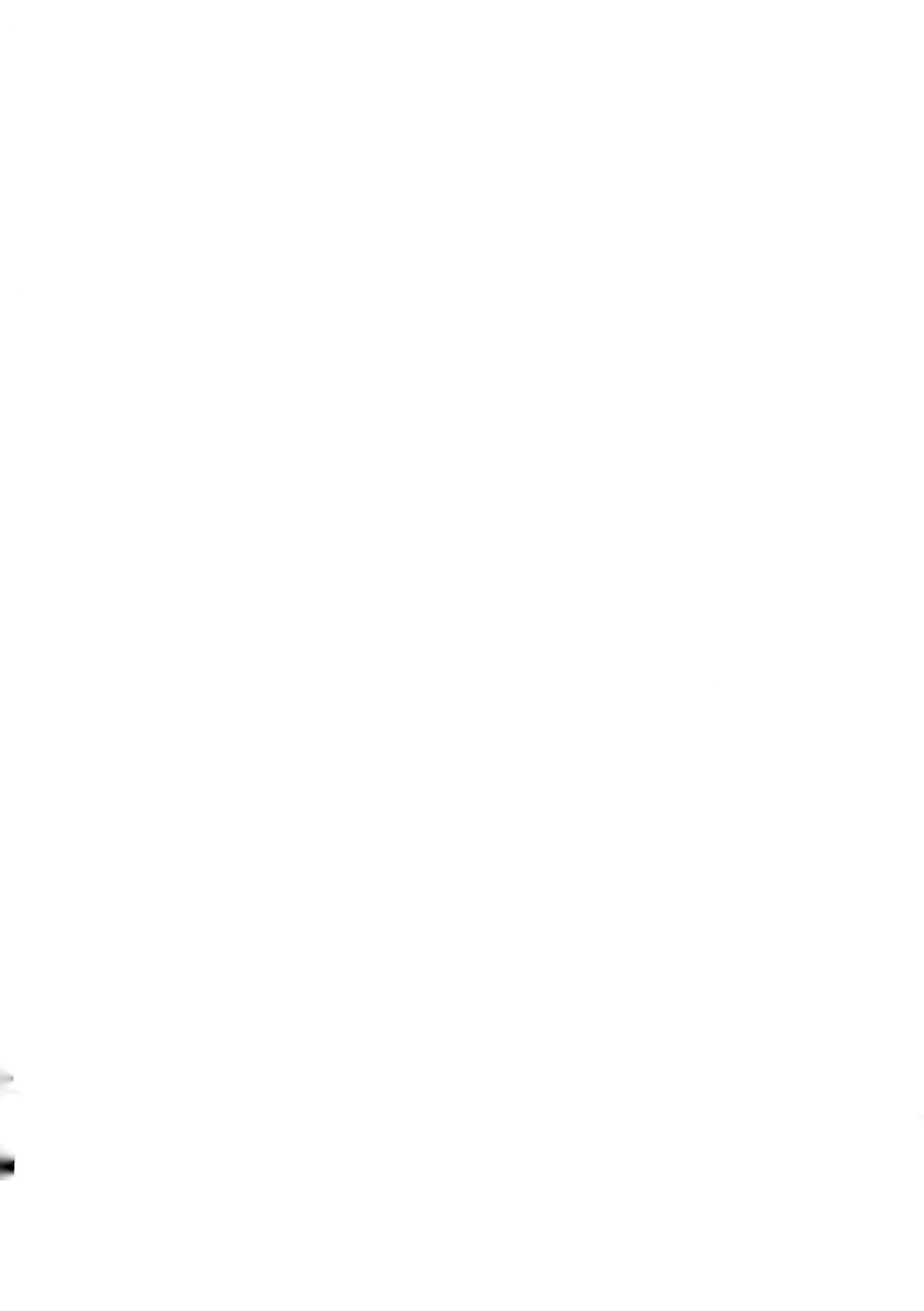